Manuel de

Diagnostics infirmiers

TRADUCTION DE LA 9e ÉDITION

Lynda Juall Carpenito

Adaptation française

Lina Rahal

MASSON

*anuel contient des renseignements précis sur les indica-
ns, la posologie et les effets secondaires de certains médica-
ents, mais les données peuvent avoir changé. Le lecteur est donc prié de consulter la notice du fabricant qui se trouve dans l'emballage du médicament avant de l'administrer.*

Supervision éditoriale : Christiane Desjardins
Traduction : Michel Boyer
Révision linguistique : Michel Boyer
Correction d'épreuves : André Duchemin
Recherche iconographique : Chantal Bordeleau
Supervision de la production : Muriel Normand
Conception graphique : Alain Lapointe et Alibi Acapella
Couverture : Alibi Acapella
Illustrations : Photographie de base : Robert Ridyard
Édition électronique : Infographie DN

Dans cet ouvrage, le générique masculin est utilisé sans aucune discrimination et uniquement pour alléger le texte.

Cet ouvrage est une version française de *Handbook of Nursing Diagnosis* (9e édition), de Lynda Juall Carpenito, publiée et vendue à travers le monde avec l'autorisation de Lippincott Williams & Wilkins.

La plupart des intitulés et des définitions des diagnostics sont tirés de l'ANADI, *Diagnostics infirmiers : Définitions et classification 2001-2002,* et reproduits avec la permission de Masson.

Diffusion pour l'Europe :
MASSON S.A.S. - 120, bd Saint-Germain, 75280 Paris Cedex 06

Dépôt légal : 2e trimestre 2003
Bibliothèque nationale du Québec
Bibliothèque nationale du Canada
Imprimé au Canada

ISBN 2-294-01286-0

234567890 IG 098765
13210 ABCD VO-7

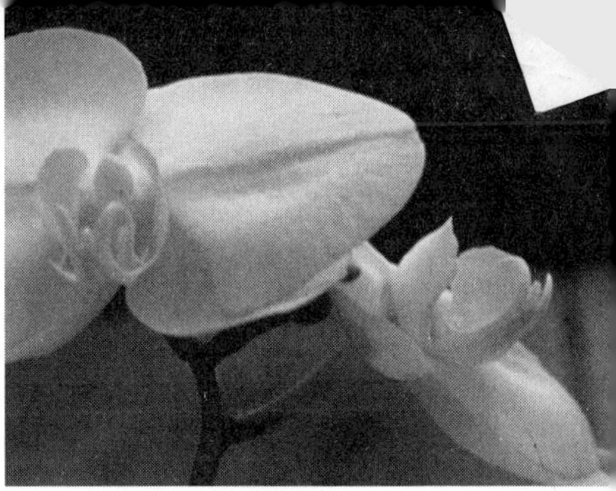

Manuel de

Diagnostics infirmiers

TRADUCTION DE LA 9e ÉDITION

Comment utiliser le présent ouvrage

1. Recueillir les données, subjectives aussi bien qu'objectives, auprès du client, de sa famille et des autres professionnels de la santé, et dans les dossiers.
2. Définir le problème ou les tendances possibles.
3. Repérer le diagnostic médical dans la deuxième partie et passer en revue les diagnostics infirmiers correspondants[1] ainsi que les problèmes à traiter en collaboration qui peuvent lui être associés. Choisir les problèmes possibles.
4. Après avoir établi quels sont les problèmes à traiter en collaboration ou complications physiologiques dont l'apparition ou l'évolution doivent être surveillées (CP)[2], les formuler de la façon suivante : CP — (préciser).
5. Après avoir établi quels modes fonctionnels sont altérés ou risquent de l'être, consulter la liste des diagnostics infirmiers correspondant à ces modes et choisir celui qui convient (voir le tableau 1, p. XXXIX, ou l'annexe C, à la fin du manuel).

---

1. La liste de diagnostics infirmiers fournie comprend les diagnostics infirmiers susceptibles d'être associés au diagnostic médical. Certains diagnostics sont accompagnés du pictogramme suivant :
   ❀ Diagnostic qui ne faisait pas partie de l'étude de validation.

2. CP : complication possible. Il s'agit de problèmes à traiter en collaboration et non de diagnostics infirmiers. Dans la deuxième partie du présent manuel, ces mentions sont accompagnées des pictogrammes suivants :
   ✦ Diagnostic qui fait très souvent (dans 75 % à 100 % des cas) l'objet de surveillance et de traitement.
   ✧ Diagnostic qui fait souvent (dans 50 % à 74 % des cas) l'objet de surveillance et de traitement.

6. Si on choisit un diagnostic actuel :
   a) Les signes et symptômes caractéristiques de ce diagnostic sont-ils présents ? (Voir la description du diagnostic à la première partie, Diagnostics infirmiers ; un index des diagnostics infirmiers se trouve aux 2e et 3e pages de couverture.)
   b) Formuler le diagnostic actuel en trois parties : **Titre** relié aux **facteurs favorisants** se manifestant par **signes et symptômes**.
7. Si on choisit un diagnostic de risque :
   a) Y a-t-il présence de facteurs de risque ? Cette personne ou ce groupe sont-ils plus vulnérables que d'autres dans la même situation ou dans une situation équivalente ?
   b) Formuler le diagnostic de risque en deux parties : **Titre** relié à **facteurs de risque**.
8. Si on soupçonne l'existence d'un problème mais qu'il n'y a pas assez de données pour confirmer ou infirmer le diagnostic, continuer de recueillir des données. Si cette collecte doit s'effectuer plus tard ou par d'autres infirmières, ajouter la mention **possible** à côté de l'énoncé sur le plan de soins ou la liste de problèmes[3].

---

3. Les questions visant la collecte d'éléments d'évaluation essentiels ainsi que les critères d'évaluation et les interventions s'appliquant à chaque catégorie diagnostique sont donnés dans l'ouvrage de base de Lynda Juall Carpenito. 1995. *Diagnostics infirmiers : Applications cliniques*, 5e éd., Montréal, Éditions du Renouveau Pédagogique, 1200 pages.

Table des matières

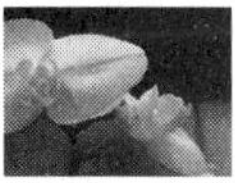

Première partie

Diagnostics infirmiers

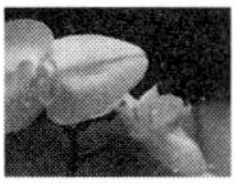

Deuxième partie

Groupes de diagnostics

COMMENT POSER UN DIAGNOSTIC INFIRMIER AVEC EXACTITUDE

Pour poser un diagnostic avec exactitude, l'infirmière doit accomplir les tâches suivantes :

1. Recueillir des données exactes et pertinentes.
2. Analyser les données, c'est-à-dire regrouper les indices.
3. Distinguer les diagnostics infirmiers des problèmes à traiter en collaboration.
4. Formuler correctement les diagnostics infirmiers.
5. Choisir les diagnostics prioritaires.

RECUEILLIR DES DONNÉES EXACTES ET PERTINENTES

Concepts clés

L'évaluation dans une perspective de soins infirmiers
Évaluation initiale et évaluation ciblée
Pertinence des données
Évaluation des données

L'évaluation dans une perspective de soins infirmiers

Il incombe à l'infirmière de diagnostiquer et de traiter les réactions humaines qui se manifestent à l'égard de problèmes de santé et de situations de vie actuels ou potentiels (American Nurses Association, 1995). Les outils d'évaluation qu'elle utilise doivent en quelque sorte baliser la collecte des données de façon à rendre compte d'une gamme de réactions humaines allant des troubles de la peau et des fonctions urinaires à la santé spirituelle et à la capacité de s'occuper de ses soins personnels.

Autrement dit, les connaissances de l'infirmière relatives aux signes et symptômes (dans le cas des diagnostics actuels), aux facteurs de risque (dans le cas des diagnostics de type risque), ou aux complications physiologiques possibles sont les balises qui guident la collecte des données. Ces connaissances servent aussi à valider l'exactitude du diagnostic.

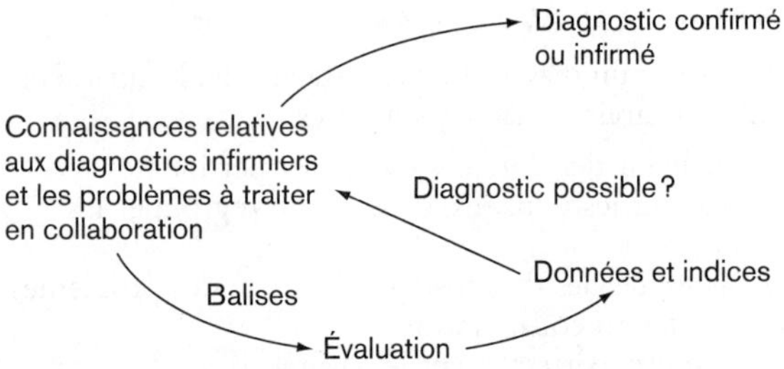

Évaluation initiale et évaluation ciblée

Il y a deux types d'évaluation :

1. Évaluation initiale : collecte de données générales habituellement effectuée lors du premier contact avec le client ;
2. Évaluation ciblée : collecte de données spécifiques adaptée au client, à sa famille et à la situation.

Lors de ses premiers entretiens avec le client, l'infirmière fait souvent porter son évaluation sur l'état de santé général de la personne en posant des questions qui permettent d'établir comment elle se porte à divers points de vue. C'est ainsi qu'elle peut poser les questions suivantes :

- Avez-vous de la difficulté à dormir ?
- Avez-vous de la difficulté à manger ?
- Combien de fois allez-vous à la selle ?
- Y a-t-il une situation dans votre vie à laquelle il vous est difficile de vous adapter ?

Si la personne se plaint d'un problème particulier ou a des inquiétudes précises, l'infirmière fait alors une évaluation plus pointue. Elle peut être amenée à poser les questions suivantes :

- Parlez-moi de votre douleur. (Quand survient-elle ? Où est-elle située ? Quelle en est l'intensité ?

Combien de temps dure-t-elle ? Qu'est-ce qui soulage la douleur ? Qu'est-ce qui l'aggrave ?)
- Avez-vous d'autres symptômes ?
- La douleur vous empêche-t-elle de dormir, de manger, de travailler ? Nuit-elle à vos loisirs ?

Si par exemple elle est appelée à s'occuper d'une femme qui vient de subir une intervention chirurgicale, l'infirmière pourra faire une évaluation ciblée des signes vitaux, de l'aspect de la plaie, des ingesta, des excreta, de son niveau de bien-être, etc.

Par ailleurs, il arrive souvent que l'évaluation ne vise pas le diagnostic infirmier d'un problème, mais porte sur la recherche d'un mieux-être et de modes de vie sains. Par exemple, l'infirmière pourra évaluer une femme de 42 ans en santé qui s'interroge sur la quantité de fibres dans son alimentation.

Pertinence des données

Les étudiantes devront apprendre à déterminer la pertinence des données sur les modes fonctionnels ou les besoins fondamentaux tels que la nutrition, la sécurité, l'élimination, la mobilité et les soins personnels. Pour reconnaître les données pertinentes, l'infirmière doit d'abord savoir ce à quoi on s'attend ou ce qui est normal. Par exemple, pour établir qu'une personne a un problème de nutrition, elle doit d'abord être au fait de la pyramide alimentaire avec ses cinq groupes d'aliments, du poids normal compte tenu de la taille et de la préparation des aliments. De plus, elle doit savoir que certains facteurs, tels que la nausée, un dentier mal adapté, la douleur buccale ou le manque d'argent, peuvent rendre difficiles l'approvisionnement en nourriture, la préparation des aliments, leur ingestion et leur métabolisme.

Bref, pour que l'évaluation atteigne l'objectif voulu, l'infirmière doit connaître la réponse aux questions suivantes :

- Quelles sont les limites de ce qui est normal ?
- Quelles sont les limites de ce qui est anormal ?
- Quels sont les facteurs de risque ?

Évaluation des données

L'évaluation des données comprend les éléments suivants :

- Distinguer entre les indices et les inférences.
- Assurer leur validité.
- Déterminer combien de données sont nécessaires.

Les indices sont des faits que l'infirmière rassemble en posant des questions au client, en l'observant, en l'examinant, et en consultant son dossier (par exemple, signes vitaux, sentiments, résultats de laboratoire). Les inférences sont des jugements portés par l'infirmière sur les indices. Par exemple :

Peau moite
Pâleur → Hypovolémie
Pouls rapide

La validité se traduit par le degré de confiance avec lequel on peut affirmer que les données sont vraies et représentatives des faits (Alfaro-LeFevre, 1999). Certaines données, telles que la diminution de la pression sanguine, sont fiables parce qu'on les obtient en se conformant à des normes acceptées partout. Dans les cas où il n'existe pas de critères clairement établis, tels que les réactions psychosociales, l'infirmière peut améliorer la validité des données ou du diagnostic par un plus grand nombre d'observations à l'appui des inférences.

Les jugements portés par les infirmières tirent leur validité de la qualité des données utilisées. L'infirmière peut conforter la validité ou l'exactitude des données par la vérification des informations.

Alfaro-LeFevre (1999) recommande plusieurs moyens de valider les données :

- Vérifier ses propres données.
- Demander à une autre personne de vérifier les données.
- Comparer les données subjectives et objectives.
- Demander au client de vérifier les données.

ANALYSER LES DONNÉES : LE REGROUPEMENT DES INDICES

Concepts clés

Connaissance des catégories diagnostiques
Nombre suffisant d'indices
Comment distinguer entre les diagnostics
Diagnostic provisoire (hypothèse)

Connaissance des catégories diagnostiques

L'analyse des données n'est pas possible si on ne sait pas comment les indices doivent être regroupés pour former un diagnostic. Par exemple, il faut connaître les facteurs qui caractérisent le *Sentiment d'impuissance* pour reconnaître le groupe d'indices par lequel ce trouble se manifeste. Certains diagnostics sont très faciles à confirmer, tels que la *Constipation* ou l'*Atteinte à l'intégrité de la peau*. Il suffit parfois d'un seul indice, tel que « J'ai mal à la jambe », pour confirmer un diagnostic de *Douleur*.

Pour d'autres diagnostics, en particulier ceux, plus complexes, de nature psychosociale tels que *Image corporelle perturbée*, il faudra peut-être plusieurs échanges entre l'infirmière et le client pour que le diagnostic se confirme. Le tableau 1, qui suit la présente introduction, (ainsi que l'annexe C, à la fin du manuel) regroupe les diagnostics infirmiers par modes fonctionnels de santé.

Nombre suffisant d'indices

Une des grandes difficultés à laquelle on se heurte lorsqu'on veut poser un diagnostic infirmier actuel, c'est de savoir s'il y a assez d'indices pour le confirmer. L'infirmière doit consulter la liste des caractéristiques qui appartiennent au diagnostic proposé. Combien de caractéristiques essentielles sont présentes ? Combien de caractéristiques secondaires sont présentes ? Le client confirme-t-il le diagnostic proposé ? Si l'infirmière n'est pas convaincue, elle doit indiquer **possible** à côté du diagnostic et continuer la collecte des données.

Comment distinguer entre les diagnostics

Il arrive que certains diagnostics présentent les mêmes caractéristiques que l'*Intolérance à l'activité*, la *Fatigue* et les

Habitudes de sommeil perturbées. On peut alors consulter les définitions et les notes de l'auteure pour obtenir plus de précisions. Il importe de déterminer quel est le but des interventions dans chaque cas : par exemple, la conservation de l'énergie (*Fatigue*), l'amélioration du sommeil (*Habitudes de sommeil perturbées*) ou l'augmentation de l'endurance (*Intolérance à l'activité*). Cette façon de procéder permet parfois de mieux cerner le diagnostic.

Diagnostic provisoire (hypothèse)

La dernière activité cognitive de l'analyse des données consiste à proposer une ou plusieurs hypothèses diagnostiques pour expliquer les données regroupées. Un seul diagnostic peut être suffisant, s'il convient parfaitement à ces données regroupées. Si au contraire il y a plusieurs possibilités, l'infirmière doit réexaminer les caractéristiques ou les facteurs de risque selon qu'il s'agit de diagnostics actuels ou de type risque. Elle compare alors systématiquement les signes, les symptômes ou les facteurs de risque aux données qu'elle a recueillies. Si d'autres données sont nécessaires, elle peut procéder à une évaluation ciblée. Par contre, s'il n'est pas réaliste ou opportun de passer immédiatement à une collecte de données supplémentaires, elle peut inscrire la mention **possible** à côté du diagnostic provisoire. Par exemple, dans certains cas où les stratégies d'adaptation sont en cause, il faut multiplier les interactions pour être en mesure de confirmer les diagnostics.

DISTINGUER LES DIAGNOSTICS INFIRMIERS DES PROBLÈMES À TRAITER EN COLLABORATION

Concepts clés

Diagnostics infirmiers ou problèmes à traiter en collaboration
Sélection des problèmes traités en collaboration

Diagnostics infirmiers ou problèmes à traiter en collaboration

En 1983, Carpenito publiait le modèle clinique bifocal, selon lequel les infirmières sont habilitées à traiter deux types de jugements cliniques ou diagnostics : les diagnostics infirmiers et les problèmes traités en collaboration.

- Un diagnostic infirmier est un jugement clinique sur les réactions aux problèmes de santé présents ou potentiels, ou aux processus de vie, d'un individu, d'une famille ou d'une collectivité. Le diagnostic infirmier sert de base pour choisir les interventions de soins visant l'atteinte des résultats dont l'infirmière est responsable. (ANADI, 9e conférence, 1990)
- Les problèmes traités en collaboration sont des complications physiologiques dont l'infirmière doit déceler l'apparition ou l'aggravation. L'infirmière intervient alors en appliquant les ordonnances médicales et en effectuant des interventions autonomes pour réduire les complications. (Carpenito, 1999)

Les interventions infirmières sont de deux types : les interventions autonomes (IA) et les interventions de collaboration (IC). Les interventions autonomes sont les interventions que l'infirmière est habilitée à prescrire elle-même et qui sont exécutées par le personnel infirmier. Elles ont pour but de prévenir les problèmes de soins infirmiers, ou d'y remédier, et de surveiller l'état de santé de la personne ; elles servent aussi à résoudre des problèmes traités en collaboration et à en suivre l'évolution. Les interventions de collaboration sont les soins prescrits par le médecin ou un autre professionnel, et que l'infirmière se charge d'appliquer et de coordonner. Les problèmes traités en collaboration nécessitent aussi bien des interventions autonomes de la part de l'infirmière que des interventions prescrites par le médecin. La figure 1 illustre ce concept.

L'exemple suivant illustre les interventions communément requises dans le cas du problème traité en collaboration : **Complication possible (CP) — Hypoxémie**.

IA 1. Surveiller: signes de déséquilibre acido-basique.
IC 2. Oxygénothérapie à faible débit, au besoin.
IA 3. Assurer une hydratation adéquate.
IA 4. Évaluer les effets de la position sur l'oxygénation.
IA-IC 5. Administrer les médicaments, au besoin.

Légende de rappel :
IA : Intervention autonome
IC : Intervention de collaboration (prescrite par le médecin)
CP : Complication possible

Sélection des problèmes traités en collaboration

Nous avons indiqué plus haut que les problèmes traités en collaboration sont différents des diagnostics infirmiers.

L'infirmière applique des interventions autonomes aussi bien pour les problèmes traités en collaboration que pour les diagnostics infirmiers. Pour les diagnostics infirmiers, elle prescrit de façon autonome le traitement de référence visant à atteindre les résultats escomptés qu'elle aura formulés. Pour les problèmes traités en collaboration, elle suit l'évolution de l'état de la personne afin de déceler l'apparition ou la présence de complications physiologiques ; elle intervient de façon autonome et exécute les ordonnances médicales. Les problèmes à traiter en collaboration se formulent de la façon suivante : Complication possible — (préciser).

Exemples :
Complication possible — Hémorragie
Complication possible — Insuffisance rénale

Les complications physiologiques que l'infirmière doit surveiller sont habituellement liées à une maladie, à un traumatisme, à un traitement ou à un examen diagnostique. Voici des exemples de problèmes à traiter en collaboration :

Situation	Problèmes à traiter en collaboration
Prise d'anticoagulants (traitement)	Complication possible — Hémorragie
Pneumonie (maladie)	Complication possible — Hypoxémie

Les résultats escomptés et critères d'évaluation servent à déterminer si les interventions prévues au plan de soins infirmiers ont réussi et étaient pertinentes. Si les objectifs ne sont pas atteints et que l'infirmière ne note aucune amélioration, elle doit réévaluer la situation. On trouvera à la figure 2 une série de questions à poser dans un tel cas. S'il lui est impossible de répondre à ces questions, c'est peut-être que la situation ne correspond pas à un diagnostic infirmier. Par exemple :

Diagnostic infirmier — Risque de déficit de volume liquidien relié aux effets du temps de céphaline prolongé consécutifs à la prise d'anticoagulants.
Résultat escompté — Le taux d'hémoglobine sera supérieur à 13.

Aucune des questions de la figure 2 ne s'applique à ce cas. L'infirmière devra alors exécuter des interventions déléguées, relevant d'une ordonnance médicale, si la personne présente des signes d'hémorragie. Cette situation n'est plus un diagnostic infirmier, mais un problème à traiter en collaboration que l'on formulera ainsi :

Complication possible — Hémorragie
Objectifs de soins — Surveiller et réduire les épisodes d'hémorragie.

Pour les problèmes à traiter en collaboration, les objectifs de l'infirmière portent sur les aspects du traitement dont elle est responsable, soit déceler le problème le plus tôt possible et le traiter de concert avec le médecin. Pour les diagnostics infirmiers, il lui incombe d'appliquer les interventions infirmières autonomes visant l'atteinte des résultats escomptés, soit améliorer ou maintenir l'état de santé de la personne.

On trouve au tableau 1 les problèmes à traiter en collaboration que l'on rencontre le plus fréquemment dans la pratique.

L'infirmière peut aussi prévenir certaines complications physiologiques, telles que les escarres de décubitus et les infections dues à l'insertion de lignes intraveineuses. Il est à noter que la prévention diffère de la détection. En effet, les infirmières ne préviennent pas un iléus paralytique, mais elles peuvent, en en détectant rapidement les premiers signes, prévenir une aggravation de l'état de la personne ou même la mort. Les médecins ne peuvent pas résoudre adéquatement les problèmes à traiter en collaboration sans les connaissances, la vigilance et le jugement de l'infirmière.

Figure 1 **RELATION ENTRE LES INTERVENTIONS PRESCRITES PAR L'INFIRMIÈRE ET LES INTERVENTIONS PRESCRITES PAR LE MÉDECIN OU UN AUTRE PROFESSIONNEL**

Interventions prescrites par l'infirmière
- Changer la personne de position toutes les 2 heures.
- Masser légèrement les régions vulnérables.
- Enseigner à la personne comment réduire la pression en position assise.

Diagnostics infirmiers
Risque d'atteinte à l'intégrité de la peau relié à l'immobilité consécutive à la fatigue

Interventions prescrites par le médecin
Ne sont habituellement pas nécessaires.

Interventions prescrites par l'infirmière
- Maintenir la diète absolue.
- Surveiller :
  Hydratation
  Signes vitaux
  Ingesta et excreta
  Densité urinaire
- Surveiller les électrolytes.
- Maintenir la perfusion intraveineuse selon le débit prescrit.
- Prodiguer des soins buccodentaires ou encourager la personne à les exécuter elle-même.

Problèmes à traiter en collaboration
Complication possible – Déséquilibre hydroélectrolytique

Interventions prescrites par le médecin
- Perfusion intraveineuse (type, quantité)
- Épreuves de laboratoire

Figure 2 **QUESTIONS D'ÉVALUATION**

Le diagnostic est-il pertinent ?
L'objectif a-t-il été établi mutuellement ? Le client collabore-t-il ?
A-t-on besoin de plus de temps pour que les interventions prévues au plan de soins donnent le résultat attendu ?
Doit-on réviser l'objectif ?
Doit-on réviser le plan d'interventions ?

FORMULER CORRECTEMENT LES DIAGNOSTICS INFIRMIERS

Concepts clés

Types de diagnostics infirmiers
Énoncés diagnostiques
Validation par le client
Exemple clinique
Diagnostics infirmiers actuels
Exemple clinique

Types de diagnostics infirmiers

Un diagnostic infirmier peut être actuel, de type risque, centré sur le bien-être ou de type syndrome.

Diagnostic actuel. Le diagnostic infirmier actuel est un état confirmé cliniquement par la présence de caractéristiques essentielles.

Diagnostic de type risque. Le diagnostic infirmier de type risque se définit comme un jugement clinique selon lequel une personne, une famille ou une collectivité est plus susceptible de présenter un problème donné que d'autres personnes, familles ou collectivités dans la même situation.

Diagnostic centré sur le bien-être. Selon l'ANADI, le diagnostic infirmier centré sur le bien-être est un jugement clinique sur une personne, une famille ou une collectivité en transition entre un certain niveau de bien-être et un niveau de bien-être supérieur.

Diagnostic de syndrome. Le diagnostic infirmier de syndrome englobe un ensemble de diagnostics actuels et de diagnostics de type risque qu'on peut extrapoler lorsqu'un événement ou une situation se produit.

Les diagnostics infirmiers possibles forment un type de diagnostic bien à part. Ils constituent des énoncés décrivant un problème que l'on soupçonne mais qu'on ne peut pas encore valider faute de données suffisantes.

Énoncés diagnostiques

Les diagnostics infirmiers décrivent l'état de santé d'une personne ou d'un groupe et les facteurs qui ont contribué au changement dans l'état de santé. Ils sont habituellement énoncés en une, deux ou trois parties.

Description d'un état de santé ↓		Facteurs qui ont contribué à l'état de santé ↓
Titre du diagnostic ↓	relié à ↓	Facteurs favorisants ou de risque ↓
Peur	reliée à l'	Incertitude face à l'avenir secondaire à un diagnostic de cancer

Diagnostics en une partie

Le diagnostic infirmier centré sur le bien-être ne contient qu'une seule partie. Il comprend l'expression « motivation à s'améliorer » ; par exemple : *Exercice du rôle parental : motivation à s'améliorer.* Ces diagnostics ne sont pas formulés avec un facteur favorisant, car celui-ci apparaît implicitement dans l'énoncé. Les diagnostics infirmiers de syndrome s'énoncent également en une partie, l'étiologie et les facteurs favorisants étant compris dans le titre (*Syndrome du traumatisme de viol*, par exemple).

Diagnostics en deux parties

Les diagnostics de type risque et les diagnostics possibles se formulent en deux parties. Les données qui servent à valider un diagnostic de type risque sont les facteurs de risque et ce sont eux qui forment la deuxième partie de l'énoncé.

Diagnostic infirmier de type risque	relié à	facteurs de risque

Les diagnostics infirmiers possibles sont des problèmes que l'on soupçonne en présence de certaines données. C'est un énoncé dont se sert l'infirmière pour signaler à ses collègues la présence éventuelle d'un problème. À la suite d'une collecte de données additionnelles, l'infirmière doit confirmer ou infirmer son hypothèse de diagnostic. Si elle confirme son hypothèse, elle formule un problème de soins infirmiers actuel ou un risque de problème de soins infirmiers.

Voici des exemples de diagnostics en deux parties :

Risque d'atteinte à l'intégrité de la peau relié à l'immobilité consécutive à une fracture de la hanche

Déficit de soins personnels possible relié à l'incapacité d'utiliser sa main gauche consécutive à une perfusion intraveineuse

Diagnostics en trois parties

Les diagnostics infirmiers actuels s'énoncent en trois parties.

Titre du diagnostic + facteurs favorisants
+ signes et symptômes

La présence des caractéristiques permet de confirmer un problème actuel. Les risques élevés de problèmes et les diagnostics infirmiers possibles n'ont pas de troisième partie, car un problème qui n'est pas encore présent ne peut pas avoir de signes ni de symptômes.

Voici des exemples de diagnostics en trois parties :

Anxiété reliée à la nature imprévisible des crises d'asthme, se manifestant par la phrase suivante : « J'ai peur de ne plus être capable de respirer. »

Incontinence urinaire par besoin impérieux reliée à une diminution de la capacité vésicale consécutive à des mictions fréquentes, se manifestant par l'incapacité de retenir la miction à la suite de l'envie d'uriner et par des mictions déclenchées, selon la personne, par habitude plutôt que par nécessité.

Avant de formuler un diagnostic infirmier, on évalue l'état de santé et les modes fonctionnels de la personne. Le questionnaire d'évaluation initiale fourni à la fin du manuel, à l'annexe A, est conçu pour aider l'infirmière à recueillir des données en fonction des modes fonctionnels de santé. Les modes fonctionnels de santé et les diagnostics infirmiers qui leur correspondent sont présentés au tableau 1, à la fin de la présente introduction (ainsi qu'à l'annexe C, à la fin du manuel). Si l'infirmière recueille suffisamment de données lui indiquant qu'un mode fonctionnel particulier est inefficace, elle doit consulter la liste des diagnostics infirmiers associés à ce mode, pour savoir si l'un d'eux comporte des caractéristiques correspondant aux données recueillies auprès du client.

Validation par le client

La validation d'un diagnostic infirmier ne doit pas se faire sans le concours du client ou de sa famille. Les individus se connaissent eux-mêmes mieux que quiconque. Au cours des évaluations qu'elle fait et des échanges qu'elle a avec son client, l'infirmière n'obtient qu'un bref aperçu de la personne qui se trouve devant elle. Les hypothèses de diagnostics ou les inférences basées sur les données doivent être corroborées par les témoignages des clients. On doit permettre à ces derniers d'indiquer la nature de l'aide dont ils ont besoin et de dire quels problèmes ils considèrent importants, ou secondaires.

Exemple clinique

Après l'évaluation initiale, l'infirmière se pose chacune des questions suivantes à propos de chacun des domaines fonctionnels ou des groupes de besoins :

- Y a-t-il un problème possible dans un domaine particulier ?
- La personne présente-t-elle un risque (ou un risque élevé) de connaître un problème ?
- La personne désire-t-elle améliorer son état de santé ?

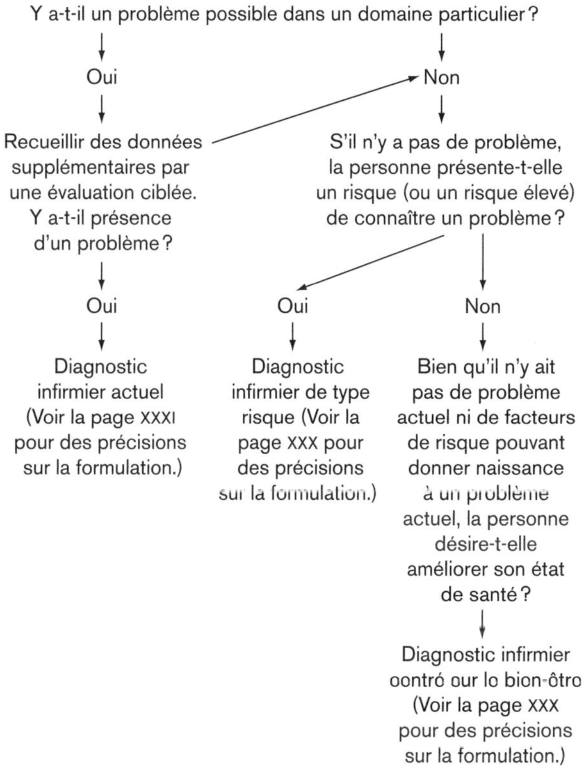

Par exemple, après avoir évalué les habitudes ou les besoins d'élimination du client, l'infirmière s'emploiera à analyser les données. Cette personne a-t-elle un problème possible de constipation ou de diarrhée ? Si c'est le cas, l'infirmière posera alors des questions plus précises à la personne de façon à confirmer la présence des caractéristiques de constipation ou de diarrhée. Si ces caractéristiques ne sont pas présentes, il n'y a pas de diagnostic actuel de *Constipation* ou de *Diarrhée*. Y a-t-il un diagnostic de type risque ? L'infirmière répondra à cette question en évaluant les facteurs de risque de constipation ou de diarrhée (énumérés sous la rubrique Facteurs favorisants ou

Facteurs de risque). Si aucun de ces derniers n'est présent, il n'y a pas de risque de constipation ni de diarrhée.

Enfin, s'il n'y a pas de diagnostic infirmier actuel ou de type risque, l'infirmière peut demander à la personne si elle désire améliorer ses habitudes d'élimination. Dans l'affirmative, elle formulera un diagnostic centré sur le bien-être qu'elle intitulera *Élimination : motivation à s'améliorer.*

Diagnostics infirmiers actuels

Les diagnostics infirmiers actuels s'énoncent en deux ou trois parties.

1re partie	*Titre du diagnostic*
2e partie	relié à *facteurs qui ont causé ou favorisé le problème*
3e partie	se manifestant par *signes et symptômes qui indiquent que le diagnostic s'applique à l'individu*

Après avoir confirmé que l'individu présente les caractéristiques déterminantes, on obtient :

Titre :	Constipation
Facteurs étiologiques ou favorisants :	reliée à un apport insuffisant de fibres et de liquides
Signes et symptômes : (caractéristiques)	se manifestant par des selles sèches et dures tous les 3 ou 4 jours (signalées par le client)

Exemple clinique

Au cours de l'évaluation initiale, l'infirmière examine la nutrition du client et prend des notes sur les aspects suivants :

Apport alimentaire habituel
Rapport poids/taille
Apparence de la peau, des ongles, des cheveux
Apport liquidien habituel
Poids actuel

Ensuite, elle analyse les données pour distinguer celles qui tombent dans les valeurs normales de celles qui s'en éloignent.

Y a-t-il assez de portions des 5 groupes d'aliments ?

L'apport de calcium, de protéines et de vitamines est-il suffisant ?

Les matières grasses constituent-elles moins de 30 % de l'apport énergétique total ?

La personne boit-elle au moins 6 à 8 tasses de liquide en plus du café et des boissons gazeuses ?

L'aspect de la peau, des cheveux et des ongles reflète-t-il des habitudes alimentaires saines ?

Le poids de la personne se situe-t-il dans les valeurs normales compte tenu de sa taille ?

Par exemple, une infirmière interroge M. Perle et note ce qui suit :

Poids normal compte tenu de la taille
Apport liquidien insuffisant (4 verres d'eau ou de jus de 250 mL)
Consommation insuffisante de légumes (2 portions)
Consommation insuffisante de pain, de céréales, de riz et de pâtes (4 portions)
Peau et cheveux secs

À partir de son évaluation, l'infirmière peut confirmer son diagnostic infirmier parce que les signes qu'elle a observés et les symptômes qui lui ont été signalés correspondent à ceux qui sont énumérés parmi les caractéristiques du diagnostic. D'habitude, ces caractéristiques sont précisément les malaises décrits par la personne.

À ce moment-ci, l'infirmière peut formuler deux parties de l'énoncé du diagnostic – la première et la troisième, mais non la deuxième :

Alimentation déficiente reliée à ______________, se manifestant par la peau et les cheveux secs et l'apport nutritionnel (faible en fibres, en légumes, en glucides complexes et en liquides)

L'infirmière veut maintenant déterminer ce qui a causé l'alimentation déficiente de M. Perle ou contribué aux carences observées. Elle consulte la liste des facteurs favorisants ou des facteurs de risque figurant au diagnostic d'*Alimentation déficiente*. Y a-t-il dans cette liste des facteurs qui s'appliquent au cas de M. Perle ? M. Perle croit-il que son régime présente des carences ? S'il répond non, la deuxième partie de l'énoncé du diagnostic pourrait alors être « manque de connaissances ». Si, ayant répondu par l'affirmative, il ne voit pas l'importance de changer ses habitudes à son âge, l'infirmière devra poursuivre le dialogue. Peut-être souffre-t-il de constipation ou de manque d'énergie. Un changement de régime serait peut-être bénéfique. Si elle s'est assurée que M. Perle comprend pourquoi il faut un régime équilibré, mais est forcée de constater qu'il veut continuer comme avant, l'infirmière prend en note la décision de la personne ainsi que les arguments qu'elle a utilisés pour tenter de lui faire changer d'idée.

CHOISIR LES DIAGNOSTICS PRIORITAIRES

Concepts clés

Critères de sélection
Demandes de consultation et orientation des clients

Critères de sélection

Les infirmières ne sont pas en mesure de s'occuper de tous les diagnostics infirmiers et problèmes à traiter en collaboration qui touchent les clients, les familles et les collectivités. Tenter de relever un tel défi aboutirait à la frustration de tous les intéressés. Pour accomplir ses objectifs en utilisant au mieux les ressources à sa disposition, l'infirmière doit se fixer des priorités – c'est-à-dire un groupe de diagnostics infirmiers et de problèmes à traiter en collaboration qui passent avant les autres diagnostics et problèmes. Il est utile de distinguer les diagnostics prioritaires de ceux qui, bien qu'importants, sont secondaires.

Les **diagnostics prioritaires** sont les diagnostics infirmiers ou les problèmes traités en collaboration qui peuvent ralentir la guérison ou nuire à l'état de santé du client, si on ne s'en occupe pas immédiatement.

Les **diagnostics importants** sont les diagnostics infirmiers ou les problèmes traités en collaboration auxquels on peut s'attaquer plus tard sans mettre à risque l'état de santé actuel.

Comment l'infirmière établit-elle les diagnostics prioritaires ? Si elle travaille dans un milieu où on dispense des soins actifs, le client se présente pour recevoir un traitement précis, tel qu'une intervention chirurgicale ou des soins pour une maladie aiguë.

- Quels diagnostics infirmiers ou problèmes à traiter en collaboration sont associés à l'affection principale du client ou aux traitements qu'il subit (par exemple, intervention chirurgicale) ?
- Y a-t-il des problèmes à traiter en collaboration associés à des affections coexistantes qu'il faut surveiller (par exemple, hypoglycémie) ?
- Y a-t-il des diagnostics infirmiers qui peuvent retarder la guérison ou nuire à l'état de santé du client si on n'y voit pas immédiatement (par exemple, un risque élevé de constipation) ?
- Quels problèmes le client considère-t-il comme prioritaires ?

Demandes de consultation et orientation des clients

La liste des problèmes du client peut comprendre des diagnostics qui ne font pas partie du groupe habituellement associé à son affection ou à son traitement. Quels sont les critères de sélection de ces diagnostics ? Les effectifs en soins infirmiers sont limités et le temps accordé à chaque client va en diminuant, si bien que les infirmières doivent déterminer quels diagnostics infirmiers importants peuvent être traités plus tard et n'ont pas à figurer sur la liste des problèmes du client. Par exemple, dans le cas d'un individu hospitalisé à la suite d'un infarctus du myocarde et dont le poids dépasse la normale de 20 kg, l'infirmière se proposera de lui expliquer les effets de l'obésité sur la fonction cardiaque et voudra l'orienter vers les services communautaires qui pourront établir avec lui un programme d'amaigrissement après sa sortie du centre hospitalier. Elle inscrira au dossier ce qu'elle lui a dit et vers quels services elle l'a orienté. Il n'y a pas lieu d'ajouter à la liste des problèmes du client un diagnostic infirmier portant sur l'obésité.

RÉSUMÉ

Il faut beaucoup de connaissances et d'expérience pour poser un diagnostic infirmier avec exactitude. Si elle procède systématiquement à la validation de ses hypothèses, l'infirmière établira des diagnostics de plus en plus justes. La tâche n'est pas facile parce qu'elle tente de circonscrire des réactions humaines. Puisque chaque humain est unique, complexe et en évolution, la classification de ces réactions est une entreprise laborieuse.

RÉFÉRENCES

Alfaro-LeFevre, R. 1999. *Applying nursing diagnosis and nursing process : A step-by-step guide*, 4e éd., Philadelphie, J. B. Lippincott.

American Nurses Association. 1995. *Nursing's social policy statement*, Washington (DC), ANA.

Association nord-américaine pour le diagnostic infirmier (ANADI). 2002. *Diagnostics infirmiers : Définitions et classification* 2001-2002, Paris, Masson.

Carpenito, L. J. 1983. *Nursing diagnosis : Application to clinical practice*, Philadelphie, J. B. Lippincott.

Carpenito, L. J. 1999. *Nursing care plans and documentation* : Nursing *diagnosis and collaborative problems*, Philadelphie, Lippincott, Williams et Wilkins.

Carpenito, L. J. 2002. *Nursing diagnosis : Application to clinical practice*, 9e éd., Philadelphie, Lippincott, Williams et Wilkins.

Tableau 1 SITUATIONS NÉCESSITANT DES SOINS INFIRMIERS

Diagnostics infirmiers groupés par modes fonctionnels de santé[1]

1. Perception et gestion de la santé

Errance
Maintien inefficace de l'état de santé
Non-observance (préciser)
Prise en charge efficace du programme thérapeutique
Prise en charge inefficace du programme thérapeutique
Prise en charge inefficace du programme thérapeutique par la famille
Prise en charge inefficace du programme thérapeutique par une collectivité
Recherche d'un meilleur niveau de santé (préciser les comportements)
Rétablissement postopératoire retardé
Retard de la croissance et du développement
- Risque de retard du développement
- Risque de croissance anormale
- Perte d'élan vital

Risque d'accident
- Risque de chute
- Risque de fausse route (risque d'aspiration)
- Risque d'intoxication
- Risque de suffocation
- Risque de trauma

Risque de blessure en péri-opératoire

2. Nutrition et métabolisme

Alimentation déficiente
- Dentition altérée
- Trouble de la déglutition
- Mode d'alimentation inefficace chez le nouveau-né/nourrisson

Alimentation excessive
- Risque d'alimentation excessive

Allaitement maternel efficace
Allaitement maternel inefficace
Allaitement maternel interrompu
Mécanismes de protection inefficaces
- Atteinte à l'intégrité des tissus
- Atteinte à l'intégrité de la peau

Tableau 1 **SITUATIONS NÉCESSITANT DES SOINS INFIRMIERS *(suite)***

Diagnostics infirmiers groupés par modes fonctionnels de santé[1]

- Risque d'atteinte à l'intégrité de la peau
- Atteinte de la muqueuse buccale

Réaction allergique au latex
- Risque de réaction allergique au latex

Risque de déséquilibre de volume liquidien
- Déficit de volume liquidien
- Risque de déficit de volume liquidien
- Excès de volume liquidien

Risque de température corporelle anormale
- Hyperthermie
- Hypothermie
- Thermorégulation inefficace

Risque d'infection
- Risque de contagion*

3. Élimination

Constipation
- Pseudo-constipation
- Risque de constipation

Diarrhée

Élimination urinaire altérée
- Énurésie de croissance*
- Incontinence urinaire fonctionnelle
- Incontinence urinaire réflexe
- Incontinence urinaire à l'effort
- Incontinence urinaire complète (vraie)
- Incontinence urinaire par besoin impérieux
- Risque d'incontinence urinaire par besoin impérieux
- Rétention urinaire

Incontinence fécale

4. Activité et exercice

Activités de loisirs insuffisantes

Capacité adaptative intracrânienne diminuée

Débit cardiaque diminué

Désorganisation comportementale chez le nouveau-né/nourrisson
- Risque de désorganisation comportementale chez le nouveau-né/nourrisson

Tableau 1 **SITUATIONS NÉCESSITANT DES SOINS INFIRMIERS *(suite)***

Diagnostics infirmiers groupés par modes fonctionnels de santé[1]

- Organisation comportementale chez le nouveau-né/nourrisson : réceptivité à progresser

Entretien inefficace du domicile
Intolérance à l'activité
Irrigation tissulaire inefficace (préciser : cérébrale, cardio-pulmonaire, gastro-intestinale, rénale)
- Irrigation tissulaire périphérique inefficace

Mobilité physique réduite
- Mobilité réduite au lit
- Difficulté à la marche
- Mobilité réduite en fauteuil roulant
- Difficulté lors d'un transfert

Risque d'altération de la fonction respiratoire*
- Intolérance au sevrage de la ventilation assistée
- Risque d'intolérance au sevrage de la ventilation assistée
- Dégagement inefficace des voies respiratoires
- Mode de respiration inefficace
- Échanges gazeux perturbés
- Respiration spontanée altérée

Risque de dysfonctionnement neurovasculaire périphérique
Syndrome d'immobilité
Syndrome du déficit de soins personnels*
- Déficit de soins personnels : s'alimenter
- Déficit de soins personnels : se laver et effectuer ses soins d'hygiène
- Déficit de soins personnels : se vêtir et soigner son apparence
- Déficit de soins personnels : utiliser les toilettes
- Déficit de soins personnels : effectuer les activités indispensables au maintien à domicile*

5. Sommeil et repos

Habitudes de sommeil perturbées
- Privation de sommeil

6. Cognition et perception

Bien-être altéré*
- Douleur aiguë
- Douleur chronique
- Nausée

Conflit décisionnel (préciser)

Tableau 1 **SITUATIONS NÉCESSITANT DES SOINS INFIRMIERS** ***(suite)***

Diagnostics infirmiers groupés par modes fonctionnels de santé[1]

- Confusion*
  - Confusion aiguë
  - Confusion chronique
- Connaissances insuffisantes (préciser)
- Dysréflexie autonome
  - Risque de dysréflexie autonome
- Négligence de l'hémicorps
- Opérations de la pensée perturbées
  - Troubles de la mémoire
- Syndrome d'interprétation erronée de l'environnement
- Trouble de la perception sensorielle (préciser : visuelle, auditive, kinesthésique, gustative, tactile, olfactive)

7. Perception de soi

- Anxiété
  - Angoisse face à la mort
- Concept de soi perturbé*
  - Image corporelle perturbée
  - Identité personnelle perturbée
  - Estime de soi perturbée*
  - Diminution chronique de l'estime de soi
  - Diminution situationnelle de l'estime de soi
  - Risque de diminution situationnelle de l'estime de soi
- Fatigue
- Perte d'espoir
- Peur
- Sentiment d'impuissance
  - Risque de sentiment d'impuissance

8. Relation et rôle

- Chagrin chronique
- Communication altérée*
  - Communication verbale altérée
- Deuil*
  - Deuil anticipé
  - Deuil dysfonctionnel
- Dynamique familiale perturbée
  - Dynamique familiale dysfonctionnelle : alcoolisme
- Exercice du rôle parental perturbé
  - Risque de perturbation de l'attachement parent-enfant
  - Conflit face au rôle parental

Tableau 1 **SITUATIONS NÉCESSITANT DES SOINS INFIRMIERS** ***(suite)***

Diagnostics infirmiers groupés par modes fonctionnels de santé[1]

Exercice du rôle perturbé
Interactions sociales perturbées
Isolement social
Risque de sentiment de solitude

9. Sexualité et reproduction
Habitudes sexuelles perturbées
 Dysfonctionnement sexuel

10. Adaptation et tolérance au stress
Champ énergétique perturbé
Inadaptation à un changement dans l'état de santé
Risque d'autodestruction*
 Risque de violence envers soi
 Automutilation
 Risque d'automutilation
 Risque de suicide
Risque de violence envers les autres
Stratégies d'adaptation d'une collectivité : motivation à s'améliorer
Stratégies d'adaptation familiale compromises
Stratégies d'adaptation familiale invalidantes
Stratégies d'adaptation familiale : motivation à s'améliorer
Stratégies d'adaptation inefficaces
 Stratégies d'adaptation défensives
 Déni non constructif
Stratégies d'adaptation inefficaces d'une collectivité
Syndrome d'inadaptation à un changement de milieu
 Risque de syndrome d'inadaptation à un changement de milieu
Syndrome post-traumatique
 Risque de syndrome post-traumatique
 Syndrome du traumatisme de viol
Tension dans l'exercice du rôle de l'aidant naturel
 Risque de tension dans l'exercice du rôle de l'aidant naturel

11. Valeurs et croyances
Détresse spirituelle
 Risque de détresse spirituelle
 Bien-être spirituel : motivation à s'améliorer

Tableau 1 **SITUATIONS NÉCESSITANT DES SOINS INFIRMIERS *(suite)***

Problèmes à traiter en collaboration[2]

Troubles cardiovasculaires
CP – Angine
CP – Choc cardiogénique
CP – Choc spinal
CP – Débit cardiaque diminué
CP – Dysrythmies
CP – Embolie pulmonaire
CP – Endocardite
CP – Hypertension
CP – Hypovolémie
CP – Insuffisance vasculaire périphérique
CP – Malformation cardiaque congénitale
CP – Œdème pulmonaire
CP – Thromboembolie ou thrombose veineuse profonde
CP – Ulcère ischémique

Troubles respiratoires
CP – Atélectasie ou pneumonie
CP – Constriction trachéobronchique
CP – Dépendance envers le respirateur
CP – Épanchement pleural
CP – Hypoxémie
CP – Nécrose trachéale
CP – Œdème du larynx
CP – Pneumothorax

Troubles rénaux ou urinaires
CP – Calculs rénaux
CP – Insuffisance rénale
CP – Perforation de la vessie
CP – Rétention urinaire aiguë

Troubles gastro-intestinaux, hépatiques ou biliaires
CP – Ascite
CP – Éviscération
CP – Hémorragie gastro-intestinale
CP – Hépatosplénomégalie
CP – Hyperbilirubinémie
CP – Iléus paralytique ou obstruction de l'intestin grêle
CP – Insuffisance hépatique
CP – Ulcère de Curling

Tableau 1 **SITUATIONS NÉCESSITANT DES SOINS INFIRMIERS** ***(suite)***

Problèmes à traiter en collaboration[2]

Troubles métaboliques, immunitaires ou hématopoïétiques

CP – Acidose (métabolique, respiratoire)
CP – Alcalose (métabolique, respiratoire)
CP – Anémie
CP – Bilan azoté négatif
CP – Coagulation intravasculaire disséminée
CP – Crise drépanocytaire
CP – Déséquilibres électrolytiques
CP – Dysfonctionnement thyroïdien
CP – Hyperthermie (grave)
CP – Hypoglycémie ou hyperglycémie
CP – Hypothermie (grave)
CP – Hypothyroïdie ou hyperthyroïdie
CP – Infection opportuniste
CP – Insuffisance surrénalienne
CP – Polyglobulie
CP – Réaction allergique
CP – Rejet de greffe
CP – Septicémie
CP – Thrombopénie

Troubles neurosensoriels

CP – Accident vasculaire cérébral
CP – Augmentation de la pression intracrânienne
CP – Augmentation de la pression intraoculaire
CP – Compression de la moelle épinière
CP – Crises convulsives
CP – Lésion d'un nerf crânien (préciser)
CP – Lésion d'un nerf périphérique
CP – Méningite
CP – Neuropathies
CP – Paralysie
CP – Ulcère cornéen

Troubles musculosquelettiques

CP – Fracture pathologique
CP – Luxation
CP – Ostéoporose
CP – Syndrome compartimental

Tableau 1 SITUATIONS NÉCESSITANT DES SOINS INFIRMIERS *(suite)*

Problèmes à traiter en collaboration[2]

Troubles de l'appareil reproducteur

CP – Hémorragie de la délivrance
CP – Hémorragie prénatale
CP – Hyperménorrhée
CP – Hypertension gravidique
CP – Polyménorrhée
CP – Souffrance fœtale
CP – Syphilis
CP – Travail prématuré

Pathologies multisystémiques

- CP – Effets indésirables liés au traitement médicamenteux
  - CP – Effets indésirables des antiarythmiques
  - CP – Effets indésirables des anticoagulants
  - CP – Effets indésirables des anticonvulsivants
  - CP – Effets indésirables des antidépresseurs
  - CP – Effets indésirables des antihypertenseurs
    - CP – Effets indésirables des inhibiteurs de l'enzyme de conversion de l'angiotensine
    - CP – Effets indésirables des bêtabloquants
    - CP – Effets indésirables des inhibiteurs calciques
  - CP – Effets indésirables des antinéoplasiques
  - CP – Effets indésirables des anxiolytiques
  - CP – Effets indésirables des corticostéroïdes
  - CP – Effets indésirables des neuroleptiques

---

1. Les modes fonctionnels de santé sont tirés de Gordon, M. 1982. *Nursing diagnosis : Process and application.* New York, McGraw-Hill (avec de légères modifications de l'auteure).
2. La présente liste comprend les problèmes à traiter en collaboration les plus fréquents. Certaines situations qui ne font pas partie de la liste peuvent aussi être considérées comme des problèmes à traiter en collaboration.

* Ces diagnostics ne figurent pas actuellement dans la liste de l'ANADI, mais l'auteure les a ajoutés par souci de clarté et pour des raisons pratiques.

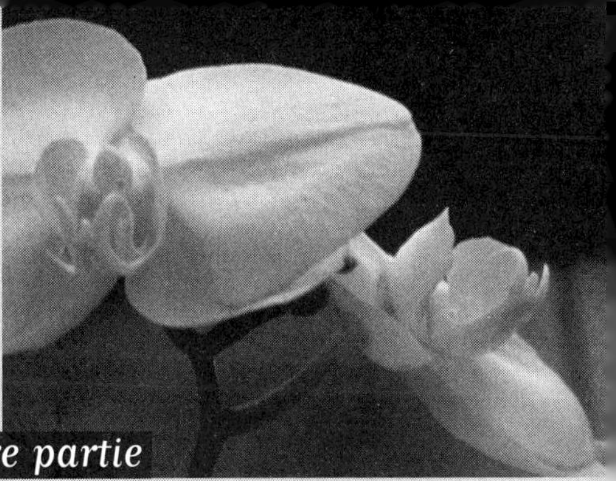

Première partie

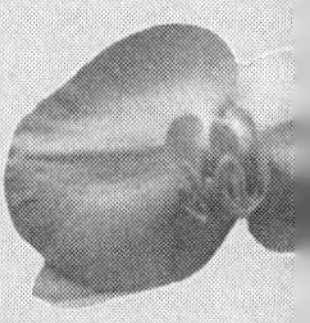

Diagnostics infirmiers

Activités de loisirs insuffisantes

DÉFINITION

Activités de loisirs insuffisantes: Ennui résultant d'une baisse d'intérêt pour les activités de loisirs ou de l'impossibilité d'en avoir.

CARACTÉRISTIQUES

essentielle (doit être présente)

Ennui, mélancolie ou cafard causé par l'inactivité (observés par l'infirmière ou exprimés par la personne)

secondaires (peuvent être présentes)

Expression fréquente de pensées ou de sentiments désagréables

Bâillements ou inattention

Indifférence

Langage du corps (la personne se détourne de son interlocuteur)

Agitation

Perte ou gain de poids

Hostilité

FACTEURS FAVORISANTS

Facteurs physiopathologiques

Maladie transmissible ou douleur entraînant des difficultés à trouver des activités agréables ou à y participer

Facteurs liés au traitement

Isolement ou immobilité entraînant des difficultés à trouver des activités agréables ou à y participer

Facteurs liés au contexte (intrinsèques ou extrinsèques)

Comportements sociaux insatisfaisants

Absence de pairs ou d'amis

Milieu de vie monotone

Alitement

Manque de motivation
Longues journées de travail
Manque de temps pour les loisirs
Changements dans la vie professionnelle (personne qui quitte son travail pour s'occuper de son enfant à la maison, retraite, etc.)
Départ des enfants (syndrome du nid vide)
Invalidité
Déficiences sensorielles (visuelle, auditive, etc.)
Responsabilités nombreuses

Facteurs liés à la croissance et au développement

Nourrisson ou enfant
- Manque de stimulation appropriée, de jouets ou de contacts avec des enfants de son âge

Personne âgée
- Déficience sensorielle ou motrice
- Absence de moyens de transport
- Peur d'être victime d'un crime
- Manque de contacts avec des personnes du même âge
- Manque de ressources pécuniaires
- Confusion

Résultat escompté et critères d'évaluation

La personne affirmera qu'elle pratique au moins une activité agréable par jour.

Indicateurs

- La personne se dit plus satisfaite du niveau d'activité qu'elle a atteint.
- La personne nomme des activités agréables qui peuvent améliorer sa qualité de vie.

Interventions

- Motiver la personne en montrant de l'intérêt pour elle et en l'encourageant à parler de ses sentiments et de ses expériences de vie.

- Aider la personne à surmonter sa colère et son chagrin.
- Diversifier les activités quotidiennes de la personne (changer l'heure du bain pour lui permettre de regarder une émission spéciale à la télévision ou de recevoir une visite imprévue, etc.).
- L'inciter à collaborer à la planification de l'horaire des activités.
- Organiser l'horaire des visites.
- Faire preuve d'imagination pour transformer l'environnement de la personne.
- Dans la mesure du possible, placer la personne près d'une fenêtre ou l'amener à l'extérieur.
- Parler des passe-temps qui lui ont donné du plaisir par le passé. Consulter un spécialiste en ergothérapie ou en thérapie par le loisir.
- Lui fournir de la lecture, un poste de radio, un téléviseur ou des audiolivres.
- Planifier une activité par jour pour qu'elle ait toujours quelque chose à espérer ; tenir toutes les promesses qu'on lui fait.
- Si elle regarde beaucoup la télévision, l'inciter à avoir d'autres activités, sans toutefois insister si elle y tient vraiment.
- Demander à un bénévole de lui faire la lecture ou de l'aider à pratiquer une activité.
- Si la situation s'y prête, demander à la personne d'en aider d'autres à faire certaines activités.
- Si la personne est hébergée dans un centre hospitalier ou d'accueil (Rantz, 1991) :
  - L'encourager à participer à la thérapie par le loisir.
  - La féliciter de sa participation aux activités.
  - Lui permettre de choisir les loisirs qui l'intéressent.
  - Mettre en valeur ses aptitudes, et non ses déficiences.
  - Envisager l'utilisation de la musicothérapie, de la thérapie par le souvenir, ou de celle par les animaux de compagnie.
  - Mettre sur pied un cercle du livre.

Interventions auprès des **enfants**

- Fournir à l'enfant des jouets correspondant à son stade de développement et s'assurer qu'ils sont à sa portée.
- Demander à la famille d'apporter les jouets favoris de l'enfant, notamment des choses qui lui permettent de rester en contact avec la nature (poisson rouge, feuilles d'automne, etc.).

Alimentation déficiente

DENTITION ALTÉRÉE

TROUBLE DE LA DÉGLUTITION

MODE D'ALIMENTATION INEFFICACE CHEZ LE NOUVEAU-NÉ/NOURRISSON

DÉFINITION

Alimentation déficiente: Apport nutritionnel inférieur aux besoins métaboliques.

Note de l'auteure:

Le diagnostic d'*Alimentation déficiente* se rapporte à une personne qui est capable de manger mais dont l'apport alimentaire est insuffisant ou déséquilibré. Ce diagnostic ne peut être formulé pour une personne incapable de manger ou soumise à une diète absolue. Il s'agit plutôt dans ces cas de problèmes à traiter en collaboration, pour lesquels on indiquera:

Complication possible:
Déséquilibre électrolytique
Bilan azoté négatif

Dans le cas de diète absolue, l'infirmière évalue la personne pour déceler les complications reliées à cette diète et consulte le médecin au sujet de l'alimentation parentérale. Les diagnostics infirmiers qui peuvent s'appliquer comprennent, par exemple, *Risque d'atteinte de la muqueuse buccale* et *Bien-être altéré.*

CARACTÉRISTIQUES

essentielles (doivent être présentes)

Observée chez une personne non soumise à une diète absolue, ou signalée par elle :

Ration alimentaire inférieure aux apports quotidiens recommandés, avec ou sans perte pondérale *ou*

Ration alimentaire insuffisante par rapport aux besoins métaboliques actuels ou futurs

secondaires (peuvent être présentes)

Poids d'au moins 10 à 20 % inférieur au poids idéal

Mesures du pli cutané du triceps, du périmètre du bras à mi-longueur et du périmètre du muscle du bras à mi-longueur de 60 % inférieures à la normale

Faiblesse et douleur musculaires

Irritabilité ou confusion mentale

Diminution du taux d'albumine sérique

Diminution du taux de transferrine sérique ou de la capacité de fixation du fer

FACTEURS FAVORISANTS

Facteurs physiopathologiques

Augmentation des besoins caloriques et difficulté à assurer un apport calorique suffisant dans les ingesta par suite de brûlures (après la phase aiguë), d'infection, de pharmacodépendance, de cancer ou de traumatisme

Dysphagie
- Accident vasculaire cérébral (AVC)
- Sclérose latérale amyotrophique
- Infirmité motrice cérébrale
- Maladie de Parkinson
- Trouble neuromusculaire
- Dystrophie musculaire

Trouble de l'absorption
- Maladie de Crohn
- Fibrose kystique
- Intolérance au lactose

Diminution de l'appétit par suite d'une altération de la conscience

Vomissements provoqués, exercices physiques dépassant l'apport calorique ou refus de manger consécutif à l'anorexie mentale

Hésitation à manger par peur d'empoisonnement, motivée par une attitude paranoïaque

Anorexie, surexcitation physique consécutives au trouble bipolaire

Anorexie et diarrhée consécutives à une infection par un protozoaire

Vomissements, anorexie et troubles de la digestion consécutifs à une pancréatite

Anorexie, altération du métabolisme des protéines et des lipides et perturbation du stockage des vitamines consécutives à une cirrhose

Facteurs liés au traitement

Augmentation des besoins en protéines et en vitamines pour assurer la cicatrisation et diminution de leur apport consécutives à une intervention chirurgicale, une pharmacothérapie (chimiothérapie), une reconstruction chirurgicale de la bouche, un embrochage des mâchoires ou une radiothérapie

Prise de médicaments (préciser) entravant l'absorption intestinale

- Colchicine
- Pyriméthamine
- Antiacide gastrique
- Néomycine
- Acide para-aminosalicylique

Diminution de l'alimentation par voie orale, malaise à la bouche, nausées, vomissements consécutifs à la radiothérapie, à la chimiothérapie ou à une amygdalectomie

Facteurs liés au contexte (intrinsèques ou extrinsèques)

Diminution de l'appétit consécutive à l'anorexie, à la dépression, au stress, à l'isolement social, à la nausée et aux vomissements, ou aux allergies

Incapacité de se procurer de la nourriture (à cause d'un handicap physique, de problèmes d'argent ou de problèmes de transport)

Incapacité de mâcher (dents brisées ou manquantes, prothèse dentaire mal adaptée)

Diarrhée consécutive à (préciser)

Facteurs liés à la croissance et au développement

Nouveau-né, enfant

Ingesta insuffisants consécutifs à un manque de stimulation émotionnelle ou sensorielle, ou à un manque de connaissances de la personne qui donne les soins

Malabsorption, restrictions alimentaires et anorexie consécutives à la maladie cœliaque, à l'intolérance au lactose ou à la fibrose kystique

Difficulté à téter (nourrisson) et dysphagie consécutives à une infirmité motrice cérébrale ou à une fente labiale et palatine

Difficulté à téter, fatigue et dyspnée consécutives à une cardiopathie congénitale ou à la prématurité

Personne âgée

Effets du ralentissement du métabolisme, de la diminution du taux d'œstrogènes et de l'ostéoporose (femmes)

Dégénérescence de la membrane périodontique donnant lieu à des dents mobiles

Résultat escompté et critères d'évaluation

La personne augmentera son apport nutritionnel quotidien par voie orale pour qu'il soit adapté à son niveau d'activité et réponde à ses besoins métaboliques.

Indicateurs

- La personne souligne l'importance de bien s'alimenter.
- La personne énumère les lacunes de son apport nutritionnel quotidien.
- La personne décrit des méthodes pour augmenter l'appétit.

Interventions

- Établir les besoins caloriques quotidiens ; veiller à ce qu'ils soient réalistes et adéquats. Consulter un diététicien.

- Peser la personne tous les jours ; vérifier les résultats des analyses.
- Exposer l'importance de bien se nourrir. Négocier avec la personne des objectifs de consommation pour chaque repas et collation.
- Expliquer à la personne comment elle peut améliorer la saveur et l'arôme des aliments à l'aide d'aromates (jus de citron, menthe, clous de girofle, basilic, thym, cannelle, romarin, morceaux de bacon).
- Inciter la personne à manger avec d'autres. (Lui recommander de prendre ses repas dans la salle à manger ou une pièce commune, ou encore dans un lieu de rencontre comme un centre communautaire ou une salle paroissiale.)
- Planifier les soins de façon à ce que la personne n'ait pas à subir d'interventions irritantes ou douloureuses juste avant les repas.
- Créer un climat agréable et détendu durant les repas (dissimuler le bassin hygiénique ; prendre son temps) ; ménager de petites surprises de temps à autre (mettre une fleur sur le plateau de repas, par exemple).
- Planifier l'horaire des soins de façon à ce que les interventions qui dégagent des odeurs susceptibles de couper l'appétit soient effectuées à des moments éloignés de l'heure des repas.
- Conseiller à la personne de se reposer avant les repas ou l'aider à le faire.
- Conseiller à la personne d'éviter si possible les odeurs de cuisson (friture, café en train d'infuser). (Lui suggérer d'aller faire une promenade pendant la cuisson d'un plat odorant ou de choisir des aliments qui se mangent froids.)
- Maintenir une bonne hygiène buccodentaire (se brosser les dents, se rincer la bouche) avant et après les repas.
- Offrir des repas fréquents en petites portions (6 par jour plus des collations) afin d'atténuer la sensation de ballonnement dans l'estomac.

- Prendre les dispositions nécessaires pour que les aliments à forte valeur énergétique et protéique soient servis à un moment où la personne aura le plus d'appétit (par exemple, si la chimiothérapie a lieu le matin, servir ces aliments vers la fin de l'après-midi).
- Si la personne manque d'appétit, lui faire les recommandations suivantes :
  - Consommer des aliments secs (pain grillé, craquelins) au lever.
  - Consommer des aliments salés, si cela est permis.
  - Éviter les aliments très sucrés, très riches et très gras, ainsi que la friture.
  - Boire des liquides clairs et froids.
  - Boire lentement avec une paille.
  - Manger tout ce qu'on pense tolérer.
  - Manger fréquemment de petites portions d'aliments à faible teneur en gras.
- Essayer les suppléments protéiques du commerce, vendus sous plusieurs formes (liquide, poudre, crème-dessert).
- Dans les cas de troubles du comportement alimentaire (Townsend, 1994) :
  - Fixer des objectifs de consommation avec le client, le médecin et le diététicien.
  - Exposer les avantages de suivre le régime proposé et les conséquences de la non-observance.
  - Si la personne refuse de manger, informer le médecin.
  - S'asseoir avec la personne pendant les repas. Limiter la durée du repas à 30 minutes.
  - Observer la personne pendant au moins une heure après les repas. L'accompagner aux toilettes.
  - Peser la personne au lever et après la première miction ou défécation.
  - Inciter la personne à s'améliorer en la félicitant, mais ne pas faire porter la conversation sur la nourriture ou les repas.
  - Quand la personne ira mieux, explorer les questions qui touchent à l'image du corps, au maintien du poids et à l'obésité.

- Dans les cas d'hyperactivité (Townsend, 1994) :
  - Donner des amuse-gueules et des boissons à forte valeur énergétique et protéique.
  - Offrir des collations fréquentes. Éviter les calories vides (par exemple, boisson gazeuse).
  - Marcher avec la personne ou l'accompagner dans ses va-et-vient pendant qu'elle grignote.

Interventions auprès des **personnes âgées**

Évaluer les aptitudes de la personne à se procurer et à préparer les aliments.

- Ressources pécuniaires
- Transport
- Mobilité
- Dextérité

Indiquer à la personne les services communautaires auxquels elle peut s'adresser.

- Popote roulante
- Centres communautaires pour personnes âgées
- Supermarchés qui font la livraison à domicile

Aux femmes de plus de 50 ans, donner les conseils suivants :

- Augmenter l'apport de calcium à 1200 mg/jour (1500 mg/jour si la personne ne suit pas d'hormonothérapie substitutive).
- Maintenir l'apport calorique entre 7000 et 7500 kJ.
- Adapter l'apport alimentaire à l'exercice.
- Prendre tous les jours du b-carotène et des compléments de vitamines C et E.

DENTITION ALTÉRÉE

DÉFINITION

Dentition altérée : Interruption du développement, de l'éruption dentaire ou de l'intégrité structurelle de chaque dent.

Note de l'auteure:

Le diagnostic de *Dentition altérée* recouvre une multitude de problèmes dentaires. Il n'est pas clair comment l'infirmière, ou tout autre professionnel de la santé, peut utiliser ce diagnostic. Si le client a des caries, des abcès, des dents mal formées ou une mauvaise occlusion, l'infirmière le dirigera vers un dentiste. Si le problème de dents nuit au bien-être ou à l'alimentation de la personne, il sera alors plus approprié de formuler les diagnostics infirmiers de *Bien-être altéré* ou d'*Alimentation déficiente.*

CARACTÉRISTIQUES

Plaque dentaire excessive

Carie au niveau de la couronne ou de la racine de la dent

Mauvaise haleine

Décoloration de l'émail dentaire

Maux de dents

Dents mobiles

Calculs salivaires

Éruption incomplète pour l'âge (pour les dents de lait ou les dents définitives)

Malocclusion

Perte prématurée des dents de lait

Usure de la dent ou abrasion dentaire

Fracture dentaire

Absence complète ou partielle de dents

Érosion de l'émail

Expression faciale asymétrique

TROUBLE DE LA DÉGLUTITION

DÉFINITION

Trouble de la déglutition: Dysfonctionnement du mécanisme de déglutition associé à un déficit structural ou fonctionnel de la bouche, du pharynx ou de l'œsophage.

CARACTÉRISTIQUES

essentielles (doivent être présentes)

Signes de difficulté à avaler *ou*

Stagnation des aliments dans la cavité buccale

secondaires (peuvent être présentes)

Toux

Étouffement

Apraxie (idéatoire, constructive ou oculomotrice)

FACTEURS FAVORISANTS

Facteurs physiopathologiques

Diminution ou absence du réflexe pharyngé, difficulté à mastiquer ou diminution des sensations

- Trouble neurologique ou neuromusculaire
- Accident vasculaire cérébral
- Lésion de l'hémisphère cérébral droit ou gauche
- Lésion des 5e, 7e, 9e, 10e ou 11e nerfs crâniens
- Infirmité motrice cérébrale
- Dystrophie musculaire
- Sclérose latérale amyotrophique
- Myasthénie
- Syndrome de Guillain et Barré
- Poliomyélite
- Maladie de Parkinson

Tumeur ou œdème de l'œsophage ou de la trachée

Facteurs liés au traitement

Reconstruction chirurgicale de la bouche, de la gorge, des mâchoires ou du nez

Obstruction mécanique (canule trachéale)

Œsophagite consécutive à la radiothérapie

Altération de la conscience consécutive à l'anesthésie

Augmentation de la viscosité et diminution de la quantité de salive (dues aux médicaments, à la radiothérapie)

Facteurs liés au contexte (intrinsèques ou extrinsèques)

Altération de la conscience

Fatigue

Difficulté à prêter attention, distractivité
Irritation de la cavité oropharyngée
Manque de salive

Facteurs liés à la croissance et au développement

Nouveau-né, enfant

Manque de sensations ou difficulté à mastiquer

Voir le diagnostic *Mode d'alimentation inefficace chez le nouveau-né/nourrisson*.

Résultat escompté et critères d'évaluation

La personne dira qu'elle a moins de difficulté à avaler.

Indicateurs

- La personne et sa famille expliqueront les causes du problème si elles sont connues.
- La personne et sa famille décriront le but et l'application du traitement.

Interventions

Réduire les risques d'aspiration (fausse route).

- Avant de commencer à alimenter la personne, s'assurer qu'elle est assez alerte et en état de réagir, qu'elle est capable de maîtriser les mouvements de sa bouche et d'avaler sa salive, et que les réflexes tussigène et pharyngé sont présents.
- Garder le matériel d'aspiration à portée de la main et s'assurer qu'il est en bon état de fonctionnement.
- Installer la personne correctement.
  - Si possible, l'asseoir avec le dos droit (60 à 90°) sur une chaise ou sur le bord du lit (caler des oreillers s'il le faut).
  - L'installer dans cette position 10 à 15 minutes avant le repas et la laisser ainsi 10 à 15 minutes après.
  - Lui demander de pencher la tête vers l'avant, à un angle d'environ 45° par rapport au plan médian du corps, afin de garder l'œsophage bien ouvert.

- Aider la personne à se concentrer sur ce qu'elle fait en lui donnant des directives jusqu'à ce qu'elle ait avalé la bouchée.
- Commencer par de petites bouchées et augmenter graduellement les portions à mesure qu'elle maîtrise les étapes de la déglutition :
  - Glace concassée
  - Compte-gouttes rempli d'eau
  - Compte-gouttes rempli de jus
  - 1 mL, 2,5 mL, puis 5 mL d'un aliment semi-solide
  - Purée maison ou en pot pour bébé
  - La moitié d'un craquelin
  - Régime ordinaire, mais de consistance molle

Aider la personne à envoyer la nourriture au fond de la bouche. Déposer la nourriture au fond de la bouche pour faciliter la déglutition.

Prévenir ou réduire la viscosité des sécrétions.

Amener graduellement la personne à avaler de la glace concassée, de l'eau, et enfin des aliments quand le risque d'aspiration (fausse route) a diminué.

Appliquer les interventions suivantes à ceux qui souffrent d'une altération de la cognition ou de la conscience.

- Donner surtout des solides, car les liquides sont souvent moins bien tolérés.
- Réduire le plus possible les stimuli qui peuvent distraire la personne pendant qu'elle mange (par exemple, éteindre le téléviseur ou la radio, ne parler que pour donner les directives concernant la déglutition).
- Demander à la personne de se concentrer sur la déglutition.
- Lui demander de se tenir droite sur la chaise, le cou légèrement fléchi.
- Lui demander de retenir sa respiration pendant qu'elle avale.
- L'observer pour voir si elle déglutit et s'assurer qu'il ne reste plus d'aliments dans sa bouche.

- Ne pas donner de trop grosses bouchées, car cela réduit l'efficacité de la déglutition.
- Donner les liquides et les solides séparément.
- Inciter la personne à adopter les comportements souhaités en lui donnant des directives simples et brèves.

Procéder lentement en s'assurant que la personne a avalé la bouchée précédente avant de lui en donner une autre.

Consulter un orthophoniste.

Apprendre aux membres de la famille les interventions d'urgence en cas d'obstruction (par exemple, manœuvre de Heimlich).

MODE D'ALIMENTATION INEFFICACE CHEZ LE NOUVEAU-NÉ/NOURRISSON

DÉFINITION

Mode d'alimentation inefficace chez le nouveau-né/nourrisson : Perturbation du réflexe de succion d'un nourrisson ou difficulté à coordonner succion et déglutition.

Note de l'auteure :

Le diagnostic de *Mode d'alimentation inefficace chez le nouveau-né/nourrisson* est en quelque sorte un sous-diagnostic d'*Alimentation déficiente* et représente un problème nutritionnel qui touche le bébé. Les interventions infirmières consisteront à appliquer auprès du bébé des méthodes visant à lui donner un apport nutritionnel suffisant pour lui faire prendre du poids et à montrer ces méthodes aux personnes qui prennent soin de lui. On utilise des techniques particulières d'alimentation et de réduction de la dépense énergétique afin que le bébé puisse être nourri exclusivement par la bouche. Certains nourrissons qui ont des difficultés de succion ou de déglutition peuvent satisfaire leurs besoins nutritionnels si d'autres facteurs qui font augmenter les besoins caloriques ne sont pas aussi présents (par exemple, infection).

CARACTÉRISTIQUES

essentielles (au moins une doit être présente)

Incapacité d'amorcer ou de maintenir une succion efficace ; incapacité de coordonner la succion, la déglutition et la respiration

Besoins métaboliques supérieurs à l'apport nutritionnel par voie orale avec perte pondérale ou nécessité d'un supplément nutritionnel par voie entérale

secondaires (peuvent être présentes)

Alimentation irrégulière (variation dans la quantité, la fréquence ou la durée)

Retard de développement de la motricité buccale

Tachypnée accompagnée d'un effort respiratoire accru

Régurgitation ou vomissement après la tétée

FACTEURS FAVORISANTS

Facteurs physiopathologiques

Augmentation des besoins énergétiques
- Température corporelle instable
- Besoins reliés à la croissance
- Tachypnée accompagnée d'un effort respiratoire accru
- Cicatrisation
- Infection
- Maladie ou insuffisance d'un organe majeur

Faiblesse musculaire ou hypotonie
- Malnutrition
- Prématurité
- Maladie aiguë ou chronique
- Léthargie
- Malformation congénitale
- Maladie ou insuffisance d'un organe majeur
- Trouble ou retard neurologique

Facteurs liés au traitement

Hypermétabolisme et augmentation des besoins caloriques consécutifs à une intervention chirurgicale ou à des interventions douloureuses

Faiblesse musculaire et léthargie consécutives à une privation de sommeil ou à la pharmacothérapie (myorelaxants : par exemple, anticonvulsivants, prise antérieure d'agents paralysants, sédatifs, narcotiques)

Hypersensibilité buccale

État antérieur obligeant à rester longtemps à jeun (NPO)

Facteurs liés au contexte (intrinsèques ou extrinsèques)

Inconstance dans la façon de nourrir le bébé

Ignorance ou indifférence de la part de la personne qui prend soin du bébé quant à son alimentation ou quant à ses besoins nutritionnels particuliers

Stimuli désagréables dirigés vers le visage du bébé ou absence de stimuli oraux

Résultat escompté et critères d'évaluation

Le bébé recevra un apport nutritionnel adapté à ses besoins et à son âge qui lui permettra de bien se développer.

Indicateurs

- La personne qui prend soin du bébé se montre de plus en plus compétente.
- La personne qui prend soin du bébé trouve des techniques qui augmentent l'efficacité de l'alimentation.

Interventions auprès des **enfants**

Évaluer le mode d'alimentation et les besoins nutritionnels du bébé.

- Vérifier la quantité de lait donnée, la durée de la tétée ainsi que l'effort déployé par le bébé ; mesurer la fréquence et l'effort respiratoire ; noter tout signe de fatigue.
- Noter l'apport énergétique antérieur du bébé, sa courbe pondérale, la courbe du bilan de ses ingesta et de ses excreta, s'il a déjà souffert de troubles rénaux ou de rétention liquidienne.

Collaborer avec un diététicien pour fixer des objectifs concernant l'apport énergétique, la quantité de lait à donner et la prise de poids.

Demander aux parents s'ils ont déjà utilisé des techniques qui se sont révélées efficaces avec ce bébé ou avec leurs autres enfants.

Appliquer des interventions axées directement sur l'acquisition d'un mode d'alimentation efficace.

- Aider le bébé à améliorer sa succion en lui donnant une sucette avant la tétée.
- Fixer une durée limite aux tétées.
- Veiller à ce que toute personne qui nourrit l'enfant (parents, personnel soignant) utilise les mesures préconisées dans le programme d'alimentation établi.
- Appliquer des interventions axées directement sur le traitement du retard de la motricité buccale (mise en position, matériel spécial, exercices de la musculature des mâchoires et de la bouche).
- Réduire les stimuli dérangeants dans la pièce et les stimuli désagréables dirigés sur le visage et la bouche du nouveau-né/nourrisson.

Favoriser le sommeil du bébé et ménager ses forces.

S'il est nécessaire d'alimenter le bébé par voie entérale, élaborer un programme visant à accroître les tétées et à diminuer graduellement l'alimentation entérale à mesure que le bébé maîtrise mieux la succion.

Faire participer les parents à toutes les étapes du plan de soins.

Expliquer aux parents les besoins particuliers de l'enfant au fur et à mesure qu'ils se présentent et les aider à trouver l'aide dont ils ont besoin (matériel spécial, soins infirmiers, service d'aide à domicile).

Alimentation excessive

voir aussi
RISQUE D'ALIMENTATION EXCESSIVE page 407

DÉFINITION

Alimentation excessive: Apport nutritionnel supérieur aux besoins métaboliques.

Note de l'auteure:

L'obésité est un problème complexe où interviennent des facteurs d'ordre socioculturel, psychologique et métabolique. En formulant le diagnostic d'*Alimentation excessive* pour une personne qui souffre d'embonpoint ou d'obésité, on axe les interventions sur l'alimentation. Il faut orienter les résultats escomptés d'un programme d'amaigrissement vers la modification du comportement et du mode de vie. Si on vise les résultats précités, il conviendra plutôt d'utiliser le diagnostic de *Maintien inefficace de l'état de santé relié à un apport alimentaire excédant les besoins métaboliques.* On peut aussi formuler le diagnostic de *Stratégies d'adaptation inefficaces reliées à une augmentation de la consommation de nourriture consécutive à des facteurs de stress externes.* Le diagnostic d'*Alimentation excessive* est tout de même utile sur le plan clinique pour la personne qui prend trop de poids en raison d'un trouble physiologique (par exemple, perte du goût), des effets d'un médicament tel que les cortico stéroïdes ou d'une grossesse.

CARACTÉRISTIQUES

essentielles (au moins une doit être présente)

Embonpoint (masse corporelle de 10 % supérieure au poids idéal) *ou*

Obésité (masse corporelle de 20 % supérieure au poids idéal)

Pli cutané du triceps mesurant plus de 15 mm chez un homme et plus de 25 mm chez une femme

secondaires (peuvent être présentes)

Mauvaises habitudes alimentaires (signalées par la personne)

Apport excessif par rapport aux besoins métaboliques

Sédentarité

FACTEURS FAVORISANTS

Facteurs physiopathologiques

Altération de la sensation de satiété consécutive à (préciser)

Altération du goût et de l'odorat

Facteurs liés au traitement

Altération de la sensation de satiété

Pharmacothérapie (corticostéroïdes, antihistaminiques)

Radiothérapie (baisse du goût et de l'odorat)

Facteurs liés au contexte (intrinsèques ou extrinsèques)

Grossesse (risque de gain pondéral supérieur à 15 kg)

Manque de connaissances de base sur l'alimentation

Sédentarité

Facteurs liés à la croissance et au développement

Adulte, personne âgée

Sédentarité et ralentissement du métabolisme

Résultat escompté et critères d'évaluation

La personne indiquera pourquoi elle risque de prendre du poids.

Indicateurs

- La personne explique pourquoi les déficits olfactif ou gustatif amènent une augmentation de la consommation.
- La personne décrit les besoins nutritionnels de la grossesse.
- La personne explique les effets de l'exercice physique sur le maintien du poids.

Interventions

Amener la personne à prendre conscience de la quantité et du genre de nourriture qu'elle mange.

- Lui demander de noter dans son journal alimentaire pendant une semaine les données suivantes :
  - Ce qu'elle a mangé, quand, où et pourquoi.

  - Ce qu'elle a fait en mangeant (par exemple, écouter la télévision ou cuisiner).
  - L'état émotif dans lequel elle se trouvait avant de manger.
  - Les personnes avec qui elle a mangé (conjoint, enfants).
- Passer ce journal en revue avec la personne et relever les éléments qui reviennent régulièrement (heure, endroit, émotions, aliments, personnes).
- Dresser avec elle une liste des aliments à haute teneur énergétique et à faible teneur énergétique.

Aider la personne à se fixer des objectifs réalistes (par exemple, en réduisant son apport énergétique de 2000 kJ par jour, elle pourra perdre un demi-kilo à un kilo par semaine).

Enseigner à la personne des techniques de modification du comportement.

- Toujours manger au même endroit (uniquement à table, par exemple).
- Ne jamais manger en faisant autre chose (en lisant ou en regardant la télévision par exemple) ; toujours s'asseoir pour manger.
- Boire 250 mL d'eau juste avant de manger.
- Utiliser de petites assiettes pour que les portions semblent plus grosses.
- Préparer de petites portions qui suffisent pour un seul repas, et se débarrasser des restes.
- Ne jamais picorer dans l'assiette des autres ni vider l'assiette d'un autre.
- Manger lentement et bien mastiquer.
- Déposer ses ustensiles et attendre 15 secondes entre chaque bouchée.
- Choisir des collations hypocaloriques composées d'aliments qui doivent être mastiqués, afin de satisfaire son besoin d'avoir quelque chose dans la bouche (carottes, pommes, céleri, par exemple).
- Réduire l'apport énergétique provenant des boissons ; boire de l'eau et des boissons gazeuses à faible teneur énergétique.

Recommander à la personne de marcher tous les jours en augmentant graduellement la distance parcourue et le rythme de son pas. Lui proposer le programme suivant.

- Commencer par marcher de 1 à 1,5 km par jour (5 à 10 pâtés de maisons) et augmenter le parcours de 200 m par semaine (1 pâté de maisons).
- Ne pas augmenter trop vite l'intensité de l'activité.
- Ne pas y aller à fond de train, afin d'éviter l'épuisement.
- Cesser immédiatement de marcher si un des signes suivants se manifeste :
  - Oppression ou douleur thoracique
  - Essoufflement grave
  - Sensation ébrieuse
  - Étourdissement
  - Perte de contrôle des muscles
  - Nausée
- Faire de l'exercice à une heure fixe, à raison de 3 à 5 séances hebdomadaires de 15 à 45 minutes et de façon à ce que la fréquence cardiaque atteigne 80 % de celle de l'épreuve d'effort ou la valeur approximative appropriée selon le calcul suivant : 170 battements/min pour ceux qui ont de 20 et 29 ans ; diminuer de 10 battements/min pour chaque décennie supplémentaire ; par exemple, 160 battements/min pour les 30 à 39 ans, 150 battements/min pour les 40 à 49 ans, etc.
- Indiquer à la personne que l'activité physique, même fragmentée, qui dure un minimum de 30 minutes par jour est bonne pour la santé.
- L'inciter à profiter de toutes les occasions pour augmenter son activité (par exemple, descendre les escaliers plutôt que de prendre l'ascenseur, stationner la voiture à quelques rues de sa destination).

Adresser, au besoin, la personne à un organisme qui offre un programme d'amaigrissement (Weight Watchers, etc.).

Allaitement maternel efficace

DÉFINITION

Allaitement maternel efficace : Situation où la mère et le nourrisson maîtrisent suffisamment bien le processus d'allaitement et en tirent satisfaction.

Note de l'auteure :

Ce diagnostic est l'un des nouveaux diagnostics de recherche de mieux-être de l'ANADI. Les diagnostics de recherche de mieux-être « décrivent les réactions d'un individu, d'une famille ou d'une collectivité en santé qui est disposé ou motivé à atteindre un niveau supérieur de bien-être » (Glossaire des termes utilisés par l'ANADI). Pourtant, la définition de l'*Allaitement maternel efficace* n'évoque pas la recherche d'un allaitement amélioré, mais plutôt le fait que la mère et le nourrisson « maîtrisent suffisamment bien le processus d'allaitement et en tirent satisfaction ».

Lorsqu'elle dispense des soins à une femme qui allaite, l'infirmière est susceptible de rencontrer les situations suivantes :

Allaitement maternel inefficace

Risque élevé d'allaitement maternel inefficace

Allaitement maternel efficace ou *Allaitement maternel : motivation à s'améliorer*

On peut parler d'*Allaitement maternel efficace* dans les premières semaines après la naissance lorsque la mère et le nourrisson maîtrisent le processus et en tirent satisfaction. Les interventions de l'infirmière se limitent à enseigner les principes et les techniques de base de l'allaitement.

Si l'infirmière dispense des soins infirmiers à une mère qui allaite bien et en obtient de la satisfaction mais qui désire en savoir encore plus afin d'améliorer le processus d'allaitement (le cas se présente le plus souvent lorsque l'infirmière travaille dans le domaine de la santé communautaire ou en pratique privée), alors le diagnostic d'*Allaitement maternel : motivation à s'améliorer* serait approprié. Ainsi, l'objectif des interventions ne serait pas la prévention d'un allaitement maternel inefficace ou le maintien d'une compétence et d'une satisfaction moyennes, mais la promotion d'un meilleur allaitement maternel.

CARACTÉRISTIQUES

essentielles (doivent être présentes, en tout ou en partie)

Capacité de la mère de placer le bébé de façon à ce qu'il puisse saisir facilement le sein

Satisfaction du bébé après l'allaitement

Succion et déglutition régulières et continues au sein

Poids du bébé normal pour son âge

Communication efficace entre la mère et le bébé (signaux du bébé, interprétation et réponse de la mère)

secondaires (peuvent être présentes)

Signes ou symptômes de libération d'ocytocine (réflexe d'émission du lait)

Élimination adéquate du bébé, compte tenu de son âge

Vif désir de s'allaiter manifesté par le bébé

Verbalisation par la mère de la satisfaction qu'elle tire du processus d'allaitement

Allaitement maternel inefficace

DÉFINITION

Allaitement maternel inefficace: Situation où la mère et le bébé ont, ou risquent d'avoir, de la difficulté à maîtriser le processus d'allaitement ou à en tirer satisfaction.

CARACTÉRISTIQUES

essentielles (doivent être présentes, en tout ou en partie)

Manque de lait, réel ou ressenti

Incapacité pour le bébé de saisir correctement le sein

Aucun signe de libération d'ocytocine

Signes d'apport lacté inadéquat chez le bébé

Impossibilité pour le bébé de téter de façon ininterrompue ou assez longtemps

Vidage insuffisant de chaque sein après l'allaitement

Douleur au mamelon persistant après la première semaine d'allaitement

Malaise et pleurs du bébé dans l'heure qui suit l'allaitement ; échec des autres mesures pour le consoler

Refus de saisir le sein ou résistance manifestée par des pleurs et un raidissement

FACTEURS FAVORISANTS

Facteurs physiopathologiques

Anomalies entravant la capacité du nouveau-né de saisir le sein ou de téter :

- Fissure labiale ou palatine
- Prématurité
- Chirurgie mammaire antérieure
- Anomalie mammaire
- Mauvais réflexe d'émission du lait

Facteurs liés au contexte (intrinsèques ou extrinsèques)

Fatigue de la mère

Anxiété de la mère

Ambivalence de la mère

Naissance multiple

Apport nutritionnel insuffisant

Apport liquidien insuffisant

Échec antérieur de l'allaitement au sein

Manque de soutien du conjoint ou de la famille

Manque de connaissances

Interruption de l'allaitement au sein :

- maladie de la mère
- maladie du nourrisson

Résultats escomptés et critères d'évaluation

La mère se montrera confiante de pouvoir allaiter son bébé de façon efficace et satisfaisante.

La mère se montrera capable d'allaiter de façon efficace et sans aide.

Indicateurs
- La mère nomme les facteurs qui entravent l'allaitement au sein.
- La mère nomme les facteurs qui favorisent l'allaitement au sein.
- La mère se montre capable de placer le bébé correctement.
- La mère a un nourrisson détendu qui tète bien.

Interventions auprès des **mères**

Évaluer les facteurs qui contribuent aux difficultés ou à l'insatisfaction (voir la rubrique Facteurs favorisants).

Préciser les causes d'insatisfaction. Encourager la mère à exprimer ses inquiétudes. Évaluer le degré de fatigue de la mère, ses connaissances, son anxiété, le soutien qu'on lui donne et son expérience de l'allaitement.

Évaluer :
- État de la mère (confort, anxiété, positions du corps)
- État du bébé (calme, niveau d'attention, pleurs, intensité de la faim)
- Réflexe d'émission du lait
- Comportement du bébé au sein (Shrago et Bocar, 1990)
  - Situation par rapport au sein
  - Capacité de saisir l'aréole
  - Capacité de comprimer l'aréole
  - Déglutition audible
- Fréquence des tétées et quantité absorbée par le bébé
- Excreta du nourrisson (6 à 8 couches par jour, 1 selle par jour)

Si la mère a des douleurs au mamelon, lui faire les recommandations suivantes.
- Donner des tétées plus fréquentes, mais plus courtes (5 à 10 minutes par sein). Commencer par le sein qui n'est pas douloureux. Faire adopter au bébé des positions qui auront pour effet de modifier sa prise. Laisser sécher les seins après chaque tétée.

- S'assurer que les coussinets d'allaitement sont toujours secs.
- Attendre que les seins soient secs pour appliquer une crème.
- En dernier recours, utiliser une téterelle et l'enlever dès qu'il y a émission de lait.
- S'assurer que la bouche du bébé est au bon endroit sur le sein.

S'il y a apparition de symptômes de mastite ou d'abcès mammaire (sensation de chaleur, sensibilité, rougeur), demander à la personne de consulter une infirmière spécialiste ou un médecin.

Si la mère souffre d'engorgement, lui faire les recommandations suivantes.

- Masser le sein avant l'allaitement : encercler le sein avec les deux mains et déplacer ces dernières vers le mamelon. Utiliser une crème s'il y a lieu.
- Réchauffer le sein avant l'allaitement (douche chaude, compresse chaude).
- S'il y a lieu, masser à nouveau le sein vers la fin de l'allaitement quand le bébé se met à téter rapidement.
- Utiliser des compresses froides entre les tétées.
- Porter un soutien-gorge à soutien ferme.
- Prendre un analgésique mineur au besoin.

Réagir aux doutes de la mère sur sa compétence et à ses inquiétudes de « manquer de lait ».

Si la mère a recours à l'allaitement artificiel d'appoint, envisager l'utilisation d'un dispositif à sac et à tube pour continuer l'allaitement au sein et prévenir la confusion au niveau du mamelon.

Soutenir la mère dans sa décision de continuer l'allaitement au sein ou de l'interrompre.

Si l'allaitement maternel est interrompu (par exemple, pour cause de maladie, de retour au travail) :

- Permettre à la mère d'exprimer ses sentiments.

- Déterminer s'il est possible de reprendre l'allaitement maternel, le cas échéant.

Apprendre à la mère comment exprimer son lait, et comment le manipuler, le conserver et le transporter sans qu'il se contamine.

Au besoin, offrir un tire-lait ou expliquer à la mère comment elle peut s'en procurer un.

Inviter la mère à exprimer ses sentiments.

Discuter des sentiments et des problèmes prévisibles. L'aîné est parfois jaloux du contact entre la mère et le nouveau-né. Tout en allaitant, la mère peut lui faire la lecture.

Insister sur l'importance du repos.
- Encourager la mère à accorder la priorité à ses besoins et à ceux du bébé.
- Envisager l'éventualité de faire appel temporairement à une bonne.
- Conseiller à la mère de restreindre les visites de la parenté pendant les quatre premières semaines.

Donner l'occasion aux intimes de poser des questions.

Faire les demandes de consultation nécessaires (conseillère en lactation, ligue La Leche).

Allaitement maternel interrompu

DÉFINITION

Allaitement maternel interrompu : Interruption du processus d'allaitement parce que la mère ne peut pas allaiter ou que l'allaitement au sein est contre-indiqué.

Note de l'auteure:

Ce diagnostic ne représente pas une réaction, mais une situation. Il fait partie des facteurs favorisants dans le diagnostic d'*Allaitement maternel inefficace.* L'infirmière n'intervient pas pour traiter l'interruption de l'allaitement maternel, mais ses effets, lesquels peuvent être variés. Par exemple, si la poursuite de l'allaitement au sein ou l'emploi d'un tire-lait sont contre-indiqués, l'infirmière pourra intervenir pour traiter la déception qui s'ensuit en utilisant le diagnostic infirmier de *Deuil.* Si l'allaitement se poursuit grâce au lait maternel préalablement exprimé et conservé, et en faisant appel à l'enseignement et au soutien, le diagnostic qui convient est celui de *Risque élevé d'allaitement maternel inefficace relié à des problèmes de continuité* consécutifs, par exemple, à la carrière de la mère. Si l'allaitement est difficile, on peut formuler le diagnostic ainsi : *Allaitement maternel inefficace relié à une interruption* consécutive à (préciser) et au manque de connaissances. Voir la rubrique Interventions du diagnostic *Allaitement maternel inefficace.*

CARACTÉRISTIQUES

essentielle (doit être présente)

Le bébé n'est pas nourri exclusivement au sein ou ne l'est pas du tout.

secondaires (peuvent être présentes)

Désir de la mère d'entretenir la lactation et de fournir (actuellement ou plus tard) son lait pour nourrir le bébé

Séparation de la mère et du bébé

Manque de connaissances sur l'expression et la conservation du lait maternel

FACTEURS FAVORISANTS

Maladie de la mère ou du bébé

Prématurité

Travail ou carrière de la mère

Contre-indications à l'allaitement maternel (par exemple, médicaments, ictère franc lié à l'allaitement maternel)

Nécessité de sevrer abruptement le bébé

Anxiété

ANGOISSE FACE À LA MORT

DÉFINITION

Anxiété : Sentiment de malaise (d'appréhension), individuel ou collectif, d'origine généralement indéterminée ou inconnue, se manifestant par une activation du système nerveux autonome.

Note de l'auteure :

L'anxiété est un vague sentiment d'appréhension et d'inquiétude que la personne éprouve quand son système de valeurs ou son système de défense sont menacés (May, 1987). La personne est parfois en mesure de définir la situation qu'elle vit (cancer, opération, etc.), mais son intégrité psychologique est en fait menacée par le malaise et l'appréhension qui sont inextricablement liés à cette situation. Autrement dit, la situation est à l'origine du danger, mais elle ne constitue pas le danger.

La notion de peur, en revanche, désigne l'appréhension d'un danger précis (peur des avions, de l'altitude, des serpents) qui déclenche une réaction du système de défense. Quand le danger est écarté, la peur se dissipe (May, 1987).

Du point de vue clinique, l'anxiété et la peur peuvent coexister, même si l'une et l'autre ne vont pas forcément de pair. Ainsi, la personne qui doit subir une intervention chirurgicale peut avoir peur de la douleur et être angoissée par la possibilité d'un diagnostic de cancer.

CARACTÉRISTIQUES

essentielles (doivent être présentes) (Adams et coll., 1997)
L'anxiété se manifeste par des symptômes d'ordre physiologique, émotionnel et cognitif. Ceux-ci varient selon le degré d'anxiété.

D'ordre physiologique

Augmentation de la fréquence cardiaque
Augmentation de la pression artérielle
Augmentation de la fréquence respiratoire

Diaphorèse
Dilatation des pupilles
Tremblement de la voix, modification de la tonalité vocale
Tremblements, tics
Palpitations
Nausées, vomissements
Pollakiurie
Diarrhée
Insomnie
Fatigue et faiblesse
Bouffées vasomotrices ou pâleur
Sécheresse de la bouche
Douleurs et courbatures (notamment au thorax, au dos, à la nuque)
Agitation
Lipothymie, étourdissements
Paresthésie
Bouffées de chaleur ou refroidissements
Anorexie

D'ordre émotionnel

Sentiments
- Inquiétude
- Sentiment d'impuissance
- Nervosité
- Manque de confiance en soi
- Incapacité de se prendre en main
- Tension, crispation
- Incapacité de se détendre
- Crainte d'être victime d'un malheur

Comportements
- Irritabilité, impatience
- Éclats de colère
- Pleurs
- Tendance à blâmer autrui
- Tressaillements
- Critiques de soi et d'autrui
- Repli sur soi

Passivité
Dénigrement de soi
Réticence à regarder son interlocuteur dans les yeux

D'ordre cognitif
Incapacité de se concentrer
Insensibilité au milieu environnant
Tendance à l'oubli
Rumination
Orientation vers le passé plutôt que le présent ou l'avenir
Blocage de la pensée (problèmes de mémoire)
Accroissement de la tension mentale
Préoccupations
Diminution de l'aptitude à apprendre
Confusion

FACTEURS FAVORISANTS

Facteurs physiopathologiques

Tout facteur qui nuit à la satisfaction des besoins physiologiques de base : alimentation, respiration, bien-être, sécurité.

Facteurs liés au contexte (intrinsèques ou extrinsèques)

Danger (réel ou perçu) menaçant le concept de soi
Perte de statut ou de prestige
Échec (ou succès)
Non-reconnaissance par les autres
Perte de biens ayant une grande valeur affective
Dilemmes d'ordre éthique

Perte (réelle ou perçue) de personnes clés
Décès
Divorce
Pressions culturelles
Déménagement
Séparation temporaire ou permanente

Danger (réel ou perçu) menaçant l'intégrité physique
Agonie
Voies de fait

Interventions effractives
Maladie

Modification (réelle ou perçue) de l'environnement
Hospitalisation
Déménagement
Retraite
Risque d'accident
Exposition à des polluants

Changement (réel ou perçu) dans le statut socio-économique
Chômage
Nouvel emploi
Promotion

Transmission à la personne de l'anxiété éprouvée par un autre individu

Facteurs liés à la croissance et au développement

Nourrisson, enfant
Séparation
Nouveau milieu
Présence d'étrangers
Changements dans les relations avec les pairs

Adolescent
Danger menaçant le concept de soi
Développement sexuel
Changements dans les relations avec les pairs

Adulte
Danger menaçant le concept de soi ou le rôle dans la société
Grossesse
Tâches parentales
Cheminement de carrière
Effets du vieillissement

Personne âgée
Danger menaçant le concept de soi ou le rôle dans la société
Perte des capacités sensorielles
Perte des capacités motrices
Difficultés pécuniaires
Retraite

Résultat escompté et critères d'évaluation

La personne dira qu'elle se sent mieux, tant physiquement que psychologiquement.

Indicateurs

- La personne décrit son anxiété et ses stratégies d'adaptation.
- La personne adopte des mécanismes d'adaptation efficaces.

Interventions

Évaluer le degré d'anxiété : anxiété légère, modérée, grave, panique.

Rassurer et réconforter la personne.

- Rester auprès d'elle.
- S'abstenir d'exiger beaucoup d'elle et ne pas lui demander de prendre des décisions. S'asseoir devant la personne.
- Souligner qu'il nous arrive à tous de ressentir de l'anxiété.
- Parler lentement et calmement, en s'exprimant par des phrases courtes et simples.
- Être consciente de ses propres inquiétudes de façon à éviter le renforcement réciproque de l'anxiété.
- Communiquer une compréhension empathique par une présence calme, par le toucher, en permettant à la personne de pleurer ou de parler, etc.

Supprimer les facteurs d'excitation (par exemple, amener la personne dans une pièce plus calme) ; veiller à ce qu'elle ne soit pas trop souvent en contact avec d'autres personnes anxieuses (malades ou membres de la famille).

Aider la personne à reconnaître son anxiété et à faire face à ses problèmes quand l'anxiété a suffisamment diminué pour permettre l'apprentissage.

- Encourager la personne à écrire un journal (par exemple, lorsqu'elle était anxieuse, qu'était-elle en train de faire ou à quoi pensait-elle ? Qui se trouvait avec elle ?).

- Aider la personne à analyser son journal et à reconnaître les éléments déclencheurs.
- Si ses stratégies d'adaptation sont inefficaces, rechercher avec elle d'autres possibilités de comportement (par exemple, participer à des stages de mise en confiance).

Enseigner à la personne des moyens de calmer l'anxiété dans les situations stressantes qu'elle ne peut pas éviter (Grainger, 1990).

- Lever les yeux.
- Maîtriser sa respiration.
- Baisser les épaules.
- Ralentir les pensées.
- Changer le ton de la voix.
- Se donner des instructions (à haute voix, si possible).
- Faire de l'exercice.
- Plisser momentanément le visage – changer d'expression.
- Changer sa perspective – imaginer qu'elle observe la situation de loin.

Aider la personne à maîtriser sa colère (Thomas, 1989).

- Reconnaître la présence de la colère (sentiments de frustration, d'anxiété ou d'impuissance, irritabilité, éclats verbaux, etc.).
- Reconnaître ses propres réactions au comportement du client ; être consciente de ce que l'on ressent quand on travaille avec quelqu'un qui est en colère.
- Ne pas interrompre la personne ; écouter ses doléances.
- Inciter la personne à trouver d'autres façons de résoudre le problème si les attentes ne sont pas réalistes (par exemple, « Qu'est-ce qu'on peut faire autrement ? »).
- Souligner ce qui est louable, si possible.

- Insister sur ce qui peut être fait, non sur ce qui aurait dû l'être.
- Explorer les conséquences des accès de colère.
- Inviter la personne à trouver des comportements pour remplacer les gestes violents (par exemple, « Qu'est-ce que vous pourriez faire à la place de frapper le mur ? »).
- Utiliser les « trêves » au besoin (par exemple, « Je vois que ça ne donne rien. Nous essaierons de nouveau quand nous serons tous les deux plus calmes. D'accord ? »).
- Établir des limites claires ; expliquer à la personne exactement ce qu'on attend d'elle en lui disant, par exemple : « Je ne peux pas vous permettre de crier ainsi [de lancer des objets, etc.] ».
- Lorsqu'on nomme un comportement inacceptable, proposer une autre possibilité (se retirer dans une pièce tranquille, faire de l'exercice physique, converser en tête-à-tête, etc.).
- Mettre au point des stratégies de modification du comportement ; en discuter avec l'ensemble du personnel soignant pour assurer l'uniformité.
- Avoir des échanges avec la personne quand elle ne se montre pas exigeante ou manipulatrice.

Considérer des interventions qui diminuent l'anxiété (par exemple, la musique, l'aromathérapie, les exercices de détente, l'imagerie guidée, l'hydrothérapie, la méditation, le massage) (Keegan, 2000).

S'il y a lieu, prévoir des activités qui réduisent la tension (par exemple, exercices physiques, jeux).

En présence d'anxiété chronique et de mécanismes d'adaptation inefficaces, diriger la personne vers un psychiatre.

Interventions auprès des **enfants**

Expliquer ce qui se passe en employant des mots simples, adaptés à l'âge de l'enfant. S'aider d'illustrations, de poupées, de marionnettes et de matériel de démonstration.

Permettre à l'enfant de porter des sous-vêtements et d'avoir des jouets et des objets familiers.

Aider les parents ou les personnes qui s'occupent de l'enfant à maîtriser leur anxiété quand ils sont avec lui.

Aider l'enfant à réduire l'anxiété par les interventions suivantes.

- Établir un climat de confiance.
- Réduire au minimum la séparation d'avec les parents.
- Encourager l'expression des sentiments.
- Aider l'enfant à s'absorber dans le jeu.
- Préparer l'enfant à vivre de nouvelles expériences (par exemple, interventions, opérations).
- Prévoir des moyens de favoriser le bien-être.
- Permettre des moments de régression.
- Encourager les parents à donner des soins.
- Soulager les appréhensions des parents et leur donner de l'information (Wong, 1998).

Aider l'enfant à maîtriser sa colère.

- Encourager l'enfant à parler de sa colère (par exemple, « Comment t'es-tu senti quand on t'a donné ta piqûre ? », « Comment t'es-tu senti quand Marie a refusé de jouer avec toi ? »).
- Dire à l'enfant qu'il a le droit d'être en colère (par exemple, « Je me mets parfois en colère quand je n'obtiens pas ce que je veux »).
- Permettre à l'enfant, même l'encourager, à exprimer sa colère par des moyens acceptables (par exemple, parler fort ou sortir et faire le tour de la maison en courant).

Interventions auprès des **mères**

Parler de ses peurs et de ses inquiétudes avec la mère au cours de chaque trimestre (Reeder et coll., 1997).

- Premier trimestre
  - Ambivalence, attentes liées au nouveau rôle, manque de confiance en ses compétences.

- Deuxième trimestre
  - Réussir dans son nouveau rôle de mère.
- Troisième trimestre
  - La femme se sent peu attirante ; elle craint pour son propre bien-être, celui du fœtus et sa performance durant l'accouchement.

Aider la mère et son conjoint à prendre conscience des attentes irréalistes.

Reconnaître son anxiété et lui dire que ce sentiment est normal.

Discuter de ces inquiétudes avec la femme seule, son conjoint seul, puis les deux ensemble, au besoin.

Intervention auprès des **personnes âgées**

Parler des inquiétudes de la personne avec elle (par exemple, situation financière, sécurité, santé, habitation, crime, violence).

ANGOISSE FACE À LA MORT

DÉFINITION

Angoisse face à la mort : Appréhension, inquiétude ou peur face à la mort ou au mourir.

Note de l'auteure :

En ajoutant l'*Angoisse face à la mort* à sa classification, l'ANADI crée une catégorie de diagnostics où l'étiologie figure dans le titre. Elle ouvre ainsi la voie à l'inclusion de milliers de titres formés de la même façon, tels que l'angoisse face à la séparation, l'angoisse face au divorce, l'angoisse face à l'infidélité, l'angoisse face à l'échec ou l'angoisse face aux voyages. D'autres diagnostics sont appelés à suivre : la peur du claustrophobe, la diarrhée du voyageur, le conflit décisionnel de fin de vie.

Nous recommandons que l'étiologie soit omise du titre des diagnostics sauf dans le cas des diagnostics de syndromes, où elle est indispensable.

CARACTÉRISTIQUES

Inquiétude concernant les conséquences de sa propre mort sur les personnes affectivement importantes dans sa vie

Sentiment d'impuissance face aux problèmes liés à la mort

Peur de perdre ses facultés mentales ou physiques en mourant

Anticipation de la douleur associée à l'agonie

Tristesse profonde

Peur du processus de mourir

Crainte de surcharger la personne qui donne les soins dans la phase terminale de la maladie, lorsqu'on est devenu invalide

Crainte de se retrouver devant le Créateur ou doutes sur l'existence de Dieu ou d'un Être suprême

Perte totale du pouvoir d'influencer quelque aspect que ce soit de sa mort

Images négatives de la mort ou pensées désagréables sur tout ce qui touche à la mort

Peur d'une fin qui s'étire

Peur d'une mort prématurée qui empêcherait la réalisation d'objectifs de vie importants

FACTEURS FAVORISANTS

L'imminence de la mort est la situation qui déclenche l'angoisse.

D'autres facteurs peuvent contribuer à l'angoisse face à la mort.

Facteurs liés au contexte (intrinsèques ou extrinsèques)

Facteurs contextuels qui sont anxiogènes

Peur d'être un fardeau

Peur de douleurs qui seraient impossibles à calmer

Peur d'être abandonné

Conflit non résolu (famille, amis)

Peur d'avoir raté sa vie

Décrochage social

Sentiments d'impuissance et de vulnérabilité

Résultat escompté et critères d'évaluation

La personne fera état d'une diminution de l'anxiété ou de la peur.

Indicateurs

- La personne partage ce qu'elle ressent face à la mort.
- La personne trouve deux activités qui lui donnent plus de pouvoir et lui permettent de mieux se connaître.

Interventions

- Permettre à la personne de partager sa perception de la situation (par exemple, « Dites-moi ce que vous ressentez »).
- Encourager la personne à parler de ses conflits et de ses inquiétudes (par exemple, « Si vous aviez l'occasion de redresser quelque chose avant de mourir, qu'est-ce que ce serait ? » « Qu'est-ce qui vous inquiète le plus ? »).
- Examiner avec la personne sa conception du rapport entre la spiritualité et la mort qui approche :
  - Croyances sur la vie après la mort
  - Recherche de sens
  - Relation avec un Être suprême
- Faire parler la personne de son interprétation de la souffrance (par exemple, punition, épreuve, malchance, la voie de la nature, volonté d'un Être suprême, déni, rédemption).
- Encourager la personne à raconter sa vie et à évoquer ses souvenirs.
- Parler de la possibilité de laisser un héritage (par exemple, don, articles personnels, message enregistré pour ceux qui restent).
- Encourager la réflexion (par exemple, par la prière, la méditation, la rédaction d'un journal).
- Encourager la personne à redonner aux autres l'amour qu'elle a reçu d'eux (par exemple, écouter, prier pour les autres, partager la sagesse acquise à la

faveur de la maladie, créer des dons à laisser en héritage) (Taylor, 1997).

- Encourager les amis et la famille à être honnêtes sur le plan émotionnel et spirituel.
- Expliquer en quoi consistent les directives de fin de vie et faciliter le processus si la personne le souhaite.
- Traiter énergiquement les symptômes non soulagés (par exemple, la nausée, les vomissements, la douleur).
- Encourager la personne à reconstruire sa vision du monde (Taylor, 2000).
- Lui permettre d'exprimer ses sentiments sur le sens de la mort.
- Indiquer qu'il n'y a pas de bons ou de mauvais sentiments.
- Indiquer que ses réactions sont des choix.
- Reconnaître les déchirements qu'elle éprouve.

Bien-être altéré*

DOULEUR AIGUË

DOULEUR CHRONIQUE

NAUSÉE

DÉFINITION

Bien-être altéré: Sensation désagréable ressentie à la suite d'un stimulus nocif.

Note de l'auteure:

Le diagnostic de *Bien-être altéré* peut décrire diverses sensations désagréables, notamment les démangeaisons (prurit), la lourdeur articulaire et musculaire engendrée par l'immobilité, la faim occasionnée par le jeûne, les nausées et les vomissements. En présence de nausées et de vomissements, l'infirmière doit vérifier s'il s'agit d'une *Nausée* ou d'un *Risque d'alimentation déficiente.* Quand il s'agit de brefs épisodes de nausées et de vomissements faisant suite à une opération, on écrira: *Nausée reliée aux effets de l'anesthésie ou des analgésiques.* Par contre, quand les nausées et les vomissements sont susceptibles de limiter l'apport alimentaire, on dira plutôt: *Risque d'alimentation déficiente relié aux nausées et aux vomissements* consécutifs à (préciser).

CARACTÉRISTIQUES

essentielle (doit être présente)

Malaise manifesté ou signalé par la personne (par exemple, douleur, nausée, vomissement, prurit)

secondaires (peuvent être présentes)

Réaction du système nerveux autonome en cas de douleur aiguë

- Augmentation de la pression artérielle
- Accélération du pouls
- Augmentation de la fréquence respiratoire

* Ce diagnostic ne figure pas actuellement dans la liste de l'ANADI, mais l'auteure l'a ajouté par souci de clarté et pour des raisons pratiques.

Diaphorèse
Mydriase

Position recroquevillée

Masque de douleur

Larmes, gémissements

Sensation de lourdeur abdominale

FACTEURS FAVORISANTS

Tout facteur peut contribuer à une altération du bien-être. Les plus courants sont énumérés ci-dessous.

Facteurs biophysiopathologiques

Grossesse
- Contractions utérines durant le travail
- Lésion du périnée durant le travail et l'accouchement
- Involution de l'utérus et engorgement des seins

Troubles à l'origine de lésions tissulaires et de spasmes musculaires
- Trouble de l'appareil locomoteur
  - Fracture
  - Contracture
  - Spasme
  - Arthrite
  - Atteinte de la moelle épinière
- Trouble splanchnique
  - Problème cardiaque
  - Problème rénal
  - Problème hépatique
  - Problème intestinal
  - Problème pulmonaire
- Trouble vasculaire
  - Angiospasme
  - Occlusion
  - Cancer
  - Phlébite
  - Vasodilatation (céphalée)

Inflammation
- Nerfs
- Tendons
- Bourses séreuses

- Articulations
- Muscles
- Structures juxta-articulaires

Maladie contagieuse entraînant de la fatigue, un malaise ou un prurit

- Rubéole
- Varicelle
- Hépatite
- Mononucléose
- Pancréatite

Effets du cancer sur (préciser)

Gastro-entérite, grippe ou ulcères d'estomac entraînant des crampes abdominales, de la diarrhée et des vomissements

Calcul rénal ou infection gastro-intestinale entraînant de l'inflammation et des spasmes des muscles lisses

Facteurs liés au traitement

Traumatisme entraînant des lésions tissulaires et des spasmes musculaires

- Intervention chirurgicale
- Accident
- Brûlure
- Examen diagnostique
  - Ponction veineuse
  - Examen effractif
  - Biopsie

Chimiothérapie, anesthésie ou effets secondaires de (préciser) entraînant des nausées et des vomissements

Facteurs liés au contexte (intrinsèques ou extrinsèques)

Fièvre

Immobilité ou adoption d'une mauvaise position

Suractivité

Pression continue (plâtre serré, port d'un bandage élastique)

Réaction allergique

Produit chimique irritant

Besoins de dépendance insatisfaits

Anxiété refoulée grave

Facteurs liés à la croissance et au développement

Nouveau-né
- Colique

Bébé
- Percée dentaire
- Otalgie

Enfant
- Douleur abdominale récurrente
- Douleurs de croissance

Adolescent
- Maux de tête
- Douleur thoracique
- Dysménorrhée

DOULEUR AIGUË

DÉFINITION

Douleur aiguë: Expérience sensorielle et émotionnelle désagréable, associée à une lésion tissulaire réelle ou potentielle, ou décrite dans des termes évoquant une telle lésion (Association internationale pour l'étude de la douleur). Le début est brusque ou lent ; l'intensité varie, de légère à extrême ; l'arrêt est prévisible ; la durée est inférieure à 6 mois.

Note de l'auteure:

Dans le répertoire de l'ANADI, on trouve des diagnostics portant sur la *Douleur aiguë* et la *Douleur chronique*. Par souci de clarté et pour des raisons pratiques, l'auteure répartit sur deux niveaux les diagnostics concernant la douleur et la sensation de malaise:

Bien-être altéré
- *Douleur aiguë*
- *Douleur chronique*

CARACTÉRISTIQUES

(SIMON ET COLL., 1995)

essentielle (présente dans 80 à 100 % des cas)

Description des caractéristiques de la douleur (verbalement ou d'après un code)

secondaires (présentes dans 60 à 79 % des cas)
Dents ou poings serrés
Difficulté à poursuivre les activités en cours
Agitation
Anxiété
Irritabilité
Gestes antalgiques
Grognements
Position inhabituelle (genoux sur la poitrine)
Immobilité ou inactivité physique
Baisse de concentration
Perturbation du sommeil
Peur de se blesser à nouveau
Refus de se laisser toucher
Yeux grands ouverts ou fermés les paupières plissées
Traits tirés
Nausée et vomissement

FACTEURS FAVORISANTS

Voir le diagnostic *Bien-être altéré*.

Résultat escompté et critères d'évaluation

La personne aura été soulagée de la douleur, ce qui se manifestera par (préciser).

Indicateurs

- La personne nomme les facteurs d'aggravation de la douleur.
- La personne signale les interventions qui sont efficaces.
- La personne reconnaît que les autres comprennent qu'elle souffre.

Interventions

Fournir les explications nécessaires.

- Expliquer à la personne les causes de la douleur, si possible.

- Lui dire combien de temps durera la douleur, si possible.
- Donner des explications détaillées sur les examens diagnostiques et les interventions, en lui précisant les sensations désagréables qu'elle ressentira et la durée approximative de l'examen ou de l'intervention (par exemple : « Pendant l'urographie intraveineuse, vous ressentirez peut-être une bouffée de chaleur dans tout le corps ; cela ne durera qu'un moment »).

Pour diminuer la peur de la dépendance aux médicaments, donner des informations exactes et précises.

Faire savoir à la personne que l'on comprend et accepte sa réaction à la douleur.

- Reconnaître qu'elle souffre.
- L'écouter attentivement quand elle parle de sa douleur.
- Lui faire comprendre qu'on lui pose des questions pour mieux comprendre sa douleur, et non parce que l'on doute qu'elle soit réelle.

Vérifier si les membres de la famille entretiennent des idées erronées sur la douleur ou son traitement.

Discuter des facteurs d'aggravation ou d'atténuation de la douleur (par exemple, la douleur est aggravée par la fatigue, soulagée par les diversions).

- Prendre à part les membres de la famille et les encourager à exprimer leurs inquiétudes (certains peuvent craindre que la personne n'utilise sa douleur pour manipuler son entourage, par exemple).
- Déterminer si les membres de la famille doutent du caractère réel de la douleur ; si tel est le cas, leur expliquer les effets de ce doute sur la douleur et sur la qualité des relations interpersonnelles.
- Inciter la famille à accorder aussi de l'attention à la personne quand elle ne manifeste pas de douleur.

Prendre des mesures pour que la personne puisse se reposer pendant la journée et profite de périodes de sommeil ininterrompues la nuit (il est important

qu'elle se repose aux heures où la douleur est moins forte).

Expliquer à la personne et à sa famille les effets thérapeutiques de la diversion et d'autres méthodes de soulagement de la douleur.

Enseigner une technique de diversion à employer en cas de douleur aiguë (par exemple, une intervention douloureuse). Privilégier une méthode qui n'est pas elle-même un fardeau (par exemple, compter à voix basse ou compter mentalement les objets représentés dans une image ou les motifs du papier peint, se concentrer sur le rythme de sa respiration, écouter de la musique et augmenter le volume quand la douleur augmente).

Enseigner les méthodes non effractives qui permettent de soulager la douleur.

- Relaxation
  - Enseigner les techniques qui atténuent la douleur en réduisant la tension des muscles squelettiques.
  - Favoriser la détente par une friction du dos, un massage ou un bain chaud.
  - Enseigner une stratégie de relaxation (par exemple, respirer lentement et de façon rythmée, ou exécuter la séquence suivante : respirer profondément, serrer les poings, bâiller).
- Stimulation cutanée
  - Expliquer les différentes méthodes de stimulation de la peau et leurs effets sur la douleur.
  - Expliquer chacune des méthodes suivantes et les précautions qu'elles exigent :

    Bouillotte, bain chaud

    Coussin chauffant électrique, compresse d'eau chaude

    Chaleur du soleil d'été

    Pellicule de plastique appliquée sur la zone douloureuse (genou ou coude, par exemple) pour conserver la chaleur corporelle

    Compresse d'eau froide

    Immersion dans l'eau froide (une petite partie du corps seulement)

Sac de glace, enveloppement de colloïde froid, massage avec de la glace

– Expliquer les utilisations thérapeutiques des préparations au menthol, en particulier pour frictionner ou masser le dos.

Administrer les analgésiques prescrits de façon à assurer un maximum de soulagement.

Revoir la personne une demi-heure après l'administration d'un analgésique pour en évaluer l'efficacité.

Rectifier les notions erronées (danger de dépendance aux médicaments, doutes quant à l'existence de la douleur, par exemple) en fournissant des renseignements exacts et précis à la personne qui souffre et à sa famille.

Prendre à part les membres de la famille et leur donner la possibilité d'exprimer leurs craintes, leur colère et leur frustration ; reconnaître que la situation est difficile.

Interventions auprès des **enfants**

Recueillir des données sur la douleur de l'enfant.

- Demander à l'enfant, si possible, quelle est selon lui la cause de sa douleur.
- Demander à l'enfant de montrer l'endroit où il a mal.
- Pour évaluer la douleur de l'enfant âgé de moins de 5 ans, employer une échelle visuelle qui comprend cinq visages aux expressions diverses : expression heureuse = 1, larmes = 5.
- À partir de 5 ans, demander à l'enfant d'évaluer sa douleur en utilisant une échelle de 0 à 5 : absence de douleur = 0, douleur intolérable = 5.
- Demander à l'enfant ce qui accentue la douleur et ce qui la soulage.
- Déterminer si la douleur est accentuée par la peur ou la solitude.

Établir un sentiment de sécurité chez l'enfant en lui donnant des explications franches et la possibilité de faire des choix.

- Dire la vérité. Préciser notamment :
  - l'intensité de la douleur
  - la durée
  - les mesures qui pourront la soulager
- Ne pas proférer de menaces. (Par exemple, *ne pas dire* à l'enfant : « Tiens-toi tranquille, sinon tu ne pourras pas retourner chez toi. »)
- Expliquer clairement à l'enfant et répéter souvent que la douleur n'est pas une punition qu'on lui inflige.
- Expliquer aux parents que l'enfant peut avoir tendance à pleurer davantage quand ils sont présents, mais que leur présence est nécessaire pour gagner sa confiance.
- Expliquer à l'enfant que l'intervention est nécessaire pour sa guérison et qu'il ne doit pas bouger pour qu'elle se termine au plus vite.
- Expliquer aux parents qu'il est important de dire la vérité. Leur recommander notamment :
  - de dire à l'enfant quand ils vont partir et quand ils vont revenir ;
  - de dire à l'enfant qu'ils ne peuvent pas supprimer sa douleur, mais qu'ils resteront auprès de lui (à moins que cela ne leur soit interdit).
- Donner aux parents la possibilité d'exprimer leur sentiment d'impuissance face aux souffrances de leur enfant.

Préparer l'enfant lorsqu'il doit subir une intervention douloureuse.

- Discuter de l'intervention avec les parents ; leur demander ce qu'ils ont dit à l'enfant.
- Expliquer l'intervention en employant les mots adaptés à l'âge et à la maturité de l'enfant.
- Décrire à l'enfant les sensations désagréables qu'il va éprouver (toucher, goût, vue, odorat, etc.).

- Inviter l'enfant à poser des questions avant et pendant l'intervention ; lui demander de raconter comment il imagine l'intervention à venir et pourquoi.
- Si l'enfant a plus de 3 ½ ans, on peut lui dire par exemple :
  - « Je m'attends à ce que tu restes immobile, et ça me fera plaisir de savoir que tu es capable d'y parvenir. »
  - « Tu peux pleurer ou serrer ma main si tu as mal. »
- Prendre les dispositions nécessaires pour que les parents assistent à l'intervention, surtout si l'enfant a de 18 mois à 5 ans.

Proposer à l'enfant de lui montrer une méthode de diversion qu'il pourra utiliser pendant l'intervention (il ne faut pas chercher à distraire l'enfant sans l'avoir averti qu'il va ressentir de la douleur, car il perdra confiance).

- Raconter une histoire avec une marionnette.
- Demander à l'enfant de nommer ou de compter les objets représentés dans une image.
- Demander à l'enfant de regarder une image et d'y repérer des éléments (« Où est le chien ? »).
- Demander à l'enfant de parler de son animal préféré.
- Demander à l'enfant de compter le nombre de fois que l'on cligne des yeux.

Assurer l'intimité de l'enfant tout au long de l'intervention douloureuse ; la faire dans une salle de traitement plutôt que dans le lit de l'enfant.

Aider l'enfant à atténuer les répercussions de la douleur.

- L'avertir quand l'intervention est terminée.
- S'il s'agit d'un très jeune enfant, lui montrer que l'intervention est terminée en le prenant dans ses bras.
- L'inciter à dire ce qu'il a ressenti (en dessinant ou en jouant avec une poupée).
- Lui proposer de refaire l'intervention sur une poupée en lui permettant d'employer le même matériel, en présence d'un adulte.

- Le féliciter pour son courage et la façon dont il s'est comporté, quelle qu'ait été sa conduite (à moins qu'il n'ait été violent).
- Lui donner un souvenir de l'intervention (sparadrap, badge, macaron).
- Lui proposer de noter dans un carnet les dates et les heures des expériences douloureuses et prévoir une récompense chaque fois qu'il atteint un objectif comportemental (une étoile dorée chaque fois qu'il reste immobile pendant une injection ou une ponction veineuse, par exemple).

Interventions auprès des **mères**

(REEDER ET COLL., 1997)

Évaluer les contractions et les malaises (début, fréquence, durée, intensité, description des malaises).

Déterminer s'il y a d'autres malaises sans rapport avec le travail (par exemple, une maladie chronique ou récente).

Évaluer les objectifs et les attentes concernant les éléments suivants:

- Travail
- Méthodes de soulagement de la douleur
- Personnes qui seront présentes
- Médicaments

Expliquer les méthodes qui existent pour soulager la douleur:

- Techniques de relaxation
- Respiration
- Acupression
- Massage
- Application de chaleur ou de froid
- Position
- Activité physique
- Diversion
- Médicaments

Établir quelles méthodes sont souhaitées. Inviter la personne à en essayer plusieurs.

Enseigner la méthode à la mère et à la personne qui l'accompagnera durant le travail.

Dire à la mère de se tenir debout et de marcher le plus possible durant le premier stade.

Lui conseiller de changer de position au moins toutes les heures.

Dans le cas de maux de dos, inviter la mère à s'accroupir, à s'agenouiller ou à se mettre à quatre pattes (sur les mains et les genoux).

Encourager la personne à utiliser la chaleur (bain, douche, coussin chauffant) pour soulager la douleur du bas de l'abdomen, de l'aine, du dos, du périnée ou des cuisses.

Dans le cas de douleurs aiguës du dos, appliquer une compresse froide dans le cou ou sur le dos (de 20 à 30 minutes).

Si la mère panique durant la transition, se montrer ferme et direct.

- «Je suis là et j'ai la situation en main.»
- «Je suis là pour toi.»
- Exiger qu'elle regarde son interlocuteur dans les yeux.
- Lui tenir le poignet.
- Exagérer la respiration qu'elle est entraînée à imiter.

L'aider à se remettre des suites de l'accouchement.

- La féliciter du travail qu'elle vient d'accomplir.
- Lui permettre de revivre les moments difficiles.
- Expliquer pourquoi la douleur a augmenté.
- Reconnaître la contribution de la personne qui a accompagné la mère.

DOULEUR CHRONIQUE

DÉFINITION

Douleur chronique : Expérience sensorielle et émotionnelle désagréable, associée à une lésion tissulaire réelle ou potentielle, ou décrite dans des termes évoquant une telle lésion (Association internationale pour l'étude de la douleur). Le début est brusque ou lent ; l'intensité varie, de légère à sévère ; elle est constante ou récurrente ; l'arrêt est imprévisible ; la durée est supérieure à six mois.

CARACTÉRISTIQUES

essentielle (doit être présente)

La personne dit que la douleur est présente depuis plus de 6 mois (dans certains cas, aucune autre donnée n'est disponible).

secondaires (présentes dans 60 à 79 % des cas)

(SIMON ET COLL., 1995)

Perturbation des relations sociales et familiales

Irritabilité

Immobilité ou inactivité physique

Dépression

Friction des endroits douloureux

Anxiété

Air abattu

Repli sur soi

Tension des muscles squelettiques

Inquiétude face à son corps

Agitation

Fatigue

Diminution de la libido

FACTEURS FAVORISANTS

Voir le diagnostic *Bien-être altéré*.

Résultats escomptés et critères d'évaluation

La personne dira que la douleur a diminué et qu'elle-même est plus active, ce qui se manifestera par (préciser).

Indicateurs

- La personne constate que les autres reconnaissent sa souffrance.
- La personne applique des mesures de soulagement non effractives.

L'enfant se servira de stratégies d'adaptation à la douleur et de méthodes pour soulager cette dernière, ce qui se manifestera par un retour au jeu et aux activités habituelles de l'enfance, et par (préciser).

Indicateurs

- L'enfant manifeste que la douleur a diminué et l'exprime dans ses propres mots, au moyen d'une échelle d'évaluation de la douleur ou par son comportement (préciser).
- L'enfant continue d'entretenir ses relations avec la famille et d'y jouer son rôle habituel pendant toute la durée de l'expérience douloureuse, ce qui se manifeste par (préciser).

Interventions

- Voir le diagnostic *Douleur aiguë*.
- Évaluer les effets de la douleur chronique sur la vie de la personne :
  - Fonctionnement (rendement au travail, rôle, responsabilités)
  - Interactions sociales
  - Situation pécuniaire
  - Activités quotidiennes (sommeil, repas, déplacements, sexualité)
  - Activité intellectuelle et humeur (concentration, dépression)
  - Dynamique familiale (réaction des membres de la famille)
- Discuter des attentes en ce qui a trait à l'évolution de la douleur, du traitement et des effets secondaires ; dissiper les notions erronées.

- Expliquer l'efficacité de combiner les techniques physiques et psychologiques à la pharmacothérapie.
- Expliquer à la personne et à sa famille les diverses formes de traitement disponibles (thérapie familiale, thérapie de groupe, modification du comportement, rétroaction biologique, hypnose, acupuncture, programme d'exercices, stratégies cognitives).
- Discuter de la souffrance causée par l'expérience de la douleur :
  - Diminution de l'endurance et de l'appétit, sommeil interrompu, altération du plaisir, anxiété, peur, difficulté à se concentrer, diminution des relations sociales et sexuelles (Kongable, 1998).

Interventions auprès des **enfants**

- Évaluer l'expérience de la douleur au moyen d'échelles adaptées à l'âge et par l'observation du comportement.
- Fixer avec l'enfant et la famille des objectifs pour soulager la douleur (à court et à long terme), et les évaluer régulièrement.
- Insister sur les aspects « normaux » de la vie de l'enfant : jeu, école, relations familiales, activité physique.
- Créer un climat de confiance pour l'enfant et sa famille.
  - Manifester qu'on tient pour réelle la douleur de l'enfant.
  - Faire naître chez l'enfant la perception que les interventions ont pour but de l'aider.
  - Solliciter la participation de l'enfant, de la famille et de l'infirmière dans les efforts pour soulager la douleur.
- Au besoin, faire appel aux compétences d'une équipe interdisciplinaire (par exemple, infirmière, médecin, thérapeute pour enfants, psychothérapeute, ergothérapeute, physiothérapeute, nutritionniste) pour mieux maîtriser la douleur.

NAUSÉE

DÉFINITION

Nausée : Sensation désagréable, sous forme de vagues, ressentie dans la gorge, l'épigastre ou l'abdomen, entraînant ou non des vomissements.

CARACTÉRISTIQUES

Haut-le-cœur qui précède habituellement le vomissement, mais qui peut être ressenti après le vomissement ou en l'absence de ce dernier

Pâleur, peau moite et froide, augmentation de la salivation, tachycardie, stase gastrique et diarrhée

Mouvements de déglutition sous l'influence des muscles squelettiques

La personne indique qu'elle a des « nausées » ou « mal au cœur »

FACTEURS FAVORISANTS

Facteurs biophysiopathologiques

Trouble gastro-intestinal
- Gastro-entérite aiguë
- Ulcère gastro-duodénal
- Côlon irritable
- Pancréatite

Migraine

Grossesse

Infection (par exemple, intoxication alimentaire)

Surdosage

Calcul rénal

Facteurs liés au traitement

Effets de la chimiothérapie, de la théophylline, de la digitaline ou des antibiotiques.

Effets de l'anesthésie

Facteurs liés au contexte

Mal des transports

Résultat escompté et critères d'évaluation

La personne fera état d'une diminution de la nausée.

Indicateurs

- La personne nomme des aliments ou des boissons qui n'empirent pas la nausée.
- La personne décrit des facteurs qui augmentent la nausée.

Interventions

- Expliquer, si possible, la cause de la nausée et sa durée.
- Inviter la personne à prendre des repas légers et fréquents et à manger lentement. Habituellement, les liquides et les aliments fades et un peu froids sont bien tolérés.
- Éliminer tout ce qui peut choquer la vue ou l'odorat pendant que la personne mange.
- Recommander à la personne d'éviter :
  - Boissons chaudes ou froides
  - Aliments contenant des matières grasses et des fibres
  - Aliments épicés
  - Caféine
- Encourager la personne à prendre la position Fowler basse pour se reposer après avoir mangé et à changer de position lentement.
- Enseigner les techniques qui réduisent la nausée :
  - Éviter les boissons avec les repas.
  - Éviter les odeurs de la cuisine et autres stimuli désagréables.
  - Desserrer les vêtements avant de manger.
  - Se tenir où il y a de l'air frais ou utiliser un éventail.
  - Éviter de s'étendre pendant au moins 2 heures après avoir mangé.
- Déterminer l'étiologie de la nausée et établir un traitement après avoir consulté l'infirmière ou le médecin (Ladd, 1999) :
  - Toux
  - Constipation

– Infection de l'appareil urinaire
– Reflux gastro-œsophagien
– Déséquilibre électrolytique
– Candidose
– Augmentation de la pression intracrânienne
– Agent pharmaceutique
– Anxiété

Capacité adaptative intracrânienne diminuée

DÉFINITION

Capacité adaptative intracrânienne diminuée: Déficience des mécanismes qui compensent normalement l'augmentation des volumes liquidiens intracrâniens, entraînant des augmentations disproportionnées et répétées de la pression intracrânienne ; elle est provoquée par divers stimuli, nociceptifs ou non.

Note de l'auteure:

Cet état se traduit par une augmentation de la pression intracrânienne. Il s'agit d'un problème à traiter en collaboration parce que deux disciplines sont nécessaires à sa solution – celle du médecin et celle de l'infirmière. De plus, il faut employer une méthode de surveillance effractive pour établir le diagnostic. Cette situation clinique représente un problème à traiter en collaboration et doit être formulé ainsi : *Complication possible – Augmentation de la pression intracrânienne.*

CARACTÉRISTIQUES

essentielles (doivent être présentes)

Augmentations répétées de la pression intracrânienne de plus de 10 mm Hg pendant plus de 5 minutes par suite de divers stimuli externes

secondaires (peuvent être présentes)

Augmentation disproportionnée de la pression intracrânienne par suite d'un stimulus unique d'origine environnementale ou à cause d'une intervention de l'infirmière

Onde de pression intracrânienne P_2 élevée

Fluctuation de la réponse à l'épreuve volume-pression (rapport volume-pression > 2 ; pression-index volumique < 10)

Pression intracrânienne de base ≥ 10 mm Hg

Onde de pression intracrânienne de grande amplitude

Chagrin chronique

DÉFINITION

Chagrin chronique : Schéma cyclique récurrent et potentiellement évolutif de tristesse, vécu par le patient (parent, aidant naturel ou individu atteint d'une maladie chronique ou d'un handicap), en réaction à des pertes tout au long de la trajectoire d'une maladie ou d'une déficience.

Note de l'auteure :

Le *Chagrin chronique* a été décrit en 1962 par Olchansky. Il ne faut pas le confondre avec le *Deuil,* qui est limité dans le temps et se termine par l'adaptation à la perte. Bien qu'il puisse varier en intensité, le *Chagrin chronique* persiste tant que vit la personne atteinte du handicap ou du trouble à l'origine de son chagrin (Eakes, 1995).

CARACTÉRISTIQUES

Sentiments de tristesse qui surgissent périodiquement tout le long de la vie et qui sont causés par la perte d'un être cher ou d'une fonction importante chez un être cher invalide

Intensité variable

FACTEURS FAVORISANTS

Facteurs liés au contexte (intrinsèques ou extrinsèques)

Perte irréversible liée à l'état d'un enfant anormal, par exemple :

- Autisme
- Syndrome de Down
- Scoliose grave
- Arriération mentale
- Trouble psychiatrique
- Spina-bifida

Perte liée à l'infertilité dont les effets sont ressentis durant toute la vie

Pertes continuelles associées à une affection dégénérative. Par exemple :
Sclérose en plaques
Maladie d'Alzheimer

Perte intempestive d'un être cher (par exemple, un enfant)

Résultat escompté et critères d'évaluation

La personne sera amenée à prévoir les événements qui rappellent la perte et peuvent déclencher un accès de tristesse.

Indicateurs

- La personne exprime sa tristesse.
- La personne parle de la perte périodiquement.

Interventions

- Expliquer la différence entre le chagrin chronique et le deuil dysfonctionnel :
  - Réaction normale
  - Insistance sur la disparition de l'état normal
  - Sans limite dans le temps
  - État qui persiste toute la vie
- Encourager la personne à exprimer les sentiments vécus depuis le changement (par exemple, naissance de l'enfant, accident).
- Sans la bousculer, l'encourager à parler de ses rêves et de ses espoirs perdus.
- L'aider à reconnaître les événements de sa vie qui ravivent le sentiment de perte (par exemple, spectacle d'école, sport, bal des finissants, sorties).
- L'encourager à se joindre à des groupes d'entraide où d'autres personnes parlent de leurs expériences de chagrin chronique.
- Orienter la famille vers les services appropriés (par exemple, soins à domicile, spécialistes des moyens de répit).
- Préciser que les sentiments de perte peuvent fluctuer (s'intensifier, s'atténuer) au fil des ans, mais que le chagrin ne disparaîtra pas.

- Insister sur l'importance d'entretenir les réseaux de soutien et les amitiés.
- Parler de la difficulté de :
  – vivre dans l'inquiétude ;
  – traiter l'enfant comme les autres ;
  – ne pas abandonner la lutte.

Champ énergétique perturbé

DÉFINITION

Champ énergétique perturbé : Modification du flux énergétique entourant la personne, se traduisant par une dysharmonie du corps, de la pensée ou de l'esprit.

Note de l'auteure :

Cet ajout à la liste de l'ANADI est unique pour deux raisons. Le diagnostic relève d'une théorie particulière – celle du champ énergétique humain – et les interventions proposées nécessitent une formation théorique et pratique spécialisée. Meehan (1991) formule les recommandations suivantes.

- Au moins 6 mois d'expérience de pratique professionnelle dans un milieu où on dispense des soins actifs.
- Formation donnée par une infirmière ayant au moins 2 ans d'expérience.
- Action conforme aux règles de la pratique.
- Trente heures de cours sur les fondements et les applications de la théorie du champ énergétique.
- Trente heures de stages auprès d'individus ayant une santé relativement bonne.
- Réussite des évaluations écrites et pratiques.

Certains peuvent considérer ce diagnostic discutable. Il est peut-être nécessaire pour chaque infirmière de se rappeler qu'il y a beaucoup de théories, de philosophies et de systèmes qui servent de fondements à la pratique infirmière, tout comme il y a beaucoup de définitions du client et des contextes dans lesquels évolue la pratique ; certaines infirmières pratiquent dans la rue auprès des sans-abri, alors que d'autres ont un cabinet attenant à leur résidence. Les diagnostics infirmiers ne doivent pas être représentatifs uniquement de ce qui se fait dans les milieux traditionnels (soins actifs, prolongés ou à domicile). Au lieu de s'inscrire en faux contre un diagnostic qui ne s'applique pas à sa propre situation, il serait peut-être préférable de célébrer la diversité qui existe au sein de la profession. Au fond, toutes les infirmières sont unies par le désir commun d'améliorer la situation des clients, des familles, des groupes et des collectivités.

CARACTÉRISTIQUES

Perception de changements dans le flux énergétique
- Changement de température
  - Chaleur
  - Fraîcheur
- Changements visuels
  - Image
  - Couleur
- Perturbation du champ
  - Absence
  - Pic
  - Lacune
  - Renflement
- Mouvement
  - Onde
  - Fourmillement
  - Fluidité
  - Pic
  - Densité
- Sons
  - Ton
  - Paroles

FACTEURS FAVORISANTS

Facteurs physiopathologiques

Ralentissement ou blocage du flux énergétique consécutif à une maladie (préciser), à une blessure ou à une grossesse

Facteurs liés au traitement

Ralentissement ou blocage du flux énergétique consécutif à l'immobilité, au travail et à l'accouchement ou à une expérience périopératoire

Facteurs liés au contexte (intrinsèques ou extrinsèques)
Ralentissement ou blocage du flux énergétique consécutif à la douleur, l'anxiété, la peur ou le deuil

Facteurs liés à la croissance et au développement
Crises ou difficultés de développement (préciser) liées à l'âge

Résultat escompté et critères d'évaluation

La personne fera état d'un soulagement de ses symptômes après le toucher thérapeutique.

Indicateurs
- La personne se dit plus détendue.
- La personne situe sur une échelle de 0 à 10 l'intensité de la douleur avant les traitements et prend note de sa diminution à la suite de ces derniers.
- La personne a une respiration plus lente et plus profonde.

Interventions

- Les phases du toucher thérapeutique décrites ci-dessous sont enseignées séparément mais, en pratique, elles se déroulent en même temps. Leur présentation a pour objectif de donner un aperçu du processus aux infirmières qui ne pratiquent pas cette forme de thérapie. Elle leur permettra peut-être d'apporter un soutien à leurs collègues qui utilisent le toucher thérapeutique et d'orienter les clients le cas échéant. Nous avons déjà indiqué que la préparation requise pour accomplir le toucher thérapeutique s'obtient au terme d'une formation spécialisée qui dépasse les limites du présent ouvrage.
  - Expliquer le toucher thérapeutique et obtenir l'assentiment verbal de la personne.
  - Préparer le client et les lieux pour le toucher thérapeutique.
    - Assurer le plus d'intimité possible.
    - Donner à la personne la permission de mettre fin au traitement en tout temps.

Permettre à la personne de s'installer confortablement (par exemple, de s'étendre ou de s'asseoir sur un lit ou un divan).

- Après avoir porté son attention sur l'environnement, se tourner vers l'intérieur, c'est-à-dire vers ce qui est perçu comme le centre vital de l'infirmière (centration).
- Scruter le champ énergétique de la personne et en déterminer l'ouverture et la symétrie (Krieger, 1979).

  Placer les mains à une distance de 5 à 10 cm au-dessus de la personne, les paumes tournées vers son corps, et les déplacer de la tête aux pieds en douceur et avec légèreté.

  Relever les indices de déséquilibre énergétique (chaleur, fraîcheur, tension, lourdeur, fourmillement, vide).
- Imprimer un rythme à la circulation de l'énergie en déplaçant les mains plus vigoureusement de la tête aux pieds (lissage, dégagement).
- Fixer son attention et son vouloir sur le remaniement spécifique des zones de déséquilibre et de mauvaise circulation énergétique. Utiliser les mains comme points de mire et les déplacer une fois de la tête aux pieds en faisant un mouvement de balayage en douceur.
- Encourager la personne à exprimer ses réactions.
- Inscrire au dossier le traitement et les réactions de la personne.

Communication altérée*

COMMUNICATION VERBALE ALTÉRÉE

DÉFINITION

Communication altérée : Difficulté ou risque élevé de difficulté à s'entretenir avec autrui de ses pensées, ses idées, ses désirs ou ses besoins et à échanger sur ces sujets.

Note de l'auteure :

Les diagnostics de *Communication altérée* et de *Communication verbale altérée* s'appliquent à des personnes qui souhaitent communiquer, mais parviennent mal à le faire. Le diagnostic de *Communication altérée* ne peut s'appliquer aux personnes qui ont de la difficulté à communiquer parce qu'elles souffrent d'une maladie mentale ou qu'elles ne peuvent plus faire face à un problème. Si l'infirmière doit intervenir pour réduire les hallucinations, la peur ou l'anxiété, il vaut mieux qu'elle formule les diagnostics de *Peur* ou d'*Anxiété*.

CARACTÉRISTIQUES

essentielles (au moins une doit être présente)

Altération de la capacité de parler ou d'entendre

Silence ou caractère incongru des propos ou des réponses

secondaires (peuvent être présentes)

Discordance entre les messages verbaux et non verbaux

Bégaiement

Dysarthrie

Aphasie

Bredouillement

Difficulté à trouver le mot juste

* Ce diagnostic, élaboré par Rosalinda Alfaro-LeFevre, ne figure pas actuellement dans la liste de l'ANADI, mais l'auteure l'a ajouté par souci de clarté et pour des raisons pratiques.

Voix faible ou inaudible

Incapacité de comprendre ou de se faire comprendre (signalée par la personne)

FACTEURS FAVORISANTS

Facteurs physiopathologiques

Trouble mental entraînant des pensées désordonnées, coupées du réel

- Schizophrénie
- Trouble délirant
- Trouble paranoïaque
- Psychose

Atteinte cérébrale ou neurologique entraînant une altération fonctionnelle des muscles de la parole ou une ischémie du lobe temporal ou frontal

- Aphasie motrice ou de réception
- Accident vasculaire cérébral
- Traumatisme oral ou facial
- Maladie d'Alzheimer
- Souffrance cérébrale (par exemple, traumatisme à la naissance, traumatisme crânien)
- Dépression du système nerveux central (SNC) ou augmentation de la pression intracrânienne
- Tumeur (à la tête, au cou ou à la moelle épinière)
- Hypoxie chronique ou diminution de la circulation sanguine au cerveau
- Quadriplégie
- Maladie du système nerveux (par exemple, myasthénie, sclérose en plaques, dystrophie musculaire)
- Paralysie des cordes vocales

Trouble altérant la phonation

- Trouble respiratoire (par exemple, dyspnée)
- Œdème ou infection du larynx
- Difformité de la bouche
  - Fissure labiale ou fente palatine
  - Malocclusion ou fracture de la mâchoire
  - Dents manquantes
  - Dysarthrie
- Déficience auditive

Facteurs liés au traitement

Intervention ou état altérant la phonation
- Intubation endotrachéale
- Trachéostomie, trachéotomie ou laryngectomie
- Intervention chirurgicale à la tête, au visage, au cou ou à la bouche
- Douleur (surtout à la bouche ou à la gorge)

Facteurs liés au contexte (intrinsèques ou extrinsèques)

Colère, anxiété, douleur ou fatigue altérant la capacité d'être attentif

Impossibilité de se procurer un appareil auditif ou mauvais fonctionnement de l'appareil

Barrière psychologique (par exemple, peur, timidité)

Manque d'intimité

Perte de la mémoire d'évocation récente

Absence d'un interprète

Facteurs liés à la croissance et au développement

Nourrisson ou enfant
- Insuffisance de la stimulation sensorielle

Personne âgée (surdité)
- Baisse de l'acuité auditive
- Déficit cognitif consécutif à (préciser)

Résultat escompté et critères d'évaluation

La personne se dira plus satisfaite de sa capacité de communiquer.

Indicateurs
- La personne comprend de mieux en mieux ce qu'on lui dit.
- La personne s'exprime de mieux en mieux.
- La personne utilise à bon escient de nouveaux moyens de communication.

Interventions

Appliquer des mesures visant à aider la personne à mieux entendre et à mieux comprendre.

- Se mettre en face de la personne pour lui parler, et articuler les mots.

- Réduire le bruit au maximum.
  - Veiller à ce qu'une seule personne parle à la fois.
  - Éliminer les bruits de fond (fermer la porte, éteindre la radio ou la télévision).
- Si la personne ne paraît pas comprendre ce que l'on dit, répéter la phrase, puis la reformuler.
- Utiliser le toucher et les gestes pour appuyer la parole.
- Si la personne ne comprend que le langage gestuel, obtenir le plus souvent possible les services d'un interprète.
- Si la personne fait partie d'un groupe (par exemple, si elle suit des séances d'information sur le diabète), la faire asseoir à l'avant, près du formateur, ou la faire accompagner par l'interprète.
- Aborder la personne du côté de son oreille qui entend le mieux (si elle entend mieux de l'oreille gauche, arriver par la gauche).
- Si la personne peut lire sur les lèvres, la regarder dans les yeux et lui parler lentement et distinctement.
- S'assurer que l'appareil auditif fonctionne correctement.

Fournir à la personne de nouveaux moyens de communication.

- Employer crayon et papier, lettres de l'alphabet, gestes, clignements des yeux, hochements de la tête, clochette.
- Faire des fiches illustrant par des images ou des mots les phrases les plus souvent employées (par exemple, « Humectez mes lèvres », « Déplacez mon pied », « Donnez-moi un verre d'eau », « J'ai besoin du bassin hygiénique »).
- Inciter la personne à désigner les objets du doigt et à communiquer par des gestes et des mimiques.

Créer un climat de calme.

- Parler lentement, sans hausser la voix, et faire des phrases courtes.

- Encourager la personne à prendre son temps pour parler et à articuler avec soin.
- Réduire les sources de distraction.
- Reporter la conversation à plus tard quand la personne est fatiguée.

Appliquer des méthodes visant à améliorer la compréhension.

- Donner des directives simples et procéder par étapes.
- Inciter la personne à communiquer par des gestes et des mimiques.
- Joindre le geste à la parole ; utiliser des images.
- Ne jamais terminer la conversation sur une note d'incompréhension (au besoin, revenir à un point qui a été bien compris).
- Associer toujours les mêmes mots aux mêmes actions.

Prendre les moyens nécessaires pour comprendre la personne quand elle parle.

- Si elle parle lentement, prendre le temps nécessaire pour l'écouter jusqu'au bout.
- Reformuler le message à voix haute pour confirmer qu'on a bien compris.
- Répondre à toute tentative de communication, même si elle est inintelligible, en disant par exemple : « Je ne comprends pas ce que vous dites ; pouvez-vous répéter ? ».
- Ne pas relever les erreurs ni les grossièretés.
- Ne pas faire semblant de comprendre quand tel n'est pas le cas.
- Laisser à la personne le temps de chercher ses mots ; éviter de lui souffler les mots et ne les lui fournir qu'à l'occasion.

Enseigner à la personne des méthodes pour améliorer l'élocution.

- Demander à la personne de parler moins vite et d'articuler chaque mot ; donner l'exemple à cet égard.

- Recommander à la personne de faire des phrases courtes.
- Conseiller à la personne de parler plus lentement ou de prendre une grande respiration avant de parler.
- Encourager la personne à prendre son temps et à se concentrer sur l'énonciation des mots.
- Si la communication verbale est difficile, demander à la personne d'écrire son message ou de faire un dessin.
- Poser des questions auxquelles la personne peut répondre par oui ou non.
- Mettre l'accent sur le présent. Éviter les sujets abstraits, compliqués, chargés d'émotion ou qui provoquent la controverse.

Parler ouvertement de la frustration qu'engendre l'incapacité de communiquer et expliquer que tout le monde doit se montrer patient.

Donner à la personne la possibilité de faire des choix (par exemple, « Voulez-vous boire quelque chose ? », « Préférez-vous un jus d'orange ou un jus de pruneaux ? »).

Enseigner aux personnes affectivement importantes dans la vie du patient les méthodes de communication, en particulier celles qui se fondent sur la répétition.

Si on a besoin d'un interprète, voir le diagnostic *Communication verbale altérée.*

Si la personne souffre de surdité, voir la rubrique Interventions auprès des personnes âgées.

Interventions auprès des **personnes âgées**

- Si la personne entend à l'aide d'une prothèse auditive, s'assurer que cette dernière fonctionne.
- Si la personne entend d'une seule oreille, parler lentement et clairement du côté de cette oreille. (Il est plus important de parler distinctement que de hausser la voix.)

- Si la personne sait lire et écrire, veiller à ce qu'elle ait du papier et un crayon en tout temps (même lorsqu'elle doit se rendre ailleurs).
- Si la personne ne comprend que le langage gestuel, obtenir le plus souvent possible les services d'un interprète.
- Communiquer tous les messages importants oralement et par écrit.
- Vérifier si la personne comprend bien en lui posant des questions auxquelles il ne suffit pas de répondre par « oui » ou « non ». Éviter de lui demander : « Comprenez-vous ? ».
- Vérifier si l'audition est gênée par un bouchon de cérumen.

COMMUNICATION VERBALE ALTÉRÉE

DÉFINITION

Communication verbale altérée : Difficulté ou risque élevé de difficulté à parler, même si la personne comprend bien les autres.

CARACTÉRISTIQUES

essentielles (doivent être présentes)

Incapacité de parler même si on entend bien *ou*

Problème d'articulation ou de praxie

secondaire (peut être présente)

Dyspnée

FACTEURS FAVORISANTS

Voir le diagnostic *Communication altérée.*

Résultat escompté et critères d'évaluation

La personne saura mieux s'exprimer.

Indicateurs

- La personne dit qu'elle se sent moins frustrée de communiquer.
- La personne se sert, au besoin, de nouvelles méthodes de communication.

Interventions

- Trouver une méthode qui permet à la personne de communiquer ses besoins de base.
- Fournir à la personne de nouveaux moyens de communication.
  - Employer crayon et papier, lettres de l'alphabet, gestes, clignements des yeux, hochements de la tête, clochette.
  - Faire des fiches illustrant par des images ou des mots les phrases les plus souvent employées (par exemple, « Humectez mes lèvres », « Déplacez mon pied », « Donnez-moi un verre d'eau », « J'ai besoin du bassin hygiénique »).
  - Inciter la personne à désigner les objets du doigt et à communiquer par des gestes et des mimiques.
  - Consulter un orthophoniste pour savoir où l'on peut se procurer des fiches déjà faites.
- Si la personne souffre de dysarthrie, prendre les mesures suivantes.
  - Réduire les bruits de fond.
  - Inviter la personne à faire l'effort de parler moins vite et plus fort, en lui conseillant, par exemple, de prendre une respiration profonde entre chaque phrase.
  - Lui demander de répéter les mots qu'on a mal compris.
  - Si la personne est fatiguée, lui poser des questions auxquelles elle pourra répondre de façon concise.

  - Si la parole n'est pas intelligible, conseiller le recours aux gestes, aux messages écrits et aux fiches de communication.
- Ne pas changer sa façon de parler, ni modifier le ton ou le type de message, car la faculté de comprendre de la personne est intacte ; ne pas lui parler comme à un enfant.
- Parler ouvertement de la frustration qu'engendre l'incapacité de communiquer et expliquer que tout le monde doit se montrer patient.
- Noter au plan de soins la méthode de communication employée.
- Enseigner aux personnes affectivement importantes dans la vie du patient les méthodes de communication, en particulier celles qui se fondent sur la répétition.
- Inciter les membres de la famille à exprimer leurs sentiments touchant les problèmes de communication.
- Adresser la personne à un orthophoniste au début du programme thérapeutique.
- Dans les cas où il faut surmonter des barrières linguistiques, procéder de la façon suivante (Giger et Davidhizar, 1995) :
  - Parler lentement et se montrer accueillant, poli et respectueux.
  - Parler sans hausser la voix. Écouter attentivement ; vérifier que toutes les parties comprennent bien.
  - Utiliser des gestes et des images.
  - Donner des messages simples ; éviter les termes médicaux ou techniques.
  - S'il faut faire appel à un interprète :

    Déterminer quelle langue on parle à la maison.

    Essayer de s'adapter à l'âge et au sexe de la personne.

    Éviter les interprètes provenant d'une tribu ou d'un pays rival.

    Demander qu'on traduise fidèlement.
  - Au besoin, utiliser un système de traduction téléphonique.

*Concept de soi perturbé**

IMAGE CORPORELLE PERTURBÉE

IDENTITÉ PERSONNELLE PERTURBÉE

ESTIME DE SOI PERTURBÉE

DIMINUTION CHRONIQUE DE L'ESTIME DE SOI

DIMINUTION SITUATIONNELLE DE L'ESTIME DE SOI

RISQUE DE DIMINUTIONS SITUATIONNELLE DE L'ESTIME DE SOI

DÉFINITION

Concept de soi perturbé : Situation dans laquelle la façon dont une personne se voit ou se sent dans sa peau, ou ce qu'elle pense d'elle-même est perturbé ou risque de l'être. Le concept de soi englobe l'image corporelle, l'idéal du moi, l'estime de soi, l'exercice de son rôle et l'identité personnelle.

Note de l'auteure :

Le diagnostic de *Concept de soi perturbé* représente une vaste catégorie diagnostique qui englobe des diagnostics infirmiers plus précis. Au début, il peut arriver que l'infirmière n'ait pas suffisamment de données cliniques pour valider un diagnostic infirmier aussi précis que celui de *Diminution chronique de l'estime de soi* ou *Image corporelle perturbée* ; elle peut alors formuler le diagnostic de *Concept de soi perturbé* en attendant d'obtenir les données qui pourront justifier la formulation d'un diagnostic plus précis.

CARACTÉRISTIQUES

Étant donné que le diagnostic de *Concept de soi perturbé* implique un changement dans une ou plusieurs de ses

* Ce diagnostic ne figure pas actuellement dans la liste de l'ANADI, mais l'auteure l'a ajouté par souci de clarté et pour des raisons pratiques.

cinq composantes (image corporelle, idéal du moi, estime de soi, exercice de son rôle, identité personnelle), et que les causes possibles sont très diverses, il n'y a pas de caractéristiques « typiques » de ce problème. Voici néanmoins quelques caractéristiques possibles :

- Refus de toucher ou de regarder une partie de son corps
- Refus de se regarder dans un miroir
- Réticence à discuter de son handicap, de sa déformation ou de son défigurement
- Refus de faire les efforts nécessaires pour se réadapter
- Tentative infructueuse de prise en charge de son propre traitement
- Déni de sa déformation ou de son défigurement
- Dépendance croissante envers les autres
- Manifestations de deuil : pleurs, désespoir, colère
- Refus de participer à ses propres soins ou de se prendre en charge (laisser aller)
- Comportement autodestructeur (abus d'alcool, de médicaments ou de drogues)
- Hostilité à l'égard des personnes en bonne santé
- Refus des contacts sociaux
- Changement dans la façon habituelle de prendre ses responsabilités
- Changement dans l'aptitude à évaluer la relation spatiale entre le corps et l'environnement

FACTEURS FAVORISANTS

Tout problème de santé, toute difficulté ou tout conflit peut perturber le concept de soi. Voici néanmoins quelques facteurs courants.

Facteurs physiopathologiques

Facteurs entraînant des changements dans l'apparence de la personne, son mode de vie, son rôle et la réaction des autres à son égard

- Perte d'une ou de plusieurs parties du corps
- Perte d'une ou de plusieurs fonctions corporelles
- Traumatisme grave
- Maladie chronique
- Douleur

Facteurs liés au contexte (intrinsèques ou extrinsèques)

Sentiment d'abandon ou d'échec consécutif au divorce, à la séparation, au décès d'une personne affectivement importante, au chômage ou à l'incapacité de travailler.

Immobilité ou dysfonctionnement

Mauvaises relations interpersonnelles (avec les parents, le conjoint)

Facteur lié à la croissance et au développement

Personne âgée

Pertes multiples (emploi, fonctions, etc.)

Résultat escompté et critères d'évaluation

La personne utilisera des stratégies d'adaptation saines et efficaces.

Indicateurs

- La personne évalue sa situation personnelle de façon objective et sans déformer la réalité.
- La personne dit et montre qu'elle a une meilleure opinion d'elle-même.

Interventions

- Inciter la personne à exprimer ses sentiments, et surtout à dire comment elle se sent par rapport à elle-même, ce qu'elle pense d'elle et comment elle se voit.
- L'inviter à poser des questions sur son problème de santé, le traitement et le pronostic ainsi que sur ses progrès.
- Lui donner des informations exactes et répéter les explications déjà fournies.
- Parler de ce que la personne aimerait changer. L'encourager à examiner toutes les possibilités.
- Corriger les idées fausses qu'elle entretient peut-être sur elle-même, ses soins ou le personnel soignant.
- Éviter de la critiquer.
- Veiller à ce qu'elle puisse s'isoler sans danger et la protéger.

- Au besoin, consulter les diagnostics *Estime de soi perturbée* ou *Image corporelle perturbée* pour connaître les interventions qui s'appliquent dans ces cas.
- Informer la personne sur les services communautaires susceptibles de l'aider (centre de santé mentale, groupe d'entraide, etc.).

Interventions auprès des **enfants**

- Permettre à l'enfant d'interpréter la situation à la lumière de sa propre expérience (par exemple, certains enfants disent qu'une injection leur rappelle une piqûre d'insecte, d'autres disent ne rien ressentir du tout). « Quand nous aurons fini, tu pourras me dire ce que tu as ressenti. »
- Éviter d'employer les mots « bon » et « mauvais » pour qualifier les comportements. S'exprimer dans un langage précis et concret (par exemple, « Tu m'as beaucoup aidé en ne bougeant pas. Merci de ton aide) ».
- Faire le lien entre la situation présente et une expérience antérieure (par exemple, « L'appareil à rayons X n'est pas le même que la dernière fois. Mais, comme la dernière fois, il ne faut pas que tu bouges du tout. En plus, la table va bouger »).
- Communiquer le sens de l'optimisme en se parlant sur un ton enthousiaste (par exemple, « Je suis très occupée aujourd'hui. Je me demande si je pourrai tout faire. Mais bien sûr que je suis capable. », « Après l'opération, il faudra que tu restes au lit. Qu'est-ce que tu veux faire quand tu reviendras de ton opération ? »).
- Aider l'enfant à trouver du temps pour jouer et lui fournir un choix d'activités. Encourager l'artisanat et la création.
- Inciter l'enfant à interagir avec d'autres enfants de son âge et avec des adultes qui l'encouragent.
- L'inviter à décorer sa chambre avec ses créations et ses objets personnels.

IMAGE CORPORELLE PERTURBÉE

DÉFINITION

Image corporelle perturbée : Confusion dans la représentation mentale du moi physique.

CARACTÉRISTIQUES

essentielle (doit être présente)

Réaction verbale ou non verbale négative à un changement réel ou non, touchant l'intégrité physique ou fonctionnelle (honte, embarras, culpabilité, répugnance, par exemple)

secondaires (peuvent être présentes)

Refus de regarder la partie concernée

Refus de toucher la partie concernée

Dissimulation ou exhibition de la partie du corps concernée

Changement dans l'engagement social

Sentiments négatifs à l'égard du corps : désespoir, impuissance, vulnérabilité

Inquiétude face au changement ou à la perte

Refus de vérifier s'il y a eu changement

Dépersonnalisation de la partie atteinte ou de la perte

Comportements autodestructeurs (automutilation, tentative de suicide, boulimie ou anorexie, par exemple)

FACTEURS FAVORISANTS

Facteurs physiopathologiques

Altération de l'apparence consécutive à une maladie chronique, à la perte d'une partie du corps, à la perte d'une fonction de l'organisme ou à un traumatisme grave

Distorsion de la perception du corps consécutive à une psychose, à l'anorexie mentale ou à la boulimie

Facteur lié au traitement
Altération de l'apparence consécutive à l'hospitalisation, à une intervention chirurgicale, à la chimiothérapie ou à la radiothérapie

Facteurs liés au contexte (intrinsèques ou extrinsèques)
Traumatisme physique consécutif à des sévices sexuels ou à un viol (par une personne connue ou inconnue)

Altération de l'apparence causée par (préciser) (par exemple, obésité, grossesse, immobilité)

Facteurs liés à la croissance et au développement
Changements liés au développement

Résultats escomptés et critères d'évaluation

La personne utilisera de nouvelles stratégies d'adaptation. Elle dira et montrera qu'elle accepte son apparence (dans sa façon de soigner son apparence, de s'habiller, de se tenir, de manger et de se présenter).

Indicateurs

- La personne montre qu'elle veut et peut s'occuper de ses soins personnels et assumer à nouveau les responsabilités inhérentes à son rôle.
- La personne se bâtira un nouveau réseau de soutien ou reprendra contact avec l'ancien.

Interventions

Encourager la personne à exprimer ses sentiments, et surtout à parler de la façon dont elle se sent dans son corps et comment elle le perçoit.

L'inviter à poser des questions sur son problème de santé, le traitement, le pronostic ainsi que sur ses progrès.

Lui donner des informations exactes et répéter les explications déjà fournies.

Corriger les idées fausses qu'elle entretient peut-être sur elle-même, ses soins ou le personnel soignant.

Préparer les personnes affectivement importantes aux changements physiques et émotionnels. Aider la famille à s'adapter.

Inviter ses amis et les personnes affectivement importantes dans sa vie à venir la voir. Leur conseiller de dire à la personne à quel point elle est importante pour eux.

L'inciter à garder le contact avec ses amis et sa famille (à leur écrire, à leur téléphoner).

L'encourager à rencontrer des personnes qui vivent le même genre de problème qu'elle.

Dans le cas de la perte d'une partie du corps ou d'une capacité fonctionnelle, prendre les mesures suivantes.

- Évaluer la portée de la perte pour la personne et ses proches : visibilité, fonction de la partie perdue et investissement émotionnel.
- Se préparer à des réactions de déni, de choc, de colère et de dépression.
- Observer la réaction des autres à la perte car leur réaction a une incidence sur celle de la personne ; les inciter à parler ensemble de ce qu'ils ressentent.
- Permettre à la personne d'exprimer ses sentiments et son chagrin.
- Recourir au jeu de rôle pour aider la personne à exprimer ce qu'elle ressent.
- Proposer des solutions réalistes et encourager la personne à les essayer.
- Explorer avec la personne les forces et les ressources qu'elle possède.

Si la personne a subi une intervention chirurgicale qui a altéré son image corporelle, l'aider à s'adapter au changement.

- Remplacer la partie manquante par une prothèse aussitôt que possible.
- Inciter la personne à regarder la région opérée.
- L'inciter à toucher la région opérée.

Dans le cas de changements associés à la chimiothérapie, prendre les mesures suivantes (Cooley et coll., 1986).

- Expliquer à la personne les effets possibles de la chimiothérapie : perte de cheveux, arrêt des menstruations, stérilité temporaire ou permanente, diminution du taux d'œstrogènes, sécheresse vaginale, inflammation des muqueuses.
- L'inciter à parler de ses inquiétudes, de ses peurs et de la façon dont elle perçoit les effets de ces changements sur sa vie.
- Préciser les endroits où la perte des poils peut se produire (tête, sourcils, cils, aisselles, pubis et jambes).
- Expliquer que les poils repousseront après le traitement, mais que leur couleur et leur texture seront peut-être différentes.
- Conseiller à la personne de se procurer une perruque et de commencer à la porter avant que les cheveux se mettent à tomber.
- Lui suggérer de porter un foulard ou un turban quand elle ne porte pas sa perruque.
- Lui donner des conseils pour éviter de perdre trop de cheveux.
  - Ne pas se laver les cheveux trop souvent et utiliser un revitalisant 2 fois par semaine.
  - Sécher les cheveux en les épongeant doucement avec une serviette.
  - Ne pas utiliser de bigoudis chauffants, de séchoir à cheveux ni de fer à friser.
  - Ne pas utiliser des accessoires qui peuvent arracher les cheveux (pinces à cheveux, bandeaux, etc.).
  - Ne pas utiliser de laque ni de teinture.
  - Utiliser un peigne à dents espacées et ne pas se brosser les cheveux trop vigoureusement.
- Consulter un organisme de soutien pour obtenir des informations sur la façon de se procurer une perruque neuve ou d'occasion.

Expliquer à la personne que son entourage (conjoint, amis, collègues) aura peut-être de la difficulté à s'adapter à sa nouvelle apparence.

Inviter les personnes affectivement importantes à parler de leurs sentiments et de leurs peurs.

Aider les personnes affectivement importantes dans la vie du client à voir les côtés positifs de la situation et à lui transmettre cette vision des choses.

Indiquer à la personne les services communautaires susceptibles de l'aider, au besoin (clinique de santé mentale, groupes d'entraide, etc.).

Interventions auprès des **enfants**

Expliquer aux parents comment l'image corporelle se forme et quelles interactions contribuent à façonner la perception que leur enfant se fait de lui-même.

- Enseigner le nom et la fonction des parties du corps.
- Remarquer les changements (par exemple, taille) et en faire part à l'enfant.
- Permettre à l'enfant de choisir ses vêtements quand c'est possible.

Demander à l'enfant de dessiner son corps après le bain (lorsqu'il est nu). L'inviter à décrire l'image.

Attirer l'attention de l'enfant sur les changements qui s'opèrent dans son corps (par exemple, « Qu'est-ce que tu peux faire maintenant que tu n'arrivais pas à faire quand tu étais plus petit ? »).

Interventions auprès des **adolescents**

Expliquer aux parents que l'adolescent a besoin de « se sentir accepté ».

- Ne pas traiter à la légère les inquiétudes de l'adolescent.
- Se montrer souple et faire des compromis si possible (par exemple, on peut changer sa tenue vestimentaire, mais les tatouages restent).
- Négocier un délai pour y penser (par exemple, de 4 à 6 semaines).
- Justifier ses refus. Demander à l'adolescent de donner ses raisons. Tenter d'arriver à un compromis

(par exemple, les parents veulent que l'adolescent rentre à 23 h ; ce dernier préfère minuit ; on s'entend pour 23 h 30).

Donner à l'adolescent l'occasion de parler de ses inquiétudes en l'absence de ses parents.

L'inviter à décrire ses meilleurs traits et à parler de ceux qu'il n'aime pas.

Le préparer aux changements qui s'annoncent dans son corps.

Interventions auprès des **mères**

- Expliquer aux couples que la mère doit s'attendre à des modifications sur le plan physiologique et que la réponse sexuelle peut changer.
- Donner à la femme l'occasion d'exprimer ses sentiments sur les changements qui s'opèrent dans son corps.

IDENTITÉ PERSONNELLE PERTURBÉE

DÉFINITION

Identité personnelle perturbée : Incapacité de faire la distinction entre le moi et le non-moi.

Note de l'auteure :

Ce diagnostic infirmier est en quelque sorte un « sous-diagnostic » du *Concept de soi perturbé*. En attendant que la recherche clinique permette de définir et de différencier ce sous-diagnostic des autres sous-diagnostics, on peut utiliser les éléments d'évaluation et les interventions proposés aux diagnostics de *Concept de soi perturbé* ou de *Retard de la croissance et du développement.*

CARACTÉRISTIQUES

Voir la rubrique Caractéristiques des diagnostics *Concept de soi perturbé* ou *Retard de la croissance et du développement*.

ESTIME DE SOI PERTURBÉE*

DÉFINITION

Estime de soi perturbée : Situation où une personne éprouve ou risque d'éprouver des sentiments négatifs face à elle-même ou face à ses capacités.

Note de l'auteure :

L'estime de soi est l'une des cinq composantes du concept de soi. L'*Estime de soi perturbée* représente une catégorie diagnostique générale qui se divise en deux diagnostics : *Diminution chronique de l'estime de soi* et *Diminution situationnelle de l'estime de soi.* Plus le diagnostic est précis, plus les interventions seront précises elles aussi. Lors de l'évaluation initiale, il se peut que l'infirmière n'ait pas suffisamment de données cliniques pour valider des diagnostics aussi précis que *Diminution chronique de l'estime de soi* ou *Diminution situationnelle de l'estime de soi.* Pour valider son diagnostic, elle doit s'assurer que la personne présente les caractéristiques essentielles de celui-ci.

CARACTÉRISTIQUES

Peuvent se manifester directement ou indirectement

- Propos dévalorisants envers soi-même[1]
- Sentiment de honte ou de culpabilité[1]
- Sentiment d'être incapable de faire face aux événements[1]
- Rejet des commentaires positifs et amplification des commentaires négatifs sur sa personne[1]
- Incapacité de se fixer des objectifs
- Indécision
- Incapacité de résoudre des problèmes
- Signes de dépression (troubles du sommeil, de l'alimentation)
- Besoin excessif d'être approuvé ou rassuré
- Piètre apparence (posture, regard, mouvements)

* Ce diagnostic ne figure pas actuellement dans la liste de l'ANADI, mais l'auteure l'a ajouté par souci de clarté et pour des raisons pratiques.

1. J. Norris et M. Kunes-Connell. 1987. « Self-esteem disturbance : A clinical validation study », dans A. McLane (dir.), *Classification of nursing diagnoses : Proceedings of the seventh NANDA national conference*, St. Louis, C. V. Mosby.

- Comportements autodestructeurs (automutilation, tentative de suicide, toxicomanie, recherche du rôle de victime)
- Réticence à tenter de nouvelles expériences[1]
- Négation de problèmes évidents aux yeux des autres
- Rejet sur autrui de la responsabilité de ses problèmes[1]
- Recours à de fausses raisons pour expliquer ses échecs personnels[1]
- Hypersensibilité à la moindre critique[1]
- Mégalomanie[1]

FACTEURS FAVORISANTS

L'estime de soi peut être perturbée de façon chronique ou passagère. L'impossibilité de résoudre un problème ou de faire face à une série d'événements stressants peut aboutir à une *Diminution chronique de l'estime de soi*. Les facteurs qui persistent et qui peuvent entraîner une *Diminution chronique de l'estime de soi* sont indiqués par le mot « chronique » entre parenthèses.

Facteurs physiopathologiques

Facteurs entraînant une altération de l'apparence
- Perte d'une partie du corps
- Perte d'une ou de plusieurs fonctions de l'organisme
- Défigurement (traumatisme, intervention chirurgicale, anomalie congénitale)

Facteurs liés au contexte (intrinsèques ou extrinsèques)

Dépendance inassouvie

Manque d'approbation par les autres

Sentiment d'abandon consécutif à la mort d'une personne affectivement importante, à l'enlèvement ou au meurtre d'un enfant, à la séparation d'avec une personne affectivement importante

Sentiment d'échec
- Chômage
- Problèmes d'argent
- Perte d'emploi ou de la capacité de travailler
- Problèmes dans les relations
  - Problèmes conjugaux
  - Séparation

Famille reconstituée
Belle-famille
Gain ou perte de poids
Syndrome prémenstruel
Échec scolaire
Mauvaises relations avec ses propres parents (chronique)
Antécédents de mauvais traitements au sein de sa propre famille (chronique)
Attentes irréalistes envers ses enfants (chronique)
Attentes irréalistes envers soi-même (chronique)
Attentes irréalistes de la part des enfants (chronique)
Rejet par ses propres parents (chronique)
Inconstance dans l'application de la discipline (chronique)
Sentiment d'impuissance ou d'échec consécutif à l'internement (par exemple, dans un établissement psychiatrique, une prison, un orphelinat, un centre de réadaptation)
Échecs répétés (chronique)

Facteurs liés à la croissance et au développement

Nourrisson, trottineur, enfant d'âge préscolaire
Manque de stimulation ou d'affection (chronique)
Séparation d'avec les parents ou les personnes affectivement importantes (chronique)
Critique continuelle de la part des parents
Soutien inadéquat des parents (chronique)
Incapacité de faire confiance à la personne affectivement importante (chronique)
Enfant d'âge scolaire
Incapacité d'atteindre ses objectifs scolaires
Perte de ses camarades de classe ou de jeu
Réprobation répétée (chronique)
Adolescent
Perte d'indépendance et d'autonomie consécutive à (préciser)
Perturbation de ses relations avec ses pairs
Échec scolaire
Perte de personnes affectivement importantes

Adulte d'âge mûr
Changements liés au vieillissement

Personne âgée
Pertes (d'une personne, d'une capacité fonctionnelle, d'argent, d'emploi, etc.)

Résultats escomptés et critères d'évaluation

La personne envisagera l'avenir avec optimisme et retrouvera la capacité de fonctionner qu'elle connaissait auparavant.

Indicateurs

- La personne prend conscience de ce qui menace son estime de soi et s'emploie à résoudre le problème.
- La personne reconnaît ses qualités.
- La personne analyse son propre comportement et ses conséquences.
- La personne peut nommer au moins un aspect positif des changements qu'elle a connus.

Interventions

Établir une relation de confiance avec la personne.

- Inciter la personne à exprimer ses sentiments, et surtout à dire ce qu'elle pense d'elle et comment elle se perçoit.
- L'inviter à poser des questions sur son problème de santé, le traitement et le pronostic ainsi que sur ses progrès.
- Lui donner des informations exactes et répéter les explications déjà fournies.
- Corriger les idées fausses qu'elle entretient peut-être sur elle-même, ses soins ou le personnel soignant.
- Éviter de la critiquer.
- Veiller à ce qu'elle puisse s'isoler sans danger et la protéger.

Aider la personne à mener une vie sociale active.

- L'aider à accepter d'être aidée.
- Sans tomber dans la surprotection, s'assurer qu'on n'exige pas trop d'elle.

- L'inciter à bouger.
- Aider la famille à s'adapter.

Explorer avec la personne les forces et les ressources qu'elle possède.

Discuter avec la personne de ses attentes.

- Vérifier avec elle si ses attentes sont réalistes.
- L'aider à nourrir des attentes réalistes.

Indiquer à la personne les services communautaires susceptibles de l'aider (counseling, cours d'affirmation de soi, par exemple).

DIMINUTION CHRONIQUE DE L'ESTIME DE SOI

DÉFINITION

Diminution chronique de l'estime de soi : Dévalorisation de longue date et entretien de sentiments négatifs vis-à-vis de soi-même ou de ses capacités.

CARACTÉRISTIQUES

(NORRIS ET KUNES-CONNELL, 1987)

essentielles (présentes dans 80 à 100 % des cas)

Caractéristiques chroniques ou qui existent depuis longtemps

Propos dévalorisants envers soi-même

Expression de sentiments de honte ou de culpabilité

Sentiment d'être incapable de faire face aux événements

Rejet des commentaires positifs et amplification des commentaires négatifs sur sa personne

Réticence à essayer de nouvelles choses ou à rechercher de nouvelles situations

secondaires (présentes dans 50 à 79 % des cas)

Échecs fréquents dans la vie professionnelle et personnelle

Docilité exagérée et caractère influençable

Piètre apparence (regard, attitude, mouvements)
Manque d'assurance ou passivité
Indécision
Besoin exagéré d'être rassuré

FACTEURS FAVORISANTS

Voir le diagnostic *Estime de soi perturbée.*

Résultats escomptés et critères d'évaluation

La personne reconnaîtra ses qualités et dira qu'elle n'a plus de symptômes d'état dépressif.

Indicateurs

- La personne est moins exigeante envers elle-même et a des attentes plus réalistes.
- La personne dit qu'elle accepte ses limites.
- La personne cesse de se critiquer.
- La personne cesse d'avoir des comportements autodestructeurs.
- La personne commence à s'affirmer (dans ses paroles et dans ses gestes).

Interventions

- Aider la personne à réduire son anxiété.
- Renforcer son sentiment d'identité.
  - Se montrer attentive.
  - Respecter l'espace vital de la personne.
  - S'assurer que l'on comprend bien ce qu'elle dit ou vit. (« Est-ce bien ce que vous voulez dire ? »)
- Encourager la personne quand elle essaie d'accomplir une tâche.
- Permettre à la personne d'agir avec le plus d'autonomie possible.
- L'aider à dire ce qu'elle pense et ce qu'elle ressent.
- L'inciter à rencontrer ou à contacter ses amis et les personnes affectivement importantes dans sa vie (lettres, appels téléphoniques).
- Se poser comme modèle dans ses contacts avec la personne.

- L'inciter à participer à des activités, surtout si celles-ci font appel à ses points forts.
- Ne pas la laisser s'isoler (voir la rubrique Interventions du diagnostic *Isolement social*).
- Réprouver les comportements négatifs comme l'agressivité, la malpropreté, la rumination ou les idées suicidaires. Consulter les diagnostics *Risque de suicide* et *Risque de violence* si ces problèmes sont décelés.
- Encourager la personne à faire de l'exercice physique vigoureux (par exemple, marche, cyclisme, natation). Éviter les activités de compétition.
- Aider la personne à développer ses aptitudes au travail et en société.
- L'adresser à un orienteur professionnel, au besoin.

Interventions auprès des **enfants**

- Fournir à l'enfant des occasions de réussir et de se sentir utile.
- Permettre à l'enfant de décorer son coin de chambre avec des images, ses biens et ses créations.
- Lui proposer des loisirs organisés ; lui donner aussi du temps libre.
- Veiller à ce qu'il continue son éducation au centre hospitalier ou à la maison. Prévoir des périodes de travail scolaire sans interruption.

Interventions auprès des **personnes âgées**

(MILLER, 1999)

- Appeler la personne par son nom.
- Utiliser le même ton de voix que s'il s'agissait d'une personne du même âge que soi.
- Éviter les termes qui s'appliquent aux bébés (par exemple, couches).
- Faire parler la personne de ses photos de famille, de ses biens personnels et de ses expériences.
- Éviter d'attribuer les handicaps au « vieillissement ».

- Frapper avant d'ouvrir la porte de la chambre ou des toilettes.
- Accorder à la personne le temps d'accomplir les tâches à son rythme.

DIMINUTION SITUATIONNELLE DE L'ESTIME DE SOI

DÉFINITION

Diminution situationnelle de l'estime de soi : Développement d'une perception négative de sa propre valeur en réaction à une situation (à préciser).

Note de l'auteure :

La *Diminution situationnelle de l'estime de soi* est un problème ponctuel mais, lorsque la personne continue de se dévaloriser sur une longue période, la diminution dite situationnelle peut engendrer une *Diminution chronique de l'estime de soi* (Willard, communication personnelle, 1991).

CARACTÉRISTIQUES

(NORRIS ET KUNES-CONNELL, 1987)

essentielles (présentes dans 80 à 100 % des cas)

Périodes d'autocritique négative déclenchées par des circonstances difficiles chez une personne qui avait auparavant une bonne opinion d'elle-même

Expression de sentiments négatifs envers soi-même (sentiment d'impuissance, d'incompétence)

secondaires (présentes dans 50 à 79 % des cas)

Autodépréciation

Expression de sentiments de honte ou de culpabilité

Sentiment d'être incapable de faire face à la situation

Difficulté à prendre des décisions

Négligence de sa personne

Isolement social

FACTEURS FAVORISANTS

Voir le diagnostic *Estime de soi perturbée.*

Résultats escomptés et critères d'évaluation

La personne envisagera l'avenir avec optimisme et retrouvera la capacité de fonctionner qu'elle connaissait auparavant.

Indicateurs

- La personne prend conscience de ce qui menace son estime de soi et s'emploie à résoudre le problème.
- La personne reconnaît ses qualités.
- La personne analyse son propre comportement et ses conséquences.
- La personne peut nommer au moins un aspect positif des changements qu'elle a connus.

Interventions

- Aider la personne à préciser et à exprimer ses sentiments.
- Utiliser la technique de l'auto-analyse (Murray, 2000).
  - Écrire une courte description de ce qui s'est passé et en indiquer les conséquences (par exemple, « Mon conjoint a eu une liaison. Je me sens trahie »).
  - Mettre par écrit trois aspects de cette situation dont on peut tirer profit.
- Faire comprendre à la personne qu'elle peut s'adapter à la nouvelle situation.
- Pousser la personne à imaginer des possibilités d'avenir favorables et des issues heureuses.
- Chercher dans quels domaines elle excelle (passe-temps, travail, école, relations) et les faire valoir pour renforcer ses qualités (charme, loyauté, minutie, etc.).
- Encourager la personne à faire de l'exercice physique vigoureux (par exemple, marche, cyclisme, natation). Éviter les épreuves de compétition.
- Aider la personne à accepter ses sentiments, même négatifs.

- L'inciter à analyser son comportement actuel et les conséquences de celui-ci (dépendance, hésitation, isolement, par exemple).
- L'aider à prendre conscience des généralisations et des automatismes négatifs (idées ou paroles : « Je ne serai jamais capable de faire cela », etc.).
- L'aider à prendre conscience de sa part de responsabilité dans la situation et lui montrer sur quoi elle peut agir (si elle rejette continuellement la faute sur les autres).
- Rechercher et mobiliser les sources de soutien possibles.
- Adresser la personne à un service communautaire susceptible de l'aider.

RISQUE DE DIMINUTION SITUATIONNELLE DE L'ESTIME DE SOI

DÉFINITION

Risque de diminution situationnelle de l'estime de soi : Risque de développement d'une perception négative de sa propre valeur en réaction à une situation (à préciser).

FACTEURS DE RISQUE

Voir le diagnostic *Estime de soi perturbée.*

Résultats escomptés et critères d'évaluation

La personne continuera d'envisager l'avenir avec optimisme et de reconnaître ses qualités.

Indicateurs

- La personne prend conscience de ce qui menace son estime de soi.
- La personne peut nommer au moins un aspect positif des changements qu'elle a connus.

Interventions

Voir le diagnostic *Diminution situationnelle de l'estime de soi.*

Conflit décisionnel (préciser)

DÉFINITION

Conflit décisionnel (préciser) : Incertitude quant à la ligne de conduite à adopter lorsque le choix entre des actes antagonistes implique un risque, une perte ou une remise en cause des valeurs personnelles.

CARACTÉRISTIQUES

(HILTUNEN, 1987)

essentielles (présentes dans 80 à 100 % des cas)

Doute quant au choix à faire (reconnu par la personne)

Peur des conséquences indésirables des mesures envisagées

Hésitation entre plusieurs solutions

Remise à plus tard de la prise de décision

secondaires (présentes dans 50 à 79 % des cas)

Angoisse (signalée par la personne) devant une décision à prendre

Égocentrisme

Signes physiques de détresse ou de tension (augmentation de la fréquence cardiaque, augmentation de la tension musculaire, agitation, etc.) dès que l'attention se porte sur la décision à prendre

Remise en question des valeurs et des convictions personnelles devant une décision à prendre

FACTEURS FAVORISANTS

Toute situation qui exige une prise de décision peut déclencher un conflit intérieur, particulièrement lorsque des interventions médicales complexes et dangereuses sont en jeu. Nous en présentons ici quelques exemples mais, bien entendu, il ne s'agit pas d'une liste exhaustive. Nous avons seulement voulu faire ressortir certaines situations potentiellement difficiles comportant des facteurs qui accentuent le problème.

Facteurs liés au traitement

Examens ou traitements (préciser) dont on doit peser le pour et le contre

- Intervention chirurgicale
  - Ablation d'une tumeur
  - Cataracte
  - Laminectomie
  - Orchiectomie
  - Chirurgie esthétique
  - Mise en place d'une prothèse articulaire
  - Hystérectomie
  - Greffe
  - Césarienne
- Examen diagnostique
  - Amniocentèse
  - Radiographie
  - Échographie
- Chimiothérapie
- Radiothérapie
- Dialyse
- Ventilation artificielle
- Alimentation entérale
- Hydratation par voie intraveineuse
- Emploi de médicaments durant le travail
- Thérapie anti-VIH

Facteurs liés au contexte (intrinsèques ou extrinsèques)

Actions dont on doit peser le pour et le contre

- Sur le plan personnel
  - Mariage
  - Séparation
  - Divorce
  - Paternité ou maternité
  - Contraception
  - Insémination artificielle
  - Adoption
  - Circoncision
  - Placement en famille d'accueil
  - Hébergement en institution d'un enfant ou d'un parent
  - Allaitement (au sein ou au biberon)
  - Avortement

Stérilisation
Placement dans un centre d'accueil
Transfert d'un centre de soins rural à un centre de soins urbain
Sur le plan du travail
Changement de carrière
Mutation
Investissement commercial
Déontologie
Manque d'informations pertinentes
Informations contradictoires
Désaccord au sein du réseau de soutien
Inexpérience en matière de prise de décision
Valeurs ou convictions personnelles imprécises
Conflit avec les valeurs ou les convictions personnelles
Résignation
Antécédents familiaux de mauvais pronostics
Perte de pouvoir liée à l'hospitalisation
Dilemmes éthiques
Qualité de vie
Suspension des mesures de réanimation
Débranchement des appareils servant au maintien des fonctions vitales
Avortement
Don d'organes

Facteurs liés à la croissance et au développement

Situations ou actions dont on doit peser le pour et le contre
Adolescent
Pression du groupe de pairs
Activité sexuelle
Consommation d'alcool ou de drogues
Emploi de contraceptifs
Maintien ou rupture d'une relation
Situations illégales ou dangereuses
Études supérieures
Choix de carrière

Adulte
- Changement de carrière
- Retraite
- Déménagement

Personne âgée
- Retraite
- Admission dans un centre d'accueil

Résultat escompté et critères d'évaluation

La personne fera un choix éclairé.

Indicateurs

- La personne énumère les avantages et les inconvénients des mesures envisagées.
- La personne parle de ses craintes et de ses inquiétudes touchant les mesures proposées et les réactions d'autrui.
- La personne définit le type de soutien qui lui sera le plus utile durant la prise de décision.

Interventions

- Établir avec la personne une relation d'ouverture et de confiance favorisant la compréhension réciproque et le soutien.
- Aider la personne à suivre une démarche cohérente pour prendre des décisions.
  - Aider la personne à définir clairement la nature du problème et à se convaincre qu'elle doit prendre une décision.
  - Examiner les conséquences qu'entraînerait l'inaction.
  - Inviter la personne à dresser la liste de toutes les solutions possibles.
  - Aider la personne à prévoir les conséquences de chaque solution.
  - Aider la personne à faire face à ses peurs.
  - Rétablir les faits si la personne est mal informée.
  - Aider la personne à vérifier si les solutions possibles risquent de remettre en cause ses valeurs et ses croyances.
  - Inciter la personne à prendre une décision.

- Encourager les proches de la personne à participer à toutes les étapes du processus de prise de décision.
- Aider la personne à explorer les valeurs et les relations personnelles qui peuvent influer sur sa décision.
- Soutenir la décision de la personne lorsqu'elle a été prise en toute connaissance de cause, même si cela implique de se trouver en contradiction avec ses propres valeurs. Consulter son propre conseiller spirituel, au besoin.
- Rassurer la personne en lui soulignant que la décision lui appartient et qu'elle a le droit de décider.
- Ne laisser personne amener le client à douter de sa capacité de prendre la décision.
- Collaborer avec les membres de la famille pour rendre le processus clair.

Intervention auprès des **enfants**

- Faire participer les enfants et les adolescents à la prise de décision.

Interventions auprès des **personnes âgées**

- Veiller à ce que la personne âgée participe aux décisions.
- Faciliter la communication entre les aînés, la famille et les professionnels.
- Au besoin, simplifier les explications et donner le pour et le contre de la décision.

*Confusion**

CONFUSION AIGUË
CONFUSION CHRONIQUE

DÉFINITION

Confusion : Perturbation ou risque de perturbation de la cognition, de l'attention, de la mémoire et de l'orientation, d'origine indéterminée.

Note de l'auteure :

J'ai ajouté la *Confusion* à la liste des diagnostics pour les cas où on ne connaît pas la cause de la confusion, le moment où elle a débuté ou combien de temps elle peut durer. Ainsi, l'infirmière peut éviter de faire un jugement hâtif quant au caractère aigu ou chronique du trouble. Il est important de faire une évaluation rigoureuse. Avant d'avoir en main toutes les données, on peut formuler le diagnostic de la façon suivante : *Confusion reliée à une étiologie inconnue se manifestant par* (préciser les preuves à l'appui).

CARACTÉRISTIQUES

essentielles (au moins une doit être présente)

Perturbation des fonctions suivantes

- Conscience
- Attention
- Perception
- Mémoire
- Orientation
- Pensée

secondaires (peuvent être présentes)

Illusions
Hypervigilance
Agitation

* Ce diagnostic ne figure pas actuellement dans la liste de l'ANADI, mais l'auteure l'a ajouté par souci de clarté et pour des raisons pratiques.

CONFUSION AIGUË

DÉFINITION

Confusion aiguë : Apparition soudaine et transitoire d'un ensemble de changements comportementaux accompagnés de perturbations touchant l'attention, la cognition, l'activité psychomotrice, le niveau de conscience ou le cycle veille-sommeil.

CARACTÉRISTIQUES

essentielles (doivent être présentes)

Apparition soudaine des troubles suivants
- Diminution de la capacité de se concentrer
- Désorientation
- Agitation
- Incohérence
- Peur
- Anxiété
- Excitation
- Hypervigilance

Les symptômes s'aggravent à la fin de la journée ou quand la personne est fatiguée.

secondaires (peuvent être présentes)

Illusions
Hallucinations
Délire
Fausse interprétation des stimuli

FACTEURS FAVORISANTS

Facteurs physiopathologiques

Maladie ou trouble entraînant l'apparition soudaine d'une hypoxie cérébrale ou d'une perturbation du métabolisme cérébral (Miller, 1999)
- Perturbation hydro-électrolytique
  - Déshydratation
  - Hypovolémie

- Acidose ou alcalose
- Hypercalcémie
- Hypokaliémie
- Hyponatrémie ou hypernatrémie
- Hypoglycémie ou hyperglycémie

Carence nutritive

- Carence en folate ou en vitamine B_{12}
- Anémie
- Carence en niacine
- Carence en magnésium

Trouble cardiovasculaire

- Infarctus du myocarde
- Insuffisance cardiaque congestive
- Dysrythmies
- Bloc cardiaque
- Artérite temporale

Trouble respiratoire

- Bronchopneumopathie chronique obstructive
- Embolie pulmonaire
- Tuberculose
- Pneumonie

Infection

- Septicémie
- Méningite, encéphalite
- Infection urinaire

Trouble métabolique et endocrinien

- Hypothyroïdie
- Hypopituitarisme
- Trouble parathyroïdien
- Hypocorticisme
- Hypotension posturale
- Hypothermie ou hyperthermie
- Insuffisance hépatique ou rénale

Trouble du SNC

- Infarctus multiples
- Maladie de Parkinson
- Neurosyphilis
- Tumeur
- Attaques et états consécutifs aux crises convulsives
- Maladie d'Alzheimer

Traumatisme crânien
Hydrocéphalie à pression normale

Facteurs liés au traitement

Facteurs entraînant une perturbation du métabolisme cérébral
- Intervention chirurgicale
- Intoxication médicamenteuse (par exemple, aux neuroleptiques ou aux narcotiques)
- Anesthésie générale
- Effets secondaires des médicaments
  - Diurétiques
  - Digitaline
  - Propanolol
  - Atropine
  - Hypoglycémiants oraux
  - Anti-inflammatoires
  - Anticholinergiques
  - Phénothiazines
  - Barbituriques
  - Méthyldopa
  - Disulfirame
  - Lithium
  - Phénytoïne
  - Anxiolytiques
  - Préparations vendues sans ordonnance contre le rhume, la toux ou pour le sommeil

Facteurs liés au contexte (intrinsèques ou extrinsèques)

Facteurs entraînant une perturbation du métabolisme cérébral
- Sevrage de l'alcool
- Sevrage des sédatifs, des hypnotiques
- Intoxication aux métaux lourds ou au monoxyde de carbone

Douleur, fécalome, immobilité ou dépression

Intoxication chimique ou médicamenteuse (préciser)
- Alcool
- Cocaïne
- Amphétamines
- Anticholinergiques

Opiacés
Barbituriques
Hallucinogène

Résultat escompté et critères d'évaluation

Les épisodes de délire diminueront.

Indicateurs

- La personne est moins agitée.
- La personne participe aux activités de la vie quotidienne.
- La personne est moins emportée par son esprit combatif.

Interventions

Rechercher les facteurs étiologiques ou favorisants.

- S'assurer que toutes les analyses ont été faites.
  - Laboratoire
    Numération globulaire et formule leucocytaire, électrolytes, analyses chimiques
    B_{12} et folate, thiamine
    Réaction réaginique
    TSH, T_4
    Taux de drogues – ETOH, barbituriques
    Thyroxine sérique et thyroxine libre
    Glucose sérique et glucose sanguin à jeun
    Analyse d'urine
  - Diagnostics
    Électroencéphalogramme
    Scanographie
    Électrocardiogramme
    Radiographie pulmonaire, crânienne
    Ponction lombaire
    Évaluation psychiatrique

Communiquer avec la personne de manière à favoriser un sentiment d'intégrité psychologique.

- Examiner les attitudes relatives à la confusion (les siennes, celles des aidants, des personnes importantes affectivement). Renseigner la famille, les personnes affectivement importantes et les aidants sur la situation et les stratégies d'adaptation.

- Faire preuve d'un niveau élevé d'empathie et de respect à l'égard de la personne.
- Essayer d'obtenir des renseignements qui permettront d'aborder des sujets utiles et importants lors des conversations avec la personne (ce qu'elle aime et n'aime pas ; intérêts, violons d'Ingres, travail). Faire les entrevues tôt dans la journée.
- Inciter les personnes affectivement importantes et les aidants à parler lentement, avec une voix grave et à un volume moyen (sauf s'il y a un déficit auditif). Les encourager à traiter la personne en adulte et à la regarder dans les yeux, comme s'ils s'attendent à être compris.
- Se montrer respectueux et favoriser les échanges.
  - Prêter attention à ce que la personne dit.
  - Saisir les commentaires sensés et poursuivre la conversation.
  - Appeler la personne par son nom et se présenter chaque fois qu'on établit le contact ; toucher la personne si cela lui convient.
  - Employer le nom que la personne préfère ; éviter « Mon vieux » ou « La mère ».
  - Se montrer accueillant et amical (par des sourires, une attitude peu pressée).
- Utiliser des aides à la mémorisation, s'il y a lieu.

Fournir des stimulations sensorielles utiles et en quantité suffisante.

- Veiller à ce que la personne soit orientée dans le temps et dans l'espace.
- Inviter la famille à apporter des objets familiers de la maison (par exemple, photographies sous verre antireflet, couverture).
- Parler de l'actualité, des activités de la saison (neige, activités nautiques) ; faire part de ses intérêts (voyages, artisanat).
- Vérifier si la personne est en mesure d'accomplir des tâches manuelles (par exemple, crochet, travail du bois).

- Pour apprendre une tâche ou une activité (par exemple, manger) à la personne, procéder par étapes simples et se limiter à une instruction à la fois.

Inviter la personne à se comporter comme quelqu'un en santé.

- Décourager le port des vêtements de nuit durant le jour.
- Encourager la personne à faire sa toilette et à soigner sa mise.
- Favoriser les contacts sociaux durant les repas.
- Prévoir une activité tous les jours.
- Encourager la personne à participer aux décisions.

Ne pas cautionner la confusion.

- Ne pas discuter avec la personne.
- Ne jamais se montre d'accord avec une phrase confuse.
- Ramener la personne à la réalité ; ne pas lui permettre de divaguer.
- Respecter l'horaire ; si des changements sont nécessaires, en faire part à la personne.
- Éviter de parler d'autres sujets avec des collègues, en présence de la personne.
- Fournir des explications simples et sans équivoque.
- Ne pas oublier de saluer la personne lorsqu'on arrive et de lui laisser un message approprié lorsqu'on la quitte (par exemple, « Je reviens dans 10 minutes »).
- Éviter les questions qui exigent de la réflexion.
- Remplacer les tâches à 5 ou 6 étapes par des tâches à 2 ou 3 étapes.

Promouvoir la sécurité.

- Veiller à ce que la personne ait une carte d'identité sur elle.
- Aménager les lieux pour que la personne puisse marcher de long en large, si elle le désire.
- Veiller à ce que les objets qui ne servent pas soient rangés.
- Garder les médicaments, les solutions de nettoyage et autres produits toxiques hors de portée.

- Si la personne est incapable de manipuler le bouton d'appel, utiliser un moyen de rechange (par exemple, clochette, rallonge branchée au système d'appel).

Décourager l'utilisation de contentions; recourir à d'autres moyens (Quinn, 1994; Rateau, 2000).

- Si le comportement de la personne nuit au traitement (par exemple, sonde gastrique, sonde urinaire, tube de perfusion intraveineuse), vérifier si le traitement est approprié.
- Vérifier si l'agitation est associée à la douleur. S'il y a utilisation d'analgésiques, régler la dose pour réduire les effets secondaires.
- Placer la personne dans une chambre avec d'autres patients qui peuvent la surveiller.
- Solliciter l'aide de la famille ou d'amis qui peuvent surveiller la personne pendant les périodes de confusion.
- Donner à la personne un objet à tenir (par exemple, un animal en peluche).

CONFUSION CHRONIQUE

DÉFINITION

Confusion chronique: Détérioration irréversible, de longue date ou progressive de la capacité d'interpréter les stimuli du milieu et des processus intellectuels, et qui se manifeste par des troubles de la mémoire, de l'orientation et du comportement.

CARACTÉRISTIQUES

essentielles (au moins une doit être présente)

Perte des facultés cognitives ou intellectuelles

Perte de mémoire

Perte de la notion du temps

Incapacité de faire des choix, de prendre des décisions

Incapacité de résoudre les problèmes, de raisonner
- Altération des perceptions
- Perte des capacités langagières
- Manque de jugement

Détérioration de l'affectivité ou de la personnalité
- Perte d'affect
- Diminution des inhibitions
- Perte de tact, de maîtrise des accès de colère
- Difficulté à reconnaître (les autres, les lieux, soi-même)
- Augmentation de l'égocentrisme
- Traits psychotiques
- Comportement antisocial
- Perte des réserves d'énergie

Perte de la conation ou de la capacité de planifier
- Perte de la capacité de planifier en général
- Altération de la capacité de fixer des objectifs, de planifier

Baisse progressive du seuil de résistance au stress
- Errance résolue
- Comportement violent, agité ou anxieux
- Comportement sans but
- Repli sur soi ou comportement d'évitement
- Comportements répétitifs compulsifs

FACTEURS FAVORISANTS

Facteurs physiopathologiques

(HALL, 1991)

Maladie entraînant une dégénérescence progressive du cortex cérébral
- Maladie d'Alzheimer
- Démence vasculaire
- Combinaison de démence sénile de type Alzheimer et de la démence vasculaire

Maladie ou intervention entraînant une perturbation de l'intégrité, de la structure ou du métabolisme de l'encéphale
- Maladie de Pick
- Maladie de Creutzfeldt-Jakob

Injection de substance toxique
Maladie neurologique dégénérative
Tumeur du cerveau
Chorée de Huntington
Maladie en phase terminale
- SIDA
- Cancer
- Insuffisance cardiaque
- Cirrhose
- Insuffisance rénale
- Bronchopneumopathie chronique obstructive

Trouble psychiatrique

Résultats escomptés et critères d'évaluation

La personne participera aux activités proposées en milieu thérapeutique et atteindra son niveau maximum d'indépendance.

Indicateurs

- La personne est moins frustrée.
- La personne a moins d'épisodes de combativité.
- La personne a moins besoin de contention.
- La personne dort plus longtemps la nuit.
- Le poids de la personne se stabilise ou augmente.

Interventions

- Voir la rubrique Interventions du diagnostic *Confusion aiguë*.

Observer la personne afin de déterminer ses comportements initiaux (Hall, 1994).

- Moment de la journée où la personne est au mieux de sa forme
- Temps de réponse à une question simple
- Niveau de distraction tolérable
- Jugement
- Conscience de son propre handicap
- Signes et symptômes de dépression
- Routine

Promouvoir un sentiment d'intégrité psychologique (Miller, 1999).

- Adapter la communication aux capacités de la personne. Dans certains cas, il sera nécessaire de faire des phrases très simples et de présenter une idée à la fois.
- Éviter de parler à la personne comme à un enfant ou sur un ton condescendant.
- Si la personne ne comprend pas, répéter les phrases en employant les mêmes mots.
- Faire des phrases affirmatives ; éviter les interdictions.
- Sauf en cas de danger, ne pas discuter avec la personne.
- Éviter les questions vagues, telles que « Qu'est-ce que vous aimeriez faire ? ». Demandez plutôt : « Voulez-vous faire une promenade ou faire du crochet ? ».
- Se montrer sensible aux sentiments que la personne tente d'exprimer.
- Éviter les questions auxquelles vous savez que la personne ne peut pas répondre.
- Si possible, utiliser des gestes pour renforcer ce qu'on dit.
- Toucher la personne pour attirer son attention ou manifester sa compassion, sauf si le contact provoque une réaction négative.
- Regarder la personne dans les yeux et maintenir une expression agréable sur le visage.
- Déterminer quel sens, chez la personne, joue le rôle dominant dans sa perception du monde (ouïe, odorat, goût, kinesthésie).
- Communiquer au moyen du sens préféré (Feil, 1992).

Promouvoir la sécurité.

- Veiller à ce que la personne ait une carte d'identité sur elle.
- Aménager les lieux pour que la personne puisse marcher de long en large, si elle le désire.
- Veiller à ce que les objets qui ne servent pas soient rangés.

- Garder les médicaments, les solutions de nettoyage et autres produits toxiques hors de portée.
- Si la personne est incapable de manipuler le bouton d'appel, utiliser un moyen de rechange (par exemple, clochette, rallonge branchée au système d'appel).

Décourager l'utilisation de contentions ; recourir à d'autres moyens (Quinn, 1994).

- Si le comportement de la personne nuit au traitement (par exemple, sonde gastrique, sonde urinaire, tube de perfusion intraveineuse), vérifier si le traitement est approprié.
  - Traitement par voie intraveineuse
    Camoufler les tubes sous un bandage de gaze non serré.
    S'il y a risque de déshydratation, offrir régulièrement à boire suivant un horaire établi.
    Choisir les points d'injection qui gênent le moins les mouvements.
  - Sonde urinaire
    Évaluer les causes de l'incontinence ; choisir les traitements en conséquence. Voir le diagnostic *Élimination urinaire altérée.*
    Placer le sac collecteur d'urine au pied du lit et la sonde entre les jambes de la personne plutôt qu'en travers de la cuisse. Assujettir la sonde à la jambe avec des bandes de Velcro.
  - Sonde gastrique
    Vérifier souvent si la sonde presse contre les narines.
    Camoufler le tube de gastrostomie à l'aide d'un bandage abdominal lâche.
    Si la personne arrache la sonde, employer des moufles plutôt que des contentions aux poignets.
- Vérifier si l'agitation est associée à la douleur. S'il y a utilisation d'analgésiques, régler la dose pour réduire les effets secondaires.
- Placer la personne dans une chambre avec d'autres patients qui peuvent la surveiller.

- Solliciter l'aide de la famille ou d'amis qui peuvent surveiller la personne pendant les périodes de confusion.
- Donner à la personne un objet à tenir (par exemple, un animal en peluche).

Veiller au confort de la personne et à la satisfaction de ses besoins élémentaires (par exemple, élimination, alimentation, bain, toilette, hygiène, sécurité). Voir les diagnostics appropriés dans les cas de personnes incapables de se prendre en charge par suite d'un déficit cognitif.

Utiliser divers moyens pour stimuler la personne.

- Musicothérapie
  - Faire jouer de la musique douce, des airs connus, durant les repas.
  - Choisir les pièces musicales parmi celles que les personnes préféraient dans leur jeunesse.
- Loisirs
  - Encourager la personne à faire de l'artisanat (tricot, crochet).
  - Inviter la personne à écrire.
  - Fournir des casse-tête.
  - Organiser des jeux de société.
- Remotivation
  - Les sujets abordés dans les séances de remotivation proviennent de suggestions faites par les chefs de groupes et sont fondés sur les intérêts des participants. Par exemple, ce peut être les animaux de compagnie, les plans d'eau, la mise en conserve de fruits et de légumes, le transport, les vacances (Janssen et Giberson, 1988).
  - Utiliser des associations et des analogies.

    « Si la glace est froide, alors le feu est... ? »

    « S'il fait clair le jour, alors la nuit il fait... ? »
- Exercices sensoriels
  - Stimuler la vue (au moyen d'objets aux couleurs vives de formes différentes, d'images, de décorations de couleur, de kaléidoscopes).
  - Stimuler l'odorat (au moyen de fleurs, de café, d'eau de cologne).

- Stimuler l'ouïe (agiter une cloche, jouer des disques).
- Stimuler le toucher (papier de verre, velours, laine d'acier, soie, animaux en peluche).
- Stimuler le goût (épices, sel, sucre, substances sures).

Thérapie par le souvenir (Smith, 1990 ; Burnside et Haight, 1994).

- Envisager de mettre sur pied des séances de thérapie individuelles ou en groupe. Discuter de la justification et des objectifs de cette thérapie avec les membres de l'équipe de soins. Bien se préparer avant de commencer. Consulter l'article de Burnside et Haight (1994) pour les protocoles à suivre dans les séances individuelles et de groupe.

Employer des techniques pour améliorer la résistance au stress chez les individus aux stades intermédiaires et avancés de la démence (Hall et Buckwalter, 1987 ; Miller, 1999).

- Atténuer les stimuli excessifs ou qui s'opposent les uns aux autres.
- Planifier et maintenir une routine établie.
- Faire appel aux capacités de la personne et respecter ses limites.
- Réduire la fatigue et l'anxiété.
- Permettre à la personne d'errer çà et là.
- Être attentif aux expressions de fatigue ou à l'augmentation de l'anxiété de la personne et réduire immédiatement les stimuli.

Discuter des avantages possibles de certains nutriments : zinc, choline, lécithine, sélénium, magnésium, β-carotène, acide folique, vitamine C et vitamine E (Miller, 1999).

Connaissances insuffisantes (préciser)

DÉFINITION

Connaissances insuffisantes (préciser) : Situation d'une personne qui manque d'informations sur son état de santé, ou qui n'a pas suffisamment d'habiletés psychomotrices pour suivre son programme thérapeutique.

Note de l'auteure :

On ne peut affirmer que les connaissances insuffisantes soient une réaction humaine, une perturbation ou une dysfonction. Ce peut être un facteur favorisant ou, tout au plus, la cause d'un problème (Jenny, 1987). Les connaissances insuffisantes peuvent provoquer diverses réactions, notamment l'anxiété ou un déficit de soins personnels. Quel que soit le diagnostic infirmier, par exemple *Élimination urinaire altérée* ou *Communication verbale altérée,* l'une des priorités d'intervention sera de prodiguer de l'enseignement à la personne et à sa famille. Lorsque l'enseignement fait partie des solutions visant à régler un problème de soins infirmiers, on l'inscrit à titre d'intervention. Par exemple, lorsqu'on doit donner à une personne des renseignements précis sur l'intervention qu'elle va subir, on peut formuler le diagnostic infirmier ainsi : *Anxiété reliée à un manque de connaissances sur le milieu hospitalier et les interventions à subir.* Si l'information est donnée pour aider la personne ou sa famille à administrer des soins à domicile, on peut écrire *Prise en charge inefficace du programme thérapeutique.*

CARACTÉRISTIQUES

essentielles (au moins une doit être présente)

Manque de connaissances théoriques ou pratiques, ou désir d'en savoir plus, exprimés par la personne

Illusions sur son état de santé

Erreurs dans la façon d'appliquer une mesure recommandée pour sa santé

secondaires (peuvent être présentes)

Non-intégration du programme thérapeutique aux habitudes de vie quotidiennes

Altération psychologique observée par l'infirmière ou exprimée par la personne (anxiété ou état dépressif, par exemple), due à des informations erronées ou à l'ignorance.

Constipation

PSEUDO-CONSTIPATION

RISQUE DE CONSTIPATION

DÉFINITION

Constipation : Diminution de la fréquence habituelle des selles, accompagnée d'une défécation difficile ou incomplète ou de l'émission de selles dures et sèches.

CARACTÉRISTIQUES

essentielles (au moins une doit être présente)

Selles dures et moulées *ou*

Nombre de défécations inférieur à trois fois par semaine

secondaires (peuvent être présentes)

Diminution des bruits intestinaux

Impression de plénitude rectale

Sensation de pression rectale

Effort et douleur à la défécation

Fécalome palpable

Sensation d'évacuation incomplète

FACTEURS FAVORISANTS

Facteurs physiopathologiques

Maladie ou traumatisme entraînant une perturbation des stimulations nerveuses, un affaiblissement des muscles du plancher pelvien ou l'immobilité

Lésion de la moelle épinière
Traumatisme de la moelle épinière
Spina bifida
Démence
Accident vasculaire cérébral, ictus
Maladie neurologique (sclérose en plaques, maladie de Parkinson)

Trouble entraînant une diminution de la vitesse du métabolisme
Obésité
Phéochromocytome
Neuropathie diabétique
Hypopituitarisme
Urémie
Hypothyroïdie
Hyperparathyroïdie

Trouble entraînant un affaiblissement de la réaction à l'envie de déféquer
Trouble affectif

Douleur à la défécation (par exemple, hémorroïdes, blessure au dos)

Diminution du péristaltisme reliée à l'hypoxie (d'origine cardiaque, d'origine respiratoire)

Facteur entraînant une incapacité de relâcher le sphincter anal ou une élévation de la pression dans le canal anal au repos
Accouchements multiples par les voies naturelles
Efforts de défécation chroniques

Facteurs liés au traitement

Effets secondaires de médicaments (préciser)
Antiacides (calcium, aluminium)
Fer
Baryum
Aluminium
Aspirine
Phénothiazines
Calcium
Anticholinergiques
Anesthésiques
Narcotiques (codéine, morphine)

Diurétiques
Antiparkinsoniens

Effets de l'anesthésie et d'une intervention chirurgicale sur le péristaltisme

Emploi habituel de laxatifs

Inflammation d'une muqueuse consécutive à la radiothérapie

Facteurs liés au contexte (intrinsèques ou extrinsèques)

Diminution du péristaltisme consécutive, par exemple, à l'immobilité, à la grossesse, au stress, au manque d'exercice

Habitudes d'élimination irrégulières

Croyances culturelles et idées préconçues sur la santé

Manque d'intimité

Carence en fibres alimentaires

Peur de la douleur rectale ou cardiaque

Erreurs de jugement

Déshydratation

Incapacité de percevoir les sensations liées au besoin de déféquer

Résultat escompté et critères d'évaluation

La personne signalera qu'elle va à la selle au moins tous les 2 ou 3 jours.

Indicateurs

- La personne décrit les éléments essentiels d'une selle réussie.
- La personne explique pourquoi elle doit modifier ses habitudes de vie.

Interventions

Expliquer l'importance d'un régime alimentaire équilibré.

- Rappeler la liste des aliments riches en fibres :
  - Fruits frais avec leur peau
  - Son, haricots secs

- – Noix et graines
- – Pains et céréales de grains entiers
- – Fruits et légumes cuits
- – Jus de fruits

- Faire consommer environ 800 g de fruits et de légumes (environ 4 fruits frais et 1 grosse salade) pour obtenir une selle normale tous les jours.
- Augmenter graduellement la quantité de son, selon la tolérance (on peut l'ajouter aux céréales, aux aliments cuits au four, etc.). Expliquer qu'il est nécessaire de boire quand on consomme du son.

Encourager la consommation quotidienne d'au moins 2 L de liquides – 8 à 10 verres – sauf s'il y a contre-indication. Limiter le café à deux ou trois tasses par jour.

Recommander à la personne de prendre un verre d'eau chaude 30 minutes avant le déjeuner ; cela peut stimuler l'évacuation intestinale.

Fixer un horaire régulier pour l'élimination. Si possible, utiliser une chaise d'aisances ou les toilettes plutôt que le bassin hygiénique.

Pour tirer pleinement parti des muscles abdominaux et des lois de la pesanteur, lui conseiller d'adopter la position idéale, soit la position demi-accroupie.

Apprendre à la personne le massage en douceur du bas de l'abdomen pendant qu'elle est aux toilettes.

Insister sur l'importance de réagir à l'envie de déféquer.

S'il y a présence d'un fécalome, introduire de l'huile minérale chaude et faire retenir de 20 à 30 minutes. Porter un gant bien lubrifié, fragmenter la masse fécale durcie et l'enlever. Vérifier s'il y a stimulation vagale (étourdissement, ralentissement du pouls).

Expliquer le danger d'utiliser des lavements et des laxatifs qui n'augmentent pas le volume du bol fécal (voir le diagnostic *Pseudo-constipation*).

Expliquer comment utiliser les laxatifs qui augmentent le volume du bol fécal, par exemple, le muciloïde hydrophile de psyllium (Metamucil, Effersyllium Citrucel, Fiber-con).

Insister sur l'importance de faire régulièrement de l'exercice.

- Recommander la marche.
- Si la marche est interdite, enseigner des exercices que l'on peut faire couché dans le lit ou assis sur une chaise :
  - Fléchir un genou et l'amener à la poitrine ; répéter 10 à 20 fois, pour chaque genou. Faire l'exercice trois ou quatre fois par jour.
  - Tourner le tronc d'un côté à l'autre, 10 à 20 fois, 6 à 10 fois par jour.

Diminuer la douleur rectale, si possible, en enseignant des mesures correctives.

- Appliquer délicatement un lubrifiant à l'anus pour diminuer la douleur à la défécation.
- Appliquer des compresses fraîches pour réduire les démangeaisons.
- Conseiller à la personne de prendre des bains de siège ou de se laisser tremper dans l'eau chaude (43 à 46 °C) durant 15 minutes.
- Conseiller à la personne de prendre un laxatif émollient ou de l'huile minérale à titre de mesure complémentaire.
- Demander au médecin s'il est indiqué de donner un anesthésique local ou un antiseptique.

Protéger l'intégrité de la peau autour de l'anus.

- Évaluer l'intégrité de la peau.
- La nettoyer à fond et délicatement avec un produit non irritant ; l'essuyer après la défécation avec un papier doux.
- Recommander un bain de siège après la défécation.
- Appliquer délicatement un lubrifiant ou un émollient.

Dispenser de l'enseignement, s'il y a lieu.

- Expliquer à la personne comment prévenir la pression rectale qui favorise les hémorroïdes.
- Recommander à la personne de ne pas rester trop longtemps assise sur la cuvette et d'éviter l'effort de défécation.
- Recommander des mesures visant à amollir les selles (régime riche en fibres alimentaires, apport liquidien important, etc.).

Interventions auprès des **enfants**

- Expliquer aux parents quelques-unes des causes de constipation chez les nourrissons et les enfants (sous-alimentation, régime riche en protéines et pauvre en glucides, carence en fibres, déshydratation).
- Dans les cas de selles dures et peu fréquentes :
  - Chez le nourrisson, ajouter du sirop de maïs ou des fruits au régime. Éviter le jus ou la compote de pommes.
  - Chez l'enfant, ajouter à son régime des céréales avec du son, du jus de prune, des fruits et des légumes.
- Si la constipation persiste, consulter le médecin.

Interventions auprès des **mères**

- Expliquer les facteurs de risque de constipation durant la grossesse et après l'accouchement (Reeder et coll., 1997) :
  - Ralentissement de la motilité gastrique
  - Augmentation du temps intestinal
  - Pression de l'utérus gravide
  - Distension des muscles abdominaux (postpartum)
  - Relâchement des intestins (postpartum)
- Expliquer les facteurs qui peuvent entraîner la formation d'hémorroïdes (effort de défécation, constipation, longues périodes debout, vêtements compressifs).
- Si la femme a des antécédents de constipation, lui expliquer comment utiliser les laxatifs qui augmentent le volume du bol fécal et gardent ainsi les selles

molles. Inviter la personne à éviter les autres types de laxatifs (par exemple, laxatifs de contact, huile minérale).

- Après l'accouchement, évaluer les bruits intestinaux, la présence de distension abdominale, les hémorroïdes, la tuméfaction du périnée et l'expulsion de flatuosités.
- Après l'accouchement, soulager la douleur des hémorroïdes, de l'épisiotomie ou des lacérations du périnée.
- Évaluer s'il y a lieu d'administrer un laxatif ou des suppositoires. Faire en sorte que la personne aille à la selle 2 ou 3 jours après l'accouchement.
- Voir le diagnostic *Constipation*.

Interventions auprès des **personnes âgées**

- Signaler que la fréquence des selles varie d'une personne à l'autre (par exemple, de 3 fois par jour à 3 fois par semaine).
- Signaler que certains médicaments peuvent provoquer la constipation (anticholinergiques, narcotiques, sulfate de fer, psychotropes, antiacides à l'aluminium et au calcium, antidépresseurs tricycliques, abus des antidiarrhéiques).

PSEUDO-CONSTIPATION

DÉFINITION

Pseudo-constipation : Autodiagnostic de constipation et utilisation de laxatifs, de lavements et de suppositoires pour assurer une élimination intestinale quotidienne.

CARACTÉRISTIQUES

(McLANE ET McSHANE, 1986)

essentielles (présentes dans 80 à 100 % des cas)

La personne s'attend à déféquer chaque jour et fait par conséquent un usage inconsidéré de laxatifs, de lavements ou de suppositoires.

La personne s'attend à déféquer à la même heure chaque jour.

FACTEURS FAVORISANTS

Facteurs physiopathologiques
Troubles entraînant des erreurs de jugement ; par exemple, psychonévrose obsessionnelle, dégradation du système nerveux central, dépression.

Facteurs liés au contexte (intrinsèques ou extrinsèques)
Croyances familiales et culturelles à l'origine de conceptions erronées.

Résultat escompté et critères d'évaluation

La personne dira qu'elle accepte d'aller à la selle tous les 2 ou 3 jours.

Indicateurs

- La personne s'abstient d'utiliser régulièrement des laxatifs.
- La personne explique les causes de la constipation.
- La personne décrit les dangers associés à l'emploi de laxatifs.
- La personne signale son intention d'augmenter sa ration de fibres alimentaires, son apport liquidien et son exercice quotidien, en tenant compte des recommandations qu'elle a reçues.

Interventions

- Examiner avec la personne ses habitudes et ses attentes quant à l'élimination intestinale.
- Préciser, sans brusquer la personne, qu'il n'est pas nécessaire d'aller à la selle tous les jours ; il peut suffire d'y aller tous les 2 ou 3 jours.
- Expliquer les dangers associés à l'usage régulier de laxatifs, de lavements ou de suppositoires :
  - Soulagement temporaire
  - Perturbation du métabolisme des nutriments, carences en riboflavine, calcium, magnésium, zinc, potassium

   - Déshydratation
   - Malabsorption des vitamines liposolubles A, D, E et K
   - Alternance de diarrhée et de constipation
   - Risque d'interactions médicamenteuses (par exemple, avec les diurétiques, la digoxine [Lanoxin])
- Expliquer l'importance d'un régime alimentaire équilibré (voir le diagnostic *Constipation*).
- Encourager la consommation quotidienne d'au moins 6 à 10 verres d'eau (sauf s'il y a contre-indication).
- Recommander à la personne de prendre un verre d'eau chaude 30 minutes avant le déjeuner; cela peut stimuler l'évacuation intestinale.
- Fixer un horaire régulier pour l'élimination.
- Insister sur l'importance de faire régulièrement de l'exercice.
   - Recommander la marche.
   - Si la marche est interdite, enseigner des exercices que l'on peut faire couché dans le lit ou assis sur une chaise :

     Fléchir un genou et l'amener à la poitrine; répéter 10 à 20 fois, pour chaque genou. Faire l'exercice trois ou quatre fois par jour.

     Tourner le tronc d'un côté à l'autre, 20 à 30 fois, 6 à 10 fois par jour.
- Souligner que les fonctions intestinales peuvent s'accomplir normalement sans le recours aux laxatifs, aux lavements ou aux suppositoires.

RISQUE DE CONSTIPATION

DÉFINITION

Risque de constipation : Risque de diminution de la fréquence habituelle des selles, accompagnée d'une défécation difficile ou incomplète, ou de l'émission de selles excessivement dures, sèches.

FACTEURS DE RISQUE

Voir le diagnostic *Constipation*.

Résultats escomptés et critère d'évaluation

La personne signalera qu'elle continue d'aller à la selle tous les jours ou tous les 2 ou 3 jours et qu'elle élimine de façon satisfaisante.

Indicateur

- La personne nomme les effets des liquides, des fibres et de l'activité sur l'élimination intestinale.

Interventions

- Voir le diagnostic *Constipation*.

Débit cardiaque diminué

DÉFINITION

Débit cardiaque diminué : Situation où la quantité de sang pompée par le cœur est insuffisante, ce qui entraîne une altération de la fonction cardiaque.

Note de l'auteure :

La résolution du problème de *Débit cardiaque diminué* exige des interventions complexes. La personne souffrant d'une diminution du débit cardiaque peut manifester diverses réactions qui perturbent son fonctionnement, telles que :

Intolérance à l'activité
Perturbation des habitudes de sommeil et de repos

Elle court également le risque de voir apparaître des complications physiologiques, telles que :

Dysrythmies
Choc cardiogénique
Insuffisance cardiaque

Je recommande à l'infirmière d'éviter le diagnostic de *Diminution du débit cardiaque* et de choisir un autre diagnostic qui décrit mieux le problème (voir le diagnostic *Intolérance à l'activité*).

En s'abstenant d'utiliser le diagnostic de *Débit cardiaque diminué,* l'infirmière est mieux placée pour décrire avec précision les situations relatives à la santé qu'elle peut traiter de façon autonome et les problèmes qu'elle peut traiter en collaboration.

CARACTÉRISTIQUES

Pression artérielle basse
Pouls rapide
Agitation
Cyanose
Dyspnée
Angine
Dysrythmies
Oligurie
Fatigabilité
Vertige
Œdème (aux extrémités, dans la région sacrée)

Déficit de volume liquidien

DÉFINITION

Déficit de volume liquidien : Situation où une personne qui ne suit pas une diète absolue présente ou risque de présenter une déshydratation vasculaire, interstitielle ou intracellulaire.

Note de l'auteure :

Ce diagnostic s'applique aux situations où l'infirmière peut prescrire un traitement définitif pour prévenir la déplétion liquidienne, ou pour limiter ou éliminer les facteurs favorisants, tels qu'une consommation insuffisante par voie orale. Les cas d'hypovolémie causés par une hémorragie ou le jeûne strict sont à considérer comme des problèmes à traiter en collaboration et non comme des diagnostics infirmiers. Les infirmières s'occupent de dépister ces situations et collaborent avec les médecins à l'administration des traitements. On peut qualifier ces cas de *Complication possible – Hémorragie* ou *Complication possible – Hypovolémie.*

CARACTÉRISTIQUES

essentielles (au moins une doit être présente)

Apport hydrique insuffisant par voie orale

Excreta supérieurs aux ingesta

Perte pondérale

Peau et muqueuses sèches

secondaires (peuvent être présentes)

Augmentation du taux de sodium sérique

Diminution ou augmentation excessive de la diurèse

Urine concentrée ou mictions fréquentes

Diminution de la turgescence de la peau

Soif, nausées ou anorexie

FACTEURS FAVORISANTS

Facteurs physiopathologiques

Maladies entraînant une diurèse excessive

Diabète non équilibré

Diabète insipide (sécrétion inadéquate de l'hormone antidiurétique)

Augmentation de la perméabilité capillaire et pertes par évaporation consécutives à une brûlure

Troubles ou anomalies entraînant des pertes
- Fièvre ou augmentation du métabolisme
- Écoulement anormal (plaie, menstruation abondante, etc.)
- Péritonite
- Diarrhée

Facteurs liés au contexte (intrinsèques ou extrinsèques)

Nausées et vomissements

Manque de motivation pour boire consécutif à la dépression ou à la fatigue

Régime « miracle » ou jeûne

Solution de gavage à forte concentration

Difficulté à avaler ou à se nourrir consécutive à la douleur dans la bouche ou à la fatigue

Exposition à une forte chaleur ou à un soleil cuisant, sécheresse

Pertes abondantes par des sondes ou des drains à demeure

Manque de liquide compte tenu de l'intensité de l'exercice ou de la température

Usage abusif de laxatifs, de lavements, de diurétiques ou d'alcool

Facteurs liés à la croissance et au développement

Nourrisson ou enfant
- Facteurs qui augmentent la vulnérabilité
  - Diminution des réserves liquidiennes
  - Baisse de la capacité des reins à concentrer l'urine

Personne âgée
- Augmentation de la vulnérabilité consécutive à une diminution des réserves liquidiennes et à une réduction de la sensation de soif

Résultat escompté et critères d'évaluation

La densité urinaire restera dans les limites de la normale.

Indicateurs

- La personne augmente son apport liquidien pour atteindre le niveau établi compte tenu de son âge et de ses besoins métaboliques.
- La personne nomme les facteurs de risque d'un déficit liquidien et exprime le besoin d'absorber plus de liquides quand c'est nécessaire.
- La personne ne présente aucun signe ni symptôme de déshydratation.

Interventions

- Noter quels liquides la personne aime et quels liquides elle n'aime pas ; lui servir ceux qu'elle préfère compte tenu de sa diète.
- Fixer un objectif pour chaque période de 8 heures (par exemple, 1000 mL le jour, 800 mL le soir et 300 mL la nuit).
- Vérifier si la personne sait pourquoi il est important de bien s'hydrater et sait comment répartir la prise de liquides.
- Demander à la personne de noter chaque jour dans un carnet son apport liquidien, les quantités d'urine éliminées et son poids (au besoin).
- Noter les apports liquidiens et s'assurer que la personne prend quotidiennement au moins 1500 mL de liquides par voie orale.
- Noter les pertes liquidiennes et prendre les mesures nécessaires pour que la personne élimine au moins 1000 à 1500 mL d'urine par jour. Noter s'il y a diminution de la densité urinaire.
- Peser la personne tous les jours, à la même heure et avec les mêmes vêtements. Une perte pondérale de 2 à 4 % est un signe de déshydratation légère et une perte pondérale de 5 à 9 % indique une déshydratation moyenne.
- Vérifier le dosage des électrolytes sériques et de l'azote uréique, la mesure de l'osmolalité de l'urine

et du sérum, la créatininémie, l'hématocrite et l'hémoglobine.

- Expliquer que le café, le thé et le jus de pamplemousse ont un effet diurétique et augmentent les pertes liquidiennes.
- En présence de vomissements, de diarrhées, de fièvre, de sondes ou de drains, augmenter l'apport liquidien de façon à compenser les pertes.
- Dans le cas d'écoulement d'une plaie :
  - Noter soigneusement la quantité et les caractéristiques des écoulements.
  - Au besoin, peser les compresses pour évaluer la perte liquidienne.
  - Couvrir la plaie pour réduire le plus possible la perte liquidienne.

Interventions auprès des **enfants**

- Noter le poids, la température, le volume et la concentration de l'urine. Noter aussi si l'enfant a la bouche sèche.
- Offrir à l'enfant les liquides sous des formes attrayantes (sucettes glacées [Popsicle], jus de fruit glacés, givrettes ou colorant végétal ajouté à l'eau, au lait ou à la gelée aux fruits [Jell-O]) ; préparer ces boissons avec l'aide de l'enfant.
- Servir les liquides dans des contenants amusants (tasses et pailles aux couleurs vives, etc.).
- Intégrer la prise de liquides à un jeu ou à une activité.

Interventions auprès des **personnes âgées**

- Inciter la personne à boire de 8 à 10 verres de liquides par jour, sans compter les boissons qui contiennent de la caféine, à moins de contre-indication (par exemple, dans les cas d'insuffisance rénale ou cardiaque).
- Lui conseiller de prendre au moins 4 verres d'eau ; mettre la personne en garde contre l'excès de caféine et de boissons sucrées.

- Expliquer à la personne qu'elle ne doit pas attendre d'avoir soif pour se rappeler qu'elle a besoin de liquides.
- Apprendre à la personne à évaluer son degré d'hydratation par la couleur de son urine.
- Vérifier si la personne évite de boire pour prévenir l'incontinence.

Désorganisation comportementale chez le nouveau-né/nourrisson

voir aussi

RISQUE DE DÉSORGANISATION COMPORTEMENTALE CHEZ LE NOUVEAU-NÉ/NOURRISSON page 443

ORGANISATION COMPORTEMENTALE CHEZ LE NOUVEAU-NÉ/NOURRISSON : RÉCEPTIVITÉ À PROGRESSER page 338

DÉFINITION

Désorganisation comportementale chez le nouveau-né/nourrisson : Perturbation de l'intégration des systèmes physiologiques et du comportement neurologique en réponse aux stimuli externes.

Note de l'auteure :

Ce diagnostic s'applique aux nouveau-nés et aux nourrissons qui ont de la difficulté à réguler les stimuli externes et à s'y adapter. Cet état résulte de l'immaturité des mécanismes de comportement neurologique et de l'augmentation des stimuli externes provenant de l'unité néonatale. Lorsqu'un nouveau-né/nourrisson est soumis à trop de stimuli ou d'agents stressants, il dépense de l'énergie pour s'y adapter, au détriment de sa croissance physiologique. L'objectif des soins infirmiers est d'aider le nouveau-né/nourrisson à conserver son énergie en réduisant les stimuli externes, lui accordant ainsi le temps de s'habituer aux manipulations, et lui procurant les stimuli sensoriels qui conviennent à son état physiologique et neurologique.

CARACTÉRISTIQUES

(VANDENBERG, 1990)

Système végétatif
- Troubles cardiaques
  - Augmentation de la fréquence cardiaque
- Troubles respiratoires
  - Apnée, tachypnée, halètement
- Teint
  - Pâleur autour des narines, teint mat autour de la bouche, peau marbrée, cyanosée, grisâtre, rouge
- Troubles viscéraux
  - Hoquet, haut-le-cœur, gémissement, vomissements
  - Effort de défécation
- Troubles moteurs
  - Épilepsie
  - Tremblements ou sursauts
  - Secousses musculaires
  - Toux
  - Éternuements
  - Bâillements
  - Soupirs

Système moteur
- Fluctuations du tonus
  - Flaccidité
    - Tronc
    - Extrémités
    - Visage
  - Hypertonie
    - Extensions des jambes
    - Saluts
    - Mouvements d'envol
    - Imitation de la position assise
    - Opisthotonos
    - Écartement des doigts
    - Extensions de la langue
    - Poings

Hyperflexions
Tronc
Extrémités
Position fœtale

Mouvements crispés, saccadés et incoordonnés

Organisation des états de vigilance
États diffus
Sommeil
Secousses musculaires
Bruits
Sursauts
Respiration irrégulière
Geignements
Grimaces
Pleurs durant le sommeil

Veille
Regard perdu ou vague
Regard rempli de panique, inquiet ou terne
Tension et agitation
Regard fixe
Fuite du regard
Pleurs faibles
Irritabilité
Changements abrupts d'état

Système d'attention et d'interaction
Déséquilibre entre les comportements de recul et d'accueil

Diminution de la capacité de faire partie d'interactions sociales réciproques ou de s'orienter en vue de les établir

Difficile à consoler

Problèmes de régulation
Capacité limitée ou inexistante d'utiliser les comportements réflexes pour conserver ou reprendre le contrôle
Changer de position
Bloquer les pieds ou les jambes
Sucer le poing

Plier les doigts
Mettre la main devant la bouche
Stress provoqué par plus d'un type de stimulus

FACTEURS FAVORISANTS

Facteurs physiopathologiques

SNC immature ou perturbé en raison des facteurs suivants
Prématurité
Exposition prénatale à des médicaments ou des drogues
Anomalies congénitales
Hypoglycémie
Infection
Hyperbilirubinémie
Diminution de la saturation en oxygène

Carences nutritives consécutives au vomissement, aux coliques, aux troubles de déglutition ou à une intolérance à l'alimentation

Excès de stimuli consécutif à la douleur, à la faim, une hypersensibilité orale ou à des variations de température

Facteurs liés au traitement

Excès de stimuli causé, par exemple, par des interventions effractives, la kinésithérapie de drainage, les contraintes, la photothérapie (ictère néo-natal), les tubes, le ruban adhésif, l'administration de médicaments, les déplacements, l'alimentation, le bruit (par exemple, alarmes, bruits prolongés)

Incapacité de voir les personnes qui le soignent en raison d'un bandeau sur les yeux

Facteurs liés au contexte (intrinsèques ou extrinsèques)

Soins dispensés par plus d'une personne

Déséquilibre entre les manipulations utilitaires et le toucher qui vise à consoler

Diminution de la capacité de se contrôler consécutive à un mouvement brusque, un bruit, la fatigue ou le manque de sommeil

Résultats escomptés et critères d'évaluation

Le nouveau-né/nourrisson fera preuve de stades de sommeil différenciés et de phases d'éveil calmes.

Indicateurs

- Le nouveau-né/nourrisson éprouve très peu de fluctuations de tonus et d'extensions musculaires.
- La régularité de la respiration et le teint du nouveau-né/nourrisson sont meilleurs lorsqu'on le manipule.

Les parents ou la personne qui s'occupe du bébé décriront des techniques pour réduire le stress environnemental dans l'institution ou à la maison.

Indicateurs

- La personne décrit les situations qui stressent le nouveau-né/nourrisson.
- La personne décrit les signes et les symptômes de stress chez le nouveau-né/nourrisson.

Interventions

Rechercher les facteurs étiologiques ou favorisants.

- Douleur
- Fatigue
- Cycles de sommeil et d'éveil incohérents
- Intolérance à l'alimentation

Réduire ou éliminer les facteurs favorisants dans la mesure du possible.

- Douleur
  - Établir les manifestations de l'état basal du nouveau-né/nourrisson et les consigner au dossier.
  - Relever les réactions qui s'éloignent de l'état basal et que l'on associe aux réactions de douleur néonatales (Grunau et Craig, 1987 ; Bozzette, 1993) :
    Expressions faciales (bouche ouverte, froncement des sourcils, grimaces, tremblements du menton, pli naso-labial, langue tendue)
    Réactions motrices (tressaillement, rigidité musculaire, poings fermés, retrait)
  - Dans les cas où la présence de douleur est soupçonnée mais ne se manifeste pas clairement

dans les comportements, demander au médecin s'il y a lieu de donner un analgésique à titre d'essai.
Évaluer la réaction du nouveau-né/nourrisson.

- Traiter immédiatement la douleur dont la cause est évidente (par exemple, suites opératoires, manque d'alimentation, interventions douloureuses, hyperglycémie ; consulter le guide Acute Pain Management Guideline Panel, 1992).
  Consulter le médecin sur l'analgésique à administrer.
  Administrer l'analgésique avant les interventions douloureuses.
  Considérer l'emploi de l'anesthésie locale pour les interventions douloureuses fréquentes (par exemple, ponction au talon, ponction veineuse).
- Lors de l'administration des analgésiques (Acute Pain Management Guideline Panel, 1992) :
  Diminuer la première dose et surveiller attentivement la réponse respiratoire.
  Établir la dose et les intervalles optimaux.
  Noter à quel moment la douleur resurgit.
  Vérifier si l'enfant paraît soulagé après avoir reçu une dose d'analgésique.
- Au moment indiqué, sevrer le nouveau-né/nourrisson doucement sur une période de plusieurs jours. Évaluer la réaction au sevrage.
  Consulter le médecin sur la façon de traiter la crise de sevrage, s'il y a lieu.

• Fatigue et cycles de sommeil et d'éveil incohérents
  - Évaluer si des interventions sont nécessaires et à quelle fréquence.
  - Établir un plan de soins pour les interventions qui ont lieu toutes les 4 heures.

• Intolérance à l'alimentation (Flandermeyer, 1993)
  - Diminuer le stress provoqué par l'alimentation.
    Établir le contact lentement.
    Toucher le dos du nouveau-né/nourrisson légèrement.
  - Placer les mains tout autour du nouveau-né/nourrisson.

  - Quand ce geste est toléré, soulever le nouveau-né/nourrisson de façon à ce qu'il ait le regard tourné vers la pièce, afin d'éliminer les stimulations visuelles.
  - Éviter toute stimulation auditive (par exemple, ne pas parler).
  - Donner le biberon au nouveau-né/nourrisson ; lui soutenir la mâchoire au besoin.
  - Une fois que le nouveau-né/nourrisson est bien installé, employer des techniques pour le calmer, lui tenir la main, le bercer.
- Se laisser guider par les signaux du nouveau-né/nourrisson pour établir le rythme et la qualité de l'interaction.
- Trouver une position qui facilite l'alimentation.

Prendre des mesures pour assurer le confort du nouveau-né/nourrisson quand il est dans un état d'éveil calme (Blackburn, 1993).

- Stimulation tactile (par exemple, massage, méthode kangourou).
- Musique, bruits intra-utérins (Collins et Kuck, 1991) ; faire jouer de la musique et évaluer la réaction.
- Emmailloter, bercer.

Réduire les stimuli externes.

- Bruit (Thomas, 1989)
  - Ne pas taper du doigt sur l'incubateur.
  - Mettre une couverture pliée sur l'incubateur s'il n'y a pas d'autre surface de travail disponible.
  - Ouvrir et fermer les hublots lentement.
  - Capitonner les portes de l'incubateur pour en amortir les bruits.
  - Retirer l'eau des tubes du respirateur.
  - Parler doucement lorsqu'on se trouve près du lit et seulement quand c'est nécessaire.
  - Baisser la tête du matelas lentement.
  - Placer le lit du nouveau-né/nourrisson loin des sources de bruit (par exemple, téléphone, interphone, appareils de l'unité de soins).

- Évaluer l'efficacité de se donner une heure de calme à chaque quart de travail.
  Noter ce qui se passe avant et après pour évaluer les effets sur le personnel, les nouveau-nés/nourrissons et les parents (Blackburn, 1993).
- Lumière
  - Utiliser un éclairage en spectre continu plutôt qu'une lumière blanche pour éclairer le lit.
  - Couvrir les berceaux, les incubateurs et les radiateurs complètement durant les périodes de sommeil et partiellement durant les phases d'éveil.
  - Protéger les yeux du nouveau-né/nourrisson en formant une tente au-dessus de lui avec une couverture ou une boîte coupée.

Placer le nouveau-né/nourrisson dans des positions qui autorisent les flexions mais ne l'amènent pas à battre l'air, à s'arc-bouter ni à se tortiller.

Réduire le stress provoqué par les manipulations.

- Pour déplacer ou soulever le nouveau-né/nourrisson, l'envelopper de couvertures afin qu'il soit plus facile de le tenir dans ses mains.
- Garder le nouveau-né/nourrisson enveloppé durant les interventions et les soins.
- Le manipuler lentement et avec douceur.
- Amorcer toutes les interactions et les traitements par la stimulation d'un seul sens à la fois (par exemple, le toucher), puis passer lentement aux stimuli visuels, auditifs et aux déplacements.
- Noter les signaux qui manifestent que le nouveau-né/nourrisson est prêt, stable ou au bord de la désorganisation ; réagir aux signaux.
- Accorder au nouveau-né/nourrisson des périodes de 2 ou 3 heures pendant lesquelles on ne le dérange pas.
- Utiliser l'aspiration ou le drainage postural au besoin plutôt qu'en permanence.

Réduire les comportements neurologiques désorganisés durant le transport (transferts) (Little et coll., 1994).

- Établir un plan de transport où les tâches de chaque membre de l'équipe sont définies.

- Avant de le transporter, indiquer à l'infirmière principale les comportements qui signalent le stress chez ce nouveau-né/nourrisson.
- Emmailloter le nouveau-né/nourrisson ou le déposer dans un nid de couvertures.
- Veiller à ce que le matériel de transport soit prêt (par exemple, le respirateur). Réchauffer le matelas ou utiliser une peau de mouton.
- Déplacer le nouveau-né/nourrisson avec soin et délicatement. Éviter de parler si possible.
- Si les comportements de stress se manifestent, faire une pause et permettre au nouveau-né/nourrisson de se stabiliser.

Solliciter la participation des parents.

- Encourager les parents à exprimer leurs sentiments, leurs craintes et leurs attentes. Corriger les fausses idées avec tact.
- Apprendre aux parents les signes et les comportements qui indiquent que leur nouveau-né/nourrisson éprouve un stress.
- Aider les parents à avoir avec le nouveau-né/nourrisson des interactions adaptées à son état et son niveau de développement.

Enseigner les soins à donner et faire les demandes de consultation nécessaires.

- Préparer les parents à prendre en charge leur nouveau-né/nourrisson. Leur donner les renseignements et la formation nécessaires sur les sujets suivants (Johnson-Crowley, 1993).
  - Santé
    Alimentation, hygiène
    Sécurité, température
    Maladie, infection
    Croissance et développement
  - Modulation des états de vigilance
    Stimulation appropriée
    Cycles de sommeil et d'éveil

- Interactions des parents et du nouveau-né/nourrisson
  Comportements à surveiller
  Signes de stress
- Environnement du nouveau-né/nourrisson
  Stimulation provenant des personnes et des choses
  Rôle du père et des frères et sœurs
  Comment jouer avec le nouveau-né/nourrisson
- Stratégies d'adaptation des parents et soutien
  Mettre sur pied le suivi à domicile

Détresse spirituelle

RISQUE DE DÉTRESSE SPIRITUELLE

BIEN-ÊTRE SPIRITUEL : MOTIVATION À S'AMÉLIORER

DÉFINITION

Détresse spirituelle : État d'une personne ou d'un groupe qui vit une perturbation dans le système de croyances ou de valeurs qui procure la force, l'espoir et la signification dans la vie.

CARACTÉRISTIQUES

essentielle (doit être présente)

Ébranlement de la foi

secondaires (peuvent être présentes)

Interrogations sur le sens de la vie, de la mort et de la souffrance

Remise en question du système de croyances

Manifestations de découragement ou de désespoir

Refus d'observer ses pratiques religieuses habituelles

Sentiments ambivalents (doutes) au sujet de ses croyances

Sentiment qu'il n'y a aucune raison de vivre

Sentiment de vide spirituel

Détachement émotionnel face à soi-même et à son entourage

Inquiétude (colère, ressentiment, peur) face au sens de la vie, à la souffrance et à la mort

Recherche d'un soutien spirituel parce que sa foi est ébranlée

FACTEURS FAVORISANTS

Facteurs physiopathologiques

États ou événements entraînant une remise en cause du système de croyances ou une rupture de ses liens spirituels

- Perte d'une fonction ou d'une partie du corps
- Douleur
- Phase terminale d'une maladie
- Maladie invalidante
- Traumatisme
- Fausse couche, naissance d'un mort-né

Facteurs liés au traitement

Conflit entre le programme prescrit (préciser) et ses croyances

- Avortement
- Intervention chirurgicale
- Transfusion sanguine
- Restrictions alimentaires
- Isolement
- Amputation
- Médicaments
- Traitements médicaux

Facteurs liés au contexte (intrinsèques ou extrinsèques)

Décès ou maladie d'une personne affectivement importante

Gêne face à l'observance des pratiques religieuses

Incapacité d'observer ses pratiques religieuses au centre hospitalier

- Restrictions imposées par le fait d'être dans une unité de soins intensifs

Alitement ou isolement de protection
Présence d'autres personnes dans la chambre
Impossibilité d'avoir les aliments ou le régime prescrits par sa religion

Conflit de valeurs avec la famille, les amis ou le personnel soignant

Divorce, séparation d'avec les êtres chers

Résultat escompté et critères d'évaluation

La personne dira qu'elle est satisfaite de sa vie spirituelle.

Indicateurs

- La personne continue d'observer les pratiques religieuses qui ne lui sont pas préjudiciables.
- La personne dit qu'elle se sent moins coupable et moins anxieuse.

Interventions

- Montrer que l'on accepte les diverses croyances et pratiques religieuses.
- Adopter une attitude de tolérance.
- Reconnaître l'importance des besoins spirituels.
- Faire preuve d'ouverture d'esprit par rapport aux besoins spirituels.
- Accorder à la personne l'intimité et la tranquillité nécessaires pour faire sa prière quotidienne, pour recevoir la visite de son conseiller spirituel, pour lire les textes sacrés ou pour méditer.
- Demander au conseiller spirituel de la personne des renseignements sur ses pratiques et lui demander de célébrer un service ou des rites religieux, si la personne le désire.
- Respecter les pratiques alimentaires de la personne lorsqu'elles ne portent pas atteinte à sa santé.
- Encourager la personne à pratiquer les rituels religieux qui ne sont pas préjudiciables à sa santé.

- Permettre à la personne de prier en groupe ou de demander à quelqu'un de lui faire la lecture (un membre de son groupe religieux ou un membre du personnel soignant qui se sent à l'aise dans cette activité).
- Faire comprendre qu'il est « permis » de parler de vie spirituelle avec l'infirmière en abordant au besoin le sujet du bien-être spirituel.
- En posant des questions sur les croyances et les expériences spirituelles passées, aider la personne à prendre du recul face à la situation actuelle.
- Offrir de prier, de méditer avec le client ou de lui faire la lecture si on se sent à l'aise de le faire, ou le faire faire par un autre membre du personnel soignant si cela convient mieux.
- Être disponible et prête à écouter lorsque le client exprime ses doutes, sa culpabilité ou d'autres sentiments négatifs.
- Si la personne est incapable de se confier à son conseiller spirituel habituel, offrir de faire appel à un autre soutien spirituel (par exemple, aumônier du centre hospitalier, service de la pastorale).

Interventions auprès des **enfants**

- Permettre à l'enfant d'accomplir ses pratiques spirituelles habituelles (par exemple, prières au coucher, visites à la chapelle).
- Lui demander si la maladie a changé ses croyances (par exemple, ce qu'il demande dans ses prières).
- Souligner que les accidents ou la maladie ne sont pas infligés pour punir des « mauvaises » actions.
- Soutenir l'adolescent qui s'interroge sur l'enseignement spirituel.
- Dans le cas d'une opposition des parents au traitement d'un enfant :
  - Si les parents refusent de faire soigner l'enfant, les inviter à évaluer la possibilité d'utiliser un autre type de traitement (techniques spéciales pour opérer sans transfusion sanguine, par exemple). Aider les parents à prendre une décision éclairée,

même si cette décision est en conflit avec les valeurs de l'infirmière.
- Si les parents refusent encore, le médecin ou la direction du centre hospitalier peuvent obtenir une ordonnance du tribunal nommant un tuteur temporaire qui donnera son consentement au traitement.
- Appeler le conseiller spirituel des parents pour qu'il leur donne son soutien (et qu'il donne un soutien à l'enfant, si nécessaire).
- Encourager les parents à exprimer leurs sentiments négatifs.

RISQUE DE DÉTRESSE SPIRITUELLE

DÉFINITION

Risque de détresse spirituelle : État d'une personne ou d'un groupe qui risque de vivre une perturbation dans le système de croyances ou de valeurs qui procure la force, l'espoir et la signification dans la vie.

FACTEURS DE RISQUE

Voir la rubrique Facteurs favorisants du diagnostic *Détresse spirituelle.*

Résultat escompté et critères d'évaluation

La personne indiquera que son harmonie spirituelle est intacte.

Indicateurs

- La personne continue la pratique de ses rituels spirituels habituels.
- La personne indique qu'elle ressent un plus grand bien-être après la consultation.

Interventions

- Voir la rubrique Interventions du diagnostic *Détresse spirituelle.*

BIEN-ÊTRE SPIRITUEL : MOTIVATION À S'AMÉLIORER

DÉFINITION

Bien-être spirituel : motivation à s'améliorer : Le bien-être spirituel est le cheminement d'une personne qui cherche à découvrir le sens caché de la vie en créant une unité harmonieuse entre elle-même et le monde grâce à sa force intérieure.

CARACTÉRISTIQUES

(CARSON, 1989)

Forces intérieures

- Conscience immédiate
- Force d'unification
- Paix intérieure
- Relations de confiance
- Source sacrée

Motivation et engagement impalpables orientant la personne vers la recherche des valeurs ultimes de l'amour, du sens de la vie, de l'espoir, de la beauté et de la vérité

Relation de confiance avec la réalité transcendantale qui permet de donner un sens aux expériences de la vie, d'y puiser de l'espoir et de s'engager avec amour dans ses relations interpersonnelles

Capacité de donner un sens et un but à son existence

FACTEURS FAVORISANTS

Puisque ce diagnostic fait état d'un bon fonctionnement, il n'est pas nécessaire de mentionner de facteurs favorisants.

Résultats escomptés et critères d'évaluation

La personne fera état d'une plus grande harmonie spirituelle et se sentira plus complète.

Indicateurs

- La personne continue de maintenir sa relation avec une force supérieure.
- La personne continue d'accomplir les pratiques spirituelles qui ne nuisent pas à sa santé.

Interventions

- Soutenir la personne dans ses pratiques spirituelles. Consulter les Interventions destinées à éliminer les barrières à la pratique spirituelle qui sont décrites au diagnostic *Détresse spirituelle.*

*Deuil**

DEUIL ANTICIPÉ

DEUIL DYSFONCTIONNEL

DÉFINITION

Deuil : Réaction humaine naturelle (ayant une dimension psychosociale et une dimension physiologique) d'une personne ou d'une famille à une perte réelle ou ressentie (personne, objet, fonction, statut, relation).

Note de l'auteure :

Les diagnostics de *Deuil*, de *Deuil anticipé* et de *Deuil dysfonctionnel* sont les trois réactions possibles d'une personne ou d'une famille face à une perte. Le diagnostic de *Deuil* rend compte de la période de peine normale qui accompagne une perte et du travail de deuil qui s'effectue durant ce temps. Celui de *Deuil anticipé* décrit la réaction d'une personne qui a commencé son deuil avant la perte, tandis que celui de *Deuil dysfonctionnel* concerne l'inadaptation d'une personne qui ne passe pas par le processus de deuil ou le refoule, ou encore qui reste en deuil trop longtemps. Dans les trois cas, l'infirmière doit aider la personne à effectuer le travail de deuil. Pour le diagnostic de *Deuil dysfonctionnel*, elle doit de plus chercher à réduire les réactions excessives, prolongées et problématiques.

CARACTÉRISTIQUES

essentielle (doit être présente)

Perte réelle ou ressentie (personne, objet, fonction, statut, relation), signalée par la personne

* Ce diagnostic ne figure pas actuellement dans la liste de l'ANADI, mais l'auteure l'a ajouté par souci de clarté et pour des raisons pratiques.

secondaires (peuvent être présentes)
Déni
Culpabilité
Colère
Désespoir
Sentiment d'inutilité
Idées suicidaires
Larmes
Tristesse
Idées délirantes
Phobies
Asthénie
Incapacité de se concentrer
Hallucinations visuelles, auditives ou tactiles portant sur la personne ou l'objet perdu
Comportements indiquant la recherche et un désir ardent de l'objet perdu

FACTEURS FAVORISANTS

Beaucoup de situations peuvent donner naissance à des sentiments de perte. Quelques-unes des mieux connues sont présentées ci-dessous.

Facteurs physiopathologiques
Perte d'une fonction ou perte d'indépendance consécutive à un traumatisme ou à un trouble :
neurologique
cardiovasculaire
sensoriel
musculo-squelettique
digestif
rénal

Facteurs liés au traitement
Perte associée, par exemple, à la dialyse ou à une opération (mastectomie, colostomie, hystérectomie)

Facteurs liés au contexte (intrinsèques ou extrinsèques)
Effets négatifs et pertes associés à certains états (par exemple, douleur chronique, maladie en phase terminale, mort)

Changements dans le mode de vie
- Naissance d'un enfant
- Mariage
- Séparation
- Divorce
- Départ d'un enfant (études à l'extérieur, mariage, etc.)
- Retraite

Sentiment d'être privé de son intégrité en raison d'un handicap, de cicatrices, d'une maladie, etc.

Facteurs liés à la croissance et au développement

Pertes liées au vieillissement
- Amis
- Fonction
- Emploi
- Chez-soi

Perte des espoirs et des rêves

Résultat escompté et critères d'évaluation

La personne exprimera son chagrin.

Indicateurs

- La personne verbalise ce que représente la mort ou la perte pour elle.
- La personne parle de son deuil avec les personnes affectivement importantes dans sa vie (enfants, conjoint).

Interventions

Gagner la confiance de la personne.

Offrir un soutien à la personne et à la famille.

Expliquer les réactions provoquées par la perte.
- Choc et incrédulité
- Prise de conscience de la perte
- Récupération
- Manifestations somatiques

Faire un retour sur les expériences passées.

Déceler et mettre en valeur les forces de chaque membre de la famille.

Inciter les membres de la famille à évaluer leurs sentiments et à se soutenir mutuellement. Permettre à chaque membre de la famille de parler de son deuil en privé.

Aider la famille à franchir chaque étape du travail de deuil.

- Face au déni
  - Expliquer aux autres membres de la famille pourquoi l'un d'eux nie la perte.
  - Ne pas forcer la personne à dépasser l'étape du déni sans y être préparée émotionnellement.
- Face à l'isolement
  - Accorder des moments d'intimité à la personne afin de l'aider à se valoriser à ses propres yeux.
  - Encourager la personne et sa famille à reprendre graduellement leur vie sociale (groupe de soutien, groupe religieux, etc.).
- Face à la mélancolie
  - Évaluer la gravité de la mélancolie et intervenir en conséquence.
  - Faire preuve d'empathie et montrer à la personne qu'on comprend son chagrin (« Ce doit être très difficile »).
- Face à la colère
  - Expliquer à la famille que la colère est une façon d'essayer d'avoir de l'emprise sur son milieu quand on se sent impuissant face à la perte subie.
  - Encourager les membres de la famille à verbaliser leur colère.
- Face à la culpabilité
  - Inciter la personne à chercher les côtés positifs de sa relation avec la personne défunte.
  - Ne pas relever les propos de la personne exprimant la culpabilité et ne pas tomber avec elle dans le piège des regrets.
- Face à la peur
  - Concentrer son attention sur le présent et créer une atmosphère sécurisante.

- Face au rejet
  - Expliquer aux membres de la famille la signification de cette réaction.
- Face à l'hystérie
  - Réduire les facteurs de stress dans le milieu (par exemple, limiter le personnel).
  - Fournir à la personne un endroit sécurisant et privé où elle pourra exprimer son chagrin.
  - Déterminer si la famille veut voir la personne défunte et si elle a des souhaits particuliers à cet égard (Vanezix, 1999).

    Respecter les désirs de la famille.
    Préparer les membres de la famille aux changements qu'ils vont constater sur la dépouille.

    Retirer tous les appareils ; enlever les draps souillés.

    Appuyer les membres de la famille dans leurs désirs (par exemple, de tenir, de laver, de toucher, d'embrasser la personne défunte).

Relever les facteurs qui peuvent nuire au bon déroulement du processus de deuil (Varcorolis, 1998).

- Grande dépendance à l'égard de la personne défunte
- Conflits non résolus
- Âge de la personne défunte
- Réseau de soutien inadéquat
- Nombre de pertes qui ont précédé celle qui vient de survenir
- Santé physique et mentale de la personne en deuil

Expliquer à la personne et à sa famille quels sont les signes de résolution du deuil (voir le diagnostic *Deuil dysfonctionnel*).

Rechercher des organismes ou des services susceptibles d'aider la personne engagée dans le processus de deuil.

Interventions auprès des **enfants**

- Encourager les parents et le personnel à dire la vérité et donner des explications faciles à comprendre.

- Demander aux parents et aux proches de bien entourer les enfants pendant le processus de deuil.
- Explorer avec l'enfant sa conception de la mort compte tenu de son stade développemental.
- Corriger les idées fausses sur la mort, la maladie et les rituels (enterrement, etc.).
- Préparer l'enfant aux réactions de deuil des autres.
- Si l'enfant assiste à l'enterrement ou se rend au salon funéraire, lui expliquer d'abord en détail le déroulement de l'événement, les rites qui s'y rattachent et le comportement que les personnes en deuil doivent adopter. (La famille peut prévoir une courte visite de l'enfant, avant l'arrivée des autres visiteurs.)
- Permettre à l'enfant d'exprimer ses craintes.
- Laisser l'enfant dans sa famille lors du processus de deuil.
- Donner des explications précises sur la maladie ou la mort du frère ou de la sœur de l'enfant.

Interventions auprès des **mères**

Aider les parents dont le bébé meurt (nouveau-né, mort-né, fausse couche) à accomplir le travail de deuil (Mina, 1985).

- Employer le nom du bébé en parlant de la perte.
- Permettre aux parents de parler de leurs rêves et de leurs espoirs.
- Donner aux parents l'occasion de rencontrer l'aumônier de l'hôpital ou leur propre ministre du culte.
- Encourager les parents à voir et à tenir leur bébé pour se convaincre de la réalité de leur perte.
- Préparer un balluchon-souvenir (enveloppé dans une couverture de bébé propre)(photographie [Polaroid], bracelet d'identité, empreinte de pieds et certificat de naissance, mèche de cheveux, carte de berceau, bande imprimée du moniteur fœtal, couverture du bébé).
- Inciter les parents à partager l'expérience avec les frères et sœurs à la maison (indiquer des articles ou des textes appropriés).

- Prévoir un suivi ou les diriger vers des services qui pourront leur apporter un soutien après leur départ de l'hôpital (par exemple, services sociaux, groupe d'entraide).

Aider les personnes dans l'entourage à réconforter les parents affligés.

- Souligner l'importance de reconnaître ouvertement la mort de l'enfant.
- Si le bébé ou le fœtus avait un nom, l'employer dans les conversations.
- Envoyer des cartes de condoléances.

DEUIL ANTICIPÉ

DÉFINITION

Deuil anticipé: Réactions intellectuelles et émotionnelles par lesquelles les individus (familles, collectivités) entament, par un travail personnel, le processus de modification du concept de soi selon la perception de la perte potentielle.

CARACTÉRISTIQUES

essentielle (doit être présente)

Expression de détresse face au risque de perte

secondaires (peuvent être présentes)

Déni

Culpabilité

Colère

Tristesse

Altération des habitudes alimentaires

Altération des habitudes de sommeil

Altération des rapports sociaux

Altération des modes de communication

Diminution de la libido

FACTEURS FAVORISANTS

Voir le diagnostic *Deuil*.

Résultat escompté et critères d'évaluation

La personne exprimera son chagrin.

Indicateurs

- La personne participe à la prise des décisions concernant l'avenir.
- La personne parle de ses problèmes avec les personnes affectivement importantes dans sa vie.

Interventions

- Inviter la personne à exprimer ses inquiétudes, ses peurs et à parler des effets sur son mode de vie.
- Favoriser l'intégrité de la personne et de la famille en reconnaissant leurs forces et en indiquant que leurs réactions sont normales.
- Préparer la personne et la famille aux réactions de deuil.
- Favoriser la solidarité de la famille.
- Aider la famille à retrouver l'espoir.
  - Fournir des informations exactes et précises.
  - Résister à la tentation de donner de faux espoirs.
  - Aborder sans réticence les inquiétudes de la famille.
- Aider la famille à traverser chaque étape du processus de deuil.
- Face au déni
  - Commencer par offrir un soutien à la personne, puis l'amener à prendre conscience de sa perte petit à petit (lorsqu'on la sent prête à faire une telle prise de conscience).
- Face à l'isolement
  - Toujours écouter la personne et la famille, et fixer une heure régulière de rencontre.
  - Donner à la personne et à sa famille l'occasion d'explorer leurs émotions.

- Face à la mélancolie
  - Commencer par résoudre les problèmes simples et progresser graduellement vers des stratégies visant l'acceptation de la perte.
  - Valoriser la personne par des renforcements positifs.
- Face à la colère
  - Permettre à la personne de pleurer pour libérer la tension.
  - Inviter les personnes affectivement importantes dans la vie de la personne en deuil et les professionnels de la santé à lui apporter leur soutien.
- Face à la culpabilité
  - Permettre à la personne de pleurer.
  - Favoriser une expression plus directe des sentiments.
  - Chercher des moyens de résoudre le sentiment de culpabilité.
- Face à la peur
  - Aider la personne et sa famille à prendre conscience de leur peur.
  - Découvrir les attitudes de chacun face à la perte, à la mort, etc.
  - Parler des stratégies d'adaptation de la personne et de la famille.
- Face au rejet
  - Encourager la personne à verbaliser ses sentiments de rejet pour réduire sa tension émotionnelle.
  - L'amener à reconnaître que l'expression de la colère peut entraîner le rejet.
  - Avertir la personne que les sédatifs et les tranquillisants peuvent inhiber ou retarder les réactions émotionnelles à la perte.
  - Décrire les signes de réactions dysfonctionnelles et veiller à ce que la personne reçoive l'aide nécessaire.
  - Expliquer les solutions possibles pour traiter la personne en phase terminale.
    Soins à domicile
    Centre hospitalier
    Hospice

– Exposer les avantages de soigner à domicile un membre de la famille en phase terminale (Vickers, 2000).
  - Accès illimité auprès de la personne
  - Maintien de l'intégrité de la famille
  - Occasions plus nombreuses d'obtenir le soutien et l'aide de parents et d'amis
  - Diminution de l'isolement de la personne mourante
– Parler des inconvénients des soins à domicile et des inquiétudes qu'ils suscitent.
  - Obligation d'assumer la responsabilité 24 heures sur 24
  - Manque de préparation pour cette expérience
  - Sentiments d'inaptitude
  - Manque d'unité familiale
– Encourager les personnes à reprendre leur horaire ou leurs activités habituels (travail et loisirs).

DEUIL DYSFONCTIONNEL

DÉFINITION

Deuil dysfonctionnel : Réactions intellectuelles et émotionnelles prolongées et infructueuses, par lesquelles les individus (familles, collectivités) tentent, par un travail personnel, de modifier le concept de soi fondé sur la perception de la perte.

Note de l'auteure :

Face à une perte, chacun réagit de façon personnelle. Les réactions face à une perte grave ne devraient pas être considérées comme dysfonctionnelles sans une évaluation plus approfondie de leur gravité réelle. Le *Deuil dysfonctionnel* se reconnaît par la présence de caractéristiques préjudiciables de manière soutenue ou prolongée. Il faut attendre quelques mois et parfois même un an après la perte pour confirmer ce diagnostic. Lorsqu'une infirmière soupçonne qu'une personne risque de ne pas reprendre une vie normale après la perte, il est plus approprié de formuler le diagnostic de *Risque de deuil dysfonctionnel.*

CARACTÉRISTIQUES

essentielles (au moins une doit être présente)

Incapacité de s'adapter à la perte

Déni prolongé et mélancolie

Réaction émotionnelle retardée

Incapacité de mener une vie normale

secondaires (peuvent être présentes)

Isolement social ou repli sur soi

Inaptitude à créer de nouveaux liens ou à se créer de nouveaux intérêts

Incapacité de refaire sa vie après la perte

FACTEURS FAVORISANTS

Facteurs liés au contexte (intrinsèques ou extrinsèques)

Absence d'un réseau de soutien

Négation de la perte par les autres

Antécédents de rapports difficiles avec la personne disparue ou l'objet perdu

Pertes multiples, actuelles ou passées

Antécédents de stratégies d'adaptation inefficaces

Mort inopinée

Obligation d'être « fort » pour combler les attentes des autres

Antécédents de pertes non résolues

Interruption de la réaction de deuil pour faire face à ses obligations envers la famille, le travail, etc.

Résultat escompté et critères d'évaluation

La personne indiquera qu'elle a l'intention de trouver de l'aide auprès d'un professionnel.

Indicateurs

- La personne accepte la perte.
- La personne reconnaît que le processus du deuil n'a pas été mené à terme.

Interventions

- Expliquer à la personne et à la famille les étapes normales du processus de deuil (Worden, 1982) et aider la personne à se situer dans ce cheminement :
  - Acceptation de la perte
  - Douleur
  - Adaptation à la perte
  - Création de nouveaux liens et établissement d'objectifs
- Encourager la personne à décrire comment elle perçoit la situation.
  - Faire un retour sur la relation qui existait avec ce qui a été perdu.
  - Exposer de façon convaincante les déformations de la réalité.
  - Parler du fait qu'il est convenable d'exprimer de la culpabilité, de la colère ou du chagrin.
  - Encourager les expressions de colère ou de fureur.
- Si le déni persiste, voir le diagnostic *Déni non constructif.*
- Aider la personne à se rendre compte des activités qui ont été laissées de côté depuis la perte. L'encourager à en reprendre une, au choix.
- Inciter la personne à faire de l'exercice physique vigoureux (par exemple, marche rapide, bicyclette stationnaire).
- Insister sur les stratégies d'adaptation efficaces utilisées dans le passé.
- Parler des services communautaires où la personne peut partager son expérience avec d'autres.
- Diriger la personne vers un thérapeute au besoin.

Diarrhée

DÉFINITION

Diarrhée : Émission de selles molles non moulées.

CARACTÉRISTIQUES

essentielles (au moins une doit être présente)

Selles molles et liquides *ou*

Augmentation de la fréquence des selles (plus de trois par jour)

secondaires (peuvent être présentes)

Besoin impérieux de déféquer

Crampes, douleurs abdominales

Fréquence accrue de bruits intestinaux

Selles plus liquides ou abondantes que la normale

FACTEURS FAVORISANTS

Facteurs physiopathologiques

Syndrome de malabsorption ou inflammation
- Kwashiorkor
- Gastrite
- Ulcère gastroduodénal
- Diverticulite
- Rectocolite hémorragique
- Maladie de Crohn
- Cancer du côlon
- Colique spasmodique
- Maladie cœliaque (sprue)
- Côlon irritable

Déficit en lactase

Augmentation du péristaltisme consécutif à une accélération du métabolisme (hyperthyroïdie)

Syndrome de chasse

Maladie infectieuse
- Trichinose
- Dysenterie

Choléra
Malaria
Infection par *Cryptosporidium*
Shigellose
Fièvre typhoïde
Hépatite infectieuse
Infection par *Microsporidia*

Anomalies fonctionnelles du foie entraînant une sécrétion excessive de lipides dans les fèces

Inflammation et ulcération de la muqueuse gastro-intestinale consécutives à un taux élevé de déchets azotés (insuffisance rénale)

Facteurs liés au traitement

Malabsorption ou inflammation consécutive à une intervention chirurgicale dans l'intestin

Effets secondaires de médicaments (préciser)
Médicaments thyroïdiens
Antiacides (hydroxyde de magnésium)
Laxatifs
Laxatifs émollients
Antibiotiques
Antinéoplasiques
Analgésiques
Cimétidine
Sulfate de fer
Antiviraux (VIH)

Alimentation par sonde

Facteurs liés au contexte (intrinsèques ou extrinsèques)

Stress ou anxiété

Aliments irritants (fruits, céréales de son)

Voyages

Présence de bactéries pathogènes dans l'eau

Absence d'immunité contre certaines bactéries, certains virus ou certains parasites

Canicule

Augmentation de la consommation de caféine

Facteur lié à la croissance et au développement

Nouveau-né : Allaitement au sein

Résultat escompté et critères d'évaluation

La personne fera état d'une diminution de la diarrhée.

Indicateurs

- La personne décrit les facteurs favorisants (s'ils sont connus).
- La personne explique le but des interventions.

Interventions

Rechercher les facteurs étiologiques ou favorisants : alimentation par sonde, aliments contaminés ou excès alimentaires, allergies alimentaires, voyage à l'étranger, fécalome.

Réduire la diarrhée.

- Suspendre l'alimentation solide.
- Offrir des liquides clairs (jus de fruits, Gatorade, bouillon).
- Éviter les produits laitiers, les graisses, les aliments riches en fibres (produits de grains entiers, fruits et légumes frais).
- Ajouter graduellement des aliments semi-solides et solides (biscuits salés, yogourt, riz, bananes, compote de pommes).

Augmenter l'apport liquidien pour conserver une densité urinaire normale (urine jaune pâle).

Recommander à la personne de boire des liquides à forte teneur en potassium et en sodium (eau, jus de pomme, boisson au gingembre sans gaz).

Conseiller à la personne d'éviter les liquides très chauds ou très froids.

Expliquer au client et aux proches les mesures à prendre pour prévenir de nouveaux épisodes de diarrhée.

Si la diarrhée est liée à l'alimentation par sonde (Fuhrman, 1999) :

- Employer un système d'alimentation à écoulement continu.
- Ralentir le débit s'il y a manifestation d'intolérance gastro-intestinale.
- Si la solution est réfrigérée, la ramener à la température de la pièce en la plongeant dans l'eau.
- Diluer temporairement la solution.
- Rétablir le niveau d'hydratation en donnant la quantité recommandée d'eau après l'alimentation par sonde.

Enseigner les précautions à prendre pendant les voyages à l'étranger (Maresca, 1986 ; Bennett, 1995).

- Recommander à la personne de ne pas consommer d'aliments refroidis, de salades, de lait, de fromages frais, de charcuteries, de sauces épicées.
- Lui recommander de boire des boissons gazéifiées ou embouteillées et de ne pas consommer de glaçons.
- Lui conseiller d'éplucher les fruits et les légumes frais.
- Lui dire de consulter son médecin de famille ou une infirmière en santé publique concernant l'utilisation prophylactique du sous-salicylate de bismuth (par exemple, Pepto-Bismol), 30 à 60 mL 4 fois par jour durant le voyage et pendant 2 jours au retour, ou d'antimicrobiens pour le traitement de la diarrhée du voyageur. Éviter les antidiarrhéiques contenant des opiacés (par exemple, Lomotil, Imodium).

Enseigner les mesures à prendre pour prévenir la transmission de l'infection (lavage des mains ; méthodes correctes de conservation, de cuisson et de manipulation des aliments ; précautions à prendre en pique-nique).

Interventions auprès des **enfants**

Nourrisson allaité au sein

- Suspendre l'alimentation solide.
- Offrir un complément de liquides clairs.
- Continuer l'allaitement au sein.

Bébé nourri au lait maternisé ou enfant nourri au lait

- Suspendre la consommation de lait maternisé, de produits laitiers et d'aliments solides.
- Éviter les liquides riches en glucides (par exemple, les boissons gazeuses, la gélatine, les jus de fruits, les boissons contenant de la caféine, le bouillon de bœuf ou de poulet).
- Administrer une solution de réhydratation orale (par exemple, Pedialyte, Lytran, Ricelyte, Resol) (Larson, 2000). Donner de 60 à 80 mL/kg en 2 heures dans les cas de diarrhée légère ou modérée.
- Ajouter graduellement des aliments solides simples (Jell-O, bananes, riz, céréales, biscuits salés).
- Revenir graduellement au régime habituel (sauf les produits laitiers) après 36 à 48 heures ; après 3 à 5 jours, ajouter graduellement les produits laitiers (passer du lait écrémé dilué de moitié au lait écrémé, puis au lait entier dilué de moitié, et enfin au lait entier).
- Recommencer graduellement l'alimentation au lait maternisé (d'une préparation diluée de moitié à la préparation entière).

Expliquer qu'on peut atténuer les effets de la diarrhée par un régime constitué de bananes, de riz, de compote de pommes, de thé et de pain grillé.

Interventions auprès des **personnes âgées**

- Vérifier s'il y a présence de fécalome ; l'enlever si c'est le cas (voir le diagnostic *Constipation* pour la marche à suivre).
- Surveiller étroitement la personne afin de prévenir l'hypovolémie et le déséquilibre électrolytique (potassium, sodium).

Dynamique familiale perturbée

DYNAMIQUE FAMILIALE DYSFONCTIONNELLE : ALCOOLISME

DÉFINITION

Dynamique familiale perturbée : Modification des relations familiales ou du fonctionnement familial.

Note de l'auteure :

La *Dynamique familiale perturbée* survient quand une famille qui fonctionne normalement la plupart du temps fait face à un agent stressant qui perturbe ou risque de perturber sa dynamique. Ce diagnostic diffère de celui de *Stratégies d'adaptation familiale invalidantes* qui s'applique aux familles où les réactions aux agents stressants tendent à s'exprimer par des comportements destructeurs. Un problème qui reste sans solution peut transformer un diagnostic de *Dynamique familiale perturbée* en celui de *Stratégies d'adaptation familiale invalidantes.*

CARACTÉRISTIQUES

essentielles (au moins une doit être présente)

Incapacité ou refus du réseau familial de s'adapter de façon constructive à une crise

Difficulté de communication entre les membres de la famille

secondaires (peuvent être présentes)

Incapacité ou refus du réseau familial de répondre aux besoins physiques de ses membres

Incapacité ou refus du réseau familial de répondre aux besoins affectifs de ses membres

Incapacité ou refus du réseau familial de répondre aux besoins spirituels de ses membres

Incapacité ou refus du réseau familial d'exprimer ou d'accepter certains sentiments

Incapacité ou refus du réseau familial de chercher ou de recevoir de l'aide

FACTEURS FAVORISANTS

Tout facteur peut jouer un rôle dans la *Dynamique familiale perturbée*. La liste qui suit contient quelques-uns des facteurs les mieux connus.

Facteurs physiopathologiques

Conséquences de la maladie (préciser)

Difficulté d'un membre de la famille à assumer ses obligations

Facteurs liés au traitement

Perturbation des habitudes familiales par suite du temps consacré aux traitements à domicile (dialyse, etc.)

Changements physiques causés par les traitements

Perturbations émotionnelles chez tous les membres de la famille causées par les traitements

Problèmes pécuniaires reliés au coût des traitements

Hospitalisation du malade

Facteurs liés au contexte (intrinsèques ou extrinsèques)

Perte d'un membre de la famille
- Décès
- Éloignement pour les études
- Séparation
- Divorce
- Incarcération
- Abandon
- Hospitalisation

Arrivée d'un nouveau membre dans la famille (par exemple, naissance, adoption, mariage, hébergement d'un parent)

Pauvreté

Catastrophe

Déménagement

Crise économique

Changement de rôle dans la famille
- Mère au travail
- Retraite
- Naissance d'un enfant avec une déficience

Conflit (moral, culturel, sur les buts familiaux)
Abus de confiance entre des membres de la famille
Déviance sociale d'un membre de la famille (crime, etc.)

Résultat escompté et critères d'évaluation

Les membres de la famille auront à leur disposition un ensemble de moyens qui leur permettront de se soutenir mutuellement.

Indicateurs

- Les membres de la famille verbalisent souvent leurs sentiments devant l'infirmière et entre eux.
- Les membres de la famille nomment les services qui peuvent leur venir en aide.

Interventions

- Aider la famille à jauger la situation.
  - Quels sont les enjeux ? Encourager la famille à envisager la situation avec réalisme en fournissant de l'information juste et des réponses précises aux questions.
  - Quels sont les choix ? Aider la famille à faire une nouvelle répartition des responsabilités à la maison et à se fixer un ordre de priorité pour maintenir l'unité et réduire le stress.
  - Où trouver de l'aide ? Orienter la famille vers des organismes communautaires, des services de soins à domicile et des services d'aide financière, selon ses besoins.
  - Voir le diagnostic *Entretien inefficace du domicile* pour des interventions supplémentaires.
- Veiller à ce que la famille puisse s'isoler et se sentir appuyée, dans le contexte de l'hôpital.
- Souligner les points forts de la famille.
  - « On voit que vous êtes une famille très unie. »
  - « Vous savez toujours quoi dire à votre mère pour la convaincre de manger. »
  - « Vous êtes très proche de votre frère. »
- Faire participer la famille aux soins, dans la mesure du possible (aider le malade à manger, à se laver, à se vêtir ou à marcher).

- Faire participer la famille aux conférences sur les soins, s'il y a lieu.
- Conseiller aux membres de la famille de trouver des remplaçants pour s'occuper du malade afin d'avoir un peu de répit de temps à autre.
- Inciter les membres de la famille à verbaliser leurs sentiments de culpabilité, de colère, leurs reproches et leur agressivité pour qu'ils se rendent compte qu'ils ne sont pas les seuls à les ressentir.
- Aider la famille à modifier ses attentes vis-à-vis du malade pour qu'elles soient plus réalistes.
- Préparer la famille aux différentes étapes de la maladie.
  - Expliquer aux parents les effets sur leur enfant d'un long séjour au centre hospitalier (adapter selon le stade de développement).
  - Expliquer à la famille quels sont les signes de dépression, d'anxiété et de dépendance, et l'avertir qu'ils accompagnent la maladie.
- Demander de l'aide extérieure si les problèmes dépassent le cadre des soins infirmiers (travailleur social, psychologue, infirmière clinicienne, psychiatre, intervenant des services à l'enfance, etc.).

DYNAMIQUE FAMILIALE DYSFONCTIONNELLE : ALCOOLISME

DÉFINITION

Dynamique familiale dysfonctionnelle : alcoolisme : Dysfonctionnement psychosocial, spirituel ou physiologique chronique de la cellule familiale, caractérisé par des conflits, une dénégation des problèmes, une résistance au changement, une incapacité de résoudre efficacement les problèmes et d'autres types de crises personnelles récurrentes.

Note de l'auteure :

L'alcoolisme est une maladie familiale. Le présent diagnostic infirmier reflète les conséquences de l'abus d'alcool sur la dynamique familiale. Selon l'ANADI, la *Dynamique familiale perturbée* est une « modification des relations familiales ou du fonctionnement familial ». Cette définition présuppose une dynamique familiale normale au départ, ce qui n'est pas le cas de la famille aux prises avec l'alcoolisme. En conséquence, il serait plus approprié de parler de *Stratégies d'adaptation familiale invalidantes.* On pourrait formuler le diagnostic de la façon suivante : *Stratégies d'adaptation familiale dysfonctionnelles : alcoolisme.* D'autres études sont nécessaires pour préciser les effets de l'alcoolisme sur le développement de la famille et sur les aspects physiques, psychologiques, spirituels et pécuniaires de la vie familiale. Si la recherche clinique indique que l'alcoolisme influe sur toutes ces dimensions dans toutes les familles ou dans la plupart d'entre elles, on pourra alors trouver très utile de créer un diagnostic de *Syndrome de la famille alcoolique.*

CARACTÉRISTIQUES

(LINDEMAN ET COLL., 1994)

essentielles (présentes dans 80 à 100 % des cas)

Comportements

- Incapacité de contrôler sa consommation d'alcool
- Déni des problèmes
- Abus d'alcool
- Communication perturbée
- Rationalisation
- Promesses non tenues
- Incapacité de répondre aux besoins des membres de la famille
- Manipulation
- Expression inappropriée de la colère
- Dépendance
- Refus de demander de l'aide
- Reproches
- Complicité involontaire
- Incapacité de résoudre efficacement les problèmes
- Mauvaise compréhension de l'alcoolisme ou manque de connaissances sur le sujet
- Attitude critique

Rôles et relations

- Détérioration des relations familiales
- Perturbation de la dynamique familiale
- Problèmes dans le couple
- Communication inefficace au sein du couple

Perturbation des rôles familiaux
Exercice du rôle parental incohérent
Déni de la famille
Perturbation de l'intimité
Systèmes de communication fermés

Sentiments
Manque d'estime de soi
Colère
Frustration
Sentiment d'impuissance
Tension
Sentiment d'insécurité
Colère ou fureur réprimée
Anxiété
Émotions refoulées
Peine
Tristesse
Sentiment de culpabilité
Angoisse
Isolement affectif
Vulnérabilité
Sentiment d'inutilité
Honte
Sentiment de solitude
Responsabilité face au comportement alcoolique
Ressentiment persistant
Gêne
Méfiance
Perte d'espoir
Sentiment d'être rejeté

secondaires (présentes dans 50 à 79 % des cas)

Comportements
Incapacité d'exprimer ou d'accepter certains sentiments
Orientation vers la réduction des tensions plutôt que vers la réalisation d'objectifs
Rôle prépondérant de l'alcool lors des fêtes de famille
Escalade des conflits
Mensonges
Absence de messages clairs

Incapacité de demander de l'aide ou incapacité d'accepter et de recevoir de l'aide de façon appropriée
Incapacité de prendre des décisions appropriées
Communication contradictoire, paradoxale
Impuissance devant les conflits
Jugement sévère envers soi-même
Isolement
Tabagisme
Difficultés à s'amuser
Contrôle de la communication
Incapacité de s'adapter aux changements
Immaturité
Conflits de pouvoirs
Maladies physiques liées au stress
Incapacité de faire face d'une façon constructive aux expériences traumatiques
Recherche d'approbation et de cautionnement
Manque de fiabilité
Problèmes scolaires des enfants
Problèmes de concentration
Comportement chaotique
Toxicomanie
Difficultés lors des périodes de transition entre les différentes phases du cycle de vie
Violence verbale à l'égard du conjoint ou d'un parent
Tâches développementales non résolues
Agitation

Sentiments

Sentiment d'être différent des autres
Dépression
Hostilité
Peur
Chagrin non surmonté
Perte
Sentiment d'être incompris
Sentiment d'être abandonné
Mélange d'amour et de pitié
Contrôle émotionnel assujetti aux autres
Confusion
Insatisfaction
Auto-accusation

Labilité de l'humeur
Échec
Sentiment de ne pas être aimé
Perturbation de l'identité

Rôles et relations
Instauration de relations familiales triangulaires
Incapacité de répondre aux besoins spirituels des membres de la famille
Difficulté des membres de la famille à entretenir des rapports favorisant le développement de chacun
Inaptitude à entretenir des relations
Manque de cohésion familiale
Perturbation des rituels familiaux
Incapacité de la famille de répondre aux besoins de sécurité de ses membres
Absence de respect de l'individualité et de l'autonomie de chacun
Problèmes sexuels
Impression de ne pas avoir le soutien des parents
Rejet répété
Problèmes économiques
Négligence des obligations

FACTEURS FAVORISANTS

Puisque le facteur étiologique à l'origine de ce diagnostic est l'abus d'alcool par un des membres de la famille, il n'est pas nécessaire d'indiquer de facteurs favorisants.

Résultats escomptés et critères d'évaluation

La famille reconnaîtra qu'elle est aux prises avec l'alcoolisme.

La famille se fixera des objectifs à court et à long termes.

Indicateurs

- La famille nomme les effets de l'alcoolisme sur la vie familiale et les individus qui en font partie.
- La famille nomme les façons de réagir qui ont des effets destructeurs.
- La famille décrit les services de thérapie individuelle et familiale.

Interventions

Établir une relation de confiance.

- Se montrer conséquent ; tenir ses promesses.
- Accepter la personne ; éviter de la critiquer.
- Ne pas porter de jugement sur ce qui est révélé.
- Se concentrer sur les propos du membre de la famille.

Permettre aux membres de la famille d'exprimer les sentiments réprimés jusque-là, individuellement et en groupe.

Souligner que les membres de la famille ne sont pas responsables de l'alcoolisme d'un des leurs.

Examiner les croyances de la famille quant à sa situation et à ses objectifs.

- Discuter des caractéristiques de l'alcoolisme. Passer en revue un des questionnaires de dépistage qui donnent les caractéristiques de l'alcoolisme (par exemple, le Questionnaire de dépistage de l'alcoolisme du Michigan).
- Expliquer les causes de l'alcoolisme et dissiper les idées fausses.
- Aider la famille à se fixer des objectifs à court et à long termes.

Expliquer les méthodes inefficaces que certaines familles adoptent.

- Cacher l'alcool ou les clés de la voiture.
- Colère, silence, menaces, pleurs.
- Fournir des prétextes pour les manquements au travail et à l'égard de la famille et des amis.
- Fournir une caution pour que la personne soit mise en liberté provisoire.

Aider les membres de la famille à prendre conscience des conséquences de leurs efforts pour faire diminuer la consommation d'alcool.

- La personne ne cesse pas de prendre de l'alcool.
- La colère prend de l'ampleur dans la famille.
- La personne se trouve dégagée de sa responsabilité face à l'alcoolisme.

- La personne n'a pas à souffrir des conséquences de son alcoolisme.

Faire comprendre que, pour aider l'alcoolique, la famille doit d'abord s'aider elle-même.

- S'employer à modifier les réactions des membres de la famille.
- Permettre à la personne d'assumer la responsabilité de son alcoolisme.
- Décrire des activités qui peuvent améliorer la vie familiale et celle des individus.
- Enseigner une technique de gestion du stress (par exemple, exercices aérobiques, cours d'affirmation de soi, marche, méditation, exercices de respiration détendue).
- Prévoir des sorties en famille (par exemple, au musée, au zoo, en pique-nique). Si la personne alcoolique est invitée, elle doit s'engager à ne pas boire durant l'activité et se plier aux conséquences, qu'elle a acceptées au préalable, si elle ne tient pas sa promesse.

Expliquer à la famille que, pendant la guérison, la dynamique familiale sera profondément changée.

Parler de la possibilité d'une rechute et des facteurs qui peuvent la favoriser.

Si d'autres diagnostics infirmiers, à l'égard des individus ou de la famille, sont à considérer, consulter les interventions sur la violence familiale et la violence faite aux enfants du diagnostic *Stratégies d'adaptation familiale invalidantes.*

Informer la famille des services communautaires vers lesquels elle peut se tourner et diriger les personnes vers ceux qui conviennent.

- Al-Anon
- Alcooliques anonymes
- Thérapie familiale
- Psychothérapie individuelle
- Groupes d'entraide (par exemple, adultes qui ont été enfants d'alcooliques)

Dysréflexie autonome

RISQUE DE DYSRÉFLEXIE AUTONOME

DÉFINITION

Dysréflexie autonome : État d'une personne dont la moelle épinière est lésée au niveau ou au-dessus de D6 (observée aussi chez des patients présentant une blessure de la moelle épinière au niveau de D7 et de D8), et dont les réponses du système nerveux sympathique à un stimulus nociceptif ne sont pas inhibées, ce qui constitue une menace pour la vie.

Note de l'auteure :

La *Dysréflexie autonome* est un état que l'infirmière ou le client peuvent prévenir ou traiter. Si les Interventions ne parviennent pas à atténuer les symptômes, une intervention médicale s'impose. La dysréflexie autonome n'est pas un trouble dont on souffre de façon continue. Mais on peut y être vulnérable, si bien qu'on doit la faire cesser si elle se manifeste. En conséquence, le diagnostic de *Risque de dysréflexie autonome* représente mieux la situation clinique.

CARACTÉRISTIQUES

essentielles (au moins une doit être présente)

Lésion de la moelle épinière (à D6 ou au-dessus) associée à :

- Hypertension artérielle paroxystique (brusque élévation de la pression artérielle se produisant périodiquement, avec une pression systolique supérieure à 140 mm Hg et une pression diastolique supérieure à 90 mm Hg)
- Bradycardie ou tachycardie (fréquence du pouls inférieure à 60 ou supérieure à 100 battements par minute)
- Diaphorèse (au-dessus de la lésion)
- Taches rouges sur la peau (au-dessus de la lésion)
- Pâleur (sous la lésion)

Céphalées (douleur diffuse dans différentes parties de la tête, ne se limitant pas à une zone d'innervation définie)
Appréhension

secondaires (peuvent être présentes)

Frissons

Congestion de la conjonctive

Syndrome de Claude Bernard-Horner (myosis, ptose partielle de la paupière, énophtalmie ; parfois, perte de la sudation sur le côté atteint du visage)

Paresthésie

Réflexe pilomoteur

Vision trouble

Congestion nasale

Douleur thoracique

Goût métallique dans la bouche

FACTEURS FAVORISANTS

Facteurs physiopathologiques

Irritation et distension des viscères

- Intestins
  - Constipation
  - Troubles abdominaux aigus
  - Ulcères d'estomac
  - Fécalome
  - Hémorroïdes
  - Fissure anale
- Vessie
  - Distension
  - Calculs urinaires
  - Infection
- Lésion cutanée
  - Escarres de décubitus
  - Brûlure
  - Coup de soleil
  - Piqûre d'insecte
  - Ongle incarné
  - Ampoule

Organes génitaux
Menstruation
Grossesse ou accouchement
Infection du vagin
Épididymite
Contraction de l'utérus
Dilatation vaginale

Stimulation de la peau (de l'abdomen, des cuisses)

Spasticité des sphincters

Thrombose veineuse profonde

Facteurs liés au traitement

Enlèvement de fécalome

Sonde obstruée

Plaie chirurgicale entraînant l'étirement et l'irritation des viscères

Cathétérisme, lavement

Facteurs liés au contexte (intrinsèques ou extrinsèques)

Manque de connaissances sur la prévention ou le traitement

Activité sexuelle

Menstruation

Techniques de renforcement chez le sportif

Grossesse ou accouchement

Immersion dans l'eau froide

Résultats escomptés et critères d'évaluation

La personne ou sa famille préviendront les premiers signes ou symptômes, ou les traiteront sans tarder.

Indicateurs

- La personne signale les facteurs qui causent la dysréflexie autonome.
- La personne explique comment traiter la dysréflexie autonome.
- La personne nomme les situations où il faut un traitement d'urgence.

Interventions

- En présence de signes de dysréflexie autonome, prendre les mesures suivantes.
  - Faire lever ou asseoir la personne, ou surélever la tête du lit.
  - Abaisser les jambes de la personne.
  - Desserrer les vêtements ou les appareils qui gênent.
- Vérifier s'il y a distension de la vessie.
- Si la personne porte une sonde à demeure, prendre les mesures suivantes.
  - S'assurer que la sonde et le tube collecteur ne sont pas obstrués ni coudés.
  - Irriguer la sonde très lentement avec seulement 30 mL de soluté salin.
  - Remplacer la sonde au besoin.
- Si la personne ne porte pas de sonde, appliquer une pommade anesthésique, introduire une sonde, recueillir 500 mL d'urine et clamper la tubulure pendant 15 minutes. Répéter le procédé jusqu'à ce que la vessie soit vide.
- En présence de fécalome, prendre les mesures suivantes.
  - Appliquer une pommade de dibucaïne (Nupercaïnal) autour de l'anus et dans le rectum (à 2,5 cm de profondeur).
  - Enfiler un gant lubrifié et palper délicatement le rectum avec l'index.
  - Appliquer un suppositoire ou enlever doucement le fécalome.
- Vérifier s'il y a d'autres causes de dysréflexie autonome.
  - Stimulation de la peau : vaporiser un anesthésique local sur la lésion.
  - Autres stimuli : par exemple, courant d'air froid, objets qui font pression sur la peau.
  - Infection urinaire : faire faire une uroculture.
- Mesurer la pression artérielle toutes les 3 à 5 minutes.

- Consulter un médecin pour l'instauration d'une pharmacothérapie si les symptômes ou le stimulus nocif ne disparaissent pas.
- Expliquer à la personne et à sa famille les signes et les symptômes de la dysréflexie autonome ainsi que son traitement.
- Préciser à la personne et à sa famille dans quelles situations elles doivent consulter immédiatement un médecin ou se rendre à l'urgence.
- Expliquer comment certains facteurs déclenchent la dysréflexie autonome (menstruation, activité sexuelle, mesures inscrites au programme d'élimination urinaire et fécale).
- Recommander aux personnes ayant une forte prédisposition à la dysréflexie autonome de consulter un médecin qui pourra planifier une pharmacothérapie à long terme.
- Noter la fréquence des épisodes et les facteurs qui les précipitent.
- Fournir des directives écrites à suivre en temps de crise ou à communiquer aux autres soignants (par exemple, dentiste, gynécologue) (Kavchak-Keyes, 2000).
- Faire connaître aux sportifs qui ont une lésion haute de la moelle épinière les dangers du « renforcement » (bandage des jambes, provoquer la distension de la vessie pour augmenter le taux de noradrénaline) (McClain, 1999).

RISQUE DE DYSRÉFLEXIE AUTONOME

DÉFINITION

Risque de dysréflexie autonome : Menace permanente de réaction non contrôlée du système nerveux sympathique, chez un blessé de la moelle épinière au niveau ou au-dessus de D6, après récupération d'un choc spinal (observée aussi chez des patients présentant une blessure de la moelle épinière au niveau de D7 et de D8).

FACTEURS DE RISQUE

Voir la rubrique Facteurs favorisants du diagnostic *Dysréflexie autonome*.

Résultats escomptés et critères d'évaluation

Voir le diagnostic *Dysréflexie autonome*.

Interventions

- Expliquer à la personne et à sa famille les signes et les symptômes de la dysréflexie autonome ainsi que son traitement.
- Préciser à la personne et à sa famille dans quelles situations elles doivent consulter immédiatement un médecin ou se rendre à l'urgence.
- Expliquer comment certains facteurs déclenchent la dysréflexie autonome (menstruation, activité sexuelle, mesures inscrites au programme d'élimination urinaire et fécale).
- Apprendre à la personne à être attentive aux premiers signes d'une infection urinaire et de lésions cutanées (escarres de décubitus, ongles incarnés).
- Recommander aux personnes ayant une forte prédisposition à la dysréflexie autonome de consulter un médecin qui pourra planifier une pharmacothérapie à long terme.

Élimination urinaire altérée

ÉNURÉSIE DE CROISSANCE

INCONTINENCE URINAIRE FONCTIONNELLE

INCONTINENCE URINAIRE RÉFLEXE

INCONTINENCE URINAIRE À L'EFFORT

INCONTINENCE URINAIRE COMPLÈTE (VRAIE)

INCONTINENCE URINAIRE PAR BESOIN IMPÉRIEUX

RISQUE D'INCONTINENCE URINAIRE PAR BESOIN IMPÉRIEUX

RÉTENTION URINAIRE

DÉFINITION

Élimination urinaire altérée : Perturbation de l'élimination urinaire.

Note de l'auteure :

> Tous les diagnostics qui figurent dans la liste ci-dessus concernent l'élimination urinaire et non la formation de l'urine. L'anurie, l'oligurie et l'insuffisance rénale sont des problèmes à traiter en collaboration et doivent paraître au dossier de la façon suivante : par exemple, Complication possible – Anurie. L'*Élimination urinaire altérée* est un diagnostic très général, voire trop général pour être utile sur le plan clinique. C'est pourquoi l'infirmière doit, si possible, formuler un diagnostic plus précis, par exemple d'*Incontinence urinaire à l'effort*. Si la cause de l'incontinence est inconnue, l'infirmière peut inscrire temporairement le diagnostic d'*Incontinence urinaire reliée à une étiologie inconnue.*

CARACTÉRISTIQUES

essentielles (au moins une doit être présente)

Miction impérieuse

Pollakiurie

Retard de la miction

Nycturie
Énurésie
Fuite postmictionnelle
Distension de la vessie
Incontinence urinaire
Importants volumes d'urine résiduelle

FACTEURS FAVORISANTS

Facteurs physiopathologiques

Mauvaise évacuation de la vessie consécutive à une anomalie congénitale des voies urinaires

Diminution de la capacité ou irritation de la vessie consécutives à une infection, à un traumatisme, à une urétrite, à la glycosurie ou à un carcinome

Troubles ou lésions entraînant la diminution des sensations liées au besoin d'uriner ou l'incapacité de les reconnaître

- Lésion, tumeur ou infection de la moelle épinière
- Lésion, tumeur ou infection au cerveau
- Accident vasculaire cérébral
- Maladie démyélinisante
- Sclérose en plaques
- Neuropathie diabétique
- Neuropathie alcoolique
- Tabès
- Maladie de Parkinson

Facteurs liés au traitement

Intervention chirurgicale

- Séquelles d'une prostatectomie
- Éviscération pelvienne

Instruments utilisés pour les diagnostics

Facteurs entraînant une diminution du tonus musculaire de la vessie

- Anesthésie générale ou rachianesthésie
- Traitement médicamenteux (iatrogénique)
  - Antihistaminiques
  - Adrénaline
  - Anticholinergiques
  - Sédatifs

Immunosuppresseurs
Diurétiques
Tranquillisants
Relaxants musculaires

Trouble consécutif au retrait d'une sonde à demeure

Facteurs liés au contexte (intrinsèques ou extrinsèques)

Perte du tonus des tissus périnéaux consécutive à l'obésité, au vieillissement, à une récente perte de poids importante ou à un accouchement

Incapacité de communiquer ses besoins

Obstruction de l'orifice de la vessie consécutive à un fécalome ou à une constipation chronique

Diminution du tonus musculaire de la vessie consécutive à la déshydratation

Inattention aux sensations liées au besoin d'uriner consécutive à un état dépressif, à la confusion, à la suppression intentionnelle de l'envie d'uriner (déconditionnement volontaire) ou au délire

Obstacles physiques rendant l'accès aux toilettes difficile
Éloignement des toilettes
Mauvais éclairage
Milieu peu familier
Lit trop haut
Ridelles

Incapacité de se rendre aux toilettes à temps consécutive à une mobilité réduite ou à la consommation de caféine ou d'alcool

Facteurs liés à la croissance et au développement

Enfant
Petite capacité vésicale
Manque de motivation

Résultat escompté et critères d'évaluation

La personne sera continente (préciser : le jour, la nuit, 24 heures).

Indicateurs

- La personne explique les causes de son incontinence.
- La personne explique le but du traitement.

Interventions

Déterminer si le problème est causé par un trouble urinaire aigu.

- Infection (par exemple, infection urinaire, maladie sexuellement transmissible, gonorrhée)
- Maladie du rein
- Calcul rénal
- Effets secondaires des médicaments
- Effets de l'anesthésie

Orienter la personne vers un urologue s'il y a présence d'un trouble urinaire aigu.

Si la personne souffre d'incontinence, en déterminer la nature. Obtenir les renseignements suivants :

- Antécédents de continence
- Survenue de l'incontinence et durée (jour, nuit, seulement dans certaines circonstances)
- Facteurs qui augmentent l'incidence (Newman et coll., 1991) :
  - Toux
  - Rire
  - Se lever
  - Se tourner dans le lit
  - Délai trop court pour atteindre les toilettes
  - Énervement
  - En quittant les toilettes
  - En courant
- Envie d'uriner : présente, absente, diminuée
- Capacité de se retenir lorsque survient l'envie d'uriner
- Soulagement à la suite de la miction
  - Complet
  - Envie persistante après que la vessie est vidée

Compte tenu des résultats de l'évaluation, consulter le diagnostic qui s'applique au type d'incontinence en cause.

ÉNURÉSIE DE CROISSANCE*

DÉFINITION

Énurésie de croissance: Miction involontaire, sans cause physiopathologique, qui survient pendant le sommeil d'un enfant.

Note de l'auteure:

Ce diagnostic s'applique à une énurésie qui n'est pas causée par une anomalie structurale ou physiopathologique, telle qu'un rétrécissement.

CARACTÉRISTIQUE

essentielle (doit être présente)

Épisodes de miction involontaire pendant le sommeil

FACTEURS FAVORISANTS

Facteurs liés au contexte (intrinsèques ou extrinsèques)

Facteurs de stress (problème à l'école, avec ses frères et sœurs)

Inattention aux sensations liées au besoin d'uriner

Milieu étranger

Facteurs liés à la croissance et au développement

Enfant

- Petite capacité vésicale
- Manque de motivation
- Besoin d'attirer l'attention

Résultat escompté et critère d'évaluation

L'enfant ne sera pas incontinent pendant son sommeil.

Indicateur

- L'enfant et sa famille seront capables de nommer les facteurs qui font diminuer l'énurésie.

* Ce diagnostic ne figure pas actuellement dans la liste de l'ANADI, mais l'auteure l'a ajouté par souci de clarté et pour des raisons pratiques.

Interventions

- Expliquer la nature de l'énurésie aux parents et à l'enfant.
- Expliquer aux parents que la désapprobation (faire honte à l'enfant, le punir) ne règle en rien le problème, mais ne peut que mettre l'enfant mal à l'aise et le rendre honteux et craintif.
- Rassurer l'enfant en lui expliquant qu'il n'est pas le seul à mouiller son lit la nuit et qu'il n'y a pas de honte à cela.
- Réduire les facteurs favorisants.
  - Lorsque l'enfant a bu, l'inciter à retarder la miction pour distendre sa vessie.
  - Faire uriner l'enfant avant de le mettre au lit.
  - Réduire sa consommation de liquides à l'heure du coucher.
  - Si on doit réveiller l'enfant dans la soirée (vers 23 h) pour le faire uriner, essayer de le réveiller complètement pour lui donner un renforcement positif.
  - Apprendre à l'enfant à reconnaître les sensations qui indiquent qu'il a besoin d'uriner.
  - Montrer à l'enfant qu'il est capable de maîtriser sa miction : lui demander de déclencher et d'arrêter le jet d'urine ou de se retenir durant la journée, ne serait-ce que pour de courtes périodes.
- Demander à l'enfant de noter ses progrès ; marquer les jours ou les nuits de continence (étoiles sur le calendrier, par exemple).
- Expliquer comment fonctionne le système d'avertissement d'énurésie nocturne (Schulman, 2000).
- Expliquer à l'enfant et aux parents comment réduire les effets indésirables de l'énurésie (mettre une alèse en plastique dans le lit, donner à l'enfant un sac de couchage lavable à la machine lorsqu'il ne dort pas à la maison).
- Organiser des séances d'information publiques sur l'énurésie et l'incontinence (école, réunions de parents, groupes d'entraide, par exemple).

INCONTINENCE URINAIRE FONCTIONNELLE

DÉFINITION

Incontinence urinaire fonctionnelle : Incapacité pour une personne habituellement continente d'atteindre les toilettes à temps pour éviter la perte involontaire d'urine.

CARACTÉRISTIQUE

essentielle (doit être présente)

Fuite d'urine avant ou pendant une tentative pour se rendre aux toilettes

FACTEURS FAVORISANTS

Facteurs physiopathologiques

Troubles entraînant la diminution des sensations liées au besoin d'uriner ou l'incapacité de les reconnaître

- Lésion, tumeur ou infection cérébrale
- Accident vasculaire cérébral
- Maladie démyélinisante
- Sclérose en plaques
- Neuropathie alcoolique
- Maladie de Parkinson
- Démence évolutive

Facteurs liés au traitement

Médicaments entraînant une diminution du tonus musculaire de la vessie

- Antihistaminiques
- Adrénaline
- Anticholinergiques
- Sédatifs
- Immunosuppresseurs
- Diurétiques
- Tranquillisants
- Relaxants musculaires

Facteurs liés au contexte (intrinsèques ou extrinsèques)

Réduction de la mobilité

Inattention aux sensations liées au besoin d'uriner

- État dépressif
- Confusion
- Suppression intentionnelle (déconditionnement volontaire)

Obstacles gênant l'accès aux toilettes : par exemple, toilettes éloignées, mauvais éclairage, milieu étranger, lit trop haut, ridelles

Facteur lié à la croissance et au développement

Personne âgée

Perte des capacités motrices et sensorielles

Résultat escompté et critères d'évaluation

La personne indiquera qu'elle a éliminé ou réduit les épisodes d'incontinence.

Indicateurs

- La personne élimine ou réduit les obstacles physiques présents à la maison.
- La personne utilise le matériel d'appoint approprié pour uriner, se déplacer et s'habiller.
- La personne décrit les causes de l'incontinence.

Interventions

- Déterminer s'il y a d'autres facteurs à l'origine de l'incontinence (par exemple, stress, incontinence par besoin impérieux ou incontinence réflexe, rétention urinaire, infection).
- Vérifier s'il y a un déficit sensoriel ou cognitif.
- Vérifier s'il y a une déficience motrice ou si la mobilité est réduite.
- Réduire les obstacles physiques gênant l'accès aux toilettes :
  - Objets, éclairage et distance.
  - Vérifier si la hauteur de la cuvette est appropriée et s'il faut installer des barres d'appui.
- Placer une chaise d'aisances entre les toilettes et le lit, au besoin.
- Si la personne souffre d'un déficit cognitif, lui rappeler souvent d'aller aux toilettes : toutes les 2 heures, après chaque repas et avant de se mettre au lit.

- Atténuer les effets de la motricité réduite des mains.
  - Vérifier si la personne est capable de se déshabiller et de se rhabiller. Les vêtements amples sont plus faciles à manipuler.
  - Procurer à la personne des dispositifs qui l'aideront à enlever et à remettre ses vêtements au besoin : fermeture velcro pour les personnes en fauteuil roulant ; crochet pour fermeture éclair, etc. Toutes les fermetures peuvent être remplacées par du velcro.
- Demander à une infirmière en santé communautaire (service d'ergothérapie) de se rendre au domicile de la personne pour évaluer l'installation des toilettes.

Interventions auprès des **personnes âgées**

- Souligner que l'incontinence n'est pas une conséquence inévitable du vieillissement.
- Expliquer à la personne qu'elle ne doit pas limiter sa consommation de liquides par crainte d'incontinence.
- Lui expliquer qu'elle ne doit pas attendre d'avoir soif pour boire.
- Lui faire comprendre qu'elle doit pouvoir se rendre facilement aux toilettes la nuit et, au besoin, avoir recours à une chaise d'aisances ou à un urinal.

INCONTINENCE URINAIRE RÉFLEXE

DÉFINITION

Incontinence urinaire réflexe : Perte involontaire d'urine à intervalles relativement prévisibles quand la vessie atteint un volume déterminé.

CARACTÉRISTIQUES

essentielles (doivent être présentes)

Contractions non inhibées de la vessie

Réflexes involontaires provoquant l'écoulement spontané des urines

Absence totale ou partielle de sensation de plénitude vésicale et de l'envie d'uriner

FACTEURS FAVORISANTS

Facteur physiopathologique

Altération de la conduction des influx au-dessus du niveau de l'arc réflexe, consécutive à une lésion, à une tumeur ou à une infection de la moelle épinière

Résultat escompté et critères d'évaluation

La personne se dira satisfaite de son degré de continence.

Indicateurs

- Le volume d'urine résiduelle est inférieur à 50 mL.
- La personne applique des méthodes de stimulation du réflexe de miction.

Interventions

- Expliquer à la personne le but du traitement.
- Enseigner des méthodes de stimulation cutanée du réflexe de miction.
  - Montrer à la personne comment faire des tapotements répétés, secs et en profondeur sur la région sus-pubienne (très efficace).
    S'installer en position semi-assise.
    Tapoter directement sur la paroi vésicale.
    Tapoter à un rythme de 7 à 8 fois par période de 5 secondes (environ 50 tapotements au total).
    N'utiliser qu'une seule main.
    Stimuler divers endroits sur la vessie afin de découvrir la région qui réagit le mieux.
    Poursuivre la stimulation jusqu'au déclenchement d'un jet d'urine suffisant.
    Attendre 1 minute environ et recommencer la stimulation jusqu'à évacuation complète de la vessie.
    Lorsqu'une ou deux autres séries de stimulations sont sans effet, c'est que la miction est terminée.

- Si la méthode ci-dessus se révèle inefficace, recommander à la personne d'essayer les méthodes suivantes pendant 2 ou 3 minutes chacune et d'attendre 1 minute entre les tentatives de stimulation :
  - Massage léger du gland du pénis
  - Coups légers sur l'abdomen au-dessus des ligaments inguinaux
  - Friction de l'intérieur des cuisses

- Inciter la personne à uriner ou à pratiquer une stimulation au moins toutes les 3 heures.
- Les personnes capables de contrôler leurs muscles abdominaux peuvent utiliser la manœuvre de Valsalva pendant qu'elles utilisent une méthode de stimulation.
- Indiquer sur la feuille des ingesta et des excreta la méthode utilisée pour provoquer la miction.
- Expliquer à la personne que si elle augmente sa consommation de liquides, elle doit également augmenter la fréquence des stimulations afin de prévenir la surdistension de la vessie.
- Enseigner l'autocathétérisme intermittent et établir un horaire.
- Apprendre à la personne à reconnaître les signes et les symptômes de la dysréflexie :
  - Augmentation de la pression artérielle, diminution du pouls
  - Rougeur et transpiration abondante au-dessus de la lésion
  - Peau moite et froide au-dessous de la lésion
  - Céphalée pulsatile
  - Congestion nasale
  - Anxiété, crainte d'un malheur imminent
  - Réflexe pilomoteur
  - Vision trouble
- Enseigner à la personne comment réduire ou éliminer ces symptômes.
  - Surélever la tête.
  - Surveiller la pression artérielle.
  - Écarter la possibilité d'une distension vésicale ; vider la vessie à l'aide d'un cathéter (ne pas

provoquer) ; utiliser un lubrifiant à la lidocaïne pour insérer le cathéter.

- Si l'état persiste après l'évacuation de la vessie, vérifier s'il y a distension intestinale. Si le rectum contient des matières fécales, utiliser un suppositoire Nupercaïnal pour désensibiliser la région avant de retirer les fèces.
- Si l'état persiste ou si la cause ne peut être déterminée, consulter immédiatement un médecin ou se rendre à l'urgence d'un centre hospitalier.
- Demander à la personne de porter une carte d'identité qui indique les signes, les symptômes et le traitement à prodiguer dans le cas où elle ne serait pas en état de donner les directives nécessaires.

INCONTINENCE URINAIRE À L'EFFORT

DÉFINITION

Incontinence urinaire à l'effort : Écoulement d'urine de moins de 50 mL se produisant lorsque la pression abdominale augmente.

CARACTÉRISTIQUE

essentielle (doit être présente)

La personne signale une perte d'urine (généralement inférieure à 50 mL) liée à une augmentation de la pression abdominale lorsqu'elle est debout ou quand elle éternue, tousse, court ou soulève un objet lourd.

FACTEURS FAVORISANTS

Facteurs physiopathologiques

Mauvaise évacuation de la vessie consécutive à une anomalie congénitale des voies urinaires

Dégénérescence des muscles et des structures de soutien du périnée consécutive à une carence œstrogénique

Facteurs liés au contexte (intrinsèques ou extrinsèques)

Pression intra-abdominale élevée et affaiblissement des muscles du périnée consécutifs à l'obésité, à la grossesse, aux rapports sexuels ou à une hygiène personnelle insuffisante

Affaiblissement des muscles du périnée et insuffisance des sphincters consécutifs à une récente perte de poids importante ou à un accouchement

Facteur lié à la croissance et au développement

Personne âgée

Perte du tonus musculaire

Résultat escompté et critère d'évaluation

La personne dira que l'incontinence urinaire à l'effort a diminué ou disparu.

Indicateur

- La personne explique les causes de son incontinence et le but du traitement.

Interventions

- Évaluer les habitudes de mictions et d'incontinence ainsi que l'apport liquidien.
- Expliquer le rôle que jouent les muscles de soutien de la structure périnéale sur la continence.
- Apprendre à la personne à identifier les muscles du périnée et à les renforcer grâce à des exercices (exercices de Kegel). Lui donner les directives suivantes.
  - « Pour renforcer les muscles postérieurs de la structure périnéale, imaginez que vous essayez de bloquer le passage des selles et contractez les muscles qui entourent l'anus sans contracter les jambes ni les muscles abdominaux. »
  - « Pour les muscles antérieurs de la structure périnéale, imaginez que vous essayez de bloquer le passage de l'urine et contractez les muscles (avant et arrière) pendant 4 secondes, puis relâchez ; répétez l'exercice 10 fois, et ce, de 6 à 10 fois par

jour. » (On peut répéter l'exercice jusqu'à 4 fois par heure, au besoin.)
  - « Déclenchez et interrompez plusieurs fois le jet d'urine lors d'une miction. »
- Expliquer le lien entre l'obésité et l'incontinence urinaire à l'effort :
  - Enseigner les exercices de Kegel.
  - Si la personne souhaite perdre du poids, la diriger vers un programme de santé communautaire.
  - Recommander à la personne d'uriner au moins toutes les 2 heures et de ne pas rester debout trop longtemps.
- Expliquer le lien entre la diminution de la production d'œstrogènes et l'incontinence urinaire à l'effort. Recommander l'utilisation d'une crème vaginale aux œstrogènes.
- S'il n'y a pas d'amélioration, adresser la personne à un urologiste, qui pourra évaluer s'il y a instabilité ou atonie du muscle vésical, obstruction mécanique ou lésion neuronale.

Interventions auprès des **mères**

- Apprendre à la personne comment diminuer la pression abdominale reliée à la grossesse.
  - Recommander à la personne de ne pas rester debout trop longtemps.
  - Recommander à la personne d'uriner au moins toutes les deux heures.
  - Enseigner les exercices de Kegel (voir la rubrique Interventions ci-dessus).

INCONTINENCE URINAIRE COMPLÈTE (VRAIE)

DÉFINITION

Incontinence urinaire complète (vraie) : Écoulement continu et imprévisible d'urine.

Note de l'auteure :

Ce diagnostic est utilisé lorsque aucun autre type d'incontinence ne s'applique.

CARACTÉRISTIQUES

essentielles (doivent être présentes)

Écoulement d'urine constant sans distension vésicale

Nycturie (plus de deux fois pendant le sommeil)

Incontinence réfractaire aux autres traitements

secondaires (peuvent être présentes)

Non-perception des sensations liées au besoin d'uriner

Non-perception de l'écoulement urinaire

FACTEURS FAVORISANTS

Facteurs physiopathologiques

Voir le diagnostic *Élimination urinaire altérée.*

Résultat escompté et critères d'évaluation

La personne sera continente (préciser : le jour, la nuit, 24 heures).

Indicateurs

- La personne explique les causes de son incontinence et le but du traitement.
- La personne se fixe un objectif d'apport liquidien quotidien.

Interventions

Maintenir une hydratation optimale.

- Augmenter l'apport liquidien pour le porter à 2 ou 3 L/jour, à moins de contre-indication.
- Boire toutes les 2 heures et s'abstenir de liquides dans l'intervalle.
- Réduire l'apport liquidien après 19 h et n'autoriser qu'une consommation minimale de liquides au cours de la nuit.

- Recommander à la personne de restreindre sa consommation de café, de thé, de sodas à base de cola, d'alcool et de jus de pamplemousse, car ces boissons ont un effet diurétique.
- Recommander à la personne de restreindre sa consommation de jus de tomate et de jus d'orange, car ils rendent les urines plus alcalines.

Maintenir une bonne alimentation de façon à assurer au moins 1 élimination intestinale tous les 3 jours.

Favoriser la miction.

- Assurer l'intimité et le bien-être de la personne.
- Utiliser les toilettes de préférence au bassin hygiénique, si possible.
- Donner aux hommes la possibilité d'uriner debout, si possible.
- Aider la personne qui utilise le bassin hygiénique à plier les genoux et lui soutenir le dos.
- Montrer comment s'installer pour favoriser l'élimination : penché en avant sur les toilettes.

Aider la personne à s'accepter et à se motiver.

Expliquer que l'incontinence peut être guérie ou tout au moins suffisamment maîtrisée pour éviter toute gêne.

Se comporter avec la personne comme si on s'attend à ce qu'elle soit continente (par exemple, l'encourager à porter des vêtements de ville, à ne pas utiliser le bassin hygiénique, à ne pas porter de serviettes protectrices).

Favoriser l'intégrité de la peau.

- Identifier les personnes qui risquent de présenter des escarres de décubitus.
- Laver, essuyer et bien assécher la région du périnée après un épisode d'incontinence.
- Éviter les savons forts et les produits qui contiennent de l'alcool.
- Utiliser un nettoyant sans rinçage sur le périnée.

- Choisir un hydratant occlusif (par exemple, lanoline, vaseline).

Évaluer dans quelle mesure la personne est capable de collaborer au programme de rééducation vésicale (intégrité des facultés cognitives, volonté de changer de comportement, volonté de participer).

Expliquer à la personne le but du programme, lui demander si elle approuve les soins proposés et si elle est prête à collaborer.

Encourager la personne à persévérer en lui rappelant régulièrement les raisons du succès ou de l'échec de ce type de programme.

Évaluer les habitudes d'élimination urinaire.

- Noter l'heure à laquelle la personne a consommé des liquides et la quantité prise.
- Noter le type de liquide consommé.
- Estimer le degré d'incontinence.
- Noter la quantité d'urines éliminées lors de toutes les mictions, volontaires ou involontaires.
- Vérifier si la personne ressent le besoin d'uriner.
- Mesurer la rétention d'urine.
- Noter la quantité d'urine résiduelle.
- Noter la quantité d'urines éliminées après une stimulation cutanée.
- Noter les comportements ou les activités qui précèdent la miction (agitation, cris, exercice, par exemple).

Fixer un horaire de mictions et de consommation de liquides.

Établir un programme de cathétérisme intermittent, au besoin.

Enseigner la méthode de cathétérisme intermittent à la personne et à sa famille (lorsqu'on prévoit que la rééducation sera longue).

- Expliquer le but du programme de cathétérisme.
- Expliquer le lien entre la consommation de liquides et la fréquence des cathétérismes.

- Expliquer qu'il est important de vider la vessie à heure fixe en toutes circonstances à cause des dangers que pose une vessie distendue (la diminution de la circulation peut entraîner une infection, et la stase urinaire peut contribuer à la prolifération bactérienne).

Enseigner les mesures de prévention des infections urinaires.

- Recommander à la personne de vider complètement sa vessie de façon régulière.
- Veiller à ce que la personne consomme suffisamment de liquides.
- Recommander à la personne d'éviter les jus d'agrume, les sodas à base de cola et le café afin de préserver l'acidité de l'urine.
- Mesurer régulièrement le pH urinaire.

Apprendre à la personne à reconnaître les signes et les symptômes d'infection urinaire.

- Augmentation des mucosités et des sédiments
- Présence de sang (hématurie)
- Changement de couleur (par rapport au jaune paille habituel) ou d'odeur
- Température élevée, frissons et tremblements
- Changements dans la nature des urines
- Douleur sus-pubienne
- Miction douloureuse
- Besoin impérieux d'uriner
- Mictions ou fuites fréquentes et peu abondantes
- Spasticité accrue (chez les personnes ayant une lésion de la moelle épinière)
- Augmentation du pH urinaire
- Nausées ou vomissements
- Douleurs dans les reins ou douleurs lombaires

Demander à une infirmière en santé communautaire d'aider la personne à poursuivre sa rééducation vésicale, au besoin.

INCONTINENCE URINAIRE PAR BESOIN IMPÉRIEUX

DÉFINITION

Incontinence urinaire par besoin impérieux : Écoulement involontaire d'urine peu après qu'une forte envie d'uriner s'est fait sentir.

CARACTÉRISTIQUE

essentielle (doit être présente)

Besoin impérieux d'uriner suivi d'incontinence

FACTEURS FAVORISANTS

Facteurs physiopathologiques

Affection entrainant une diminution de la capacité de la vessie

- Infection
- Traumatisme
- Accident vasculaire cérébral
- Maladie démyélinisante
- Urétrite
- Trouble ou lésion d'origine nerveuse
- Lésion, tumeur ou infection au cerveau
- Neuropathie diabétique
- Neuropathie alcoolique
- Maladie de Parkinson

Facteurs liés au traitement

Diminution de la capacité vésicale

- Intervention chirurgicale à l'abdomen
- Retrait d'une sonde vésicale à demeure

Facteurs liés au contexte (intrinsèques ou extrinsèques)

Irritation des récepteurs de la paroi vésicale

- Alcool
- Caféine
- Apport liquidien excessif

Diminution de la capacité vésicale consécutive à des mictions trop fréquentes

Facteurs liés à la croissance et au développement

Enfant

Petite capacité vésicale

Personne âgée

Diminution de la capacité vésicale

Résultat escompté et critères d'évaluation

La personne dira que les épisodes d'incontinence ont diminué ou disparu (préciser).

Indicateurs

- La personne explique les causes de son incontinence.
- La personne décrit les irritants la vessie.

Interventions

Expliquer les facteurs étiologiques ou favorisants :

- Irritants de la vessie
  - Infection
  - Inflammation
  - Consommation d'alcool, de caféine ou de sodas à base de cola
  - Urines concentrées
- Capacité vésicale diminuée
  - Déconditionnement, volontaire ou par inadvertance (mictions fréquentes et peu abondantes)
  - Conséquences du retrait d'une sonde à demeure
- Surdistension de la vessie
  - Augmentation de la production d'urine (diabète sucré, diurétiques)
  - Consommation d'alcool ou de grandes quantités de liquides
- Contractions vésicales non inhibées
  - Trouble d'origine nerveuse (accident vasculaire cérébral, lésion, tumeur ou infection au cerveau, maladie de Parkinson)

Exposer les risques liés à une consommation de liquides insuffisante et son influence sur l'infection et la concentration de l'urine.

Expliquer les liens existant entre l'incontinence et la consommation d'alcool, de caféine et de sodas à base de cola (irritants).

Déterminer le délai entre l'envie d'uriner et la miction (noter combien de temps la personne est capable de se retenir).

Si la personne éprouve de la difficulté à se retenir, avertir le personnel qu'il est nécessaire de répondre rapidement à son appel lorsqu'elle demande de l'aide pour se rendre aux toilettes (le noter dans le plan de soins).

Montrer à la personne comment se retenir plus longtemps et augmenter sa capacité vésicale.

- Déterminer le volume de chaque miction.
- Demander à la personne de se retenir le plus longtemps possible.
- Lui donner des renforcements positifs en la félicitant.
- Lui déconseiller d'avoir des mictions fréquentes et lui expliquer qu'il s'agit d'une habitude et non d'un besoin.
- Appliquer un programme de rééducation vésicale.

Dans les cas de contractions vésicales non inhibées, proposer à la personne d'uriner au lever, après les repas, l'exercice physique, le bain, la consommation de café ou de thé, et avant le coucher.

RISQUE D'INCONTINENCE URINAIRE PAR BESOIN IMPÉRIEUX

DÉFINITION

Risque d'incontinence urinaire par besoin impérieux: Risque de pertes involontaires d'urine associées à une sensation forte, soudaine et impérieuse du besoin d'uriner.

FACTEURS DE RISQUE

Voir la rubrique Facteurs favorisants du diagnostic *Incontinence urinaire par besoin impérieux*.

Résultat escompté et critères d'évaluation

La personne indiquera qu'elle reste continente.

Indicateurs

- La personne explique les causes de l'incontinence.
- La personne explique les stratégies employées pour rester continente.

Interventions

- Voir le diagnostic *Incontinence urinaire par besoin impérieux*.

RÉTENTION URINAIRE

DÉFINITION

Rétention urinaire : Vidange incomplète de la vessie.

Note de l'auteure :

Ce diagnostic ne s'applique pas aux personnes souffrant d'épisodes graves de rétention urinaire (fécalome, séquelles d'une anesthésie ou d'un accouchement). Chez ces patients, un cathétérisme, un traitement ou une intervention chirurgicale (hypertrophie de la prostate) peuvent guérir la rétention urinaire. Ces situations représentent des problèmes à traiter en collaboration et ils doivent être formulés ainsi : *Complication possible – Rétention urinaire aiguë.*

CARACTÉRISTIQUES

essentielles (au moins une doit être présente)

Distension de la vessie (non reliée à des facteurs étiologiques réversibles et aigus) *ou*

Distension de la vessie accompagnée de fréquentes mictions ou de fuites peu abondantes (incontinence par regorgement)

Quantité d'urine résiduelle supérieure ou égale à 100 mL

secondaire (peut être présente)

Impression que la vessie n'est pas complètement vide après la miction

FACTEURS FAVORISANTS

Facteurs physiopathologiques

Blocage des sphincters
- Sténose
- Hypertrophie de la prostate
- Tuméfaction du périnée
- Urétérocèle
- Contractures du col vésical

Altération des voies nerveuses afférentes
- Lésion, tumeur ou infection de la moelle épinière
- Lésion, tumeur ou infection au cerveau
- Accident vasculaire cérébral
- Maladie démyélinisante
- Sclérose en plaques
- Neuropathie diabétique
- Neuropathie alcoolique
- Tabès

Facteurs liés au traitement

Traitement médicamenteux (iatrogénique) entraînant une obstruction de l'orifice de sortie de la vessie ou une altération des voies nerveuses afférentes
- Antihistaminiques
- Adrénaline
- Anticholinergiques
- Théophylline
- Isoprénaline

Facteurs liés au contexte (intrinsèques ou extrinsèques)

Obstruction de l'orifice de sortie de la vessie consécutive à un fécalome

Insuffisance du muscle vésical consécutive à un déconditionnement de la miction lié au stress ou à l'inconfort

Résultat escompté et critères d'évaluation

La personne se dira satisfaite du degré de continence atteint.

Indicateurs

- La personne utilise la manœuvre de Valsalva ou de Credé pour vider sa vessie, au besoin, et la quantité d'urine résiduelle est inférieure à 50 mL après évacuation.
- La personne urine de façon volontaire.

Interventions

Établir un programme de rééducation vésicale
(voir la rubrique Interventions du diagnostic *Incontinence urinaire complète*).

Expliquer à la personne la manœuvre de Valsalva et comment faire travailler les muscles abdominaux.

- Se pencher en avant au-dessus des cuisses.
- Contracter les muscles abdominaux et forcer ou « pousser » en retenant sa respiration (manœuvre de Valsalva).
- Continuer à forcer et à retenir sa respiration jusqu'à ce que le jet d'urine s'arrête ; attendre une minute et forcer de nouveau le plus longtemps possible.
- Continuer jusqu'à ce qu'il n'y ait plus d'écoulement d'urine.

Enseigner à la personne la manœuvre de Credé, s'il y a lieu.

- Poser les mains à plat (ou les poings) juste au-dessous de la région ombilicale.
- Poser une main par-dessus l'autre.
- Presser fermement vers le bas et l'intérieur, en direction du bassin.
- Répéter six ou sept fois, jusqu'à ce qu'il n'y ait plus d'écoulement d'urine.
- Attendre quelques minutes puis recommencer pour assurer une évacuation complète.

Enseigner à la personne la manœuvre de dilatation de l'anus, s'il y a lieu.

- S'asseoir sur la chaise d'aisances ou sur les toilettes.
- Se pencher au-dessus des cuisses.
- Placer la main gantée derrière les fesses.
- Introduire un ou deux doigts lubrifiés dans l'anus, jusqu'au sphincter anal.
- Écarter les doigts ou tirer vers l'arrière.
- Dilater doucement le sphincter anal et le maintenir distendu.
- Pousser et uriner.
- Prendre sa respiration, puis la retenir en poussant (manœuvre de Valsalva).
- Relâcher et recommencer l'opération jusqu'à ce que la vessie soit vide.

Conseiller à la personne d'essayer chacune de ces trois techniques ou une combinaison de ces techniques pour utiliser celle qui vide la vessie le plus efficacement.

Noter la technique utilisée pour stimuler l'élimination sur la feuille des ingesta et des excreta.

Mesurer le résidu postmictionnel après chaque tentative d'évacuation de la vessie ; s'il excède 100 mL, établir un horaire de cathétérisme intermittent.

Entretien inefficace du domicile

DÉFINITION

Entretien inefficace du domicile : Inaptitude à maintenir sans aide un milieu sûr et propice à la croissance personnelle.

Note de l'auteure :

Le diagnostic d'*Entretien inefficace du domicile* s'applique aux personnes ou aux familles qui ont besoin d'un soutien ou d'indications spécifiques pour s'occuper d'un membre de la famille ou s'acquitter des tâches de la vie quotidienne.

CARACTÉRISTIQUES

essentielles (au moins une doit être présente)

Lacunes exprimées par la personne ou observées par l'infirmière
- Difficulté à maintenir un milieu de vie hygiénique
- Difficulté à assurer la sécurité de son milieu
- Incapacité d'entretenir la maison convenablement
- Manque de ressources pécuniaires

secondaires (peuvent être présentes)

Infections répétées

Accumulation de déchets

Logement surpeuplé

Infestations

Ustensiles de cuisine et vaisselle sale

Odeurs nauséabondes

FACTEURS FAVORISANTS

Facteurs physiopathologiques

Maladie chronique invalidante
- Diabète sucré
- Bronchopneumopathie obstructive chronique
- Insuffisance cardiaque
- Cancer
- Arthrite
- Sclérose en plaques
- Dystrophie musculaire
- Maladie de Parkinson
- Accident vasculaire cérébral

Facteurs liés au contexte (intrinsèques ou extrinsèques)

État ou intervention entraînant une diminution des capacités fonctionnelles d'un membre de la famille (préciser lequel)
- Blessure (fracture, lésion de la moelle épinière)
- Opération (amputation, stomie)
- Perturbation de l'état mental (pertes de mémoire, état dépressif, anxiété grave ou panique)
- Toxicomanie (alcool, drogues, médicaments, etc.)

Absence de soutien adéquat

Perte d'un membre de la famille

Manque de connaissances

Ressources pécuniaires insuffisantes

Facteurs liés à la croissance et au développement

Nouveau-né

Soins compliqués à un nouveau-né présentant un risque élevé

Personne âgée

Soins compliqués à un membre âgé de la famille atteint d'un dysfonctionnement cognitif, moteur ou sensoriel

Résultat escompté et critères d'évaluation

La personne ou l'aidant sera capable d'effectuer les tâches nécessaires à l'entretien de la maison.

Indicateurs

- La personne nomme les facteurs qui l'empêchent d'être autonome et d'entretenir son domicile.
- La personne se dit satisfaite de sa vie domestique.

Interventions

- Demander à la personne et à sa famille sur quels sujets ils ont besoin d'informations.
- Déterminer le type de matériel nécessaire en tenant compte des critères suivants : il doit être facilement disponible, peu coûteux et durable.
- Déterminer le type d'aide dont la personne aura besoin (repas, tâches ménagères, transport, etc.) et l'aider à l'obtenir.
- Discuter des exigences qu'imposent les soins à un malade chronique (voir le diagnostic *Tension dans l'exercice du rôle de l'aidant naturel*).
  - Exigences temporelles
  - Partage différent des responsabilités inhérentes au rôle (rôle de conjoint ou de parent, travail, etc.)
  - Exigences physiques (soulever la personne malade, etc.)

- Prendre rendez-vous pour une visite à domicile.
- Permettre à l'aidant de parler de ses problèmes et de ses sentiments.
- Diriger la personne vers un organisme communautaire au besoin (soins à domicile, service social, service de repas à domicile, etc.).

Errance

DÉFINITION

Errance : Déplacements sans but ou répétitifs, selon un parcours compliqué, souvent incompatible avec les délimitations du périmètre de circulation ou avec les obstacles, et comportant des dangers pour la personne.

CARACTÉRISTIQUES

Chez une personne atteinte de démence (Edgerly et Donovick, 1998 ; Algase, 1999)

Déplacements fréquents ou incessants, sans but précis
Déplacements répétitifs avec retours fréquents aux mêmes lieux
Déambulation agitée ou d'un pas rythmé
Déplacements hors des limites du périmètre de circulation dans des endroits interdits ou dangereux
Tendance à se perdre
Incapacité de trouver ce qu'elle cherche

FACTEURS FAVORISANTS

Facteurs physiopathologiques

Fonction cérébrale altérée[2]:

Accident vasculaire cérébral
Arriération mentale
Démence d'Alzheimer

2. Ce facteur doit être présent. Les autres facteurs favorisants peuvent être présents en même temps.

État ou besoin physiologique (par exemple, faim, soif, douleur, envie d'uriner, constipation)

Facteurs liés au contexte (intrinsèques ou extrinsèques)

Augmentation de la frustration, de l'anxiété, de l'ennui, de la dépression ou de l'agitation

Environnement social ou physique trop ou peu stimulant

Séparation d'avec les personnes et les lieux familiers

Facteur lié à la croissance et au développement

Personne âgée

Erreurs de jugement consécutives à un déficit moteur ou sensoriel, ou aux médicaments

Résultats escomptés et critères d'évaluation

La personne ne s'enfuira pas et ne se perdra pas.

Indicateurs

- La personne se déplace sans risque.
- La personne ou sa famille reconnaissent les facteurs qui occasionnent l'errance.
- La personne ou sa famille anticipent les moments d'errance.

Interventions

- Rechercher les facteurs favorisants :
  - Anxiété
  - Confusion
  - Frustration
  - Ennui
  - Agitation
  - Séparation d'avec les personnes et les lieux familiers
  - Erreurs de jugement
  - État ou besoin physiologique (faim, soif, douleur, envie d'uriner, constipation)
- Réduire ou éliminer les facteurs favorisants, si possible.
  - Besoins physiologiques

    Prévoir le besoin d'aller aux toilettes en établissant un horaire.

Fixer un horaire pour la consommation de liquides et de nourriture.
Évaluer la présence de douleur.

– Anxiété ou agitation
  Voir la rubrique Interventions du diagnostic *Anxiété*.

– Milieu étranger
  Choisir une photo ou une image familière et la fixer à la porte de la personne.
  Aider la personne à retrouver son chemin, si elle est perdue.
  Fournir à la personne un parcours sans risque pour ses marches.
  Encourager les activités qui font faire de l'exercice (par exemple, balayer, passer le râteau).
  Décorer les corridors de scènes représentant la nature (Cohen-Mansfield et Werner, 1998).
  Rendre les portes de sortie faciles à repérer à l'aide de grosses lettres.
  Peindre des bandes horizontales sur la porte de sortie ou placer un panneau en tissu sur toute la largeur de la porte.

– Prendre des mesures pour prévenir les accidents.
  Mettre des serrures sur les portes et des verrous sur les fenêtres.
  Installer des sonnettes électroniques sur les portes et aux limites de la propriété.
  Utiliser des alarmes sensibles à la pression (carpettes, détecteurs pour le lit ou la chaise).
  Fournir des occasions régulières de faire des promenades avec une autre personne ou dans un endroit sans risque.
  Avertir l'entourage des tendances de la personne à errer :
    Voisins
    Police
    Patients habitant la même résidence
    Personnel soignant
    Personnel des services communautaires
  Inviter les personnes dans l'entourage du client à signaler les errances de ce dernier.

Obtenir une photo récente et avoir des informations à jour permettant de l'identifier (âge, taille, poids, couleur des cheveux, description des vêtements, traits particuliers).
Consulter le bureau régional de la Société Alzheimer du Canada ou Alzheimer Europe pour connaître les programmes de prévention des accidents.

Excès de volume liquidien

DÉFINITION

Excès de volume liquidien: Augmentation de la rétention de liquide isotonique.

Note de l'auteure:

> Ce diagnostic s'applique aux situations où l'infirmière peut prescrire un traitement définitif pour atténuer ou éliminer les facteurs qui favorisent l'œdème ou peut enseigner aux personnes des mesures préventives. Les cas de surcharge liquidienne des vaisseaux sont à considérer comme des problèmes à traiter en collaboration et non comme des diagnostics infirmiers. On peut qualifier ces cas de *Complication possible – Insuffisance cardiaque* ou *Complication possible – Hypervolémie.*

CARACTÉRISTIQUES

essentielles (au moins une doit être présente)
Œdème (périphérique, sacré)
Peau tendue et luisante

secondaires (peuvent être présentes)
Apport supérieur aux pertes
Essoufflement
Gain pondéral

FACTEURS FAVORISANTS

Facteurs physiopathologiques

Insuffisance rénale aiguë ou chronique entraînant une perturbation des mécanismes de régulation

Augmentation de la précharge, diminution de la contractilité et du débit cardiaque
- Infarctus du myocarde
- Insuffisance cardiaque
- Insuffisance ventriculaire gauche
- Valvulopathie
- Tachycardie ou arythmie

Hypertension portale, baisse de la pression oncotique du plasma et rétention de sodium consécutives à une maladie du foie, à une cirrhose, au cancer ou à une ascite.

Perturbation du retour veineux
- Varices aux membres inférieurs
- Maladies vasculaires périphériques
- Thrombus
- Phlébite chronique
- Immobilité

Facteur lié au traitement

Rétention hydro-sodée consécutive à un traitement aux corticostéroïdes

Facteurs liés au contexte (intrinsèques ou extrinsèques)

Consommation excessive d'eau ou de sodium

Apport protéique insuffisant (régime « miracle », malnutrition, etc.)

Stase veineuse déclive consécutive à l'immobilité, à la présence d'un plâtre ou d'un bandage serrés, ou au maintien prolongé d'une position debout ou assise

Compression veineuse par l'utérus gravide

Drainage lymphatique inadéquat consécutif à une mastectomie

Facteurs liés à la croissance et au développement

Personne âgée
- Diminution du retour veineux consécutive à une augmentation de la résistance périphérique et à la diminution de l'efficacité des valves

Résultat escompté et critères d'évaluation

La personne aura moins d'œdème (préciser à quel endroit).

Indicateurs

- La personne nomme les facteurs étiologiques.
- La personne nomme les mesures à prendre pour prévenir l'œdème.

Interventions

Dans le cas d'œdème, prendre les mesures suivantes.

- Examiner la peau et relever les signes d'escarres de décubitus.
- Laver délicatement le creux des plis de la peau et sécher avec soin.
- Éviter l'emploi de ruban adhésif si possible.
- Déplacer la personne au moins toutes les 2 heures.

Vérifier si la personne présente des signes de stase veineuse déclive.

Surélever le membre œdémateux au-dessus du niveau du cœur aussi souvent que possible (à moins de contre-indication par suite d'insuffisance cardiaque).

Évaluer l'apport nutritionnel de la personne et vérifier si elle a des habitudes susceptibles de contribuer à la rétention liquidienne (par exemple, la consommation de sel).

Donner à la personne les conseils suivants.

- Lire les étiquettes des produits afin de connaître leur teneur en sodium.
- Éviter les aliments cuisinés, en conserve et surgelés.
- Cuisiner en remplaçant le sel par des condiments (jus de citron, basilic, estragon, menthe, etc.).
- Remplacer le sel par du vinaigre (10 à 15 mL de vinaigre pour 4 à 6 L de liquide, ou au goût) pour assaisonner les mets.

Recommander à la personne de ne pas porter de gaines, de jarretelles ni de mi-bas, et de ne pas croiser

les jambes; lui conseiller de surélever les jambes le plus souvent possible.

Dans le cas où le drainage lymphatique est inadéquat dans un bras, prendre les mesures suivantes.

- Surélever le membre au moyen d'oreillers.
- Mesurer la pression artérielle dans le bras sain.
- Ne pas administrer d'injections ni de perfusions intraveineuses dans le bras atteint.
- Protéger le membre atteint des traumatismes.
- Recommander à la personne d'éviter les actions suivantes : utiliser des détergents forts, porter des sacs lourds, tenir sa cigarette, repousser les cuticules ou arracher les petites peaux près des ongles, introduire les bras dans un four chaud, porter des bijoux ou une montre, et porter des bandages Ace.
- Avertir la personne qu'elle doit consulter un médecin si son bras rougit, enfle ou durcit.

Protéger la peau œdémateuse des lésions.

Interventions auprès des **mères**

- Expliquer les causes de la rétention d'eau (par exemple, augmentation de la sécrétion d'œstrogènes, posture qui influe sur la circulation sanguine et la fonction rénale).
- Expliquer l'importance de se coucher sur le côté la nuit et à plusieurs reprises le jour.
- Donner à la femme les indications suivantes :
  - Surélever souvent les pieds.
  - Boire au moins 2000 mL de liquides (à répartir en 3 ou 4 portions).
  - Consommer assez de protéines et éviter les aliments très salés.
- Relever les premiers signes d'hypertension artérielle provoquée par la grossesse :
  - Gain pondéral supérieur à 1 kg en 1 semaine
  - Œdème des doigts

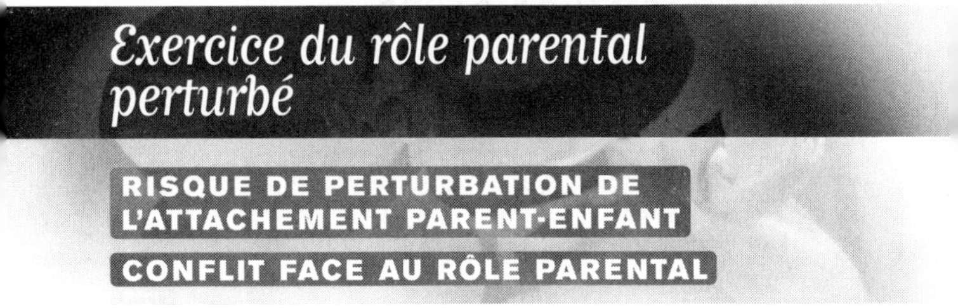

Exercice du rôle parental perturbé

RISQUE DE PERTURBATION DE L'ATTACHEMENT PARENT-ENFANT

CONFLIT FACE AU RÔLE PARENTAL

DÉFINITION

Exercice du rôle parental perturbé : Inaptitude d'un parent ou de son substitut à créer un environnement qui favorise au maximum la croissance et le développement de l'enfant.

Note de l'auteure :

Il peut devenir très difficile d'exercer efficacement le rôle parental quand l'enfant ou un des parents est dans une situation qui impose un grand stress à la cellule familiale. Dans le présent texte, nous employons le terme « parent(s) » pour désigner la ou les personnes qui ont la charge de l'enfant.

CARACTÉRISTIQUES

essentielle (doit être présente)

Négligence des parents envers l'enfant *ou*

Absence de marques d'affection de la part des parents

secondaires (peuvent être présentes)

Verbalisation fréquente des parents de leur insatisfaction ou de leur déception au sujet de l'enfant

Verbalisation de leur déception au sujet du rôle de parent

Verbalisation de leur sentiment d'incompétence (perçu ou réel)

Stimulation (visuelle, tactile ou auditive) insuffisante ou intempestive de l'enfant

Signes de mauvais traitements ou de négligence envers l'enfant

Retard de croissance ou de développement chez l'enfant

FACTEURS FAVORISANTS

Personnes susceptibles d'éprouver des difficultés en tant que parents
- Chefs de famille monoparentale
- Adolescents
- Personnes violentes
- Personnes souffrant d'un trouble émotionnel
- Alcooliques
- Toxicomanes
- Personnes en phase terminale d'une maladie
- Personnes gravement handicapées
- Victimes d'accidents

Enfants courant un risque élevé de souffrir de négligence
- Enfants non désirés
- Enfants qui ne sont pas du sexe souhaité par les parents
- Enfants ayant un ou des traits qui déplaisent aux parents
- Enfants souffrant d'un handicap physique
- Enfants souffrant d'un handicap mental
- Enfants hyperactifs
- Enfants en phase terminale d'une maladie

Facteurs liés au contexte (intrinsèques ou extrinsèques)

Interruption du processus d'attachement consécutive à la maladie (enfant, parent), à l'incarcération ou à un déménagement

Séparation d'avec le noyau familial

Manque de cohérence dans les soins

Manque de connaissances

Absence de modèle parental

Problèmes conjugaux ou familiaux (préciser)
- Disputes entre les conjoints
- Divorce
- Séparation
- Beaux-parents
- Concubinage
- Déménagement

Mauvaise adaptation aux facteurs de stress associés à la maladie, à l'arrivée d'un nouvel enfant, à l'hébergement d'une personne âgée, à des problèmes d'argent ou à la toxicomanie

Facteurs liés à la croissance et au développement

Adolescent

- Incapacité de satisfaire ses propres besoins et de s'occuper de l'enfant
- Antécédents de mauvaises relations avec ses propres parents
- Personnes ayant été maltraitées par leurs propres parents
- Exigences indues des parents envers l'enfant
- Exigences indues des parents envers eux-mêmes
- Exigences indues de l'enfant envers les parents
- Incapacité des parents de répondre aux besoins psychosociaux de l'enfant

Résultat escompté et critères d'évaluation

Les parents se rendront compte des lacunes dans l'exercice de leur rôle parental.

Indicateurs

- Les parents procurent à l'enfant un milieu où il peut vivre en sécurité.
- Les parents indiquent les personnes ou services qui peuvent les aider dans leur rôle.

Interventions

Inviter les parents à exprimer leurs sentiments sur les difficultés qu'ils vivent dans leur rôle ainsi que sur les situations stressantes qu'ils vivent ou ont vécues.

Si l'infirmière croit qu'il y a mauvais traitements envers l'enfant, elle doit en aviser les autorités compétentes (voir le diagnostic *Stratégies d'adaptation familiale invalidantes*).

Expliquer aux parents :

- Les étapes de la croissance et du développement (par groupe d'âge)

- Les comportements difficiles de l'enfant qui sont reliés à l'âge

Observer les parents dans leurs interactions avec l'enfant.
- Renforcer les points positifs.
- Se poser comme modèle dans les domaines où les parents ne se sentent pas à l'aise ou ont de la difficulté.
- Faire ressortir les côtés positifs et uniques de l'enfant.

Permettre aux parents d'observer l'infirmière en train de s'occuper de l'enfant. Faire la démonstration des gestes de réconfort, de la stimulation sensorielle (par la parole, les jouets, le toucher).

Encourager les parents à participer aux soins de l'enfant.

Expliquer toutes les interventions effectuées par l'équipe de soins ainsi que les effets qu'elles peuvent entraîner.

Inciter les parents à rester auprès de l'enfant et à le rassurer durant les interventions lorsque cela est possible.

Essayer de cerner les attentes que les parents entretiennent envers l'enfant et aider les parents à distinguer les attentes qui sont réalistes de celles qui ne le sont pas.

Évaluer les méthodes de discipline habituelles des parents afin de voir si elles sont adéquates et si les parents les appliquent avec constance.

Analyser avec les parents le comportement de l'enfant qui pose problème (Herman-Staab, 1994) :
- Fréquence, durée
- Contexte (quand, où, facteurs déclenchants)
- Conséquences du comportement qui pose problème (attention des parents, discipline, inconstance des réactions)
- Comportement souhaité par les parents

Expliquer comment agir en bons parents (Herman-Staab, 1994).

- Faire comprendre à l'enfant qu'il est aimé.
- Souligner l'occasion quand l'enfant se comporte bien ; le regarder droit dans les yeux.
- Prévoir des « moments sacrés » où les parents accordent à l'enfant du temps sans interruptions.
- Passer sous silence les transgressions sans importance en s'abstenant de contact physique avec l'enfant et en évitant de croiser son regard ou de lui parler du comportement.
- Pratiquer l'écoute active. Décrire ce que l'enfant est en train de dire, lui relater ses sentiments, ne pas juger.
- Lorsqu'on désapprouve son comportement, formuler un énoncé dont le sujet est « Je ». Bien souligner qu'on s'oppose au geste et non à l'enfant.

Faire les recommandations suivantes aux parents concernant la façon d'appliquer la discipline.

- Pour le jeune enfant : l'asseoir sur une chaise pendant une minute pour chaque année de son âge (si l'enfant se lève, le rasseoir et reprendre au début la durée de la punition).
- Pour l'enfant plus âgé : l'empêcher de faire une de ses activités préférées (bicyclette ou émission de télévision favorite, par exemple).
- Ne pas frapper l'enfant, sauf dans le cas du jeune enfant qui touche à un objet dangereux (cuisinière, prise électrique) ; dans ce cas, donner une seule tape.
- Ne pas menacer l'enfant. Établir clairement les punitions avec lui et les appliquer avec constance.
- Exiger de l'enfant qu'il obéisse.
- Les parents doivent se mettre d'accord sur les méthodes à utiliser et les appliquer avec constance.

Donner de l'information sur les ressources qui existent (par exemple, consultation externe, organisme communautaire, services sociaux, cours sur le rôle parental).

Diriger les parents vers un CLSC s'il y a lieu.

RISQUE DE PERTURBATION DE L'ATTACHEMENT PARENT-ENFANT

DÉFINITION

Risque de perturbation de l'attachement parent-enfant: Risque de perturbation du processus interactif favorisant la création d'une relation de protection et d'éducation entre un parent, ou son substitut, et l'enfant.

Note de l'auteure:

Ce nouveau diagnostic s'applique aux parents, ou à leur substitut, dont l'attachement à l'enfant risque d'être difficile à réaliser. Les obstacles à l'attachement peuvent avoir pour origine le milieu, le manque de connaissances, l'anxiété et la santé des parents ou de l'enfant. Il s'agit d'un diagnostic de risque ou de risque élevé. Si l'infirmière constate une difficulté actuelle d'attachement parent-enfant, il vaudrait mieux qu'elle formule le diagnostic de *Risque de perturbation dans l'exercice du rôle parental relié à une perturbation de l'attachement parental,* afin qu'elle puisse concentrer son attention sur l'amélioration de l'attachement et la prévention de comportements parentaux destructeurs.

FACTEURS DE RISQUE

Facteurs physiopathologiques

Interruption du processus d'attachement
- Maladie des parents
- Maladie de l'enfant

Facteur lié au traitement

Difficulté à prendre le bébé dans ses bras en raison de lampes de photothérapie ou d'appareils de soins intensifs

Facteurs liés au contexte (intrinsèques ou extrinsèques)

Attentes irréalistes (à l'égard de l'enfant ou de soi-même)

Enfant non désiré

Déception quant à l'enfant (sexe, apparence)

Mauvaise adaptation aux facteurs de stress engendrés par l'arrivée du nouveau bébé et d'autres responsabilités
  Problèmes de santé
  Maladie mentale
  Problèmes d'argent
  Toxicomanie
  Difficultés à établir et à entretenir des relations avec les autres

Antécédents de mauvaises relations avec leurs propres parents

Manque de connaissances ou absence de modèles du rôle de parent

Handicaps physiques des parents (par exemple, cécité, paralysie, surdité)

Facteur lié à la croissance et au développement

Adolescent
  Difficulté à retarder la satisfaction de ses désirs pour s'occuper des besoins de l'enfant

Résultat escompté et critères d'évaluation

Les parents manifesteront de plus en plus leur attachement au bébé par des comportements tels que le tenir près de soi dans ses bras, lui sourire, lui parler et le regarder dans les yeux.

Indicateurs

- Les parents sont soutenus dans leurs efforts pour participer aux soins du bébé.
- Les parents commencent à verbaliser des sentiments positifs à l'égard du bébé.

Interventions

Rechercher les facteurs de risque.

- Chez la mère
  - Enfant non désiré
  - Travail et accouchement longs et difficiles
  - Douleur ou fatigue dans le postpartum

  - Absence d'un réseau de soutien (mère, conjoint, amis)
  - Absence de bons modèles (mère, famille, voisine)
- Stratégies d'adaptation inefficaces des parents (ou de l'un d'eux)
  - Alcoolisme
  - Toxicomanie
  - Problèmes conjugaux (séparation, divorce, violence)
  - Changements dans les habitudes de vie en raison du nouveau rôle
  - Adolescent devenu parent
  - Changements de carrière (par exemple, de femme au travail à mère de famille)
  - Maladie dans la famille
- Chez le bébé
  - Prématurité, anomalies congénitales, maladie
  - Naissance multiple

Éliminer ou atténuer les facteurs de risque dans la mesure du possible.

- Maladie, douleur, fatigue
  - Établir avec la mère les soins qu'elle est en mesure de donner à l'enfant.
  - Faire en sorte que la mère puisse dormir sans interruption au moins 2 heures le jour et 4 heures la nuit.
  - Soulager les malaises.
- Manque d'expérience ou absence de modèles maternels appropriés
  - Explorer avec la mère ses sentiments et ses attitudes à l'égard de sa propre mère.
  - L'aider à trouver quelqu'un qui est une bonne mère et l'encourager à faire appel à cette personne.
  - Présenter le programme d'enseignement qui lui est offert pendant son séjour au centre hospitalier.
  - Déterminer qui lui donnera de l'aide à domicile à son retour.
  - Lui indiquer les programmes communautaires et la documentation qui lui permettront de perfectionner ses connaissances sur les soins à l'enfant après qu'elle aura quitté le centre hospitalier.

- Absence d'un réseau de soutien
  - Évaluer le réseau de soutien des parents ; en établir les forces et les faiblesses.
  - Conseiller et orienter les parents s'il y a lieu.
    Les encourager à exprimer leurs sentiments à propos de l'expérience qu'ils vivent et en ce qui concerne l'avenir.
    Faire de l'écoute active avec eux.
    Observer les interactions des parents et des enfants.

Créer des occasions de faire avancer le processus d'attachement.

- Favoriser l'attachement dans la période qui suit immédiatement l'accouchement.
  - Encourager la mère à tenir le bébé après sa naissance (mais lui accorder une courte période de récupération s'il y a lieu).
  - Permettre à la mère de tenir le bébé contre sa peau si elle le désire ; chauffer la pièce (22 à 25 °C) ou allumer un panneau chauffant au-dessus du nouveau-né.
  - Permettre à la mère de donner le sein au bébé si elle le désire.
  - Retarder l'administration du nitrate d'argent afin que la mère et le bébé puissent se regarder dans les yeux.
  - Accorder à la famille tout le temps dont elle a besoin pour se retrouver, avec le moins d'interruptions possibles de la part du personnel (la « période sensible » dure de 30 à 90 minutes).
  - Encourager le père à tenir le bébé.
- Faciliter le processus d'attachement dans le post-partum.
  - Observer la mère régulièrement et relever les signes de fatigue, en particulier si elle a été anesthésiée.
  - Assouplir les règles de cohabitation pour la mère ; fixer avec elle quelle part des soins elle assumera au début et lui venir en aide lorsqu'elle le demande.
  - Discuter du rôle que le père assumera dans les soins du bébé. (Si la famille le souhaite, parler des occasions où le père pourra prendre part aux soins de son enfant à la maison.)

- Offrir son soutien aux parents.
  - Écouter la mère raconter son expérience du travail et de l'accouchement.
  - Lui permettre de verbaliser ses sentiments.
  - Indiquer que ces sentiments sont acceptables.
  - Signaler aux parents les forces et les traits distinctifs du bébé.
  - Mettre en évidence les réactions du nouveau-né aux parents.
  - Mettre sur pied un suivi, en particulier pour les familles considérées à risque (par exemple, appel téléphonique ou visite à domicile par une infirmière en santé communautaire).
- Enseigner les soins à donner, s'il y a lieu.
  - Observer les interactions des parents et du bébé.
  - Mettre en valeur les forces de chacun des parents.
  - Aider les parents dans les domaines où ils manquent d'assurance (jeux de rôles).
  - Offrir des cours de soins des nourrissons.
  - Donner aux parents de la documentation et des aides audiovisuelles à consulter lorsque la personne-ressource est absente.
  - Évaluer les connaissances des parents en ce qui concerne la croissance et le développement des enfants, et leur fournir les compléments d'information nécessaires.
  - Aider les parents à comprendre les signaux du bébé et son tempérament.
  - Voir la bibliographie pour des suggestions d'articles et d'ouvrages sur le rôle de parent et les soins aux enfants.
- S'il est nécessaire de séparer immédiatement l'enfant des parents pour des raisons de prématurité ou de maladie, susciter des expériences d'attachement dans la mesure du possible.
  - Permettre aux parents de voir et de toucher le bébé avant qu'il soit emporté.
  - Encourager le père à visiter l'unité de soins intensifs néonatals et à donner des comptes rendus de l'état du bébé avec des photos si possible (Brazelton, 1981).

– Donner à la mère l'occasion de visiter le bébé aussitôt que possible. Lui permettre de communiquer fréquemment par téléphone avec la personne qui s'occupe du nouveau-né/nourrisson, si les visites sont impossibles.

Faire les demandes de consultation qui s'imposent.

- Consulter les centres de services communautaires au sujet du suivi et des visites à domicile s'il y a lieu.
- Diriger les parents vers les services appropriés.

CONFLIT FACE AU RÔLE PARENTAL

DÉFINITION

Conflit face au rôle parental : Situation de crise entraînant de la confusion et des contradictions dans le rôle parental.

Note de l'auteure :

Le diagnostic de *Conflit face au rôle parental* s'applique quand des parents qui exerçaient jusque-là leur rôle avec efficacité risquent d'en être incapables à cause de pressions externes. Dans certaines situations (maladie, divorce, remariage, etc.), il est normal qu'il faille redéfinir sa façon d'exercer son rôle parental parce que celui-ci est devenu confus ou conflictuel. Ce diagnostic diffère de celui d'*Exercice du rôle parental perturbé* en ce qu'il s'applique aux parents qui manifestent ou risquent de manifester des comportements parentaux inadéquats ou un manque d'attachement envers l'enfant. Si les parents ne reçoivent pas l'aide dont ils ont besoin pour s'adapter à la nouvelle situation, un *Conflit face au rôle parental perturbé* peut dégénérer en *Exercice du rôle parental perturbé.* Le terme « parent(s) » désigne ici la ou les personnes qui ont la charge de l'enfant.

CARACTÉRISTIQUES

essentielles (au moins une doit être présente)

Inquiétude face aux changements dans leur rôle parental (exprimée par les parents)

Perturbation observable dans la façon habituelle de s'occuper de l'enfant

secondaires (peuvent être présentes)

Peur d'être incapables de répondre aux besoins physiques et affectifs de l'enfant pendant qu'il est hospitalisé ou à la maison (exprimée par les parents)

Inquiétude au sujet des effets de la maladie de l'enfant sur la famille (exprimée par les parents)

Peur d'être incapables de s'occuper des autres enfants à la maison (exprimée par les parents)

Culpabilité reliée au sentiment d'avoir contribué à la maladie de l'enfant par manque de connaissances, de jugement, etc. (exprimée par les parents)

Impression de ne pas avoir leur mot à dire dans les décisions touchant l'enfant (exprimée par les parents)

Incapacité ou hésitation des parents à participer aux soins usuels de l'enfant ou refus de le faire malgré les encouragements et le soutien donnés

Sentiments de culpabilité, de colère, de peur, d'anxiété ou de frustration exprimés par les parents ou observés par l'infirmière

FACTEURS FAVORISANTS

Facteurs liés au contexte (intrinsèques ou extrinsèques)

Séparation d'avec l'enfant
- Naissance d'un enfant atteint d'une malformation congénitale ou d'une maladie chronique
- Hospitalisation d'un enfant atteint d'une maladie aiguë ou chronique
- Aggravation de la maladie ou du pronostic, ou transfert dans une autre unité (soins intensifs, par exemple)

Peur de s'engager par suite d'interventions effractives ou restrictives (intubation, isolement, etc.)

Perturbation de la vie familiale
- Garde d'un enfant ayant besoin de soins spéciaux (moniteur d'apnée, drainage postural, alimentation parentérale totale, par exemple)
- Visites fréquentes au centre hospitalier
- Ajout d'un nouveau membre à la famille (parent âgé, nouveau-né)

Changement dans la capacité de s'acquitter du rôle de parent
- Maladie de la personne qui s'occupe de l'enfant
- Voyages
- Travail
- Divorce
- Remariage
- Nouvelles relations amoureuses
- Décès

Résultats escomptés et critères d'évaluation

Les parents se montreront maîtres des décisions concernant l'enfant et collaboreront avec l'équipe de soins à la prise de décisions concernant les soins à l'enfant.

Indicateurs

- Les parents se montrent informés de l'état de santé et du plan de traitement de l'enfant.
- Les parents participent aux soins de l'enfant, à la maison et au centre hospitalier, dans la mesure où ils le souhaitent.
- Les parents verbalisent leurs sentiments au sujet de la maladie et de l'hospitalisation de l'enfant.
- Les parents recherchent et utilisent le soutien qui leur permet de subvenir aux besoins de l'enfant malade.

Interventions

- Discuter avec les parents de la source du conflit face à leur rôle (divorce, remariage, maladie chez l'enfant ou un des parents, obligation pour l'enfant d'aller vivre ailleurs, arrivée d'un nouvel enfant, hébergement d'un membre âgé de la famille, etc.).
- Inviter les parents à parler de leurs frustrations.
- Aider les parents à définir le rôle parental qu'ils désirent exercer et à déterminer s'il est réaliste.
- S'il y a lieu, adresser les parents à une personne qui les aidera à surmonter leurs difficultés et à s'adapter au changement de rôle.

- Dans le cas d'un enfant malade ou hospitalisé :
  - Aider les parents à trouver de nouvelles façons de s'occuper de l'enfant qui leur permettront de poursuivre son éducation pendant qu'il est hospitalisé ou malade.
  - Les informer des habitudes et des règlements du centre hospitalier, comme les heures de visite, l'heure des repas, l'horaire habituel des traitements et des soins courants dans l'unité où se trouve l'enfant, les règles de la cohabitation, etc.
  - Leur expliquer les interventions et les examens effectués ; les aider à transmettre ces explications à l'enfant ; leur parler des réactions habituelles des enfants de cet âge.
  - Leur expliquer qu'il ne faut pas tout passer à l'enfant même s'il est malade, mais qu'ils ne doivent pas hésiter à le toucher et à le prendre dans leurs bras pour lui manifester leur affection.
  - Donner aux parents toutes les informations nécessaires pour leur permettre de continuer à assumer leur rôle malgré l'hospitalisation ou la maladie chronique de l'enfant.
  - Leur parler ouvertement, leur laisser le temps de poser toutes les questions qu'ils désirent, y répondre avec franchise et honnêteté, et ne pas hésiter à répéter plusieurs fois les renseignements donnés.
  - Communiquer immédiatement toute nouvelle information aux parents ; ne pas leur imposer le fardeau de trouver eux-mêmes les renseignements.
  - Quand les parents ne peuvent pas être avec leur enfant, leur téléphoner pour les tenir au courant ; leur permettre de téléphoner à l'infirmière responsable de l'enfant ou à celle qui s'occupe de lui.
  - Encourager les parents à continuer de prendre des décisions au sujet des soins à l'enfant.
    Permettre aux parents de participer à l'élaboration du plan de soins de leur enfant.
    Les consulter pour obtenir des informations sur l'enfant, ses comportements habituels, ses réactions et ses préférences.

Reconnaître que les parents sont ceux qui connaissent le mieux l'enfant.
Permettre aux parents d'assister aux examens diagnostiques et aux traitements s'ils le désirent.

– Laisser les parents participer aux soins de l'enfant dans la mesure où ils le désirent.
  Permettre à au moins un parent de demeurer auprès de l'enfant 24 heures sur 24 et assouplir les heures de visite pour les autres membres de la famille.
  Négocier avec les parents le partage des tâches, en leur demandant lesquelles ils désirent continuer d'accomplir, lesquelles ils désirent déléguer, lesquelles ils veulent partager avec d'autres et lesquelles ils veulent apprendre. S'enquérir régulièrement des changements qu'ils désirent apporter à leur participation.
  Prendre les dispositions nécessaires pour assurer aux parents une période d'intimité avec leur enfant.

– Déterminer les obligations des parents à la maison : horaire de travail, soin des autres enfants, entretien et organisation du domicile, obligations envers la famille élargie, etc.; les aider à s'organiser un emploi du temps qui leur permette de passer suffisamment de temps avec l'enfant malade sans toutefois négliger leurs autres responsabilités (par exemple, si les parents ne peuvent venir voir l'enfant que le soir, retarder l'heure du bain de l'enfant afin que les parents puissent le lui donner eux-mêmes).
– Aider les parents à normaliser leur cadre de vie et celui de l'enfant, tant à la maison qu'au centre hospitalier.
  Inviter les parents à apporter des vêtements et des jouets de la maison.
  Permettre aux parents d'apporter au centre hospitalier des repas préparés à la maison.
  Inciter la famille à manger ensemble.
  Inciter les parents à sortir l'enfant de temps à autre, si possible, notamment pour l'emmener à la maison.

– Aider les parents à exprimer leurs sentiments face à la maladie ou à l'hospitalisation de l'enfant et aux changements que la situation a entraînés dans leur rôle de parents.
– Répondre aux besoins psychologiques et physiques des parents.
  Évaluer dans quelle mesure les parents sont capables de répondre à leurs besoins de base (repos, alimentation, activités, intimité, etc.) et les conseiller s'il y a lieu.
  Aider les parents à s'organiser un emploi du temps qui leur permette de s'occuper de l'enfant sans négliger leurs propres besoins.
  Évaluer les réseaux de soutien dont les parents disposent : parents, famille, amis, conseiller spirituel, etc.
– Diriger les parents, s'il y a lieu, vers un aumônier, un travailleur social, un organisme communautaire (soins de répit) ou un groupe d'entraide pour parents.

Exercice du rôle perturbé

DÉFINITION

Exercice du rôle perturbé : Manque de congruence entre les comportements et le contexte, les normes et les attentes du milieu.

Note de l'auteure :

Ce diagnostic infirmier était autrefois considéré comme une subdivision du diagnostic de *Concept de soi perturbé.* Dans sa formulation actuelle, son emploi risque d'être problématique. Si une ménagère devient incapable d'accomplir sa tâche au foyer par suite de maladie et que ses responsabilités sont assumées par d'autres membres de la famille, il peut être plus approprié d'appliquer aux situations ainsi engendrées les diagnostics de *Risque de concept de soi perturbé relié à la perte récente des responsabilités inhérentes au rôle consécutive à la maladie* et de *Risque d'entretien inefficace du domicile relié au manque de connaissances des membres de la famille.* Tant que la recherche clinique n'aura pas permis de définir plus précisément le diagnostic d'*Exercice du rôle perturbé*, l'infirmière devrait l'utiliser en tant que facteur d'étiologie du *Concept de soi perturbé* ou du *Risque d'entretien inefficace du domicile.* Si c'est le rôle de parent qui est perturbé, considérer le diagnostic de *Conflit face au rôle parental.*

CARACTÉRISTIQUES

essentielle (doit être présente)

Conflit lié à la perception du rôle ou à la façon de l'exercer

secondaires (peuvent être présentes)

Changement dans la façon dont la personne perçoit son rôle

Refus d'assumer le rôle

Changement dans la façon dont les autres perçoivent le rôle

Diminution de la capacité physique de remplir le rôle après la maladie

Manque de connaissances sur le rôle

Changement dans les responsabilités habituelles

Fatigue

DÉFINITION

Fatigue : Sensation accablante et prolongée d'épuisement réduisant la capacité habituelle de travail physique et mental.

Note de l'auteure :

La fatigue est plus qu'une simple baisse temporaire d'énergie causée par un manque de sommeil, une alimentation insuffisante, le manque d'exercice (sédentarité) ou une surcharge de travail ou d'obligations sociales. Dans la fatigue, on ne parvient pas à surmonter la sensation d'être vidé de son énergie. Cependant, la personne peut apprendre certaines stratégies pour conserver son énergie résiduelle. De plus, la *Fatigue* est différente de l'*Intolérance à l'activité,* sur laquelle on peut agir directement en augmentant progressivement l'endurance et le niveau d'activité. La personne atteinte de fatigue chronique ne retrouvera pas la capacité de fonctionner qu'elle avait auparavant.

CARACTÉRISTIQUES

(VOITH ET COLL., 1987)

essentielles (présentes dans 80 à 100 % des cas)

Plainte d'un manque d'énergie constant et accablant

Difficulté à accomplir les activités courantes

Souffrance signalée par la personne

secondaires (présentes dans 50 à 79 % des cas)

Sentiment de ne pas avoir assez d'énergie pour accomplir les tâches quotidiennes

Plaintes plus fréquentes de problèmes d'ordre physique

Instabilité émotionnelle ou irritabilité

Difficulté à se concentrer

Baisse de rendement

Léthargie ou apathie

Troubles du sommeil

Perte d'intérêt pour l'entourage et introversion

Baisse de la libido

Tendance aux accidents

FACTEURS FAVORISANTS

Beaucoup de facteurs peuvent causer la fatigue. On pourra trouver utile de combiner les facteurs favorisants, tels que faiblesse musculaire, mauvaise élimination des déchets, inflammation et infections consécutives au SIDA.

Facteurs physiopathologiques

Infection aiguë (mononucléose, hépatite, virus, etc.)

Infection chronique (Epstein-Barr)

Altération des mécanismes de transport de l'oxygène
- Insuffisance cardiaque
- Bronchopneumopathie chronique obstructive
- Anémie
- Maladie vasculaire périphérique

Trouble endocrinien ou métabolique
- Diabète sucré
- Hypothyroïdie
- Trouble de l'hypophyse
- Maladie d'Addison

Maladie chronique (insuffisance rénale, cirrhose, maladie de Lyme)

Trouble neuromusculaire
- Myasthénie grave
- Sclérose en plaques
- Sclérose latérale amyotrophique
- Maladie de Parkinson
- SIDA

Cancer et ses suites : état hypermétabolique, compétition du corps et de la tumeur pour les nutriments, anémie, facteurs de stress

Trouble ou facteur entraînant une carence nutritive ou une perturbation du métabolisme des nutriments
- Nausée
- Vomissements
- Diarrhée
- Effets secondaires d'un médicament
- Intervention chirurgicale à l'estomac
- Diabète sucré

Trouble entraînant une inflammation chronique
- SIDA
- Arthrite
- Lupus érythémateux
- Hépatite
- Cirrhose
- Maladie inflammatoire de l'intestin
- Insuffisance rénale

Facteurs liés au traitement

Chimiothérapie

Radiothérapie

Effets secondaires de (préciser)

Anesthésie et lésions des tissus consécutives à une intervention chirurgicale

Augmentation de la dépense énergétique consécutive à une amputation, à un trouble de la démarche, à l'utilisation d'un déambulateur, de béquilles, etc.

Facteurs liés au contexte (intrinsèques ou extrinsèques)

État ou trouble entraînant un manque d'activité et une perte de forme physique sur une longue période
- Anxiété
- Fièvre
- Diarrhée
- Douleur
- Isolement
- Nausée ou vomissements
- Dépression

Surcharge de responsabilités

Pressions émotionnelles accablantes

Degré très élevé de stress

Troubles du sommeil

Facteurs liés à la croissance et au développement

Enfant ou adolescent
- Trouble entraînant un état hypermétabolique
  - Mononucléose
  - Fièvre
- Trouble entraînant une carence nutritive
  - Obésité
  - Trouble du comportement alimentaire
  - Régime alimentaire trop sévère

Adulte ou adolescent (grossesse, postpartum)

Répercussions des soins à donner au nouveau-né sur les habitudes de sommeil et exigence d'attention continue

Changements dans les fonctions métaboliques, respiratoire, circulatoire, gastro-intestinales, rénales et endocrines durant le premier trimestre

Résultat escompté et critères d'évaluation

La personne participera à des activités susceptibles de la stimuler, de façon équilibrée, sur les plans physique, social, cognitif et émotionnel.

Indicateurs

- La personne parlera des causes de sa fatigue.
- La personne exprimera ses sentiments face aux répercussions de la fatigue sur sa vie.
- La personne se fixera un ordre de priorité dans ses activités quotidiennes et hebdomadaires.

Interventions

- Expliquer les causes de la fatigue.
- Permettre à la personne d'exprimer ses sentiments face aux répercussions de la fatigue sur sa vie.
- Aider la personne à reconnaître ses forces, ses aptitudes et ses intérêts.
- Lui conseiller de noter son niveau de fatigue toutes les heures pendant une période de 24 heures, en choisissant une journée d'activité normale.
  - Évaluer le niveau de fatigue sur une échelle allant de 0 à 10 (par exemple, sur l'échelle de Rhoten (1982), 0 signifie *aucune fatigue*; et 10 signifie *épuisement total*).
  - Consigner l'activité en cours pour chaque chiffre encerclé.
- Analyser les résultats de cette évaluation avec la personne.
  - À quels moments se sentait-elle le plus énergique ?
  - À quels moments se sentait-elle épuisée ?
  - Quelles activités ont augmenté sa fatigue ?

- Aider la personne à décider quelles tâches peuvent être déléguées.
- Réserver les tâches les plus importantes pour les périodes où elle se sent le plus énergique.
- Aider la personne à établir un ordre de priorité et à laisser tomber les activités qui ne sont pas essentielles.
- Enseigner à la personne des méthodes de conservation de l'énergie.
  - Placer à portée de la main les articles dont on se sert dans son travail.
  - Ne pas s'épuiser inutilement à monter et à descendre des escaliers.
  - Répartir les tâches difficiles tout au long de la semaine.
  - Se reposer avant d'entreprendre une tâche difficile et interrompre ses activités avant que la fatigue se fasse sentir.
  - Installer des rampes.
  - Prendre des repas légers (5 fois par jour).
  - Se faire conduire plutôt que de prendre soi-même le volant.
  - Déléguer les tâches ménagères ou faire des échanges qui allègent le fardeau.
- Exposer les bienfaits psychologiques et physiologiques de l'exercice, et fixer avec la personne des objectifs réalistes.
- Permettre aux personnes affectivement importantes dans la vie du client de parler en privé de leurs sentiments.
- Expliquer les effets des conflits et du stress sur le niveau d'énergie.
- Aider la personne à apprendre des stratégies d'adaptation efficaces (partager, s'affirmer, employer des techniques de relaxation, etc.).
- Diriger la personne vers des services communautaires (popote roulante, services d'aides-ménagères).

Interventions auprès des **mères**

- Expliquer ce qui cause la fatigue durant le premier et le troisième trimestre.
  - Accélération du métabolisme basal
  - Changements dans les taux d'hormones
  - Anémie
  - Augmentation du débit cardiaque (troisième trimestre)
- Insister sur la nécessité de faire des petits sommes et de dormir 8 heures la nuit.
- Parler de l'importance de faire de l'exercice (par exemple, marcher).
- Conseiller à la mère d'éviter le surmenage.
- Après l'accouchement, expliquer à la mère les facteurs qui augmentent la fatigue (Gardner et Campbell, 1991).
  - Travail qui a duré plus de 30 heures, accouchement laborieux ou grandes douleurs signalées par la mère
  - Taux d'hémoglobine inférieur à 100 g/L ou hémorragie de la délivrance
  - Maladie chronique préexistante
  - Épisiotomie, déchirure ou césarienne
  - Troubles du sommeil
  - Maladie du nouveau-né ou anomalie congénitale
  - Manque de soutien du conjoint
  - Enfants dépendants au foyer
  - Difficultés relatives aux soins des enfants
  - Attentes irréalistes

Interventions auprès des **personnes âgées**

- Vérifier si la fatigue chronique résulte d'une dépression de fin de vie.
- Orienter la personne soupçonnée de dépression vers un spécialiste.

Habitudes de sommeil perturbées

PRIVATION DE SOMMEIL

DÉFINITION

Habitudes de sommeil perturbées : Dérèglement momentané de la quantité et de la qualité du sommeil (suspension normale ou périodique de la vigilance).

CARACTÉRISTIQUES

CHEZ L'ADULTE

essentielle (doit être présente)

Difficulté à s'endormir ou à rester endormi

secondaires (peuvent être présentes)

Sentiment de ne pas être complètement reposé au réveil ou durant la journée

Endormissement au cours de la journée

Agitation

Perturbations de l'humeur

CHEZ L'ENFANT

La perturbation du sommeil chez l'enfant est souvent reliée à la peur, à l'énurésie ou à l'inconstance des parents face aux règles du coucher (heure du coucher, par exemple). Elle se manifeste par les caractéristiques suivantes.

Refus d'aller se coucher

Réveils fréquents pendant la nuit

Désir de dormir avec ses parents

FACTEURS FAVORISANTS

Un grand nombre de facteurs peuvent contribuer aux *Habitudes de sommeil perturbées*. En voici quelques-uns parmi les plus fréquents.

Facteurs physiopathologiques

Troubles entraînant des réveils fréquents
- Angine
- Artériosclérose périphérique
- Rétention
- Dysurie
- Trouble respiratoire
- Trouble de la circulation
- Diarrhée
- Constipation
- Incontinence
- Pollakiurie
- Hyperthyroïdie
- Ulcères gastriques
- Trouble hépatique

Facteurs liés au traitement

Difficulté à adopter la position habituelle consécutive à un plâtre, à une traction, à la douleur ou à un traitement intraveineux

Excès de sommeil pendant le jour consécutif à la prise de médicaments tels que :
- Tranquillisants
- Sédatifs
- Hypnotiques
- Antidépresseurs
- Antihypertenseurs
- Amphétamines
- Stéroïdes
- Soporifiques
- Inhibiteurs de la monoamine-oxydase
- Barbituriques

Facteurs liés au contexte (intrinsèques ou extrinsèques)

Hyperactivité consécutive au trouble bipolaire, au trouble panique ou au trouble déficitaire de l'attention

Périodes de sommeil prolongées durant le jour

Activité diurne inadéquate

Dépression

Douleur

Anxiété réactionnelle

Malaises consécutifs à la grossesse

Perturbation du mode de vie sur le plan professionnel, émotif, social, sexuel ou pécuniaire

Changement de milieu : par exemple, hospitalisation (bruit, compagnon de chambre bruyant, peur) ou voyage

Désynchronisation du rythme circadien

Peur

Facteurs liés à la croissance et au développement

Enfant

Peur de l'obscurité

Femme adulte

Changements hormonaux (par exemple, périménopause)

Résultat escompté et critères d'évaluation

La personne dira avoir atteint un équilibre repos-activité optimal.

Indicateurs

- La personne décrit les facteurs susceptibles de l'empêcher de dormir ou de nuire à son sommeil.
- La personne adopte des méthodes visant à provoquer l'endormissement.

Interventions

- Réduire le bruit.
- Organiser l'horaire des soins de façon à réveiller la personne le moins souvent possible (par exemple, lorsqu'il faut réveiller une personne pour lui donner ses médicaments, en profiter pour lui administrer d'autres soins et prendre ses signes vitaux).
- Si la personne se réveille pour uriner, lui recommander de boire moins de liquides le soir et de vider sa vessie avant de se coucher.
- Établir avec la personne un programme d'activités (marche, physiothérapie).

- Limiter le nombre de siestes et leur durée si elles sont trop longues (c'est-à-dire plus d'une heure).
- Demander à la personne, à la famille ou aux parents quels sont ses rituels du coucher : heure, habitudes d'hygiène, autres habitudes (lecture, jeu), et les respecter le plus possible.
- Limiter l'ingestion de boissons contenant de la caféine après le milieu de l'après-midi.
- Expliquer au client et aux personnes affectivement importantes dans sa vie les causes de la perturbation des habitudes de sommeil et les façons de les éviter ou de les réduire (Boyd et Nihart, 1998).
  - Éviter l'alcool.
  - Se coucher et se lever à heure fixe.
  - Établir une routine de détente pour se préparer à dormir (par exemple, tisane, bain chaud).
  - Régler la température de la chambre de façon à ce que ce soit frais.
  - Mettre des boules de cire dans les oreilles s'il y a trop de bruit.
  - Cesser de faire de l'exercice au moins 3 heures avant le coucher.

Interventions auprès des **enfants**

- Expliquer à l'enfant le phénomène de la nuit (les étoiles et la lune).
- Expliquer à l'enfant le travail que certaines personnes effectuent la nuit (infirmières, policiers).
- Lui expliquer que, lorsque c'est la nuit pour certains habitants de la planète, c'est le jour pour d'autres.
- S'il fait un cauchemar, l'inciter à en parler dans la mesure du possible. Le réconforter en lui expliquant qu'il ne s'agit que d'un rêve, même s'il semble très réel. Lui expliquer que les grandes personnes font aussi des rêves.
- Lui fournir une veilleuse ou une lampe de poche pour le rassurer dans le noir.
- Le rassurer en lui expliquant que quelqu'un est tout près pendant la nuit.

- Expliquer aux parents les inconvénients de faire dormir l'enfant avec soi.

Interventions auprès de la **mère**

- Expliquer à la personne ce qui peut perturber le sommeil durant la grossesse (par exemple, crampes dans les jambes, maux de dos).
- Enseigner à la personne comment placer les oreillers lorsqu'elle est en décubitus latéral (un oreiller entre les jambes, un sous l'abdomen, un sous le bras du haut, un sous la tête).
- Inciter la personne à éviter la caféine et les repas copieux 2 ou 3 heures avant le coucher.
- Lui conseiller de faire de l'exercice tous les jours et de prendre un bain chaud avant de se coucher.

Interventions auprès des **personnes âgées**

- Expliquer les effets de l'alcool sur le sommeil (par exemple, cauchemars, réveils fréquents).
- Expliquer que les somnifères (obtenus avec ou sans ordonnance) cessent d'être efficaces après 1 mois et qu'ils nuisent à la qualité du sommeil et au fonctionnement pendant le jour.
- Inciter la personne à éviter les somnifères qui se vendent sans ordonnance à cause de leur effet antihistaminique.
- Si la personne a besoin de somnifères pour quelques jours, l'inviter à consulter son médecin, qui pourra lui en prescrire un dont la demi-vie est courte.

PRIVATION DE SOMMEIL

DÉFINITION

Privation de sommeil : Périodes prolongées d'éveil sans qu'il y ait suspension naturelle et périodique de l'état de conscience.

Note de l'auteure :

Ce diagnostic décrit la situation d'une personne qui ne dort pas assez. Puisqu'il traite de la perturbation la plus fréquente des habitudes de sommeil, il est appelé à être utilisé dans la plupart des cas qui se présentent en clinique.

CARACTÉRISTIQUES

Voir le diagnostic *Habitudes de sommeil perturbées.*

FACTEURS FAVORISANTS

Voir le diagnostic *Habitudes de sommeil perturbées.*

Interventions

- Voir le diagnostic *Habitudes de sommeil perturbées.*

Habitudes sexuelles perturbées

DYSFONCTIONNEMENT SEXUEL

DÉFINITION

Habitudes sexuelles perturbées : Expression d'inquiétude face à sa sexualité.

Note de l'auteure :

Il est difficile de différencier les diagnostics d'*Habitudes sexuelles perturbées* et de *Dysfonctionnement sexuel.* Les *Habitudes sexuelles perturbées* constituent un diagnostic général qui englobe le dysfonctionnement sexuel. La santé sexuelle est une intégration positive des aspects somatiques, émotionnels, intellectuels et sociaux de l'être sexué de sorte que celle-ci enrichisse la personnalité, la communication et l'amour (Organisation mondiale de la Santé).

L'infirmière spécialisée en thérapie sexuelle est mieux qualifiée pour déterminer le *Dysfonctionnement sexuel.* Jusqu'à ce que la distinction entre les diagnostics de *Dysfonctionnement sexuel* et d'*Habitudes sexuelles perturbées* soit clairement établie, seules les infirmières spécialisées devraient le poser.

CARACTÉRISTIQUES

essentielle (doit être présente)

Changement actuel ou prévisible dans le fonctionnement sexuel ou l'identité sexuelle

secondaires (peuvent être présentes)

Inquiétude face au fonctionnement sexuel ou à l'identité sexuelle

Comportement sexuel inopportun (verbal ou non verbal)

Modification des caractéristiques sexuelles primaires ou secondaires

FACTEURS FAVORISANTS

La sexualité peut être perturbée par de nombreux problèmes de santé, diverses circonstances ou des conflits. Les facteurs les plus fréquents figurent dans la liste ci-dessous.

Facteurs physiopathologiques

Troubles dont les effets biochimiques se répercutent sur l'énergie et la libido

Troubles endocriniens
- Diabète sucré
- Diminution de la production d'hormones
- Myxœdème
- Hyperthyroïdie
- Maladie d'Addison
- Acromégalie

Troubles génito-urinaires
- Insuffisance rénale chronique

Troubles neuromusculaires et squelettiques
- Arthrite
- Sclérose en plaques
- Sclérose latérale amyotrophique
- Troubles touchant les nerfs qui innervent le cerveau ou la moelle épinière, les nerfs sensitifs et les nerfs du système nerveux autonome

Troubles cardiorespiratoires
- Infarctus du myocarde
- Insuffisance cardiaque congestive

- Maladie vasculaire périphérique
- Troubles respiratoires chroniques

Troubles du système reproducteur
- Peurs associées à (préciser) (maladie sexuellement transmissible)
- Infection par le VIH ou SIDA
- Herpès
- Syphilis
- Papillomavirus humain
- Chlamydia
- Gonorrhée

Effets de l'alcool sur la capacité d'accomplir l'acte sexuel

Diminution de la lubrification vaginale consécutive à (préciser)

Crainte de l'éjaculation précoce

Rapports sexuels douloureux

Facteurs liés au traitement

Médicaments

Radiothérapie

Concept de soi perturbé en raison d'une altération de l'apparence (traumatisme, chirurgie radicale)

Facteurs liés au contexte (intrinsèques ou extrinsèques)

Mauvais rapport avec le partenaire (préciser) ; par exemple, absence de consentement, manque de connaissances, violence, absence, séparation, divorce

Manque d'intimité

Facteurs de stress
- Problèmes professionnels
- Problèmes d'argent
- Valeurs conflictuelles
- Conflit de principes religieux

Conceptions erronées ou manque de connaissances

Fatigue

Peur d'être rejeté pour cause d'obésité

Douleur

Peur de l'échec sexuel

Peur d'une grossesse non désirée

Dépression

Anxiété

Culpabilité

Peur de contracter une maladie sexuellement transmissible

Antécédents d'expériences sexuelles non satisfaisantes

Facteurs liés à la croissance et au développement

Adolescent

Modèles masculins ou féminins négatifs
Éducation sexuelle néfaste ou absente

Adulte

Adaptation au rôle de parent
Effets de la grossesse sur le niveau d'énergie et l'image corporelle
Conflit de valeurs

Résultat escompté et critères d'évaluation

La personne reprendra ses activités sexuelles antérieures ou s'engagera dans de nouvelles activités sexuelles qu'elle jugera satisfaisantes.

Indicateurs

- La personne décrit l'effet des facteurs de stress, des changements ou des pertes sur sa fonction sexuelle.
- La personne modifie son comportement pour réduire les facteurs de stress.
- La personne reconnaît les limites que ses problèmes de santé imposent à son activité sexuelle.
- La personne décrit les modifications à apporter à ses pratiques sexuelles en fonction de ces limites.
- La personne se dit satisfaite de sa vie sexuelle.

Interventions

Dresser le profil sexuel de la personne.

- Habitudes sexuelles
- Satisfaction (personne, partenaire)
- Connaissances sur la sexualité

- Problèmes (sexuels, de santé)
- Attentes
- Humeur, niveau d'énergie

Encourager la personne à poser des questions sur la sexualité ou la fonction sexuelle, en particulier celles qui la perturbent.

Explorer la relation qu'elle entretient avec son partenaire.

Dans le cas où des facteurs de stress ont un effet néfaste sur la fonction sexuelle de la personne :

- Aider la personne à modifier son mode de vie pour réduire le stress.
- Encourager la personne à prendre conscience des facteurs de stress actuels dans sa vie ; les regrouper selon qu'il est possible de les modifier ou non.
  - Facteurs maîtrisables
    Ponctualité
    Participation aux activités collectives
  - Facteurs non maîtrisables
    Échéances
    Maladie d'un enfant
- Inciter la personne à entreprendre un programme régulier d'exercices pour réduire le stress. Voir le diagnostic *Recherche d'un meilleur niveau de santé* pour les Interventions.

Rechercher des méthodes de remplacement pour canaliser l'énergie sexuelle en cas d'absence ou d'incapacité du partenaire.

- Vérifier si la personne considère la masturbation comme un façon acceptable de libérer sa tension.
- Enseigner les bienfaits physiques et psychologiques de la pratique régulière d'une activité physique (au moins 3 fois par semaine, pendant 30 minutes).
- Si le partenaire est décédé, chercher avec la personne des moyens de rencontrer d'autres gens et de socialiser avec eux (cours du soir, club de rencontres, travail communautaire).

Dans le cas où un changement corporel ou la perte d'une partie du corps a un effet néfaste sur la fonction sexuelle :

- Évaluer à quel stade du processus de deuil (déni, dépression, colère, résolution) en sont la personne et son partenaire par rapport à la perte. Consulter le diagnostic *Deuil*.
- Expliquer à la personne les réactions normales à cette perte.
- Inviter la personne à parler de ses craintes avec le partenaire :
  - Réaction imaginée du partenaire
  - Peur du rejet
  - Peur d'une perte future
  - Peur de blesser physiquement le partenaire
- Inciter le couple à discuter des forces de sa relation et à évaluer si la perte la rend plus solide ou l'ébranle.
- Encourager la personne à reprendre ses activités sexuelles habituelles, dans la mesure du possible.

Rechercher les facteurs qui gênent une fonction sexuelle satisfaisante (hypoxie, douleur, mobilité réduite, grossesse, médicaments, etc.).

Enseigner, parmi les techniques suivantes, celles qui s'appliquent :

- Pour réduire la consommation d'oxygène
  - Utiliser de l'oxygène pendant les rapports sexuels, si nécessaire.
  - Avoir les rapports sexuels après un drainage postural ou un traitement au respirateur à pression positive intermittente.
  - Planifier les rapports sexuels au moment de la journée où la personne est le plus reposée.
  - Adopter des positions confortables qui permettent une respiration aisée.
- Pour réduire le travail cardiaque
  - Déconseiller aux personnes cardiaques d'avoir des rapports sexuels :

    Dans une pièce trop chaude

    Après un repas copieux ou après avoir consommé de l'alcool

Après avoir pris des narcotiques ou des sédatifs
Dans un état de fatigue
Avec de nouveaux partenaires

- Se reposer avant les rapports sexuels. (Choisir le matin de préférence.)
- Cesser tout rapport sexuel dès l'apparition d'une douleur thoracique ou de dyspnée.

• Pour atténuer ou éliminer la douleur
  - Suggérer un lubrifiant hydrosoluble en cas de diminution de la lubrification vaginale.
  - Prendre des médicaments contre la douleur avant d'avoir un rapport sexuel.
  - Avoir recours à des techniques de relaxation avant le rapport sexuel (coussin chauffant, douche chaude, par exemple).

Enseigner les règles de santé et faire les demandes de consultation nécessaires; informer la personne ou le couple sur les groupes d'entraide disponibles.

Interventions auprès des **enfants**

- Faire comprendre à l'enfant que ses propos restent confidentiels.
- Se montrer ouverte, chaleureuse, objective, sans gêne et rassurante.
- Explorer les sentiments et les expériences sexuelles. Encourager les questions. Dissiper les mythes.
- Expliquer comment les bactéries se transmettent (par voie vaginale, anale, orale).
- Expliquer aux jeunes femmes le rapport entre, d'une part, les maladies sexuellement transmissibles et, d'autre part, la salpingite, l'infertilité et les grossesses ectopiques.
- Montrer un schéma des organes de reproduction.
- Insister sur le fait que la plupart des maladies sexuellement transmissibles ne présentent pas de symptômes au départ.
- Parler de l'abstinence du point de vue sexuel (par exemple, droit de dire non, engagement, grossesses non désirées, maladies sexuellement transmissibles).

- Exposer les moyens de contraception qui existent (par exemple, pilule, Depo-Provera, stérilet, condom, mousse, diaphragme, spermicide) :
  - Fonctionnement
  - Efficacité
  - Prix
  - Prévention des maladies sexuellement transmissibles
- Expliquer la méthode choisie et fournir des instructions écrites sur son emploi.

Interventions auprès des **mères**

- Parler des changements qui s'opèrent dans le corps lors de la grossesse. Encourager le couple à exprimer ses sentiments.
- Indiquer à la personne que, s'il n'y a pas de problème (travail prématuré, antécédents de fausse couche, saignement ou rupture des membranes), les rapports sexuels sont permis jusqu'au déclenchement du travail.
- Suggérer à la personne d'adopter une autre position au cours des rapports sexuels pendant les 8e et 9e mois de la grossesse pour éviter de presser sur l'abdomen (par exemple, décubitus latéral, femme à genoux ou sur l'homme). La rassurer au sujet des changements qui surviennent dans le postpartum. Faire comprendre qu'il s'agit d'un état temporaire qui disparaît au bout de 2 ou 3 mois.
- Indiquer que les attitudes sexuelles évoluent au cours de la grossesse, progressant de désirs sexuels intenses vers le souhait d'être tout simplement tenue dans les bras de l'autre.
- Parler des techniques pour améliorer la relation du couple (Polomeno, 1999).
  - Explorer les peurs et les anxiétés (séparément).
  - Discuter des obstacles qui empêchent de parler des peurs et des anxiétés dans le couple.
  - Faire des jeux de rôles où les personnes dévoilent leurs peurs et leurs anxiétés.
  - Encourager les membres du couple à parler des « petits gestes » qui révèlent qu'on se soucie de l'autre.

- Expliquer comment mener des « entretiens à cœur ouvert ». Un des partenaires a 5 minutes pour parler sans interruption ou objection. Puis, l'autre partenaire fait de même. À la fin, le couple s'embrasse et chacun dit : « Je t'aime » (Polomeno, 1999).
- Expliquer comment tenir une « conversation sexuelle » (Gray, 1995). Les questions suivantes peuvent s'avérer utiles :
  Qu'est-ce qui te plaît dans nos rapports sexuels ?
  Aimerais-tu que nous fassions l'amour plus souvent ?
  Faudrait-il consacrer plus ou moins de temps aux préludes ?
  Comment aimerais-tu que je te touche ?
- Parler des moyens d'entretenir l'amour (Gray, 1995) :
  Réserver du temps pour se retrouver régulièrement.
  Se tenir la main.
  Faire savoir à l'autre qu'on l'apprécie.

• Reconnaître la fatigue, en particulier durant le premier trimestre, le dernier mois et dans le postpartum.
• Encourager la personne à consacrer du temps à sa relation, sur le plan sexuel et en général.
• Enseigner au couple à s'abstenir de tout jeu sexuel ou de coïts, et de consulter le médecin dans les cas suivants (Pillitteri, 1999) :
  - Saignement vaginal
  - Dilatation prématurée
  - Grossesse multiple
  - Engagement de la tête du bébé ou allégement
  - Placenta prævia
  - Rupture des membranes
  - Antécédents d'accouchement prématuré
  - Antécédents de fausse couche

Interventions auprès des **personnes âgées**

• Expliquer que le vieillissement normal diminue les capacités reproductrices mais influe très peu sur la fonction sexuelle.

- Explorer l'intérêt, la fréquence des rapports, les attitudes et les connaissances quant à la fonction sexuelle.
- S'il y a lieu, parler des effets des maladies chroniques sur la fonction sexuelle.
- Expliquer l'effet de certains médicaments sur la fonction sexuelle (par exemple, traitements cardio-vasculaires ou gastro-intestinaux, antidépresseurs, antihistaminiques, sédatifs, alcool).
- Si les médicaments occasionnent un dysfonctionnement sexuel, envisager des solutions de rechange (par exemple, autre médicament, réduction de la dose).
- S'entretenir avec les femmes de la qualité de la lubrification vaginale et des lubrifiants hydrosolubles sur le marché.
- Encourager les personnes à poser des questions. Au besoin, les orienter vers un urologue ou un autre spécialiste.

DYSFONCTIONNEMENT SEXUEL

DÉFINITION

Dysfonctionnement sexuel : Changement dans le fonctionnement sexuel, perçu comme insatisfaisant, dévalorisant ou inadéquat.

Note de l'auteure :

Voir le diagnostic *Habitudes sexuelles perturbées.*

CARACTÉRISTIQUES

essentielles (au moins une doit être présente)

Problème de dysfonctionnement sexuel (signalé par la personne)

Difficulté à accomplir l'acte sexuel à cause de la maladie ou du traitement (signalée par la personne)

secondaires (peuvent être présentes)

Crainte que ses capacités sexuelles ne soient bientôt restreintes

Informations erronées sur la sexualité

Manque de connaissances sur la sexualité et la fonction sexuelle

Valeurs conflictuelles concernant l'expression sexuelle (culture, religion)

Dégradation de sa relation avec la personne affectivement importante dans sa vie

Insatisfaction liée au rôle sexuel (fondée ou non)

Inadaptation à un changement dans l'état de santé

DÉFINITION

Inadaptation à un changement dans l'état de santé : Incapacité de modifier son mode de vie ou ses comportements en fonction d'un changement dans l'état de santé.

Note de l'auteure :

Ce diagnostic présente des difficultés à cause de son manque de précision, car la plupart des diagnostics infirmiers supposent une difficulté d'adaptation. Sur le plan clinique, un diagnostic trop général est inutilisable. Comme les réactions à la maladie et à l'invalidité varient beaucoup, il est important que l'infirmière clarifie ces réactions pour les traiter efficacement. On peut réagir à un changement dans l'état de santé par le *Deuil*, l'*Anxiété*, la *Peur*, ou des *Stratégies d'adaptation inefficaces.*

Si la personne cherche à gérer les changements qu'entraîne une maladie ou une invalidité et qu'elle y parvient difficilement, le diagnostic de *Prise en charge inefficace du programme thérapeutique* est plus pertinent.

CARACTÉRISTIQUES

essentielles (doivent être présentes)

Incapacité d'accepter le changement dans l'état de santé (signalée par la personne)

Incapacité ou difficulté à résoudre des problèmes ou à fixer des objectifs

secondaires (peuvent être présentes)

Aucun désir d'autonomie

Période prolongée de choc, de doute ou de colère face au changement dans l'état de santé

Incapacité d'envisager l'avenir

Incontinence fécale

DÉFINITION

Incontinence fécale: Changement dans les habitudes normales d'élimination intestinale, caractérisé par l'émission involontaire de selles.

Note de l'auteure:

La résolution du problème d'*Incontinence fécale* exige des interventions complexes. Les personnes touchées ont diverses réactions qui perturbent leur capacité de fonctionner, telles que la honte et des affections de la peau liées aux effets irritants des fèces sur l'épiderme.

Chez certaines personnes qui ont une lésion de la moelle épinière, la perte de la maîtrise du sphincter de l'anus peut entraîner l'*Incontinence fécale*.

CARACTÉRISTIQUE

essentielle (doit être présente)

Émission involontaire de selles

FACTEURS FAVORISANTS

Facteurs physiopathologiques

Maladie ou traumatisme altérant le sphincter de l'anus
- Diabète sucré
- Intervention chirurgicale à l'anus ou au rectum
- Lésion de l'anus ou du rectum

Déficit cognitif

Surdistension du rectum consécutif à la constipation chronique ou au fécalome

Maladie ou traumatisme entraînant la perte de la maîtrise du sphincter
- Trouble neuromusculaire évolutif
- Lésion de la moelle épinière
- Compression médullaire
- Sclérose en plaques
- Accident vasculaire cérébral

Maladie qui diminue la capacité du réservoir rectal
Maladie inflammatoire de l'intestin
Ischémie rectale chronique

Facteurs liés au traitement

Affection ou intervention entraînant une diminution de la capacité du réservoir rectal
Colectomie
Proctite postradique

Facteurs liés au contexte (intrinsèques ou extrinsèques)

Affections altérant la capacité de reconnaître et d'interpréter les signaux en provenance du rectum ou de réagir à ces signaux
Dépression
Déficit cognitif

Résultat escompté et critères d'évaluation

La personne émettra des selles molles et moulées tous les 2 ou 3 jours.

Indicateurs

- La personne décrit les techniques d'élimination de l'intestin.
- La personne décrit les besoins liquidiens et alimentaires.

Interventions

Évaluer les habitudes d'élimination, le régime alimentaire et le mode de vie.

Évaluer l'état neurologique, l'état physique et la capacité fonctionnelle de la personne.

Fixer un horaire d'élimination régulier.

- Appliquer un programme d'élimination quotidienne pendant 5 jours ou jusqu'à ce que l'habitude se développe ; appliquer ensuite ce programme tous les 2 jours (choisir le matin ou le soir).

Quand l'arc réflexe sacré est intact, prendre les mesures suivantes.

- Si la personne a gardé sa capacité fonctionnelle, l'installer en position verticale ou assise. Dans le cas contraire (si elle est quadriplégique, par exemple), la coucher sur le flanc gauche. Chez l'adulte seulement, employer la stimulation digitale (index ganté et lubrifié).
- Utiliser des dispositifs d'appoint pour la personne qui a gardé sa capacité fonctionnelle : dilatateur, stimulateur digital, chaise d'aisances à siège surélevé, gant et lubrifiant, selon le cas.

Si la personne a gardé la mobilité de ses membres supérieurs et si l'innervation des muscles abdominaux est intacte, lui apprendre les méthodes pertinentes visant à faciliter l'élimination intestinale.

- Manœuvre de Valsalva
- Flexion du tronc vers l'avant à plusieurs reprises
- Redressement assis
- Massage abdominal

En présence de l'interruption de l'arc réflexe sacré, prendre les mesures suivantes.

- Fixer un horaire d'élimination quotidien (matin ou soir) et assurer l'évacuation manuelle des matières fécales.
- Si la personne a gardé sa capacité fonctionnelle, l'installer en position verticale ou assise.
- Utiliser, selon le cas, des dispositifs d'appoint, une chaise d'aisances à siège surélevé et un lubrifiant.
- Enseigner des méthodes visant à faciliter l'élimination intestinale :
  - Manœuvre de Valsalva
  - Flexion du tronc vers l'avant à plusieurs reprises
  - Massage abdominal
  - Redressement assis (si la personne a gardé sa capacité fonctionnelle)

Dans le cas d'une diminution de la capacité du réservoir rectal, tenter de réduire le volume des selles par les moyens suivants (Maas et Specht, 1991).

- Éviter les aliments qui ont un effet laxatif.
- Éviter les aliments qui produisent des gaz.

- Diminuer la consommation de fibres alimentaires.

Consigner au dossier les données sur l'élimination; inscrire l'heure de l'élimination, les caractéristiques des selles, les dispositifs d'appoint employés et le nombre d'émissions involontaires, s'il y a lieu.

Expliquer l'importance d'un régime riche en fibres et d'un apport liquidien suffisant.

Nettoyer la peau après chaque défécation. Protéger la peau intacte avec un onguent (par exemple, pommade à base d'aluminium). Si la peau n'est pas intacte, consulter une infirmière spécialisée ou un stomathérapeute.

Aider la personne à définir et à réaliser les activités et exercices physiques qui lui conviennent, compte tenu de sa capacité fonctionnelle (par exemple, exercices abdominaux, marche).

Expliquer le bon emploi des laxatifs émollients et des suppositoires, et indiquer les dangers des lavements.

Expliquer les signes et symptômes du fécalome et de la constipation.

Expliquer à la personne le programme d'élimination intestinale, si elle est en mesure de l'appliquer de façon autonome.

Interactions sociales perturbées

DÉFINITION

Interactions sociales perturbées : Rapports sociaux insuffisants, excessifs ou inefficaces.

CARACTÉRISTIQUES

essentielles (au moins une doit être présente)

Incapacité d'établir ou de maintenir des relations stables et constructives (signalée par la personne)

Réseau social insatisfaisant aux yeux de la personne

secondaires (peuvent être présentes)

Isolement social

Relations superficielles

Rejet sur autrui de la responsabilité des problèmes interpersonnels

Évitement d'autrui

Relations interpersonnelles difficiles au travail

Mode d'interaction perçu comme incongru par les autres

Sentiment d'être incompris

Sentiment d'être rejeté

FACTEURS FAVORISANTS

Les interactions sociales peuvent être perturbées par des situations et des problèmes de santé divers liés à l'incapacité d'établir et de maintenir des relations satisfaisantes. Les Facteurs favorisants les plus fréquents sont les suivants.

Facteurs physiopathologiques

Gêne ou mobilité restreinte ou manque d'énergie consécutifs à la perte d'une fonction corporelle, à une maladie en phase terminale ou à la perte d'une partie du corps

Obstacles à la communication occasionnés par une déficience auditive, l'arriération mentale, une déficience visuelle, un trouble de l'élocution ou une maladie mentale chronique

Facteurs liés au traitement

Défigurement chirurgical

Isolement thérapeutique

Facteurs liés au contexte (intrinsèques ou extrinsèques)

Comportements et attitudes amenant à s'aliéner la sympathie des autres

- Récriminations incessantes
- Rumination
- Hostilité manifeste
- Comportements manipulateurs
- Méfiance

- Manque de logique
- Égocentrisme
- Manque de maturité émotionnelle
- Réponses agressives
- Anxiété grave
- Impulsivité
- Illusions
- Hallucinations
- Pensée désorganisée
- Dépendance
- Opinions tranchées et impopulaires
- Dépression

Barrières linguistiques et culturelles

Manque de savoir-faire social

Changements dans les habitudes sociales consécutifs au divorce, au déménagement ou à la mort d'un être proche

Facteurs liés à la croissance et au développement

Enfant, adolescent
- Difficulté à maîtriser ses impulsions
- Altération de l'apparence physique
- Trouble de l'élocution

Adulte
- Perte de la capacité d'exercer son emploi

Personne âgée
- Changements dans les habitudes sociales
  - Décès du conjoint
  - Retraite
  - Déficiences fonctionnelles

Résultat escompté et critères d'évaluation

La personne et sa famille se diront de plus en plus satisfaites de leurs interactions sociales.

Indicateurs
- La personne reconnaît les comportements qui perturbent ses interactions sociales.
- La personne change ses comportements indésirables pour des comportements constructifs (préciser).
- La famille trouve des stratégies visant à favoriser de bonnes interactions sociales.

Interventions

- Établir une relation d'aide personnalisée.
- Aider la personne à préciser le rôle du stress dans ses problèmes.
- L'encourager à adopter des mécanismes d'adaptation efficaces.
- L'aider à découvrir d'autres moyens d'action.
- L'aider à analyser les solutions qui se sont révélées les plus efficaces.
- Montrer, par des jeux de rôles, les comportements sociaux acceptés dans des situations qui posent problème. Inviter la personne à dire ce qu'elle ressent.
- En thérapie de groupe :
  - Inciter la personne à se centrer sur le présent (ici et maintenant).
  - Définir des normes de fonctionnement de groupe qui dissuadent les comportements indésirables.
  - Encourager la personne à essayer de nouveaux comportements sociaux.
  - Servir des collations ou du café pour réduire l'anxiété qu'engendre la séance de thérapie de groupe.
  - Donner l'exemple de comportements sociaux acceptés (répondre à un accueil amical plutôt que de ne pas en tenir compte, par exemple).
  - Favoriser les relations entre les membres du groupe en les incitant à s'ouvrir aux autres et à faire preuve d'authenticité.
  - Inviter les personnes qui ont des aptitudes sociales limitées à s'ouvrir au groupe en s'adressant directement à elles et en formulant des paroles encourageantes.
  - Encourager chacun des membres du groupe à vérifier ses perceptions auprès des autres membres.
  - Mentionner les points forts des membres du groupe et passer outre aux faiblesses relevées.
- Dans le cas d'une maladie mentale chronique, prendre les mesures suivantes.
  - Aider les membres de la famille à comprendre la personne et à lui apporter leur soutien.

- Fournir aux membres de la famille des informations sur la maladie et son traitement, et les tenir au courant des progrès de la personne.
- Rassurer les membres de la famille en reconnaissant qu'il est normal de se sentir frustrés par les problèmes quotidiens auxquels ils doivent faire face.
- Aider la famille et l'entourage à reconnaître les situations trop stimulantes et celles qui ne le sont pas assez.
- Permettre aux membres de la famille d'exprimer leurs sentiments de culpabilité et de discuter de la façon dont leur conduite peut influencer le client.
- Établir un climat d'entraide avec la famille.
- Prendre des dispositions pour que la famille puisse avoir des répits, de façon régulière.

• Dans le cas d'une maladie mentale chronique, enseigner à la personne les éléments suivants (McFarland et Wasli, 2000) :
  - Ses responsabilités en tant qu'usager du système de soins (formuler clairement ses demandes, participer aux traitements).
  - La nécessité d'ébaucher des projets d'activité quotidiennes et de mobiliser son énergie pour les mettre à exécution.
  - Comment aborder les autres.
  - Les types d'interactions sociales qui apportent le respect et l'estime des autres.
  - Le rôle qu'elle peut jouer au sein de sa famille et la façon de s'y conformer.
  - Les signes d'anxiété et les mesures visant à la réduire.
  - Comment reconnaître ses comportements positifs et tirer satisfaction de ses choix lorsqu'ils sont constructifs.

• Au besoin, diriger la personne vers différents services communautaires (service social, technique de recherche d'emploi, thérapie familiale, services d'intervention en situation de crise, par exemple).

Interventions auprès des **enfants**

Dans le cas d'un enfant qui n'arrive pas à maîtriser ses impulsions :

- Fixer des limites claires et réalistes.
- Ne pas sermonner.
- Faire connaître les limites en utilisant un langage simple et ne pas tolérer de transgression.
- Maintenir les routines.
- Permettre à l'enfant de jouer avec un seul compagnon à la fois (par exemple, parent, adulte, enfant tranquille) pour qu'il adopte des habitudes de jeu appropriées.
- Augmenter graduellement le nombre de compagnons de jeu.
- Communiquer ses réactions immédiatement et constamment à l'enfant.

Donner aux parents les conseils suivants.

- Éviter les réprimandes sévères.
- Éviter d'être en désaccord avec son conjoint devant l'enfant.
- S'assurer d'avoir l'attention de l'enfant (lui dire : « Regarde-moi ») avant de donner des directives et lui demander de répéter ce qui a été dit.

Enseigner aux plus vieux à prendre eux-mêmes en charge les objectifs de comportement, à se discipliner et à compter sur eux-mêmes.

Dans le cas de comportements antisociaux, prendre les mesures suivantes.

- Décrire les comportements qui nuisent aux interactions sociales.
- Montrer par des jeux de rôles quels comportements sont acceptables.
- Limiter la taille du cercle de connaissances pour que l'enfant ne soit pas débordé.
- Inviter les autres enfants à donner leur opinion sur les comportements tant positifs que négatifs.

Intolérance à l'activité

DÉFINITION

Intolérance à l'activité : Diminution de la capacité physiologique de tolérer le degré d'activité voulu ou requis (Magnan, 1987).

Note de l'auteure :

On pose un jugement diagnostique d'*Intolérance à l'activité* lorsque la condition physique de la personne s'est détériorée et que cette dernière peut prendre des mesures pour augmenter sa force et son endurance. L'*Intolérance à l'activité* se distingue de la *Fatigue* en ce qu'elle est soulagée par le repos et que le mandat de l'infirmière est d'accroître la tolérance à l'activité. Dans le cas de la *Fatigue,* l'objectif est d'aider la personne à s'adapter à son état, et non d'augmenter son endurance.

CARACTÉRISTIQUES

essentielles (doivent être présentes en tout ou en partie)

(MAGNAN, 1995)

Durant l'activité
- Faiblesse
- Étourdissement
- Dyspnée

Trois minutes après l'activité
- Étourdissement
- Dyspnée
- Fatigue d'effort
- Fréquence respiratoire > 24
- Fréquence du pouls > 95

secondaires (peuvent être présentes)

Pâleur ou cyanose

Confusion

Vertige

FACTEURS FAVORISANTS

Tout facteur qui nuit au transport de l'oxygène, qui entraîne une détérioration de la condition physique, ou qui crée une demande d'énergie trop grande (supérieure aux ressources physiques ou psychologiques de la personne) peut causer l'*Intolérance à l'activité*. Voici les plus courants.

Facteurs physiopathologiques

Troubles entraînant une altération du système de transport de l'oxygène
- Troubles cardiaques
  - Sténose idiopathique de la chambre de chasse du ventricule gauche
  - Cardiopathie congénitale
  - Myocardiopathie
  - Insuffisance cardiaque
  - Dysrythmies
  - Angine
  - Infarctus du myocarde
  - Valvulopathie
- Troubles respiratoires
  - Bronchopneumopathie chronique obstructive
  - Atélectasie
  - Dysplasie bronchopulmonaire
- Troubles circulatoires
  - Anémie
  - Artériopathie oblitérante
  - Hypovolémie

Troubles produisant une augmentation de l'activité métabolique
- Infection aiguë ou chronique
  - Infection virale
  - Mononucléose
  - Hépatite
- Troubles endocriniens ou métaboliques, maladies chroniques
  - Maladie du rein
  - Maladie du foie
  - Cancer
  - Inflammation
  - Maladie de l'appareil locomoteur
  - Maladie neurologique

Troubles entraînant un déficit énergétique
- Obésité
- Malnutrition
- Déséquilibre alimentaire

Trouble altérant le transport de l'oxygène
- Hypovolémie

Facteurs liés au traitement

Traitements amenant une augmentation de l'activité métabolique
- Intervention chirurgicale
- Examens diagnostiques
- Traitements épuisants et trop fréquents

Facteurs liés au contexte (intrinsèques ou extrinsèques)

Détérioration de la condition physique causée par l'alitement

Inactivité consécutive à la dépression, au manque de motivation, à la sédentarité

Augmentation de l'activité métabolique par suite de :
- Utilisation d'appareils d'appoint (déambulateur, béquilles, orthèse, prothèse)
- Stress extrême
- Douleur
- Obstacles dans l'environnement (par exemple, escaliers)
- Conditions climatiques extrêmes (surtout climats chauds et humides)

Diminution de l'oxygène disponible par suite d'une baisse de la pression atmosphérique (par exemple, emménagement récent en haute altitude)

Facteurs liés à la croissance et au développement

Le vieillissement entraîne une baisse de la force et de la souplesse musculaire ainsi que de la qualité des perceptions sensorielles. Ces phénomènes peuvent saper la confiance de la personne âgée sur le plan physique et favoriser, de façon directe ou indirecte, l'*Intolérance à l'activité*.

Résultat escompté et critères d'évaluation

La personne accroîtra son niveau d'activité jusqu'à (préciser le niveau voulu ou requis).

Indicateurs

- La personne énumère les facteurs qui aggravent l'intolérance à l'activité.
- La personne trouve des moyens de réduire l'intolérance à l'activité.
- La personne maintient sa pression artérielle dans les limites de la normale 3 minutes après la fin de l'activité.

Interventions

Vérifier la réaction de la personne à l'activité.

- Mesurer le pouls, la pression artérielle et la respiration au repos.
- Évaluer la fréquence, le rythme et la qualité des signes vitaux. (S'ils sont anormaux – par exemple, pouls > 100 –, demander au médecin s'il est recommandé d'augmenter l'activité.)
- Immédiatement après l'activité, prendre les signes vitaux. Mesurer le pouls pendant 15 secondes, plutôt que pendant 1 minute, et multiplier le résultat par 4.
- Après un repos de 3 minutes, prendre à nouveau les signes vitaux.
- Interrompre l'activité si la personne y réagit par l'un des signes suivants :
  - Plaintes de douleurs thoraciques, de dyspnée, de vertige ou de confusion
  - Diminution de la fréquence du pouls
  - Non-augmentation de la pression systolique
  - Diminution de la pression systolique
  - Augmentation de plus de 15 mm Hg de la pression diastolique
  - Diminution de la fréquence respiratoire
- Réduire l'intensité, la fréquence ou la durée de l'activité dans les cas suivants :
  - Le pouls ne revient pas à 6 battements, ou moins, de la valeur au repos après 3 ou 4 minutes.

– Il y a une augmentation excessive de la fréquence respiratoire après l'activité.
– D'autres signes d'hypoxie se manifestent (confusion, vertige, etc.).

Augmenter graduellement l'activité.

- En cas d'alitement prolongé, faire faire des exercices d'amplitude des mouvements au moins 2 fois par jour.
- Prévoir des périodes de repos dans l'horaire quotidien. (Il peut y en avoir entre les activités.)
- Encourager la personne à accroître ses activités, notamment en créant un climat d'enthousiasme et de confiance en soi. Reconnaître ses capacités en cette matière. Souligner ses progrès.
- Permettre à la personne d'établir des objectifs personnels et un horaire d'activités. Si l'objectif paraît trop modeste, négocier avec elle. (Par exemple, pour l'inciter à marcher : « Si vous parcourez la moitié du corridor, je jouerai aux cartes avec vous ».)
- Augmenter la tolérance à l'activité en demandant à la personne d'exécuter la tâche plus lentement, de la faire pendant une période plus courte, de prendre des pauses plus fréquentes, ou en lui offrant plus d'aide.
- Augmenter graduellement la tolérance à l'activité en augmentant de 15 minutes par jour, et ce, 3 fois par jour, le temps que la personne passe hors du lit.
- Laisser la personne avancer au rythme qui lui convient.
- Recommander à la personne de porter des chaussures de marche confortables. (Les pieds ne sont pas bien soutenus dans des pantoufles.)

Montrer comment conserver son énergie en faisant les activités.

- S'accorder des périodes de repos au cours des activités, à intervalles pendant la journée, et 1 heure après chaque repas.
- Dans la mesure du possible, effectuer les activités assis plutôt que debout.

- Prendre toutes les 3 minutes une pause de 5 minutes afin de permettre au cœur de récupérer.
- Interrompre l'activité dès l'apparition de la fatigue ou d'un signe d'hypoxie cardiaque (augmentation de la fréquence du pouls, dyspnée, douleur thoracique).

Recommander à la personne de consulter un médecin et un physiatre pour la mise au point d'un programme d'entraînement physique à long terme, ou de communiquer avec une association communautaire pour cardiaques afin de connaître les programmes de réadaptation offerts.

Cas de maladie pulmonaire chronique

- Inciter la personne à recourir aux techniques de respiration contrôlée (respiration avec les lèvres pincées et respiration diaphragmatique) en période d'activité accrue ou de stress émotionnel et physique.
- La technique de respiration avec les lèvres pincées consiste à inspirer par le nez puis à expirer lentement par la bouche, les lèvres partiellement fermées ; on compte jusqu'à 7 en faisant le son « fu ». (Beaucoup de gens atteints d'une maladie pulmonaire évolutive adoptent spontanément cette technique.)
- La technique de respiration diaphragmatique s'exécute ainsi.
  - Poser les mains sur l'abdomen de la personne, en bas des côtes, et les y laisser pendant l'inspiration.
  - À l'inspiration, la personne relâche les épaules ; elle inspire par le nez en poussant le ventre contre les mains de l'infirmière, elle bloque l'inspiration pendant 1 ou 2 secondes pour garder les alvéoles ouvertes.
  - La personne expire lentement, par la bouche, pendant que l'infirmière exerce une légère pression à la base des côtes.
  - Répéter l'exercice plusieurs fois ; puis, la personne s'entraîne à le faire seule en plaçant ses mains à la base des côtes.
  - Demander à la personne de faire cet exercice quelques fois par heure.

- Encourager la personne à augmenter graduellement son degré d'activité quotidien afin d'éviter la réduction de sa capacité pulmonaire.
- Inciter la personne à utiliser les techniques de respiration contrôlée pour réduire le travail ventilatoire pendant l'activité.
- Repérer, au travail et au foyer, les obstacles physiques (comme les escaliers) ; chercher des moyens d'alterner les périodes d'effort et de repos (placer un siège près du lavabo de la salle de bains pour que la personne puisse se reposer en faisant sa toilette, par exemple).
- Expliquer l'importance d'appuyer les bras pour réduire l'effort des muscles de la respiration (Breslin, 1992).
- Montrer à la personne comment accroître son endurance à garder les bras sans appui au moyen d'exercices des membres inférieurs effectués durant l'expiration (Breslin, 1992).

Au besoin, demander à une infirmière en santé communautaire d'assurer le suivi.

Interventions auprès des **enfants**

Fournir des jeux et des activités qui sont calmes mais stimulants, et adaptés à l'âge des enfants.

- Jeux d'aventures sensorielles. (Quels sont les bruits et les odeurs de l'hôpital ? Qu'est-ce qu'on y voit ?)
- Raconter et écrire des histoires, faire des collages, jouer avec des marionnettes, créer des jeux de rôles.

Interventions auprès des **mères**

Expliquer les causes de la fatigue et de la dyspnée au milieu et à la fin de la grossesse.

- Déplacement du centre de gravité
- Gain pondéral
- Pression exercée par l'utérus gravide sur le diaphragme.

Montrer comment conserver son énergie (voir plus haut).

Irrigation tissulaire inefficace (préciser : cérébrale, cardio-pulmonaire, gastro-intestinale, périphérique, rénale)

IRRIGATION TISSULAIRE PÉRIPHÉRIQUE INEFFICACE

DÉFINITION

Irrigation tissulaire inefficace (préciser : cérébrale, cardio-pulmonaire, gastro-intestinale, périphérique, rénale) : Diminution de la nutrition et de l'oxygénation cellulaire, consécutive à la circulation capillaire insuffisante.

Note de l'auteure :

Ce diagnostic ne s'applique qu'aux situations où l'irrigation tissulaire périphérique est inefficace et où l'infirmière est en mesure de prescrire le traitement de référence qui permettra de réduire, d'éliminer ou de prévenir le problème.

Dans les autres cas d'irrigation tissulaire inefficace (cardio-pulmonaire, cérébrale, rénale ou gastro-intestinale), l'infirmière doit concentrer son attention sur les altérations ou risques d'altération des capacités fonctionnelles de la personne. Elle doit aussi relever les complications physiologiques de l'irrigation tissulaire inefficace et les signaler comme des problèmes à traiter en collaboration. Les exemples suivants illustrent comment on peut formuler, d'une part, un problème de santé lié à une altération fonctionnelle (diagnostic infirmier) et, d'autre part, une complication possible (problème à traiter en collaboration) dans le cas d'un individu dont l'irrigation tissulaire cérébrale est inefficace :

Risque d'accident relié à un vertige consécutif à un traumatisme crânien récent (diagnostic infirmier)

Complication possible – Augmentation de la pression intracrânienne (problème à traiter en collaboration)

Pour en savoir plus sur les problèmes à traiter en collaboration, voir le chapitre 2 de Carpenito, L. J. 2002. *Nursing diagnosis : Application to clinical practice,* 9e éd., Philadelphie, Lippincott-Raven. Pour d'autres exemples de diagnostics infirmiers et de problèmes à traiter en collaboration regroupés par problème médical, voir la partie II du présent ouvrage.

IRRIGATION TISSULAIRE PÉRIPHÉRIQUE INEFFICACE

DÉFINITION

Irrigation tissulaire périphérique inefficace : Diminution de la nutrition et de l'oxygénation cellulaire périphérique, consécutive à la circulation capillaire insuffisante.

CARACTÉRISTIQUES

essentielles (au moins une doit être présente)

Présence d'une des affections suivantes
- Claudication (trouble de la circulation artérielle)
- Douleur de décubitus (trouble de la circulation artérielle)
- Douleur continue (trouble de la circulation artérielle)

Diminution ou absence de pouls artériel

Changement dans la couleur de la peau
- Pâleur (trouble de la circulation artérielle)
- Cyanose (trouble de la circulation veineuse)
- Hyperémie réactionnelle (trouble de la circulation artérielle)

Changements dans la température de la peau
- Refroidissement (trouble de la circulation artérielle)
- Réchauffement (trouble de la circulation veineuse)

Diminution de la pression artérielle (trouble de la circulation artérielle)

Temps de remplissage capillaire supérieur à 3 secondes (trouble de la circulation artérielle)

secondaires (peuvent être présentes)

Œdème (trouble de la circulation veineuse)

Perte de sensibilité (trouble de la circulation artérielle)

Perte de motricité (trouble de la circulation artérielle)

Altération de la nutrition tissulaire (trouble de la circulation artérielle)
- Ongles durs et épais
- Absence de poils
- Plaie qui ne guérit pas

FACTEURS FAVORISANTS

Facteurs physiopathologiques

Affections entraînant une altération de la circulation sanguine

- Troubles vasculaires
  - Artériosclérose
  - Hypertension
  - Anévrisme
  - Thrombose artérielle
  - Thrombose veineuse profonde
  - Pathologie vasculaire du collagène
  - Polyarthrite rhumatoïde
  - Syndrome de Leriche
  - Maladie ou syndrome de Raynaud
  - Varices
  - Maladie de Léo Buerger
  - Drépanocytose
  - Cirrhose
  - Alcoolisme
- Diabète sucré
- Hypotension
- Dyscrasie sanguine (anomalie des plaquettes)
- Insuffisance rénale
- Cancer ou tumeur

Facteurs liés au traitement

Immobilité

Présence de lignes de perfusion

Points de pression ou constriction vasculaire (bandes Ace, bas)

Lésion ou compression d'un vaisseau sanguin

Facteurs liés au contexte (intrinsèques ou extrinsèques)

Grossesse : pression de l'utérus gravide sur la circulation périphérique

Obésité : pression de l'abdomen sur la circulation pelvienne et périphérique

Stase veineuse en position déclive

Hypothermie

Vasoconstriction consécutive au tabagisme

Diminution du volume du sang circulant consécutive à la déshydratation

Haltérophilie : pression de la masse musculaire sur la circulation

Résultat escompté et critères d'évaluation

La personne dira que la douleur a diminué.

Indicateurs

- La personne définit son problème vasculaire périphérique en se servant de ses propres mots.
- La personne énumère les mesures qui améliorent la circulation périphérique.
- La personne définit les modifications qu'elle doit apporter à ses habitudes de vie.
- La personne décrit le traitement médical, le régime alimentaire, les médicaments et les activités qui favorisent la dilatation vasculaire.
- La personne énumère les facteurs qui inhibent la circulation périphérique.
- La personne sait quand elle doit contacter un médecin ou un professionnel de la santé.

Interventions

Enseigner à la personne les mesures qu'elle doit prendre.

- Garder les membres en position déclive.
- Garder les membres au chaud. (Ne pas utiliser de coussin chauffant ni de bouillotte, car les personnes souffrant d'une maladie vasculaire périphérique peuvent présenter un déficit sensoriel ; si le coussin ou la bouillotte sont trop chauds, elles pourraient ne pas s'en apercevoir et se brûleraient. De plus, l'utilisation d'une source de chaleur externe peut augmenter les besoins métaboliques des tissus au-delà de leur capacité.)

- Réduire les risques de lésion.
  - Changer de position au moins toutes les heures.
  - Ne pas se croiser les jambes.
  - Réduire les points de pression externes. (Examiner tous les jours l'intérieur de ses chaussures.)
  - Ne pas utiliser de talonnettes en peau de mouton. (Elles augmentent la pression sur les talons et sur le dos du pied.)
  - Faire des exercices d'amplitude des mouvements.

Élaborer un programme de marche quotidien avec la personne.

- Lui expliquer la raison d'être d'un tel programme.
- Lui enseigner comment éviter la fatigue.
- Lui expliquer qu'elle doit demander à un médecin d'évaluer l'état de son cœur avant d'augmenter son activité physique.
- La rassurer en lui expliquant que la marche n'endommage pas les vaisseaux sanguins ni les muscles ; lui expliquer qu'en marchant jusqu'à l'apparition de douleur, en se reposant, puis en reprenant la marche, elle améliore sa circulation collatérale.

Enseigner à la personne les mesures à prendre pour améliorer la circulation dans les veines.

- Élever le membre au-dessus du niveau du cœur (cela peut être contre-indiqué en cas de maladie cardiaque ou respiratoire grave).
- Ne pas rester longtemps debout ni assise avec les jambes en position déclive.
- Envisager l'application de bandes Ace ou le port de mi-bas élastiques pour prévenir l'insuffisance veineuse.
- Réduire ou enlever toute compression externe qui gêne la circulation veineuse.
  - Ne pas placer d'oreiller sous les genoux ni utiliser de lit Gatch surélevé aux genoux.
  - Ne pas se croiser les jambes.
  - Changer de position ; bouger les membres ou remuer les doigts ou les orteils toutes les heures.
  - Ne pas porter de jarretières ni de bas élastiques trop serrés au-dessus du genou.

Mesurer la circonférence des mollets et des cuisses si la personne présente des risques de thrombose veineuse profonde, afin d'obtenir des valeurs comparatives.

Prodiguer l'enseignement nécessaire, en faisant les recommandations générales suivantes.

- Se dégourdir les jambes toutes les heures en marchant ou en faisant des exercices, lors de longs trajets en voiture ou en avion.
- Appliquer une crème hydratante sur la peau lorsqu'elle est sèche (une peau craquelée résiste moins bien à l'infection).
- S'habiller chaudement par temps froid.
- Porter des chaussettes en coton ou en laine.
- Boire beaucoup par temps chaud pour ne pas se déshydrater.
- Porter une attention particulière à l'hygiène des pieds et des orteils.
  - Se laver les pieds tous les jours, sans toutefois prendre de bains de pieds, et bien les sécher.
  - Ne pas utiliser de savons forts ni de produits chimiques (y compris l'iode) sur les pieds.
  - Garder les ongles courts et bien limés.
- Inspecter ses pieds et ses jambes chaque jour afin de déceler rapidement les lésions et les points de pression.
  - Porter des chaussettes propres.
  - Porter des chaussures confortables qui soutiennent bien le pied.
  - Examiner l'intérieur de ses chaussures chaque jour pour déceler les endroits irritants.

Expliquer les modifications à apporter aux habitudes de vie pour éliminer les facteurs de risque.

- Changer son régime alimentaire.
  - S'abstenir d'aliments à forte teneur en cholestérol.
  - Réduire sa consommation de sodium pour maîtriser l'hypertension.
  - Consulter une diététicienne.
- Appliquer des techniques de relaxation pour réduire les effets du stress.

- Cesser de fumer.
- Suivre un programme d'exercices physiques.

Interventions auprès des **mères**

- Expliquer à la personne que la pression exercée par l'utérus peut provoquer une accumulation de sang veineux dans les membres inférieurs.
- Enseigner à la personne à reconnaître les signes et symptômes de thrombose et à les signaler immédiatement :
  - Douleur dans les jambes ou l'aine
  - Enflure d'une seule jambe
  - Pâleur de la peau
- Consulter les Interventions générales ci-dessus pour connaître les techniques qui permettent de réduire l'œdème.

Isolement social

DÉFINITION

Isolement social : Expérience de solitude que la personne considère comme imposée par autrui et qu'elle perçoit comme négative ou menaçante.

Note de l'auteure :

En 1994, l'ANADI a créé un nouveau diagnostic appelé *Risque de sentiment de solitude.* Bien que l'examen de ce dernier en soit seulement à la première des quatre étapes du processus d'adoption, il correspond mieux à la formule « réaction à », proposée par l'ANADI. L'isolement social n'est pas une réaction mais la cause ou un des facteurs favorisants du sentiment de solitude. De plus, on peut se sentir seul même lorsqu'on est entouré de monde. Nous recommandons de ne pas utiliser le diagnostic d'*Isolement social* en milieu clinique et d'employer plutôt celui de *Sentiment de solitude* ou de *Risque de sentiment de solitude.*

CARACTÉRISTIQUES

L'isolement social étant un état subjectif, l'infirmière doit valider toutes ses hypothèses concernant le sentiment qu'une personne a d'être isolée. Puisque les causes de l'isolement varient et que les personnes expriment leur sentiment de solitude de différentes manières, il n'existe pas de caractéristiques absolues pour ce diagnostic.

essentielles (au moins une doit être présente)

Sentiment d'être seul ou rejeté (signalé par la personne)

Désir d'avoir plus de contacts sociaux

Sentiment d'insécurité en société (signalé par la personne)[3]

Absence de relations signifiantes (signalée par la personne)[3]

secondaires (peuvent être présentes)

Impression que le temps ne passe pas vite (« Je trouve les lundis interminables. »)

Difficulté à se concentrer et à prendre des décisions

Sentiment d'inutilité

Sentiment d'être rejeté

Manque d'activité physique ou de moments d'échange verbal

État dépressif, anxiété ou colère

Incapacité d'avoir des contacts avec l'entourage

Affect triste, morose[3]

Humeur taciturne[3]

Repli sur soi[3]

Regard fuyant[3]

Absorption dans ses pensées et ses souvenirs

3. Elsen, J. et M. Blegen. 1991. « Social isolation », dans M. Maas, K. Buckwalter et M. Hardy (dir.), *Nursing diagnoses and interventions for the elderly.* Redwood City (CA), Addison-Wesley Nursing.

FACTEURS FAVORISANTS

L'isolement social peut être la conséquence de diverses situations ou de divers problèmes de santé reliés à une rupture des liens établis ou à l'incapacité de créer des liens dans des relations personnelles. Voici les motifs d'isolement les plus fréquents.

Facteurs physiopathologiques

États ou troubles pouvant entraîner la peur d'être rejeté
- Obésité
- Cancer (opération défigurante à la tête ou au cou, superstitions de l'entourage)
- Handicap physique (paraplégie, membre amputé, arthrite, hémiplégie)
- Handicap émotionnel (anxiété grave, état dépressif, paranoïa, phobies)
- Incontinence (gêne, odeur)
- Maladie transmissible (SIDA, hépatite)
- Maladie psychiatrique (schizophrénie, trouble bipolaire, trouble de la personnalité)

Facteur lié au traitement

Isolement de protection

Facteurs liés au contexte (intrinsèques ou extrinsèques)

Décès d'une personne affectivement importante

Divorce

Défigurement

Peur d'être rejeté par suite d'obésité, de pauvreté extrême, d'hospitalisation, de phase terminale d'une maladie (agonie) ou de chômage

Intégration à une nouvelle culture (langue inconnue)

Antécédents de relations insatisfaisantes en raison de toxicomanie, d'abus d'alcool, de manque de maturité, de comportements sociaux déplacés ou d'idées délirantes

Perte du moyen de transport habituel

Facteurs liés à la croissance et au développement

Enfant

Placé en isolement de protection ou souffrant d'une maladie contagieuse

Personne âgée

Perte des personnes que le client avait l'habitude de fréquenter

Maintien inefficace de l'état de santé

DÉFINITION

Maintien inefficace de l'état de santé : Incapacité de connaître ou de gérer ses besoins en matière de santé ou de chercher de l'aide pour se maintenir en santé.

Note de l'auteure :

Le diagnostic de *Maintien inefficace de l'état de santé* peut s'appliquer aux personnes qui désirent changer un mode de vie malsain (obésité, tabagisme, etc.). Le diagnostic de *Prise en charge inefficace du programme thérapeutique* convient aux personnes qui doivent apprendre à gérer elles-mêmes leur maladie ou leur état de santé.

CARACTÉRISTIQUES

(chez une personne en bonne santé)

essentielles (au moins une doit être présente)

Habitudes ou mode de vie malsains, observés ou signalés par la personne, par exemple :
- Conduite automobile imprudente
- Toxicomanie
- Suralimentation
- Régime riche en lipides

secondaires (peuvent être présentes)

Caractéristiques observées ou signalées par la personne
- Peau et ongles
  - Odeur nauséabonde
  - Lésions cutanées (pustules, éruptions, dessèchement ou desquamation)
  - Coup de soleil
  - Couleur inhabituelle, pâleur
  - Cicatrices inexpliquées
- Appareil respiratoire
  - Infections fréquentes
  - Toux chronique
  - Dyspnée à l'effort

Cavité buccale
- Plaies fréquentes (langue et muqueuses)
- Chute précoce des dents
- Lésions associées à une mauvaise hygiène buccodentaire ou à la toxicomanie (leucoplasie, fistules)

Appareil digestif et alimentation
- Obésité
- Anorexie
- Cachexie
- Anémie chronique
- Élimination intestinale irrégulière
- Dyspepsie chronique

Appareil locomoteur
- Fatigue musculaire, maux de dos et douleurs au cou fréquents
- Perte de la souplesse et de la force musculaire

Appareil génito-urinaire
- Maladies vénériennes fréquentes
- Consommation fréquente de médicaments en vente libre potentiellement dangereux (douches vaginales contenant des substances chimiques et parfumées, pulvérisation nasale, etc.)

Signes généraux
- Fatigue chronique, malaise, apathie

Fonction neurosensorielle
- Tics de la face (non convulsivants)
- Céphalées

Signes d'ordre psychologique et émotionnel
- Fragilité émotionnelle
- Troubles du comportement (compulsion, agressivité)
- Sentiments fréquents d'accablement

FACTEURS FAVORISANTS

Toutes sortes de facteurs peuvent être à l'origine du *Maintien inefficace de l'état de santé*. La liste qui suit contient quelques-uns des facteurs les mieux connus.

Facteurs liés au contexte (intrinsèques ou extrinsèques)
Manque de motivation
Manque d'éducation ou de bonne volonté
Difficulté d'accès aux soins et aux services nécessaires
Mauvaises pratiques sanitaires
Difficulté à comprendre par suite de (préciser)

Facteurs liés à la croissance et au développement
Manque de connaissance sur des sujets susceptibles de contribuer à l'amélioration ou à la détérioration de la santé à différents âges, par exemple :

- Enfant
  - Sexualité et développement sexuel
  - Toxicomanie
  - Mauvaise alimentation
  - Risques pour la sécurité
  - Inactivité
- Adolescent
  - Mêmes facteurs que chez l'enfant
  - Sécurité à motocyclette, au volant
  - Toxicomanie (alcool, autres drogues) et tabagisme
- Adulte
  - Responsabilités et obligations liées au rôle parental
  - Sexualité
  - Mesures de sécurité
- Personne âgée
  - Effets du vieillissement
  - Troubles sensoriels
  - Voir le tableau I-1 sur la prévention pour chaque groupe d'âge.

Résultat escompté et critère d'évaluation

La personne ou l'aidant mettra en pratique les comportements propices à la santé qui sont nécessaires pour son état, ou indiquera son intention de le faire.

Indicateur

- La personne décrit les obstacles au maintien d'une bonne santé.

(suite du texte à la page 292)

Tableau 1-1 PRÉVENTION PRIMAIRE ET SECONDAIRE EN FONCTION DU GROUPE D'ÂGE

Stade de développement	Prévention primaire	Prévention secondaire
Enfance (de la naissance à 1 an)	Enseignement aux parents Sécurité du bébé Nutrition Allaitement Stimulation sensorielle Massage du bébé et toucher Stimulation visuelle Activité Couleurs Stimulation auditive Verbale Musicale Immunisations DTC (diphtérie, tétanos et coqueluche), hépatite B Vaccin antipoliomyélitique trivalent oral } à 2, 4 et 6 mois *H. influenzae* (à 2, 4 mois) Hygiène buccodentaire Biscuits de dentition Fluorure Aliments et boissons sans sucre	Examen physique complet tous les 2 ou 3 mois Dépistage à la naissance Luxation congénitale de la hanche Phénylcétonurie Drépanocytose Fibrose kystique Vision (réflexe de Moro) Ouïe (réactions auditives et localisation des sons) Tuberculose (test de dépistage à 12 mois) Évaluation du développement Dépistage des risques élevés et interventions Faible poids à la naissance Usage de substances toxiques pendant la grossesse Alcool : syndrome d'alcoolisme fœtal Cigarette : mort subite du nourrisson Drogues : dépendance du nouveau-né, SIDA Infection de la mère pendant la grossesse

Âge préscolaire (de 1 à 5 ans)	Enseignement aux parents Dentition Discipline Nutrition Prévention des accidents Normes de croissance et de développement Enseignement à l'enfant Façon de se brosser les dents Façon de se vêtir Façon de se laver avec l'aide des parents Façon de manger Immunisations DTaP Vaccin antipoliomyélitique trivalent oral } à 18 mois ROR entre 12 et 15 mois *Hæmophilus influenzae* de type B à 24 mois Grippe (risque élevé)	Examen physique complet entre l'âge de 2 et 3 ans et avant de commencer l'école (analyse des urines, hémogramme) Tuberculose : test de dépistage à 3 ans Évaluation du développement (annuelle) Langage Ouïe Vision Dépistage et interventions Saturnisme Retard de croissance Négligence ou mauvais traitements Strabisme Hémoglobine ou hématocrite Déficience visuelle, auditive Nombreux antécédents familiaux de maladies liées à l'artériosclérose (insuffisance mitrale, AVC, maladie vasculaire périphérique), de diabète, d'hypertension, de goutte ou d'hyperlipidémie – taux de cholestérol sérique à jeun à 2 ans, puis tous les 3 à 5 ans s'il est normal.

(suite du tableau à la page suivante)

Tableau 1-1 PRÉVENTION PRIMAIRE ET SECONDAIRE EN FONCTION DU GROUPE D'ÂGE *(suite)*

Stade de développement	Prévention primaire	Prévention secondaire
	Hygiène buccodentaire Traitements au fluorure Eau fluorée Régime alimentaire	
Âge scolaire (de 6 à 11 ans)	Enseignement à l'enfant en matière de santé Pyramide alimentaire Prévention des accidents Sécurité à l'extérieur (casques, etc.) Information sur la toxicomanie Information sur les changements physiques survenant à la puberté Immunisations Tétanos à 10 ans DTaP Vaccin antipoliomyélitique trivalent oral } rappel entre 4 et 6 ans ROR Varicelle (à 11 ou 12 ans s'il n'y a pas d'antécédents d'infection)	Examen physique complet Tuberculose (test de dépistage tous les 3 ans : à 6 et à 9 ans) Évaluation du développement Langage Vision (échelle de Snellen à l'école) 6 à 8 ans : échelle des « E » 8 ans et plus : échelle de lettres Ouïe : audiogramme

	Visites chez le dentiste tous les 6 à 12 mois Traitements au fluorure Examen physique complet (annuel)	
Adolescence (de 12 à 19 ans)	Enseignement en matière de santé Bonne alimentation et régimes équilibrés Éducation sexuelle Choix Planification des naissances Maladies transmissibles sexuellement Sécurité au volant Défis du monde adulte Recherche d'un emploi et choix de carrière Fréquentations et mariage Problèmes de toxicomanie Sécurité dans les sports et dans l'eau Soins de la peau, écrans solaires Visites chez le dentiste tous les 6 à 12 mois	Examen physique complet (avant la puberté ou à 13 ans) Pression artérielle Cholestérol sérique Tuberculose (test de dépistage à 12 ans, et tous les ans si le risque est élevé) Test VDRL, hémogramme, analyse des urines Filles : auto-examen des seins, mensuel Garçons : auto-examen des testicules, hebdomadaire Filles actives sexuellement : cytologie et examen gynécologique annuels (recherche d'infection à *Chlamydia* et d'infection gonococcique par culture des sécrétions cervicales lors de l'examen gynécologique) Dépistage des risques élevés et interventions Dépression Suicide Toxicomanie Grossesse

(suite du tableau à la page suivante)

Tableau 1-1 PRÉVENTION PRIMAIRE ET SECONDAIRE EN FONCTION DU GROUPE D'ÂGE *(suite)*

Stade de développement	Prévention primaire	Prévention secondaire
	Immunisations Hépatite B (au besoin) Rappel de vaccin antipoliomyélitique trivalent oral entre 12 et 14 ans	Antécédents familiaux d'alcoolisme ou de violence au foyer Infection par le VIH
Jeune adulte (de 20 à 39 ans)	Enseignement en matière de santé Contrôle du poids par une bonne alimentation à mesure que le métabolisme basal change Conseils au sujet du mode de vie Stratégies d'adaptation au stress Prévention des blessures Sexe sans risque Rôle parental Toxicomanie Choix d'un milieu de vie sain Visites chez le dentiste tous les 6 à 12 mois Immunisations Tétanos à 20 ans, puis tous les 10 ans	Examen physique complet à 20 ans environ, puis tous les 5 ou 6 ans Examen de dépistage du cancer tous les 3 ans Femmes : auto-examen mensuel des seins Examen gynécologique – même que chez l'adolescente, s'il y a risque élevé Hommes : auto-examen hebdomadaire des testicules Toutes les femmes : mammographie de référence à 40 ans, puis chaque année ou tous les 2 ans Futurs parents à risque élevé : dépistage du syndrome de Down et de la maladie de Tay-Sachs Femmes enceintes : dépistage des maladies transmissibles sexuellement, taux des anticorps antirubéoliques, facteur Rh Dépistage annuel des risques élevés et interventions appropriées :

	Femmes : rubéole, en l'absence d'anticorps sériques Hépatite B, au besoin	Femmes avec antécédents de cancer du sein : mammographie annuelle à partir de 35 ans Femmes avec antécédents de cancer du sein chez la mère ou la sœur (voir ci-dessus) Antécédents familiaux ou risque élevé de cancer colorectal : recherche de sang occulte dans les selles (examen annuel), examen digital du rectum et sigmoïdoscopie Tuberculine purifiée en cas d'exposition à la tuberculose Glaucome à 35 ans lors des examens physiques de routine Cholestérol sérique tous les 5 ans s'il est normal Cholestérol sérique chaque année ou tous les 2 ans si les valeurs sont à la limite du pathologique
Adulte d'âge mûr (de 40 à 59 ans)	Enseignement en matière de santé : poursuivre l'enseignement amorcé à l'étape précédente, périménopause Changements propres à l'âge mûr chez l'homme et la femme Syndrome du nid vide Conseils d'ordre préventif en vue de la retraite	Examen physique complet tous les 5 à 6 ans avec épreuves de laboratoire (sang, urines, radiographie, ECG, etc.) Examen annuel de dépistage du cancer Femmes : auto-examen mensuel des seins, test de Papanicolaou annuel ou tous les 2 ou 3 ans Hommes : auto-examen mensuel des testicules Toutes les femmes : mammographie chaque année ou tous les 2 ans à partir de 50 ans

(suite du tableau à la page suivante)

Tableau 1-1 PRÉVENTION PRIMAIRE ET SECONDAIRE EN FONCTION DU GROUPE D'ÂGE *(suite)*

Stade de développement	Prévention primaire	Prévention secondaire
	Responsabilités liées au rôle de grands-parents Visites chez le dentiste tous les 6 à 12 mois Immunisations Tétanos tous les 10 ans Grippe : vaccin annuel en cas de risque élevé (maladie chronique grave [BPOC, coronaropathie]) Vaccin pneumococcique : dose unique	Examen de la vue tous les ans ou tous les 2 ans Femmes enceintes : amniocentèse (sur demande) Sigmoïdoscopie à 50 et 51 ans, puis tous les 4 ans si les résultats sont négatifs Recherche de sang occulte dans les selles tous les ans à partir de 50 ans Dépistage des risques élevés et interventions appropriées Cancer de la bouche : examens de dépistage plus fréquents en cas d'usage abusif de certaines substances (tabac, médicaments, etc.) Cancer de la peau
Troisième âge (de 60 à 74 ans)	Enseignement en matière de santé : poursuivre l'enseignement amorcé à l'étape précédente Sécurité à domicile Retraite Perte du conjoint Besoins spéciaux en matière de santé Changements dans l'alimentation Baisse de l'ouïe ou de la vue	Examen physique complet tous les 2 ans avec épreuves de laboratoire Examen annuel de dépistage du cancer Mesure annuelle de la pression artérielle Femmes : auto-examen mensuel des seins Hommes : auto-examen mensuel des testicules Femmes : mammographie annuelle, test de Papanicolaou annuel ou tous les 2 ou 3 ans, selon l'importance du risque

	Visites chez le dentiste tous les 6 à 12 mois Immunisations Tétanos tous les 10 ans Grippe : vaccin annuel en cas de risque élevé Vaccin pneumococcique (dose unique)	Recherche de sang occulte dans les selles tous les ans Sigmoïdoscopie tous les 4 ans Examen complet de la vue tous les ans Examen podologique et soins des pieds au besoin Dépistage des risques élevés Dépression Suicide
Quatrième âge (75 ans et plus)	Enseignement en matière de santé : poursuivre l'enseignement amorcé à l'étape précédente Conseils d'ordre préventif Processus terminal de la vie et mort Perte du conjoint Dépendance accrue envers les autres Visites chez le dentiste tous les 6 à 12 mois Immunisations Tétanos tous les 10 ans Grippe : vaccin annuel Vaccin pneumococcique (s'il n'a pas déjà été reçu)	Examen physique complet tous les ans Épreuves de laboratoire Examen de dépistage du cancer Pression artérielle Recherche de sang occulte dans les selles Toxicomanie, alcoolisme Mauvais traitements Femmes : mammographie tous les ans ou tous les 2 ans Sigmoïdoscopie tous les 5 ans Examen complet de la vue tous les ans Examen podologique et soins des pieds, au besoin

Source : U.S. Department of Health and Human Services. 1994. *Clinician's handbook of preventive services : Putting prevention into practice.* Washington (DC), U.S. Government Printing Office.

Interventions

Évaluer les connaissances de la personne en matière de prévention primaire.

- Sécurité – prévention des accidents (en voiture, sur des machines, en plein air, au travail, etc.)
- Régime équilibré (aliments de base des 4 groupes, aliments faibles en gras et en sel, glucides complexes, apport suffisant de vitamines, minéraux, 2 à 3 litres d'eau par jour, etc.)
- Contrôle du poids
- Faible consommation de substances toxiques (alcool, drogues, tabac, etc.)
- Précautions contre les maladies transmissibles sexuellement
- Hygiène buccodentaire (hygiène quotidienne, visite chez le dentiste, etc.)
- Immunisations
- Exercice régulier
- Contrôle du stress
- Mode de vie (sexe sans risque, planification des naissances, rôle parental, équilibre budgétaire, etc.)

Enseigner les éléments essentiels de la prévention secondaire (voir le tableau I-1).

Définir les notions que la personne doit acquérir pour se prendre en main.

- Causes du problème médical
- Traitements
- Médicaments
- Régime alimentaire
- Activité
- Facteurs de risque
- Signes et symptômes de complications
- Restrictions
- Suivi

Vérifier si les ressources nécessaires sont disponibles à domicile.

- Aidant
- Ressources pécuniaires
- Appareils

Évaluer si des demandes de consultation sont indiquées (services sociaux, services d'aide ménagère, soins de santé à domicile, etc.).

Mécanismes de protection inefficaces

ATTEINTE À L'INTÉGRITÉ DES TISSUS
ATTEINTE À L'INTÉGRITÉ DE LA PEAU
RISQUE D'ATTEINTE À L'INTÉGRITÉ DE LA PEAU
ATTEINTE DE LA MUQUEUSE BUCCALE

DÉFINITION

Mécanismes de protection inefficaces: Baisse de l'aptitude à se protéger des menaces internes ou externes telles que la maladie ou les accidents.

Note de l'auteure:

Le diagnostic de *Mécanismes de protection inefficaces* est un diagnostic général qui regroupe les diagnostics d'*Atteinte à l'intégrité des tissus*, d'*Atteinte de la muqueuse buccale* et d'*Atteinte à l'intégrité de la peau.* Ces derniers diagnostics sont plus utiles sur le plan clinique que celui de *Mécanismes de protection inefficaces.*

L'infirmière doit se garder de formuler ce diagnostic pour décrire une perturbation du système immunitaire, le SIDA, un syndrome de coagulation intravasculaire disséminée, le diabète sucré ou d'autres maladies. Dans ces cas, l'infirmière doit plutôt formuler des diagnostics qui décrivent les problèmes que les mécanismes de protection inefficaces engendrent ou risquent d'engendrer ; ce pourrait être, par exemple, *Fatigue, Risque d'infection* ou *Risque d'isolement social.* L'infirmière doit également déceler et traiter en collaboration avec le médecin les complications physiologiques que les mécanismes de protection inefficaces entraînent, notamment les problèmes de collaboration comme *Complication possible – Thrombocytopénie* ou *Complication possible – Septicémie.*

CARACTÉRISTIQUES

essentielles

Déficit immunitaire
Mauvaise cicatrisation
Coagulation anormale
Réaction inadaptée au stress
Altérations neurosensorielles

secondaires

Frissons
Transpiration
Dyspnée
Insomnie
Fatigue
Anorexie
Faiblesse
Toux
Prurit
Agitation
Immobilité
Désorientation
Escarres de décubitus

ATTEINTE À L'INTÉGRITÉ DES TISSUS

DÉFINITION

Atteinte à l'intégrité des tissus : Lésions des muqueuses, de la cornée, des téguments ou des tissus sous-cutanés.

Note de l'auteure :

Le diagnostic d'*Atteinte à l'intégrité des tissus* est un diagnostic général qui regroupe les diagnostics d'*Atteinte à l'intégrité de la peau* et d'*Atteinte de la muqueuse buccale.* Étant donné que le corps humain est composé fondamentalement de 4 types de tissus : épithéliaux, conjonctifs, musculaires et nerveux, le diagnostic d'*Atteinte à l'intégrité des tissus* s'applique en présence d'escarres de décubitus plus profondes que le derme. Le diagnostic d'*Atteinte à l'intégrité de la peau* ne doit être formulé qu'en présence de lésions de l'épiderme et du derme.

Lorsqu'une escarre de décubitus est au stade IV, qu'elle est nécrosée ou infectée, il est parfois plus approprié de formuler le diagnostic comme un problème à traiter en collaboration, tel que *Complication possible – Escarre de décubitus de stade IV,* car il s'agit d'un problème qui doit être traité par des interventions autonomes et de collaboration. Lorsqu'une personne hospitalisée a une escarre de décubitus de stade II ou III qui doit être recouverte d'un pansement prescrit par le médecin, l'infirmière peut continuer de formuler ce problème comme un diagnostic infirmier, car il s'agirait là d'une intervention autonome dans un autre milieu de soins (en santé communautaire, par exemple).

Si une personne risque de subir une lésion de la cornée, l'infirmière peut formuler, par exemple, un diagnostic de *Risque d'atteinte à l'intégrité de la cornée relié à l'assèchement de la cornée et à la diminution de la production de larmes, consécutifs à un état comateux.* Lorsqu'une personne est immobilisée et que plusieurs organes sont affectés (appareils respiratoire, circulatoire, locomoteur, et téguments), l'infirmière peut formuler le diagnostic de *Syndrome d'immobilité.*

CARACTÉRISTIQUES

essentielles (au moins une doit être présente)

Blessures superficielles ou profondes de la cornée, des téguments ou des muqueuses, ou endommagement d'une structure corporelle (incision, ulcère cutané, ulcération de la cornée, lésion buccale)

secondaires (peuvent être présentes)

Lésion (primaire, secondaire)
Œdème
Érythème
Sécheresse de la muqueuse
Leucoplasie
Langue saburrale

FACTEURS FAVORISANTS

Facteurs physiopathologiques

Trouble entraînant une inflammation des jonctions dermo-épidermiques
- Altération auto-immune
  - Lupus érythémateux
  - Sclérodermie
- Altération métabolique ou endocrinienne
  - Diabète sucré
  - Cirrhose
  - Hépatite
  - Insuffisance rénale
  - Ictère
  - Cancer
  - Trouble thyroïdien

Infection bactérienne (impétigo, folliculite, cellulite)

Infection virale (zona, herpès, gingivite, SIDA)

Mycose (dermatophytose, pied d'athlète, vaginite)

Problème entraînant une diminution de l'apport de sang et de nutriments dans les tissus
- Diabète sucré
- Altération des vaisseaux périphériques
- Insuffisance veineuse
- Artériosclérose
- Hyperthermie
- Problème nutritionnel
- Obésité
- Déshydratation
- Anémie
- Trouble cardiopulmonaire
- Œdème
- Émaciation
- Malnutrition

Facteurs liés au traitement

Diminution de l'apport de sang et de nutriments dans les tissus consécutive à une diète absolue (NPO), à une hypothermie ou à une hyperthermie provoquée ou à une intervention chirurgicale

Immobilité imposée par la sédation

Traumatisme mécanique (par exemple, appareil de fixation thérapeutique, embrochage de la mâchoire, traction, plâtre, appareil orthopédique, orthèse)

Effets de la radiothérapie sur les cellules épithéliales et basales

Pression ou irritation par des agents mécaniques
- Coussinet gonflable ou en caoutchouc mousse, en forme de beigne
- Garrot
- Appui-pied
- Dispositif de contention
- Pansement, bandage, solution
- Sonde urinaire
- Sonde nasogastrique
- Sonde endotrachéale
- Prothèse dentaire, appareil dentaire
- Lentilles cornéennes

Facteurs liés au contexte (intrinsèques ou extrinsèques)

Traumatisme chimique
- Excrétions
- Sécrétions
- Substances ou agents nocifs

Agents irritants environnementaux
- Irradiation, coup de soleil
- Température
- Humidité
- Parasites
- Piqûre ou morsure
- Inhalants
- Plantes vénéneuses

Effets d'une compression ou d'une immobilisation consécutive à la douleur, à la fatigue, à un manque de motivation, ou à un déficit cognitif, sensoriel ou moteur

Mauvaises habitudes (hygiène personnelle, hygiène dentaire, régime alimentaire, habitudes de sommeil)

Altération de la mobilité consécutive à (préciser)

Ossature grêle

Facteurs liés à la croissance et au développement

Personne âgée

Peau sèche et mince et diminution de la vascularité dermique par suite du vieillissement

ATTEINTE À L'INTÉGRITÉ DE LA PEAU

DÉFINITION

Atteinte à l'intégrité de la peau: Altération de l'épiderme ou du derme d'un individu.

CARACTÉRISTIQUES

essentielle (doit être présente)

Rupture de l'épiderme et du derme

secondaires (peuvent être présentes)

Peau écorchée

Érythème

Lésion (primaire, secondaire)

Prurit

FACTEURS FAVORISANTS

Voir le diagnostic *Atteinte à l'intégrité des tissus.*

Résultat escompté et critères d'évaluation

Les tissus guériront progressivement.

Indicateurs

- La personne participe à l'évaluation des risques.
- La personne se montre prête à participer aux efforts de prévention des escarres de décubitus.
- La personne connaît les facteurs étiologiques et les mesures de prévention.
- La personne explique le but des interventions.

Interventions

Déterminer le stade d'évolution de l'escarre de décubitus.

- Stade I : Érythème sans lésion cutanée qui ne blanchit pas à la pression.
- Stade II : Ulcération de l'épiderme ou du derme.
- Stade III : Ulcération atteignant le tissu adipeux.
- Stade IV : Ulcération avancée touchant les muscles, les os ou les structures de soutien.

Évaluer l'état de l'escarre.

- Taille – mesurer la plaie dans toute sa longueur et toute sa largeur.
- Profondeur
  - Il n'y a pas de rupture de la couche superficielle.
  - Écorchure ou cratère peu profond
  - Cratère profond
  - Nécrose
- Bords
  - Collés
  - Décollés
  - Fibreux
- Décollement
  - Moins de 2 cm
  - De 2 à 4 cm
  - Plus de 4 cm
  - Pénétration en profondeur
- Tissu nécrosé : type (couleur, consistance, adhérence) et quantité
- Exsudat : type, quantité
- Couleur de la peau environnante
- Présence d'œdème périphérique ou d'induration
- Tissu de granulation
- Épithélisation

Laver doucement la zone présentant une rougeur avec un savon doux, la rincer à fond et l'assécher en tapotant la peau.

Masser doucement la peau saine autour de la zone touchée pour stimuler la circulation sanguine ; ne pas frotter les zones rougies.

Protéger la peau saine à l'aide d'une ou plusieurs des mesures suivantes :

- Application d'une mince couche de copolymère étanche sur la peau.
- Recouvrement de la zone avec un film perméable.
- Recouvrement de la zone avec une barrière hydrocolloïde et fixation avec des bandes de ruban anallergisant ; laisser en place 2 ou 3 jours.

Accroître l'apport glucidique et protéique pour maintenir un bilan azoté positif ; peser la personne tous les jours et prendre note du taux d'albumine sérique une fois par semaine.

Élaborer un programme de traitement des escarres de décubitus à l'aide des méthodes de cicatrisation en milieu humide.

- Si la plaie contient des tissus nécrosés, procéder au débridement (en collaboration avec le médecin).
- Rincer le fond de l'escarre avec du soluté physiologique.
- Protéger le tissu de granulation de la plaie des traumatismes.
- Recouvrir l'escarre de décubitus d'un pansement stérile qui maintient l'humidité du fond de la plaie (film mince, pansement hydrocolloïde, gaze humide, par exemple).
- Ne pas utiliser d'agents asséchants (lampe chauffante, hydroxyde de magnésium [Maalox], lait de magnésie).
- Observer la personne afin de déceler rapidement tout signe clinique d'infection de la plaie.

Consulter une infirmière clinicienne ou un médecin pour le traitement des escarres de décubitus du stade IV.

Diriger la personne vers un service de santé communautaire si elle a besoin d'aide à domicile.

RISQUE D'ATTEINTE À L'INTÉGRITÉ DE LA PEAU

DÉFINITION

Risque d'atteinte à l'intégrité de la peau : Situation dans laquelle une personne présente un risque de lésion cutanée.

FACTEURS DE RISQUE

Voir la rubrique Facteurs favorisants du diagnostic *Atteinte à l'intégrité des tissus.*

Résultat escompté et critères d'évaluation

La personne aura la peau intacte et exempte d'escarres de décubitus (si possible).

Indicateurs

- La personne participe à l'évaluation des facteurs de risque.
- La personne se dit prête à prendre les mesures nécessaires pour prévenir la formation des escarres de décubitus.
- La personne décrit les facteurs étiologiques et les mesures de prévention.
- La personne explique le but des interventions.

Interventions

- Favoriser une bonne hydratation en maintenant un apport liquidien adéquat (environ 2500 mL de liquides par jour, à moins de contre-indication) ; vérifier l'humidité de la muqueuse buccale et mesurer la densité des urines.
- Établir un horaire pour les mictions (commencer par toutes les 2 heures). Si la personne est confuse, noter à quels moments elle est incontinente et intervenir avant que l'incontinence se produise. Expliquer le problème à la personne et obtenir sa collaboration au plan de traitement.

- Lorsque la personne est incontinente, lui laver le périnée avec un savon doux qui ne modifie pas le pH de la peau. Appliquer une barrière protectrice sur la région périnéale.
- Si possible, inciter la personne à faire des exercices d'amplitude des mouvements et de transfert de poids pour améliorer la circulation dans toutes les régions du corps.
- Retourner la personne ou lui expliquer comment changer de position et déplacer son poids toutes les 30 minutes à 2 heures. Il faut tenir compte des autres facteurs favorisants et de la capacité de résistance de la peau à la pression.
- Augmenter la fréquence des changements de position si une zone est encore rouge une heure après le dernier changement de position.
- Garder le lit aussi plat que possible pour réduire les forces de cisaillement ; ne pas laisser la personne en position de Fowler plus de 30 minutes d'affilée.
- Demander l'aide d'autres membres du personnel infirmier pour soulever une personne du lit ou du fauteuil afin de ne pas tirer ni frotter la peau.
- Recommander à la personne de se soulever de son siège toutes les 10 minutes à l'aide des accoudoirs du fauteuil, ou l'aider à se lever du fauteuil toutes les 10 ou 20 minutes, selon les facteurs de risque présents.
- Observer la personne afin de déceler l'érythème et les signes d'hypoxie (pâleur). Palper la zone à risque pour évaluer la température et la texture spongieuse des tissus à chaque changement de position.
- Ne pas frotter les régions rouges ni la peau qui recouvre les proéminences osseuses.
- Accroître l'apport protéique et glucidique pour maintenir un bilan azoté positif ; peser la personne tous les jours et prendre note de son taux d'albumine sérique 1 fois par semaine.
- Expliquer à la personne et à sa famille les méthodes à utiliser à la maison pour prévenir les escarres de décubitus.

Interventions auprès des **personnes âgées**

- Expliquer à la personne les facteurs de risque reliés à l'âge :
  - Diminution du tissu adipeux sous-cutané
  - Peau sèche, diminution de son élasticité
  - Ralentissement de la cicatrisation de la peau
  - Diminution de la résistance de la peau (perte de collagène)
  - Déficits en protéines, vitamines et minéraux
  - Immobilité
  - Incontinence urinaire ou fécale

ATTEINTE DE LA MUQUEUSE BUCCALE

DÉFINITION

Atteinte de la muqueuse buccale : Rupture des couches tissulaires au niveau des lèvres et de la cavité buccale.

CARACTÉRISTIQUES

essentielle (doit être présente)

Rupture de la muqueuse buccale

secondaires (peuvent être présentes)

Langue saburrale

Xérostomie (bouche sèche)

Stomatite

Tumeur buccale

Lésion de la bouche

Leucoplasie

Œdème

Hémorragie gingivale

Écoulement purulent

FACTEURS FAVORISANTS

Facteurs physiopathologiques

Inflammation

  Diabète sucré

  Cancer de la bouche

Parodontolyse
Infection

Facteurs liés au traitement

Assèchement

Diète absolue (NPO) pendant plus de 24 heures

Irradiation à la tête ou au cou

Utilisation prolongée de stéroïdes ou d'autres immunosuppresseurs

Médicaments antinéoplasiques

Irritation d'origine mécanique : sonde endotrachéale ou nasogastrique

Facteurs liés au contexte (intrinsèques ou extrinsèques)

Irritation d'origine chimique : aliments acides, médicaments, agents nocifs, alcool, tabac

Traumatisme mécanique : dent brisée ou ébréchée, prothèse dentaire mal adaptée, appareil orthodontique

Malnutrition

Déshydratation

Respiration par la bouche

Mauvaise hygiène buccodentaire

Manque de connaissances

Diminution de la salivation

Résultat escompté et critères d'évaluation

La cavité buccale ne présentera pas de lésion.

Indicateurs

- La personne prévient les infections secondaires en éliminant la plaque dentaire.
- La personne ne ressent pas de douleur lorsqu'elle mange ou boit.
- Elle applique les soins essentiels à une hygiène buccodentaire optimale.

Interventions

- Discuter avec la personne de l'importance d'une bonne hygiène buccodentaire quotidienne et des consultations périodiques chez le dentiste.

- Évaluer dans quelle mesure la personne est capable d'appliquer ses soins d'hygiène buccodentaire.
- Enseigner à la personne les soins buccodentaires appropriés.
  - Enlever et nettoyer les prothèses dentaires (totales ou partielles) tous les jours.
  - Utiliser la soie dentaire (une fois par jour).
  - Se brosser les dents après les repas et au coucher.
  - Inspecter la bouche pour déceler les lésions, les plaies ou un saignement excessif.
- Effectuer les soins d'hygiène de la personne inconsciente ou qui court des risques d'aspiration, aussi souvent que nécessaire.
- Enseigner aux personnes risquant de souffrir de stomatite des mesures préventives d'hygiène buccodentaire.
  - Procéder aux soins d'hygiène buccodentaire après chaque repas et au coucher. (S'il y a beaucoup d'exsudat, effectuer les soins avant le petit déjeuner également.)
  - Utiliser la soie dentaire seulement une fois par jour.
  - Ne pas utiliser la soie dentaire si la personne saigne beaucoup et procéder avec beaucoup de prudence si la numération plaquettaire de la personne est inférieure à 50 000.
  - Ne pas utiliser de tiges citronnées ou glycérinées ni de rince-bouche contenant beaucoup d'alcool, et ne pas utiliser d'eau oxygénée pendant de longues périodes.
  - Utiliser un oxydant pour enlever les sécrétions épaisses et tenaces (se gargariser et cracher) ; utiliser, par exemple, une solution d'eau oxygénée et d'eau (1 pour 4) ou de bicarbonate de sodium (5 mL dans 250 mL d'eau tiède). Il est possible d'aromatiser ces solutions avec un rince-bouche ou avec une goutte d'huile de thé des bois.
  - Se rincer la bouche avec une solution salée après s'être gargarisé.
  - Appliquer un hydratant sur les lèvres (lanoline, pommade aux vitamines A et D ou vaseline, par exemple) toutes les 2 heures ou au besoin.

- Enseigner aux personnes qui ne tolèrent pas le brossage des dents ni l'utilisation des tiges comment s'irriguer la bouche (toutes les 2 heures ou au besoin).
  - Préparer une solution de bicarbonate de sodium (20 mL dans 1 L d'eau tiède) ; la verser dans une poire à lavement (destinée à un usage buccal seulement) munie d'un embout souple.
  - Enlever les prothèses dentaires avant l'irrigation. (Ne pas les remettre si la personne souffre d'une stomatite grave.)
  - Placer l'embout dans la bouche et augmenter lentement le débit. Se placer au-dessus du lavabo ou tenir un haricot sous le menton pour recueillir la solution usée.
- Inspecter la cavité buccale 3 fois par jour à l'aide d'un abaisse-langue et d'une lampe ; en cas de stomatite grave, inspecter la bouche toutes les 4 heures. Apprendre à la personne la façon de procéder.
- S'assurer que les soins d'hygiène buccodentaire sont effectués toutes les 2 heures pendant le jour et toutes les 6 heures pendant la nuit (toutes les 4 heures dans les cas graves).
- Faire les recommandations suivantes :
  - Éviter les rince-bouche vendus sur le marché ou contenant de l'alcool, les jus d'agrumes, les aliments épicés, les aliments très chauds ou très froids, les aliments croustillants ou rugueux, l'alcool.
  - Consommer des aliments fades et frais (des sorbets, par exemple).
  - Boire des boissons fraîches toutes les 2 heures ou au besoin.
- Demander une ordonnance médicale ou consulter une infirmière spécialisée pour le soulagement de la douleur buccale.
  - Utiliser un expectorant ou un gargarisme à la xylocaine visqueuse à 2 % toutes les 2 heures et avant les repas. (Si la gorge est douloureuse, la personne peut avaler la solution ; lorsqu'elle est avalée, la xylocaïne produit une anesthésie locale qui peut inhiber le réflexe pharyngé.)

  - Mélanger des parties égales de xylocaïne visqueuse, de solution aqueuse de diphenhydramine 0,5 (Benadryl) et d'hydroxyde de magnésium (Maalox), se gargariser et avaler 30 mL du mélange toutes les 2 à 4 heures.
  - Mélanger des parties égales de solution aqueuse de diphenhydramine 0,5 et de kaolin (Kaopectate) ; se gargariser et avaler toutes les 2 à 4 heures.
- Enseigner à la personne et à sa famille les facteurs contribuant à la formation et à l'aggravation de la stomatite.
- Demander à la personne de décrire les soins d'hygiène buccodentaire qu'elle devra effectuer à domicile et d'en faire la démonstration.

Interventions auprès des **enfants**

- Dans le cas de muguet (candidose buccale) :
  - Rinser la bouche à l'eau après chaque allaitement.
  - Faire bouillir les tétines et les bouteilles pendant au moins 20 minutes.
  - Faire bouillir les sucettes une fois par jour.
  - Appliquer les médicaments topiques selon la prescription du médecin.
- Inviter les parents à apprendre aux enfants de 2 ans à se brosser les dents après les repas et avant le coucher.
- Encourager les parents à emmener leurs enfants chez le dentiste dès le plus jeune âge pour qu'ils se familiarisent avec le personnel.
- Faire valoir l'importance de faire faire des examens dentaires de routine tous les 6 mois à partir de l'âge de 3 ou 4 ans.

Interventions auprès des **mères**

- Insister sur l'importance d'une bonne hygiène buccale et d'examens dentaires réguliers.
- Rappeler à la mère d'aviser le dentiste si elle est enceinte.
- Expliquer que l'hypertrophie et la sensibilité des gencives sont normales durant la grossesse.

Interventions auprès des **personnes âgées**

- Expliquer à la personne les facteurs de risque reliés à l'âge :
  - Dégénérescence des os
  - Diminution de l'apport sanguin à la bouche
  - Sécheresse de la bouche
  - Déficits en vitamines
- Expliquer que certains médicaments assèchent la bouche :
  - Laxatifs
  - Antibiotiques
  - Antidépresseurs
  - Analgésiques
  - Sulfate de fer
  - Traitements cardiovasculaires
  - Anticholinergiques
- Rechercher les facteurs qui font obstacle à une bonne hygiène dentaire :
  - Problèmes d'argent
  - Mobilité
  - Dextérité
  - Manque de connaissances

Mobilité physique réduite

MOBILITÉ RÉDUITE AU LIT

DIFFICULTÉ À LA MARCHE

MOBILITÉ RÉDUITE EN FAUTEUIL ROULANT

DIFFICULTÉ LORS D'UN TRANSFERT

DÉFINITION

Mobilité physique réduite : Restriction de la capacité de se mouvoir de façon autonome qui affecte tout le corps ou l'une ou plusieurs de ses extrémités.

Note de l'auteure :

La *Mobilité physique réduite* désigne la limitation des mouvements d'un bras (ou des deux) ou d'une jambe (ou des deux) ou une diminution de la force musculaire. On ne devrait pas utiliser ce diagnostic pour désigner une immobilité totale ; dans ce dernier cas, on formulera plutôt le diagnostic de *Syndrome d'immobilité.* La mobilité physique réduite peut aussi être un facteur étiologique pour d'autres diagnostics infirmiers, tels que le *Déficit de soins personnels* et le *Risque d'accident.*

Les interventions infirmières visant à résoudre un problème de *Mobilité physique réduite* sont axées sur le renforcement et le rétablissement des capacités fonctionnelles ainsi que sur la prévention de la détérioration de ces capacités.

CARACTÉRISTIQUES

(LEVIN ET COLL., 1989)

essentielles (présentes dans 80 à 100 % des cas)

Incapacité de se mouvoir à volonté : de changer de position dans le lit, de se déplacer, de marcher

Diminution de l'amplitude des mouvements

secondaires (présentes dans 50 à 79 % des cas)

Restriction imposée des mouvements

Réticence à effectuer des mouvements

FACTEURS FAVORISANTS

Facteurs physiopathologiques

Diminution de la force et de l'endurance
- Altération de l'appareil neuromusculaire
  - Affection auto-immune (par exemple : sclérose en plaques, arthrite)
  - Maladie du système nerveux (par exemple : maladie de Parkinson, myasthénie)
  - Dystrophie musculaire
  - Paralysie partielle ou totale (par exemple : lésion médullaire, accident vasculaire cérébral)
  - Tumeur cérébrale
  - Hypertension intracrânienne
  - Déficit sensoriel

Altération de l'appareil locomoteur
Fracture
Maladie du tissu conjonctif (lupus érythémateux disséminé)
Œdème (accumulation de liquide synovial)

Facteurs liés au traitement

Dispositifs externes (plâtre ou attelle, orthèse, tubulure intraveineuse)

Force et endurance insuffisantes pour marcher avec (préciser ; par exemple : prothèse, béquilles, déambulateur)

Facteurs liés au contexte (intrinsèques ou extrinsèques)

Fatigue, neurasthénie, douleur

Facteurs liés à la croissance et au développement

Enfant
Anomalie de la démarche
Déficience squelettique congénitale
Ostéomyélite
Dysplasie congénitale de la hanche
Ostéochondrite de la hanche

Personne âgée
Diminution de la dextérité motrice ou faiblesse musculaire

Résultats escomptés et critères d'évaluation

La personne indiquera que la force et l'endurance de ses membres ont augmenté.

Indicateurs

- La personne utilise des appareils d'appoint pour accroître sa mobilité.
- La personne applique des mesures de protection pour réduire les risques d'accident.
- La personne explique la raison d'être des interventions.
- La personne prend des mesures pour accroître sa mobilité.

Interventions

Consulter le diagnostic *Syndrome d'immobilité* pour connaître les interventions visant à prévenir les complications de l'immobilité.

Recommander à la personne de faire des exercices actifs d'amplitude des mouvements avec les membres non atteints au moins quatre fois par jour.

- Effectuer des exercices passifs d'amplitude des mouvements aux membres atteints.
  - Procéder lentement.
  - Soutenir le membre en aval et en amont de l'articulation.
- Passer petit à petit des exercices actifs d'amplitude des mouvements aux activités fonctionnelles.

Assurer un bon alignement pour prévenir les complications.

- Utiliser un appui-pied.
- Veiller à ce que la personne évite de rester assise ou couchée longtemps dans la même position.
- Changer la position des articulations de l'épaule toutes les 2 à 4 heures.
- Utiliser un oreiller de petite taille, voire ne pas en utiliser, dans la position de Fowler.
- Soutenir la main et le poignet dans leur alignement naturel.
- Si le client est en décubitus dorsal ou ventral, placer une serviette enroulée ou un petit oreiller dans le creux du dos ou au bas de la cage thoracique.
- Placer un rouleau trochantérien ou des sacs de sable le long des hanches et du haut de la cuisse.
- Si le client est en décubitus latéral, placer un ou plusieurs oreillers de façon à soutenir la jambe de l'aine au pied et un oreiller pour courber l'épaule et le coude légèrement ; au besoin, soutenir le pied de dessous en flexion dorsale au moyen d'un sac de sable.
- Utiliser des attelles pour les mains et les poignets.

Procéder à une mobilisation progressive[4].

- Aider la personne à s'asseoir ; procéder lentement.
- Lui recommander de s'asseoir sur le bord du lit pendant quelques minutes, les jambes pendantes, avant de se lever.
- Au début, ne pas la laisser se lever plus de 15 minutes à la fois, et ce, 3 fois par jour.
- Augmenter graduellement le temps qu'elle passe hors du lit, selon sa tolérance et à raison de 15 minutes de plus chaque fois.
- L'amener progressivement à marcher, avec ou sans aides techniques.
- Si elle est incapable de marcher, l'aider à se lever et à s'installer dans un fauteuil roulant ou sur une chaise.
- L'inciter à marcher peu longtemps mais souvent (au moins 3 fois par jour) en l'aidant si sa démarche est instable.
- La faire marcher un peu plus chaque jour.

Dispenser l'enseignement nécessaire.

- Béquilles
  - Les béquilles ne devraient pas toucher les aisselles ; le poids doit plutôt être supporté par les mains.
  - La démarche à enseigner dépend du problème de la personne.
  - La crosse (extrémité supérieure) de la béquille doit se trouver à 5 ou 6 cm sous l'aisselle, et le sabot de la béquille doit être placé à 15 cm à côté du pied.
- Déambulateur
  - Montrer à la personne comment utiliser la force de ses bras pour compenser la faiblesse de ses membres inférieurs.
  - La démarche à enseigner dépend du problème de la personne.
- Fauteuil roulant
  - Apprendre à la personne comment se déplacer du lit au fauteuil.

4. Il peut être nécessaire d'obtenir une ordonnance médicale.

  - Apprendre à la personne comment contourner les obstacles.
- Prothèses
  - Enseigner à la personne comment envelopper le moignon avant de mettre la prothèse.
  - Lui montrer comment mettre la prothèse.
  - Lui enseigner les soins à donner au moignon.
  - Insister sur le fait qu'il faut bien nettoyer le moignon et sécher la peau avant de mettre la prothèse.
- Écharpe
  - S'assurer que l'écharpe est bien installée : elle devrait être lâche autour du cou et soutenir le coude et le poignet au-dessus du niveau du cœur.
  - Enlever l'écharpe pour faire les exercices d'amplitude des mouvements[5].
- Bandes Ace
  - S'assurer que les bandes sont bien placées.
  - Installer les bandes en appliquant une pression uniforme, en allant de la partie distale vers la partie proximale.
  - S'assurer que les bandes ne se tassent pas.
  - Rechercher les signes d'irritation cutanée (rougeurs, ulcérations) et vérifier si les bandes sont trop serrées (peau comprimée).
  - Réinstaller les bandes 2 fois par jour ou au besoin, à moins de contre-indication. (Si, par exemple, les bandes servent de pansement compressif en période postopératoire, vérifier les consignes du médecin.)

Enseigner à la personne les mesures de sécurité nécessaires.

- Lui recommander de protéger les régions insensibles des températures extrêmes (chaudes ou froides).
- Lui montrer comment tomber et comment se relever de façon sûre, lors des transferts et en marchant.
- Si la personne ne perçoit pas un membre inférieur (négligence de l'hémicorps due à un accident

5. Il peut être nécessaire d'obtenir une ordonnance médicale.

vasculaire cérébral, par exemple), lui recommander de vérifier la position de sa jambe avant de bouger ou de passer l'embrasure d'une porte, de s'assurer que ses deux chaussures sont bien lacées, de recouvrir d'un vêtement la jambe atteinte et de veiller à ce que le vêtement ne traîne pas.

- Si la personne est dans un fauteuil roulant, lui recommander de changer de position et de lever les fesses toutes les 15 minutes pour atténuer la pression aux points d'appui ; lui montrer aussi comment prendre un virage, monter une rampe d'accès ou une pente et contourner les obstacles ; lui rappeler de toujours bloquer les roues avant de s'asseoir dans le fauteuil roulant ou d'en sortir.

Recommander à la personne d'utiliser le bras atteint, si possible.

- L'inciter à se servir le plus possible du bras atteint pour manger, se vêtir ou se brosser les cheveux, par exemple.
- Si la personne ne perçoit pas son bras à la suite d'un accident vasculaire cérébral, voir le diagnostic *Négligence de l'hémicorps*.
- Conseiller à la personne d'utiliser le bras indemne pour faire faire des mouvements au bras atteint.
- Recourir aux aides spécialisées appropriées pour qu'elle puisse utiliser ses bras le plus possible.
  - Lui procurer une courroie universelle pour les repas si elle maîtrise mal les mouvements de ses bras ou de ses mains.
  - Lui procurer des couverts à large manche ou à manche coussiné si elle n'a pas une bonne motricité fine.
  - Lui servir la nourriture dans une assiette profonde pour qu'elle puisse saisir les aliments sans les faire glisser hors de l'assiette.
  - Utiliser des ventouses pour empêcher la vaisselle de glisser.
- Recourir aux bains chauds pour réduire la raideur matinale et améliorer la mobilité de la personne.

Observer la personne en train de faire les activités suivantes.

- Exercices pour augmenter la force musculaire
- Exercices d'amplitude des mouvements
- Entretien des aides techniques
- Démonstration des mesures de prévention des accidents

MOBILITÉ RÉDUITE AU LIT

DÉFINITION

Mobilité réduite au lit: Restriction de la capacité de la personne alitée de changer de position de façon autonome.

Note de l'auteure:

La *Mobilité réduite au lit* est un diagnostic utile sur le plan clinique dans le cas d'un individu qui a besoin de réadaptation pour améliorer sa force, l'amplitude de ses mouvements et sa capacité de se déplacer. L'infirmière peut consulter un physiothérapeute pour mettre au point un programme adapté à l'individu. Ce diagnostic n'est pas approprié dans le cas d'une personne inconsciente ou parvenue au stade terminal de la maladie.

CARACTÉRISTIQUES

Difficulté à se tourner

Difficulté à passer du décubitus dorsal à la position assise ou vice versa

Difficulté à bouger ou à changer sa position dans le lit

Difficulté à passer du décubitus dorsal au décubitus ventral et vice versa

Difficulté à passer du décubitus dorsal à la position assise, jambes allongées, ou vice versa

FACTEURS FAVORISANTS

Voir le diagnostic *Mobilité physique réduite*.

Résultats escomptés et critères d'évaluation

Voir le diagnostic *Mobilité physique réduite.*

Interventions

Voir le diagnostic *Mobilité physique réduite.*

DIFFICULTÉ À LA MARCHE

DÉFINITION

Difficulté à la marche : Restriction de la capacité de se déplacer de façon autonome dans l'espace habituel de marche.

CARACTÉRISTIQUES

Difficulté à monter les marches

Difficulté à parcourir les distances requises

Difficulté à descendre ou à monter les pentes

Difficulté à marcher sur des surfaces inégales

Difficulté à franchir les bordures de trottoirs

FACTEURS FAVORISANTS

Voir le diagnostic *Mobilité physique réduite.*

Résultat escompté et critères d'évaluation

La personne pourra parcourir de plus grandes distances à pied.

Indicateurs

- La personne se déplace en sécurité.
- La personne utilise correctement les appareils d'appoint pour accroître sa mobilité.

Interventions

Expliquer à la personne que la marche est une combinaison de mouvements mettant en jeu les systèmes locomoteur, neurologique et cardiovasculaire ainsi que des facteurs cognitifs tels que la conscience et l'orientation.

Si la personne n'est pas en bonne condition physique, elle devra se remettre graduellement en forme ; consulter un physiothérapeute pour faire une évaluation et mettre au point un programme d'exercices.

Veiller à ce que les appareils d'appoint soient utilisés correctement et en toute sécurité (par exemple, canne, déambulateur, béquilles).

- Inciter la personne à porter des chaussures qui soutiennent bien le pied.
- S'assurer qu'elle est en mesure de monter ou de descendre les pentes et les escaliers, et de marcher sur les surfaces inégales.
- Lui faire prendre conscience des situations dangereuses (par exemple, planchers mouillés, carpettes).

Procéder à une mobilisation progressive, s'il y a lieu.

- Aider la personne à s'asseoir ; procéder lentement.
- Lui recommander de s'asseoir sur le bord du lit pendant quelques minutes, les jambes pendantes, avant de se lever.
- Au début, ne pas la laisser se lever plus de 15 minutes à la fois, et ce, 3 fois par jour.
- Augmenter graduellement le temps qu'elle passe hors du lit, selon sa tolérance et à raison de 15 minutes de plus chaque fois.
- L'amener progressivement à marcher, avec ou sans aides techniques.
- Si elle est incapable de marcher, l'aider à se lever et à s'installer dans un fauteuil roulant ou sur une chaise.
- L'inciter à marcher peu longtemps mais souvent (au moins 3 fois par jour) en l'aidant si sa démarche est instable.
- La faire marcher un peu plus chaque jour.

Évaluer l'état de la personne à la suite de la marche (voir le diagnostic *Intolérance à l'activité*).

MOBILITÉ RÉDUITE EN FAUTEUIL ROULANT

DÉFINITION

Mobilité réduite en fauteuil roulant : Restriction de la capacité de manœuvrer un fauteuil roulant de façon autonome dans un environnement donné.

CARACTÉRISTIQUES

Difficulté à manœuvrer un fauteuil roulant à commande manuelle ou électrique sur une surface uniforme ou inégale

Difficulté à manœuvrer un fauteuil roulant à commande manuelle ou électrique sur une pente ascendante ou descendante

Difficulté à manœuvrer un fauteuil roulant pour franchir les bordures de trottoirs

FACTEURS FAVORISANTS

Voir le diagnostic *Mobilité physique réduite.*

Résultat escompté et critères d'évaluation

La personne dira qu'elle peut se déplacer en fauteuil roulant de façon satisfaisante et sûre.

Indicateurs

- La personne montre qu'elle peut se déplacer en sécurité en fauteuil roulant.
- La personne montre qu'elle peut s'installer sans risque dans le fauteuil roulant.

Interventions

Noter les facteurs qui empêchent la personne d'utiliser correctement le fauteuil roulant.

- Connaissances
- Force
- État mental

Consulter un physiothérapeute si la personne a besoin d'exercices pour accroître sa force.

Apprendre à la personne les techniques de transfert.

- Avec mise en charge
- Sans mise en charge

Demander à la personne d'exécuter la technique. Évaluer l'efficacité et la sécurité du transfert.

DIFFICULTÉ LORS D'UN TRANSFERT

DÉFINITION

Difficulté lors d'un transfert : Restriction de la capacité de se mouvoir de façon autonome entre deux surfaces rapprochées.

CARACTÉRISTIQUES

Difficulté à se transférer du lit au fauteuil et du fauteuil au lit

Difficulté à s'asseoir sur les toilettes ou sur la chaise d'aisance et à se relever

Difficulté à entrer et à sortir de la baignoire ou de la douche

Difficulté à se transférer d'un niveau à un autre

Difficulté à se transférer d'un fauteuil à la voiture ou de la voiture au fauteuil

Difficulté à se transférer d'un fauteuil au sol ou du sol au fauteuil

Difficulté à passer de la position debout à la position au sol et à se relever

FACTEURS FAVORISANTS

Voir le diagnostic *Mobilité physique réduite*.

Résultats escomptés et critères d'évaluation

La personne sera en mesure de s'asseoir dans le fauteuil roulant et de s'en relever.

Indicateurs

- La personne reconnaît dans quelles circonstances elle a besoin d'aide.
- La personne est en mesure d'exécuter le transfert dans diverses situations (par exemple, toilettes, lit, voiture, chaise, niveaux inégaux).

Interventions

- Expliquer à la personne que la marche est une combinaison de mouvements mettant en jeu les systèmes locomoteur, neurologique et cardiovasculaire ainsi que des facteurs cognitifs tels que la conscience et l'orientation.
- Si la personne n'est pas en bonne condition physique, elle devra se remettre graduellement en forme ; consulter un physiothérapeute pour faire une évaluation et mettre au point un programme d'exercices.
- Expliquer à la personne que le transfert doit toujours se faire vers le côté qui n'est pas atteint.
- Déterminer s'il est nécessaire d'utiliser une aide technique (par exemple, ceinture de marche avec poignées, lève-personne, draps de soutien).
- Consulter un physiothérapeute afin d'établir la nature de l'aide requise :
  - Aucune aide requise
  - Consignes verbales
  - Soutien de la main par un membre du personnel soignant
  - Assistance physique
  - Appareil (par exemple, lève-personne)
- Indiquer à la personne que ses capacités peuvent fluctuer et l'inciter à demander de l'aide pour prévenir les blessures.

Négligence de l'hémicorps

DÉFINITION

Négligence de l'hémicorps : État dans lequel une personne ne perçoit pas un côté de son corps ou n'y porte pas attention.

CARACTÉRISTIQUES

essentielles (doivent être présentes)

Indifférence face aux parties atteintes ou à l'environnement immédiat (négligence hémispatiale) *ou*

Déni de l'existence du membre ou du côté atteint (anosognosie)

secondaires (peuvent être présentes)

Difficulté à effectuer des activités qui font appel à sa perception spatiale

Hémiplégie (le plus souvent du côté gauche)

FACTEURS FAVORISANTS

Facteur physiopathologique

Altération de la perception consécutive à un accident vasculaire cérébral, à une tumeur cérébrale, à une lésion ou à un traumatisme cérébral, ou à un anévrisme cérébral

Résultat escompté et critères d'évaluation

La personne sera capable de sonder le champ visuel pour compenser la perte fonctionnelle ou sensorielle du membre atteint.

Indicateurs

- La personne réduit les risques pour sa sécurité dans son milieu de vie.
- La personne décrit sa déficience et la raison d'être du traitement.

Interventions

Au départ, adapter le milieu de vie en fonction du problème.

- Installer la personne du côté indemne, et placer la sonnette d'appel, la table de chevet, le téléviseur, le téléphone et ses effets personnels de ce côté.
- Placer le lit de façon à ce que le côté indemne soit tourné vers la porte.
- S'approcher de la personne par le côté indemne et lui parler de ce côté.
- S'il faut approcher la personne par le côté atteint, signaler sa présence aussitôt qu'on entre dans la chambre pour ne pas la faire sursauter.

Modifier le décor au fur et à mesure que la personne apprend à reconnaître la perte du champ visuel et à la compenser. Placer les meubles et ses effets personnels hors de son champ visuel.

Si la personne est en fauteuil roulant, lui installer une tablette (de préférence en plexiglas) et lui placer le bras atteint dessus en veillant à ce que le bout de ses doigts soit au milieu. Lui demander de regarder son bras sur la tablette.

Si la personne peut marcher, lui mettre le bras en écharpe pour qu'il ne pende pas, car cela pourrait provoquer une subluxation de l'épaule.

Toujours donner à la personne des points de repère dans son environnement immédiat.

Recommander à la personne de porter ses verres correcteurs ou son appareil auditif.

Lui donner les conseils suivants concernant le bain, l'habillage et la toilette.

- S'occuper d'abord du membre ou du côté atteint.
- Regarder le membre atteint en effectuant les activités de la vie quotidienne afin de toujours savoir où il se trouve.
- Manipuler le membre atteint pendant le bain et essayer de le sentir en le frottant ou en le massant.

Favoriser une bonne alimentation.

- Demander à la personne de manger de petites quantités à la fois et de mâcher les aliments du côté sain de la bouche.
- Lui conseiller d'explorer ses joues avec sa langue pour déloger les boules d'aliments du côté atteint après chaque bouchée.
- Examiner la cavité buccale après chaque repas ou chaque prise de médicaments pour s'assurer que la personne a bien tout avalé.
- Donner des soins quotidiens d'hygiène bucco-dentaire 3 fois par jour, au besoin.
- Placer d'abord les aliments dans le champ de vision de la personne. Graduellement, déplacer les aliments hors de sa vue et montrer comment explorer systématiquement tout son champ de vision.

Montrer à la personne comment explorer systématiquement tout son environnement.

Demander à la personne de masser le côté atteint avec la main du côté indemne et de regarder la jambe ou le bras massé durant toute cette opération.

S'assurer que la personne et sa famille comprennent la raison d'être de toutes les interventions infirmières.

Non-observance (préciser)

DÉFINITION

Non-observance (préciser) : Non-concordance entre le comportement de la personne ou de l'aidant naturel et le programme de traitement ou de promotion de la santé, ce dernier ayant été accepté par la personne (ou la famille ou la collectivité) et le professionnel de la santé. En présence d'un accord mutuel, le comportement de la personne ou de l'aidant naturel peut être partiellement conforme ou non conforme au programme et peut compromettre les résultats cliniques escomptés.

Note de l'auteure:

Le diagnostic de *Non-observance* s'adresse à des personnes qui souhaitent adhérer au traitement prescrit, mais qui en sont empêchées à cause de divers facteurs. Pour résoudre ce problème, l'infirmière doit s'efforcer d'atténuer ou d'éliminer ces facteurs. Elle ne doit pas utiliser le diagnostic de *Non-observance* pour désigner le cas d'une personne qui décide de plein gré et en toute connaissance de cause de ne pas observer les prescriptions. Les comportements peuvent se traduire par des gestes actifs ou des attitudes passives et être volontaires ou involontaires (Brandt et coll., 1997).

CARACTÉRISTIQUES

essentielles (doivent être présentes)

Aveu de non-observance du traitement prescrit ou de confusion *ou*

Comportement indiquant que la personne n'adhère pas à la thérapeutique

secondaires (peuvent être présentes)

Non-respect des rendez-vous

Médicaments utilisés en partie seulement ou non utilisés

Persistance des symptômes

Progression du processus morbide

Apparition d'effets indésirables (morbidité postopératoire, grossesse, obésité, pharmacodépendance, régression pendant la convalescence)

FACTEURS FAVORISANTS

Facteurs physiopathologiques

Handicap empêchant la personne d'accomplir certaines tâches (par exemple : trous de mémoire, déficits moteurs et sensoriels)

Augmentation des symptômes reliés à la maladie malgré l'observance du traitement prescrit

Facteurs liés au traitement

Effets secondaires de la thérapeutique

Résultats infructueux obtenus antérieurement avec le même traitement

Caractère impersonnel de l'orientation vers les soins et services appropriés

Milieu défavorable au traitement

Durée du traitement

Traitement coûteux

Traitement complexe

Facteurs liés au contexte (intrinsèques ou extrinsèques)

Accès limité aux soins
- Problèmes de mobilité
- Difficultés pécuniaires
- Absence d'aide pour garder les enfants
- Absence de moyens de transport
- Intempéries

Maladie simultanée d'un membre de la famille

Manque de soutien de la part de la famille, des amis et du milieu social

Perte d'espoir

Obstacles à la compréhension
- Déficit intellectuel
- Déficits visuels
- Surdité partielle
- Trous de mémoire
- Anxiété
- Fatigue
- Difficulté à rester attentif
- Motivation

Fausse perception de la gravité de l'affection et de la susceptibilité du sujet

Résultats escomptés et critères d'évaluation

La personne exprimera le désir de changer ou de mettre en œuvre des changements.

Indicateurs
- La personne expose les raisons du programme suggéré.
- La personne décrit les obstacles qui l'empêchent d'adhérer au programme.

Interventions

Inciter la personne à parler des expériences qu'elle a vécues dans le système de soins en posant des questions ouvertes (sur des sujets comme les hospitalisations, le décès d'un proche, les examens diagnostiques, les analyses sanguines ou les radiographies, par exemple).

Lui demander directement ce qui l'inquiète par rapport aux soins, par exemple :

- Prise du médicament
- Diète prescrite
- Analyses sanguines
- Examen radiologique
- Intervention chirurgicale
- Utilisation d'un appareil d'appoint
- Frais, etc.

Explorer comment la personne comprend le problème, ce qu'elle attend du traitement et comment elle en perçoit l'aboutissement. Déterminer si ses croyances sont réalistes.

Vérifier quels aspects du traitement prescrit posent des problèmes (durée, frais, complexité, facilité, effets secondaires, etc.).

Évaluer les changements qui se sont produits récemment dans le mode de vie de la personne (dans sa vie personnelle, professionnelle ou familiale, ou concernant sa santé et sa situation pécuniaire).

Aider la personne à réduire les effets indésirables du traitement prescrit.

- Si elle souffre d'irritation gastrique, lui conseiller de prendre le médicament avec du lait ou de la nourriture (à moins de contre-indication, il est parfois préférable de le prendre avec du yogourt).
- Si elle souffre de somnolence, lui conseiller de prendre le médicament au coucher ou vers la fin de

l'après-midi ; demander au médecin de réduire la posologie, s'il y a lieu.

Expliquer à la personne les avantages et les risques d'observer le traitement prescrit.

Confirmer au client son droit de refuser le programme prescrit en tout ou en partie.

Opérations de la pensée perturbées

TROUBLES DE LA MÉMOIRE

DÉFINITION

Opérations de la pensée perturbées : Perturbation des opérations et des activités cognitives.

Note de l'auteure :

Le diagnostic d'*Opérations de la pensée perturbées* s'applique à une personne ayant des problèmes de perception et de cognition qui l'empêchent de vaquer aux activités de la vie quotidienne. Ces problèmes peuvent être dus à un dysfonctionnement physiologique ou à un trouble psychologique (dépression, trouble de la personnalité, par exemple). Pour les traiter, l'infirmière doit principalement réduire la perturbation des opérations de la pensée et aider la personne à s'orienter dans le temps et dans l'espace.

Il ne faut toutefois pas formuler systématiquement ce diagnostic pour tous ceux qui présentent des troubles de la pensée ou qui souffrent de confusion. On a tort de croire que la confusion chez les personnes âgées est nécessairement due au vieillissement. Elle peut être causée par un facteur unique ou par plusieurs (par exemple, démence, effets secondaires des médicaments, dépression ou trouble métabolique). Chez les personnes âgées, la dépression est une cause plus fréquente d'opérations de la pensée perturbées que la démence (Miller, 1999). Voir les diagnostics *Confusion aiguë* et *Confusion chronique* pour en savoir plus.

CARACTÉRISTIQUES

essentielle (doit être présente)

Interprétation erronée des stimuli internes ou externes

secondaires (peuvent être présentes)

Troubles cognitifs touchant la capacité d'abstraction, la résolution de problèmes, la mémoire, etc.

Méfiance

Idées délirantes

Hallucinations
Phobies
Obsessions
Incapacité de se concentrer
Difficulté à valider ses perceptions auprès d'autres personnes
Confusion, désorientation
Pratiques ritualisées
Impulsivité
Comportements inappropriés en société

FACTEURS FAVORISANTS

Facteurs physiopathologiques

Changements physiologiques consécutifs au sevrage de médicaments, de drogues ou d'alcool

Altération biochimique

Facteurs liés au contexte (intrinsèques ou extrinsèques)

Traumatisme émotionnel

Agression sexuelle, mauvais traitements, cruauté mentale

Torture

Traumatisme subi durant l'enfance

Peurs refoulées

Trouble panique

Périodes prolongées marquées par un niveau de stimulation faible

Facteurs amenant une diminution de la durée de l'attention et de la capacité de traiter l'information
- Dépression
- Peur
- Anxiété
- Deuil

Facteurs liés à la croissance et au développement

Personne âgée
- Isolement, dépression d'involution

Résultats escomptés et critères d'évaluation

La personne gardera l'esprit axé sur la réalité et communiquera avec les autres de façon claire.

Indicateurs

- La personne se rend compte des changements qui surviennent dans sa façon de penser et ses comportements.
- La personne a conscience des situations qui précèdent les hallucinations ou les idées délirantes.
- La personne emploie des stratégies d'adaptation efficaces lorsqu'elle est en proie à des hallucinations ou à des idées délirantes (préciser).
- La personne participe aux activités organisées par le service (préciser).
- La personne exprime moins souvent des idées délirantes.

Interventions

Aborder la personne avec calme et compassion.

Apprendre à reconnaître les moments où la personne vérifie si elle peut faire confiance aux autres.

Ne jamais faire de promesses qui ne pourront pas être tenues.

Faire une courte rencontre la première fois et allonger les rencontres au fur et à mesure que sa méfiance se dissipe.

S'assurer que l'on a bien interprété les réactions de la personne (« Vous semblez avoir peur des autres »).

Parler à la personne en employant des tournures qui l'aident à préserver son individualité (dire « je » plutôt que « nous », par exemple).

Pour les personnes qui ont des hallucinations ou des idées délirantes, prendre les mesures suivantes.

- Noter les signes verbaux et non verbaux d'hallucinations : si elle rit sans raison, si elle met beaucoup de temps à réagir, si elle bouge constamment les yeux,

si elle bouge les lèvres sans parler, si elle semble agitée, si elle grimace.
- Lorsque la personne exprime des idées délirantes, détourner la conversation sur des sujets bien ancrés dans le réel.
- Aider la personne à distinguer les stimuli intérieurs des stimuli extérieurs. (Si elle dit : « J'entends des voix », lui répondre : « Elles viennent de personnes à la télévision » ou « Je n'entends personne parler maintenant : ce sont vos propres pensées »).
- Ne pas donner l'impression d'approuver ou de confirmer les déformations de la réalité ; exprimer gentiment ses réserves.
- Ne pas laisser la personne parler sans fin de ses idées délirantes (« Vous m'avez déjà parlé de ça. Parlons de choses plus réalistes »).
- Rechercher avec elle quels besoins sont compensés par les hallucinations et les idées délirantes.
- Aider la personne à voir le lien entre les croyances erronées et les moments d'anxiété plus intense.

Aider la personne à communiquer de manière plus efficace.

- Lui demander d'expliquer le sens de ses paroles et ne pas penser a priori que l'on a compris.
- Confirmer auprès d'elle que l'on a bien interprété ses propos (« Est-ce bien ce que vous voulez dire ? »).
- Clarifier tous les pronoms pluriels — nous, ils (« Qu'entendez-vous par *ils* ? »).
- Recentrer la conversation lorsque la personne change de sujet au milieu d'une explication.
- Lui dire qu'on est incapable de suivre le fil de ses idées lorsque ses propos sont incohérents.
- Ne pas mimer ou reformuler en d'autres termes les mots ou les expressions que l'on ne comprend pas.
- Lui montrer comment vérifier le bon usage des mots qu'elle emploie auprès des autres.

Aider la personne à se fixer elle-même des limites.

- Lui proposer d'autres façons de réagir (sortir se promener au lieu de pleurer, par exemple).

- Lui faire comprendre que les comportements régressifs ne sont pas acceptables.
- Lui expliquer que ses désirs ne peuvent être toujours satisfaits sur-le-champ (« Je ne suis pas disponible tout de suite mais, si vous patientez 5 minutes, je pourrai vous aider à faire votre lit »).
- L'inciter à avoir des attentes réalistes.
- Tempérer ses attentes afin d'éviter les frustrations.

Encourager et soutenir la personne lorsqu'elle doit prendre des décisions.

- La féliciter lorsqu'elle prend davantage de responsabilités.
- Lui offrir la possibilité de collaborer à la planification de ses soins.
- L'aider à se fixer des objectifs réalistes ; étudier avec elle les difficultés qui peuvent surgir et suggérer diverses façons de les surmonter.

Aider la personne à faire la différence entre un besoin et une exigence indue.

- Expliquer la différence entre un besoin et une exigence (manger et se vêtir sont des besoins ; réclamer d'être vêtu et nourri par d'autres quand on peut le faire seul constitue une exigence indue).
- Examiner avec elle les effets de sa conduite sur autrui ; lui conseiller de changer sa conduite si les gens la réprouvent.

Aider la personne à reconnaître les comportements qui amènent les autres à la rejeter.

- Établir une liste d'activités susceptibles de réduire son anxiété face aux autres (exercices, respiration contrôlée, etc.).
- Imposer gentiment mais fermement des limites à ses comportements destructeurs.
- Lui permettre d'exprimer ses émotions négatives, verbalement ou à travers une activité constructive.
- L'amener à reconnaître qu'elle est l'instigatrice des réactions qu'elle déclenche chez les autres.
- Discuter avec elle de ses problèmes relationnels après la visite des membres de sa famille, s'il y a lieu.

- L'aider à vérifier l'effet de ses nouvelles compétences relationnelles en faisant des jeux de rôles.

Prévoir les difficultés qu'aura la personne à se réintégrer dans son milieu; discuter avec elle des inquiétudes que son retour suscite en elle et essayer de savoir comment sa famille réagit à l'idée qu'elle revienne à la maison.

Lui enseigner à faire face aux situations de stress (méthodes de relaxation, techniques de résolution de problèmes, comment négocier avec les autres et exprimer ses sentiments de façon constructive).

Lui indiquer les services sociaux qui pourront l'aider à se réintégrer dans son milieu.

Fournir à la personne des stimuli sensoriels suffisants et significatifs.

- L'orienter dans l'espace et dans le temps.
  - Lui donner l'heure et lui rappeler où elle se trouve tous les matins.
  - Lui procurer une horloge et un calendrier suffisamment visibles.
  - Permettre à la personne de voir qu'il fait jour ou qu'il fait nuit en l'amenant à la fenêtre ou à l'extérieur.
  - Marquer les jours de fête en lui offrant une carte ou en portant une broche spéciale (un cœur rouge pour la Saint-Valentin, par exemple).
- Suggérer à la famille d'apporter des objets personnels de la maison (photographies dans des cadres à verre antireflet, veste).
- Lui parler de l'actualité, de la saison (neige, activités nautiques) ; de ses propres intérêts (voyages, travaux manuels).
- Demander aux proches si la personne est capable de pratiquer des activités manuelles (macramé, travail du bois, par exemple).
  - Lui procurer de la lecture, des cassettes, des puzzles, des mots croisés, etc.
  - L'inciter à tenir son propre dossier, si possible (ingesta et excreta, etc.).

– Lui confier des tâches (inscrire les adresses sur des enveloppes, ergothérapie, etc.).

Évaluer les risques pour la sécurité et adapter le milieu de vie de façon à prévenir les accidents (voir le diagnostic *Risque d'accident*).

Interventions auprès des **enfants**

Chez les enfants dont les opérations de la pensée sont perturbées, vérifier s'ils présentent des signes de trouble dissociatif.

- Antécédents de mauvais traitements ou de sévices sexuels
- Périodes d'amnésie
- Personnalités multiples
- Troubles affectifs
- Changements de comportements inattendus

Prévoir une évaluation multidisciplinaire.

TROUBLES DE LA MÉMOIRE

DÉFINITION

Troubles de la mémoire: Oubli de bribes d'informations ou d'aptitudes acquises. Les troubles de la mémoire peuvent avoir des causes physiopathologiques ou situationnelles et être temporaires ou permanents.

Note de l'auteure:

Ce diagnostic est utile quand la personne peut être amenée à mieux fonctionner par suite d'une amélioration de sa mémoire. Si une dégénérescence cérébrale interdit tout rétablissement de la mémoire, le diagnostic n'est pas approprié. L'infirmière doit alors évaluer les effets du trouble de la mémoire sur la capacité de fonctionner à la lumière d'un des diagnostics de *Déficit de soins personnels* ou de *Risque d'accident* et orienter ses interventions de façon à améliorer les soins personnels ou à réduire les risques et non à restaurer la mémoire.

CARACTÉRISTIQUES

essentielles (au moins une doit être présente)

Trous de mémoire observés par l'infirmière ou signalés par la personne

Incapacité d'établir si un comportement a été accompli

Incapacité d'apprendre ou de retenir de nouvelles informations ou de nouvelles compétences

Incapacité d'accomplir une tâche apprise auparavant

Incapacité de se rappeler les faits

Incapacité de se rappeler les événements récents ou passés

FACTEURS FAVORISANTS

Facteurs physiopathologiques

Altération du système nerveux central consécutive à une dégénérescence ou à une lésion cérébrale, à un traumatisme crânien ou à un accident vasculaire cérébral

Diminution de la quantité et de la qualité des informations traitées consécutive à une déficience visuelle, à une mauvaise condition physique, aux habitudes d'apprentissage, au niveau d'éducation, à une déficience auditive, à la fatigue ou aux aptitudes intellectuelles

Carence nutritive (par exemple, en vitamine C ou B_{12}, en acide folique, en niacine, en thiamine, etc.)

Facteurs liés au traitement

Effets des médicaments (préciser) sur la mémoire

Facteurs liés au contexte (intrinsèques ou extrinsèques)

Attentes qui se confirment

Égocentrisme et sentiments d'inquiétude exagérés consécutifs à un deuil, à une dépression ou à l'anxiété

Consommation d'alcool

Manque de motivation

Manque de stimulation

Incapacité de se concentrer consécutive au stress, aux distractions, au manque de stimulation intellectuelle, à la douleur ou à des troubles du sommeil

Résultat escompté et critères d'évaluation

La personne dira avoir une meilleure mémoire.

Indicateurs

- La personne utilise trois techniques pour améliorer sa mémoire.
- La personne énumère les facteurs qui affaiblissent la mémoire.

Interventions

Parler des conceptions de la personne sur les troubles de la mémoire.

- Rectifier les notions erronées.
- Expliquer à la personne que, si elle s'attend à avoir des troubles de la mémoire, elle peut les provoquer par inadvertance.
- S'il s'agit d'une personne âgée, lui donner des renseignements exacts sur les changements liés au vieillissement.

Expliquer à la personne que, pour améliorer sa mémoire, il faut avoir la volonté de se souvenir et la connaissance de techniques appropriées (Miller, 1999).

Si la personne n'arrive pas à se concentrer, lui expliquer les effets favorables de la relaxation et de l'imagerie.

Apprendre à la personne deux ou trois techniques pour améliorer la mémoire (Miller, 1999).

- Mettre par écrit ce qu'on veut retenir (par exemple, dresser des listes, utiliser des calendriers et des blocs-notes).
- Utiliser des signaux auditifs (par exemple, minuterie, réveille-matin) en plus des notes.
- Décider d'une place pour chaque chose et toujours remettre les choses à leur place (par exemple, garder les clés sur un crochet près de la porte).
- Placer des pense-bêtes dans des endroits appropriés (par exemple, mettre les chaussures à réparer près de la porte).

- Faire de l'observation active – prêter attention à ce qui se passe autour de soi.
- Faire des associations d'idées entre les noms des personnes et certaines images mentales (par exemple, Pierre et sa maison de pierre).
- Répéter à haute voix ou mettre par écrit ce dont on veut se souvenir.
- Découper l'information en petites tranches faciles à retenir (par exemple, pour se rappeler un numéro de porte tel que 10122, le diviser en deux parties : 101 et 22).
- Décliner l'alphabet en ayant à l'esprit ce dont on veut se souvenir (par exemple, si on veut se rappeler le nom de quelqu'un [supposons qu'il s'agit de Martin], commencer par évoquer des noms débutant par la lettre A, continuer pour chaque lettre de l'alphabet jusqu'à ce qu'on se souvienne de celui qu'on cherche).

Expliquer à la personne que, pour apprendre ou se rappeler quelque chose, il est utile de prendre les mesures suivantes.

- Réduire les distractions le plus possible.
- Ne pas se presser.
- Faire en sorte que les tâches routinières soient assez bien organisées.
- Porter un bloc-notes ou un agenda ou s'écrire des notes.

Lorsqu'on enseigne, prendre les mesures suivantes (Miller, 1999 ; Stanley et Beare, 2000).

- Éliminer les distractions.
- Présenter l'information de la façon la plus concrète possible.
- Utiliser des exemples pratiques.
- Permettre à la personne d'établir le rythme d'apprentissage qui lui convient.
- Utiliser des aides visuelles et auditives.
- Fournir des moyens de faciliter l'organisation : résumés, rappels écrits.
- Encourager l'utilisation des aides.

- Veiller à ce que les lunettes soient propres et l'éclairage doux, à la lumière blanche.
- Corriger les réponses erronées immédiatement.
- Encourager les réponses verbales.

Interventions auprès des **personnes âgées**

- Encourager la personne à parler des inquiétudes que suscitent ses troubles de mémoire.
- Lui expliquer que la mémoire à court terme peut faiblir avec l'âge.
- Lui expliquer que les méthodes mnémotechniques peuvent améliorer la mémoire. Voir la rubrique Interventions.

Organisation comportementale chez le nouveau-né/nourrisson : réceptivité à progresser

DÉFINITION

Organisation comportementale chez le nouveau-né/nourrisson : réceptivité à progresser : Façon satisfaisante pour un nouveau-né/nourrisson de moduler les systèmes de fonctionnement physiologiques et comportementaux (système nerveux autonome, motricité, organisation, autorégulation, attention-interaction, par exemple), mais qui peut être améliorée, afin de permettre de meilleurs niveaux d'intégration en réponse aux stimuli du milieu.

Note de l'auteure :

Ce diagnostic s'applique aux nouveau-nés et aux nourrissons qui réagissent au milieu par des comportements stables et prévisibles quant au système nerveux autonome, à la motricité et aux états de vigilance. L'objectif des interventions est d'assurer que le développement progresse de façon équilibrée et de réduire les stimuli superflus du milieu qui peuvent stresser le nouveau-né/nourrisson.

Puisqu'il s'agit d'un diagnostic de bien-être, il n'est pas nécessaire d'indiquer de facteurs favorisants. On peut formuler le diagnostic de la façon suivante : *Organisation comportementale chez le nouveau-né/nourrisson : réceptivité à progresser qui se manifeste par la capacité de réguler le système nerveux autonome, la motricité et les états de vigilance en réponse aux stimuli du milieu.*

CARACTÉRISTIQUES

(BLACKBURN ET VANDENBERG, 1993)

Système nerveux autonome
- Capacité de réguler le teint et la respiration
- Diminution des tremblements et des secousses musculaires
- Diminution des signes viscéraux (par exemple, apaisement)
- Digestion normale, tolérance à l'alimentation

Système moteur
- Posture et tonus musculaire réguliers et bien modulés
- Mouvements fluides et synchronisés, dont :
  - Saisir les mains et les pieds
  - Agripper
  - Porter la main à la bouche
  - Sucer et chercher à sucer
  - Serrer la main
  - Se rouler en boule

Système des états de vigilance
- Éventail d'états bien différenciés
- Phases de sommeil définies et résistantes aux perturbations
- Auto-apaisement et auto-consolation actifs
- Phases d'éveil attentif, caractérisées par la vivacité ou la concentration du regard et remplies d'expressions faciales animées
- Mimique « Oh ! »
- Gazouillis
- Sourire d'attention

FACTEURS FAVORISANTS

Puisqu'il s'agit d'un diagnostic qui fait état d'un fonctionnement efficace, il n'y a pas de facteurs favorisants à prendre en considération.

Résultats escomptés et critères d'évaluation

Le nouveau-né/nourrisson poursuivra sa croissance et son développement selon les normes établies pour son âge.

Indicateurs

- Le nouveau-né/nourrisson ne reçoit pas trop de stimuli externes.
- Le nouveau-né/nourrisson continue de connaître des phases de sommeil organisé et des phases d'éveil calmes.

Les parents feront état des besoins du nouveau-né/nourrisson en matière de développement.

Indicateurs

- Les parents manipulent le nouveau-né/nourrisson de manière à favoriser sa stabilité.
- Les parents connaissent les signes de stress ou d'épuisement.
- Les parents se servent des moyens suivants (Reeder et coll., 1992) :
  Caresses
  Ton mélodieux de la voix, gazouillement
  Échanges soutenus du regard
  Mouvements rythmés
- Les parents réagissent à toutes les vocalisations du bébé.
- Les parents reconnaissent les qualités apaisantes de leurs actions.

Interventions auprès des **enfants**

Expliquer les besoins du nouveau-né/nourrisson en matière de développement.

- Stimulation (visuelle, auditive, vestibulaire, tactile, olfactive, gustative)
- Périodes d'éveil attentif
- Heures de sommeil nécessaires

Exposer les effets d'un excès de stress environnemental sur le nouveau-né/nourrisson.

- Fournir une liste des signes de stress chez le nouveau-né/nourrisson.
- Enseigner à mettre fin à la stimulation lorsque les signes apparaissent.
- Lorsqu'il s'agit de favoriser le développement :
  - Intervenir seulement quand le nouveau-né/nourrisson est attentif.
  - Si possible, montrer aux parents à reconnaître les moments où leur nouveau-né/nourrisson est attentif et ceux où il ne l'est pas.
  - Commencer par un stimulus à la fois (toucher, voix).
  - Faire une courte intervention.
  - Augmenter les interventions en fonctions des signaux émis par le nouveau-né/nourrisson.
  - Faire des interventions fréquentes mais de courte durée plutôt que sporadiques et soutenues.

Expliquer le modèle de comportement et observer les parents lors de leurs interventions qui touchent le développement du nouveau-né/nourrisson.

- Stimulation visuelle (Reeder et coll., 1992)
  - Occasions où l'adulte et le nouveau-né/nourrisson se regardent dans les yeux
  - Expériences face à face
  - Fournir des objets de couleurs contrastées, des figures géométriques (par exemple, mobiles de papier constitués de formes en noir et blanc)
- Stimulation auditive
  - Émettre des vocalisations aiguës.
  - Faire jouer doucement de la musique classique.
  - Éviter de parler fort.
  - Appeler le nouveau-né/nourrisson par son nom.
  - Éviter de parler toujours sur le même ton.
- Stimulation tactile
  - Établir le contact en touchant le nouveau-né/nourrisson avec douceur et assurance.
  - Favoriser le contact direct de la peau dans une pièce bien chauffée.

- Faire des massages en passant les mains très lentement et doucement sur la peau du haut du corps vers les pieds. Commencer par le tronc.
- Fournir diverses textures (par exemple, peau de mouton, velours, satin).

• Stimulation vestibulaire (par le mouvement)
  - Se bercer avec le nouveau-né/nourrisson dans les bras ; lui soutenir la tête.
  - Bercer le nouveau-né/nourrisson dans une écharpe.
  - Changer de position lentement durant les manipulations.
• Stimulation olfactive
  - Se parfumer légèrement.
• Stimulation gustative
  - Permettre au nouveau-né/nourrisson de sucer des objets (par exemple, tétine, main).

Faciliter l'adaptation du nouveau-né/nourrisson aux soins et éviter de le déstabiliser (Blackburn et Vandenberg, 1993).

• Éveil
  - Entrer lentement dans la pièce où se trouve le nouveau-né/nourrisson.
  - Allumer ; ouvrir les rideaux lentement.
  - Éviter de réveiller le nouveau-né/nourrisson s'il dort.
• Changement de couche
  - Bien chauffer la chambre.
  - Changer doucement le bébé de position ; retenir les membres durant les déplacements.
  - Cesser de le changer si le nouveau-né/nourrisson est irritable.
• Alimentation
  - Alimenter le nouveau-né/nourrisson quand il est attentif.
  - Tenir le nouveau-né/nourrisson près de soi et, au besoin, l'emmailloter dans une couverture.
• Bain
  - L'exposition du ventre peut être un facteur de stress.

 - Couvrir les parties du corps que l'on n'est pas en train de laver.
 - Procéder lentement ; permettre au nouveau-né/nourrisson de se reposer.
 - Offrir une tétine ou une main à sucer.
 - Éliminer tout bruit inutile.
 - Parler d'une voix douce, caressante.

Expliquer l'importance de réduire les stimuli externes quand on emmène le nouveau-né/nourrisson faire une sortie.

- Protéger les yeux de la lumière.
- Emmailloter le nouveau-né/nourrisson de façon à ce que les mains puissent atteindre la bouche.
- Protéger le bébé des bruits forts.

Féliciter les parents de la qualité leurs interactions. Relever les réactions positives du nouveau-né/nourrisson.

Enseigner les soins à donner et faire les demandes de consultation nécessaires.

- Expliquer que les interventions doivent changer en fonction du développement de l'enfant. Voir le diagnostic *Retard de la croissance et du développement* pour une description des besoins développementaux selon l'âge.
- Indiquer aux parents comment obtenir de l'aide à domicile (par exemple, services communautaires).

Perte d'espoir

DÉFINITION

Perte d'espoir : État subjectif dans lequel une personne voit peu ou pas de solutions ou de choix personnels valables et est incapable de mobiliser ses forces pour son propre compte.

Note de l'auteure :

Il y a une distinction à faire entre la *Perte d'espoir* et le *Sentiment d'impuissance* : la personne qui a perdu espoir ne voit pas de solutions à son problème et/ou ne voit pas comment elle peut arriver à son but, même si elle se sent maîtresse de son destin. Au contraire, la personne qui se sent impuissante voit parfois une solution à son problème, mais se sent incapable de faire quoi que ce soit parce qu'elle ne se sent pas maîtresse de sa vie ou qu'elle manque de ressources.

CARACTÉRISTIQUES

essentielles (au moins une doit être présente)

Apathie profonde, accablante et soutenue, exprimée par la personne en réponse à une situation qu'elle juge sans issue

Troubles physiologiques
- Ralentissement de la réaction aux stimuli
- Manque d'énergie
- Hypersomnie

Troubles émotionnels
- La personne qui a perdu espoir a souvent de la difficulté à éprouver des sentiments, mais elle peut en exprimer certains parmi les suivants :
  - Sentiment de manquer de chance, de ne pas avoir une bonne étoile ou de ne pas avoir la faveur des dieux
  - Incapacité de trouver un sens ou un but à sa vie
  - Sentiment d'être vidé, sans énergie
  - Sentiment de manque ou de perte

Sentiment d'impuissance
Sentiment d'incompétence
Impression d'être pris au piège

Troubles du comportement
Passivité, manque de collaboration aux soins
Diminution de l'expression verbale
Diminution de l'affect
Manque d'ambition, d'initiative et d'intérêt
« Complexe de la démission »
Incapacité de mener les tâches à terme
Perturbation des relations interpersonnelles
Lenteur intellectuelle
Refus d'assumer la responsabilité de ses décisions et de sa conduite

Troubles cognitifs
Diminution de la capacité de résoudre des problèmes et de prendre des décisions
Orientation vers le passé et l'avenir, désintérêt envers le présent
Rigidité de la pensée
Manque de nuances (attitude de « tout ou rien », par exemple)
Manque d'imagination et de volonté
Inaptitude à définir ou à atteindre des objectifs
Incapacité de planifier sa vie, de s'organiser ou de prendre des décisions
Inaptitude à reconnaître les sources d'espoir
Pensées suicidaires

secondaires (peuvent être présentes)

Troubles physiologiques
Anorexie
Perte pondérale

Troubles émotionnels
Angoisse (« gorge serrée »)
Découragement face à soi et aux autres
Impression d'être « au bout du rouleau »
Tension
Accablement (la personne sent qu'elle « n'en peut plus »)

Absence de gratification dans l'exercice du rôle et les relations
Vulnérabilité

Troubles du comportement
Regard fuyant : se détourne ou hausse les épaules quand on lui parle
Perte de motivation
Soupirs
Régression
Résignation
Dépression

Troubles cognitifs
Difficulté à assimiler les informations reçues
Perte de la notion du temps (passé, présent et avenir)
Trous de mémoire
Confusion
Diminution de l'aptitude à communiquer
Distorsion des perceptions et des associations d'idées
Manque de discernement

FACTEURS FAVORISANTS

Toute maladie chronique ou à pronostic sombre (cardiopathie, néphropathie, cancer, SIDA) peut causer la perte d'espoir ou y contribuer

Affaiblissement ou détérioration physique

Signes ou symptômes nouveaux et imprévus d'une maladie antérieure

Douleur, malaise ou faiblesse prolongés

Réduction des capacités fonctionnelles (par exemple : marcher, éliminer, se nourrir)

Facteurs liés au traitement

Traitements longs (chimiothérapie, radiothérapie, etc.) et incommodants (douleur, nausées, vomissements)

Traitements longs et infructueux

Traitements portant atteinte à l'image corporelle (intervention chirurgicale ou chimiothérapie, par exemple)

Examens diagnostiques longs et infructueux

Rattachement prolongé à un appareil de survie (dialyseur, respirateur, par exemple)

Rattachement prolongé à un appareil de monitorage des fonctions vitales (appareil de télémesure, par exemple)

Facteurs liés au contexte (intrinsèques ou extrinsèques)

Immobilisation prolongée (à la suite d'une fracture ou d'une lésion de la moelle épinière, par exemple)

Isolement prolongé dû à une maladie (maladie infectieuse ou isolement de protection pour cause de déficit immunitaire, par exemple)

Séparation d'avec les personnes affectivement importantes (parents, conjoint, enfants et autres) ou isolement

Incapacité d'atteindre des objectifs importants à ses yeux (mariage, études, enfants)

Incapacité de s'adonner aux activités désirées (marcher, pratiquer des sports)

Perte d'une personne affectivement importante ou d'un objet important (conjoint, enfant, ami, argent)

Charge d'un malade ou d'un invalide à long terme (conjoint, enfant, parent)

Exposition prolongée à un stress physiologique ou psychologique

Perte de la foi en des valeurs transcendantes ou en Dieu

Stimuli stressants et décisions cruciales à prendre

Antécédents de sévices sexuels ou de mauvais traitements

Pertes successives et prévisibles par suite du SIDA (individus, groupes)

Facteurs liés à la croissance et au développement

Enfant

- Perte de la personne qui s'occupe de lui
- Perte de confiance en la personne affectivement importante dans sa vie (parent, frère ou sœur)
- Rejet ou abandon par les personnes qui s'occupent de lui
- Perte d'autonomie liée à la maladie (par exemple, fracture)
- Perte d'une fonction corporelle

Incapacité de réaliser les tâches développementales propres à son âge (confiance, autonomie, initiative, sens du travail)
Rejet par la famille

Adolescent
Perte d'une personne affectivement importante (camarade, membre de la famille)
Perte d'une fonction corporelle
Altération de l'image corporelle
Incapacité de réaliser les tâches développementales propres à son âge (acquisition de l'identité)

Adulte
Incapacité fonctionnelle ; perte d'un membre
Perturbation des relations (séparation, divorce)
Perte d'emploi ou des possibilités d'avancement
Perte d'une personne affectivement importante (enfant, conjoint)
Incapacité d'effectuer les tâches développementales propres à son âge (intimité, engagement, efficacité)

Personne âgée
Déficit sensoriel
Déficit moteur
Déficit intellectuel
Perte d'indépendance
Perte d'une personne affectivement importante ou d'un objet auquel elle tient
Incapacité d'effectuer les tâches développementales propres à son âge (intégrité)

Résultats escomptés et critères d'évaluation

Résultats à court terme

La personne envisagera le présent avec optimisme.

Indicateurs

- La personne parle de façon ouverte et constructive de sa souffrance.
- La personne évoque des souvenirs heureux et fait un bilan positif de sa vie.
- La personne réfléchit à ses valeurs et au sens de sa vie.
- La personne se dit convaincue qu'elle atteindra les objectifs fixés.

- La personne exprime sa confiance en elle-même et dans les autres.
- La personne met en pratique les méthodes de conservation de l'énergie.

Résultats à long terme

La personne sera convaincue que l'avenir lui réserve de bonnes choses. Elle affirmera que la vie a un sens et parlera de ses objectifs.

Indicateurs

- La personne est plus énergique, ce qui se manifeste par sa participation aux activités (soins personnels, exercice, passe-temps, par exemple).
- La personne fait preuve d'initiative, de maîtrise et d'autonomie quand elle doit prendre des décisions et résoudre des problèmes.
- La personne s'exprime dans les termes suivants :
  «J'ai hâte de... »
  « Quand ça ne va pas, ça me fait du bien de penser à... »
  «J'ai le temps de faire tout ce qui me plaît. »
  «J'ai encore de belles années devant moi. »
  «Je compte bien réussir à... »
  «J'ai l'intention de profiter davantage des bonnes choses de la vie. »
  « Mon passé m'a aidé à me préparer pour l'avenir. »
  «J'entends bien être heureux. »
  «J'ai confiance en l'avenir. »
- La personne crée et cultive de bonnes relations avec les autres.
- La personne joue un rôle important.
- La personne parle de sa vie spirituelle.
- La personne révise sa conception de l'avenir et se fixe des buts réalisables.
- La personne manifeste qu'elle s'est réconciliée avec sa situation et s'y trouve à l'aise.

Interventions

- Exprimer de l'empathie pour encourager la personne à parler de ses doutes, de ses peurs et de ses inquiétudes.

- L'inciter à parler de la part que prend l'espoir dans sa vie et lui demander de donner des exemples.
- Lui demander d'exprimer comment il lui arrive de manquer d'espoir et de décrire les situations où cela se produit.
- Lui faire comprendre qu'elle doit séparer les aspects désespérants de sa vie des aspects prometteurs.
- Évaluer les ressources internes de la personne et les mobiliser (autonomie, indépendance, capacité d'analyse raisonnée, facultés cognitives, souplesse et spiritualité).
- L'aider à se trouver des sources d'espoir (par exemple, dans ses relations, dans sa foi ou dans ses projets).
- Créer une atmosphère qui favorise l'expression de la spiritualité.
- Fixer avec elle des objectifs réalisables à court terme et à long terme. (Toujours aller du plus simple au plus complexe ; établir au besoin un tableau décrivant chaque objectif et précisant une date limite pour l'atteindre.)
- Lui conseiller d'anticiper le plaisir qu'elle aura à faire les activités agréables dans la journée (faire une promenade, lire un bon livre ou écrire une lettre, par exemple).
- Évaluer les ressources externes de la personne et les mobiliser (personnes affectivement importantes, équipe soignante, groupes de soutien, Dieu ou une force supérieure).
- Amener la personne à reconnaître qu'on l'aime, qu'on s'inquiète pour elle et qu'on tient à elle en dépit de sa maladie.
- Inciter la personne à parler de ses problèmes avec des gens aux prises avec un problème ou une maladie similaire et qui ont trouvé des façons efficaces d'y faire face.
- Évaluer les valeurs et les croyances de la personne (expériences passées, pratiques religieuses, relation avec Dieu, sens et but de la prière ; voir le diagnostic *Détresse spirituelle*).

- Lui donner le temps et l'occasion de réfléchir sur le sens de sa souffrance, de la mort et de l'agonie.
- Faire les demandes de consultation nécessaires (counseling spirituel ou autres).

Interventions auprès des **adolescents**

(HINDS, 1988)

- Fournir des explications honnêtes.
- Faire des activités avec la personne.
- S'il y a lieu, inciter les survivants à se confier.
- Se tourner vers l'avenir.
- Parler de sujets qui intéressent l'enfant.
- Faire à appel à l'humour, s'il y a lieu.

Peur

DÉFINITION

Peur : Réponse à la perception d'une menace consciemment identifiée comme un danger.

Note de l'auteure :

Voir le diagnostic *Anxiété.*

CARACTÉRISTIQUES

essentielles (au moins une doit être présente)

Sentiments d'effroi, de terreur, d'appréhension, d'épouvante

Sur le plan des comportements : évitement, concentration sur la source de la peur, et baisse de la capacité d'attention, du rendement, de la maîtrise de soi et de l'assurance

secondaires (peuvent être présentes)

Panique et obsessions (signalées par la personne)

Réactions comportementales
- Larmes
- Agressivité

Fuite
Hypervigilance
Immobilité dysfonctionnelle
Maniérisme compulsif
Tendance à poser beaucoup de questions et à parler sans arrêt

Réactions viscérales ou somatiques

Appareil locomoteur
Tremblements
Crispation
Fatigue et faiblesse des membres

Appareil cardiovasculaire
Palpitations
Pouls rapide
Augmentation de la pression sanguine

Appareil respiratoire
Essoufflement
Augmentation de la fréquence respiratoire

Appareil gastro-intestinal
Anorexie
Nausée et vomissements
Diarrhée et besoin impérieux d'aller à la selle
Sécheresse de la bouche ou de la gorge

Appareil génito-urinaire
Pollakiurie, miction impérieuse

Peau
Rougeur ou pâleur
Sudation
Paresthésie

Système nerveux central et perception
Syncope
Insomnie
Manque de concentration
Irritabilité
Distraction
Cauchemars
Pupilles dilatées

FACTEURS FAVORISANTS

La peur peut survenir en réponse à des problèmes de santé, des situations ou des conflits variés. Quelques-unes des causes les mieux connues sont présentées ci-dessous.

Facteurs physiopathologiques

Appréhension des conséquences immédiates et à long terme des états ou des événements suivants
- Perte d'une partie du corps
- Perte fonctionnelle
- Trouble cognitif
- Invalidité permanente
- Maladie invalidante
- Déficit sensoriel
- Maladie en phase terminale

Facteurs liés au traitement

Situation dont la maîtrise échappe à la personne et dont l'issue est imprévisible
- Hospitalisation
- Intervention chirurgicale et résultat
- Anesthésie
- Intervention effractive
- Radiothérapie

Facteurs liés au contexte (intrinsèques ou extrinsèques)

État ou situation dont la maîtrise échappe à la personne et dont l'issue est imprévisible
- Douleur
- Nouveau milieu
- Nouvelles personnes
- Manque de connaissances
- Perte ou remplacement d'une personne affectivement importante
- Divorce
- Succès
- Échec
- Barrière linguistique

Possibilité de perte de revenu

Facteurs liés à la croissance et au développement

Enfant d'âge préscolaire
- Séparation d'avec les parents ou les enfants du même âge
- Être laissé seul
- Étrangers

- Animaux, couleuvres et serpents
- Lésions corporelles
- Peurs reliées à l'âge (obscurité, étrangers, fantômes, monstres)

Écolier (6 à 12 ans)
- Être perdu
- Armes (8 ans)
- Foudre (6 à 8 ans)
- Cauchemars
- Avoir à répondre de ses actes (12 ans)

Adolescent
- Inquiétudes concernant :
  - Apparence
  - Soutien des copains
  - Réussite à l'école
- Vulnérabilité à la violence
- Autonomie

Adulte
- Mariage
- Grossesse
- Rôle de parent
- Sécurité d'emploi
- Effets du vieillissement

Personne âgée
- Dépendance anticipée
- Souffrance prolongée
- Vulnérabilité aux attaques criminelles
- Soucis d'argent
- Abandon

Résultats escomptés et critères d'évaluation

La personne adulte fera état d'un plus grand bien-être psychologique et physiologique.

Indicateurs
- Les réactions viscérales (pouls, respiration) de la personne s'apaisent.
- La personne distingue les situations réelles des situations imaginaires.

- La personne sait quels mécanismes d'adaptation sont efficaces et quels mécanismes sont inefficaces.
- La personne nomme ses propres mécanismes d'adaptation.

L'enfant fera preuve ou fera état d'un plus grand bien-être psychologique et physiologique.

Indicateurs

- L'enfant parle de ses peurs.
- L'enfant pleure moins.

Interventions

- Orienter la personne par rapport au milieu en lui donnant des explications simples.
- Parler lentement et calmement.
- Permettre à la personne de s'isoler.
- S'exprimer par des phrases simples et directes. (Éviter les détails.)
- Inciter la personne à exprimer ses sentiments (impuissance, colère, etc.).
- Amener la personne à voir la réalité en face et à y réagir de manière appropriée. Élucider ce qu'il est possible et ce qu'il n'est pas possible de changer.
- Créer une atmosphère rassurante. Fixer un horaire quotidien régulier.
- Quand les émotions de la personne sont moins intenses, lui faire prendre conscience de ses réactions comportementales ou somatiques face à la peur.
- Enseigner à la personne des techniques de relaxation.
  - Respiration lente et rythmique
  - Relâchement progressif des groupes musculaires
  - Auto-entraînement
  - Arrêt des pensées
  - Imagerie guidée

Interventions auprès des **enfants**

Accepter que l'enfant puisse avoir peur et lui expliquer ce qu'il en est, si possible, ou lui montrer comment

maîtriser sa peur. Lui expliquer qu'il est normal d'avoir peur.

- Peur d'animaux ou d'intrus imaginaires. (« Je ne vois pas de lion dans ta chambre, mais je vais te laisser de la lumière et, si tu as besoin de moi, appelle-moi tout de suite, d'accord ? »)
- Peur que les parents soient en retard. (Conseiller aux parents d'établir avec l'enfant un plan d'urgence : « Si tu reviens de l'école et que maman n'est pas là, va chez la voisine, Mme S. »)
- Peur d'être aspiré par les toilettes ou le tuyau d'écoulement de la baignoire. Faire sortir l'enfant de la baignoire avant d'enlever le bouchon. Laisser l'enfant descendre du siège des toilettes avant d'actionner la chasse d'eau. Laisser des jouets dans la baignoire et montrer à l'enfant qu'ils ne sont pas aspirés par l'eau qui s'écoule.
- Peur de l'obscurité. Laisser une veilleuse allumée dans la chambre de l'enfant.
- Peur des chiens et des chats.
  - Montrer un autre enfant qui joue avec un chien, sans s'approcher de la scène.
  - Ne jamais forcer l'enfant à toucher un animal.

Expliquer aux parents que les peurs de leur enfant sont normales et qu'ils doivent les accepter. Leur indiquer que punir l'enfant ou le forcer à surmonter sa peur peuvent avoir des conséquences néfastes.

Montrer à l'enfant un autre enfant qui réagit bien à une chose dont il a peur.

Interventions auprès des **mères**

- Parler de la peur et des réactions émotives provoquées par la grossesse (Reeder et coll., 1997).
  - Premier trimestre
    Inquiétudes face au rôle de mère qui s'annonce
    Doutes sur le moment opportun de la grossesse

– Troisième trimestre
  Peurs concernant son bien-être et sa « performance » durant le travail
  Peurs concernant le bien-être du fœtus

Prise en charge efficace du programme thérapeutique

DÉFINITION

Prise en charge efficace du programme thérapeutique : Façon d'organiser les modalités de traitement d'une maladie ou de ses séquelles et de l'intégrer dans la vie quotidienne permettant d'atteindre certains objectifs de santé.

Note de l'auteure :

Ce diagnostic s'applique aux personnes qui prennent bien en charge le plan de traitement de la maladie ou du trouble dont elles sont atteintes. Il s'agit alors d'optimiser les soins. L'infirmière peut aider la personne à améliorer l'efficacité de sa prise en charge en l'aidant à prévoir certaines éventualités (par exemple, lui enseignant ce qui peut nuire à sa prise en charge et comment en limiter les conséquences fâcheuses).

Dans le cas de ce diagnostic, il n'est pas nécessaire d'indiquer de facteurs favorisants. Ces derniers ne seraient qu'une redite des caractéristiques manifestées par les personnes qui prennent bien en charge leur état (par exemple, motivés, informés, etc.).

CARACTÉRISTIQUES

Choix approprié d'activités quotidiennes permettant d'atteindre les buts du traitement ou du programme de prévention

Symptômes de la maladie restant dans le cadre de ce qui était prévu

Verbalisation du désir de prendre en charge le plan de traitement de la maladie et le programme de prévention des séquelles

Verbalisation de l'intention d'empêcher la progression de la maladie et d'en prévenir les séquelles

FACTEURS FAVORISANTS

VOIR NOTE DE L'AUTEURE.

Résultat escompté et critères d'évaluation

La personne indiquera des stratégies pour faire face, le cas échéant, à l'évolution ou aux complications de sa maladie.

Indicateurs

- La personne envisage les situations qui peuvent entraver le bon déroulement de sa prise en charge.
- La personne connaît ou utilise les techniques dont elle a besoin pour assurer ses propres soins.

Interventions

Expliquer à la personne comment son état peut évoluer et nécessiter une révision du plan de traitement.

- Exacerbation
- Complications
- Effets secondaires des médicaments

Conseiller au client de consulter sans délai la personne qui le soigne afin de modifier, s'il y a lieu, le programme thérapeutique.

Expliquer comment une augmentation du stress peut mettre en péril une prise en charge jusque-là efficace et diminuer la résistance au rhume et à la grippe.

Explorer avec la personne quel niveau de stress elle a l'habitude de tolérer.

- Niveau de stress habituel
- Signes de surcharge

Expliquer que le stress accompagne les événements favorables et défavorables de la vie (par exemple, mariage, divorce, naissance, mort, vacances, travail).

Si de nouveaux événements stressants sont prévus, prendre les mesures suivantes :

- Réduire le stress dans d'autres domaines d'activité, si possible.
- Suivre plus rigoureusement ses bonnes habitudes de vie.
  - Dormir de 7 à 8 heures par nuit.
  - Déjeuner.
  - Faire de l'exercice tous les jours (au moins une marche vigoureuse de 30 minutes).
  - Éliminer ou réduire le plus possible la consommation d'alcool.
  - Augmenter la consommation de glucides complexes et de fibres.
  - Diminuer la consommation de lipides.
  - Diminuer la consommation de caféine.
- Augmenter les activités d'ordre spirituel.
  - Méditation
  - Musique de détente
  - Promenades dans la nature (par exemple, bois, bord de l'eau, montagne)
  - Lecture de poésie

Enseigner les soins à donner et faire les demandes de consultation sur les techniques de réduction du stress.

Prise en charge inefficace du programme thérapeutique

PRISE EN CHARGE INEFFICACE DU PROGRAMME THÉRAPEUTIQUE PAR LA FAMILLE

PRISE EN CHARGE INEFFICACE DU PROGRAMME THÉRAPEUTIQUE PAR UNE COLLECTIVITÉ

DÉFINITION

Prise en charge inefficace du programme thérapeutique : Façon d'organiser le programme thérapeutique d'une maladie ou de ses séquelles et de l'intégrer à la vie quotidienne ne permettant pas d'atteindre certains objectifs de santé.

Note de l'auteure :

Ce problème de soins infirmiers se rencontre très souvent dans presque tous les milieux de soins. Que le problème de santé soit aigu ou chronique, le traitement exige la plupart du temps un changement dans le mode de vie, et de ce changement dépend souvent l'issue du traitement. Les programmes thérapeutiques sont des activités ou des habitudes à prendre touchant les médicaments, les traitements, le régime alimentaire, les exercices, le stress, la résolution de problèmes, le soulagement des symptômes et d'autres stratégies qui améliorent la santé et le bien-être.

Ce diagnostic s'applique aux personnes ou aux familles qui éprouvent de la difficulté à atteindre les objectifs du programme thérapeutique. L'infirmière joue un rôle de premier plan dans une telle situation, car c'est elle qui expose à la personne les diverses options qui s'offrent à elle et les méthodes qui lui permettront d'atteindre les objectifs du programme.

Quand une personne doit suivre un programme thérapeutique complexe ou a de la difficulté à suivre son programme à cause d'un trouble fonctionnel, l'infirmière doit choisir le diagnostic de *Risque de prise en charge inefficace du programme thérapeutique.* Non seulement doit-elle alors apprendre à la personne comment appliquer son programme thérapeutique, mais elle doit aussi l'aider à trouver des mesures qui lui permettront de surmonter son déficit fonctionnel. On pourra faire appel à ce diagnostic pour l'enseignement à dispenser au moment où la personne quitte l'hôpital.

CARACTÉRISTIQUES

essentielles (au moins une doit être présente)

Désir de prendre en charge le plan de traitement de la maladie et le programme de prévention de ses séquelles

Difficulté à organiser ou à intégrer un ou plusieurs aspects du plan de traitement de la maladie et de ses effets ou du programme de prévention des complications

secondaires (peuvent être présentes)

Exacerbation (prévisible ou non) des symptômes de la maladie

Aucune mesure prise pour intégrer le programme thérapeutique aux habitudes

Aucune mesure prise pour empêcher la progression de la maladie et en prévenir les séquelles

FACTEURS FAVORISANTS

Facteurs liés au traitement

Complexité du programme thérapeutique

Coût du programme

Complexité du système de soins

Effets indésirables du traitement

Traitements ou techniques peu connus

Facteurs liés au contexte (intrinsèques ou extrinsèques)

Conflits décisionnels

Manque de connaissances

Conflits familiaux

Méfiance à l'égard du plan de traitement

Méfiance à l'égard du personnel soignant

Conflits entre le traitement proposé et les croyances de la personne en matière de santé

Impression que la maladie n'est pas si grave

Impression que le traitement aura peu d'effet sur elle

Impression que ça ne vaut pas la peine

Absence de soutien

Manque de confiance

Résultats infructueux obtenus antérieurement avec le même traitement

Obstacles à la compréhension
- Déficit intellectuel
- Surdité partielle
- Anxiété
- Fatigue
- Motivation
- Troubles de la mémoire

Facteur lié à la croissance et au développement

Enfant, adolescent
- Peur d'être différent des autres

Résultats escomptés et critères d'évaluation

La personne et sa famille se diront prêtes à adopter les comportements prescrits ou désirés pour guérir la maladie et prévenir les récurrences et les complications.

Indicateurs

- La personne et sa famille ressentent moins d'anxiété devant l'inconnu, face à la perspective de ne plus être maître de la situation ou en raison de fausses perceptions.
- La personne et sa famille décrivent la maladie, ses causes et les facteurs favorisant l'apparition des symptômes, de même que le programme thérapeutique requis pour traiter la maladie ou atténuer les symptômes.

Interventions

Rechercher les facteurs étiologiques ou favorisants qui empêchent la personne de suivre son programme thérapeutique.

- Méfiance à l'égard du traitement ou du personnel soignant
- Manque de confiance en ses capacités
- Manque de connaissances
- Manque de ressources

Créer un climat de confiance (Zerwich, 1992).

- Prendre connaissance du fonctionnement de la famille. Ne pas s'installer aux commandes.
- Éviter de donner l'impression de vouloir contraindre la famille à agir.
- Faire de l'écoute active pour découvrir les préoccupations et non pour imposer ses attentes.
- Tenter de mettre en évidence un lien entre les besoins exprimés et les services offerts par l'infirmière.
- Découvrir et affirmer les forces de la personne.
- Accepter les personnes telles qu'elles sont.
- Se montrer persévérant, mais ne pas se hâter.
- Se montrer honnête, conséquent et sûr.
- Entretenir le contact établi, en personne ou par téléphone.

Promouvoir la confiance en ses capacités (Bandura, 1982).

- Explorer les problèmes passés dont la prise en charge a été couronnée de succès.
- Raconter l'histoire d'autres personnes qui ont réussi.
- Fournir éventuellement l'occasion à la personne d'observer d'autres individus qui réagissent bien dans une situation semblable.
- Encourager la personne à participer à des groupes d'entraide.
- Si la personne a tendance à perdre confiance en elle par suite de fortes réactions du système nerveux autonome (par exemple, pouls rapide, diaphorèse), lui enseigner des moyens à court terme de calmer l'anxiété (Grainger, 1990).
  - Lever les yeux.
  - Maîtriser sa respiration.
  - Baisser les épaules.

- Ralentir les pensées.
- Changer le ton de la voix.
- Se donner des instructions (à haute voix, si possible).
- Faire de l'exercice.
- Plisser momentanément le visage – changer d'expression.
- Changer sa perspective – imaginer qu'on observe la situation de loin.

Trouver les facteurs qui font obstacle à l'apprentissage.

- Impression que la maladie n'est pas si grave
- Prédisposition aux complications
- Pronostic
- Impression que l'évolution de la maladie est maîtrisée
- Degré d'anxiété
- Situation pécuniaire
- Réseau de soutien
- Expérience
- État physique
- État émotionnel
- Capacités cognitives

Encourager la personne et sa famille à adopter une attitude positive et à participer activement au traitement.

- Amener la personne et sa famille à verbaliser leurs sentiments, leurs craintes et leurs interrogations.
- Encourager la personne et sa famille à s'informer pour prendre des décisions éclairées.
- Expliquer à la personne et à sa famille leurs responsabilités et leur montrer comment les assumer.

Fournir des explications sur les sujets suivants (Rakel, 1992).

- Maladie
- Programme thérapeutique (médicaments, diète, interventions, exercices et appareils)
- Raison d'être du programme thérapeutique
- Exigences du traitement pour la personne et sa famille
- Effets secondaires du traitement
- Changements à apporter dans le mode de vie

- Méthodes de surveillance de l'état de santé
- Suivi nécessaire
- Signes et symptômes de complications
- Services et sources de soutien offerts
- Changements à apporter dans le domicile

Expliquer que les changements au mode de vie et l'apprentissage nécessaire prendront du temps à se réaliser.

- Fournir de la documentation.
- Donner le nom d'une personne-ressource qui peut répondre aux questions.

Faire les demandes de consultation nécessaires et prendre contact avec le centre local de services communautaires (CLSC).

Interventions auprès des **personnes âgées**

Favoriser l'apprentissage.

- Éviter les moments de la journée où la personne est fatiguée.
- Réduire les distractions.
- Situer les renseignements par rapport aux expériences antérieures de la personne.
- Utiliser des indices visuels.
- Fournir des résumés avant le cours.

Permettre à la personne d'apprendre à son propre rythme.

Créer une liste de signaux pour structurer les activités.

PRISE EN CHARGE INEFFICACE DU PROGRAMME THÉRAPEUTIQUE PAR LA FAMILLE

DÉFINITION

Prise en charge inefficace du programme thérapeutique par la famille : Façon d'organiser les modalités du traitement d'une maladie ou de ses séquelles et de l'intégrer dans les habitudes familiales ne permettant pas d'atteindre certains objectifs de santé.

Note de l'auteure :

Voir le diagnostic *Prise en charge inefficace du programme thérapeutique.*

CARACTÉRISTIQUES

essentielle

Activités familiales ne permettant pas d'atteindre les objectifs d'un programme thérapeutique ou de prévention

secondaires

Exacerbation (prévisible ou non) des symptômes de la maladie d'un membre de la famille

Manque de vigilance face à la maladie ou à ses séquelles

Désir de prendre en charge le plan de traitement de la maladie et le programme de prévention de ses séquelles

Difficulté à organiser ou à intégrer un ou plusieurs aspects du plan de traitement de la maladie et de ses effets ou du programme de prévention des complications

Aucune mesure prise par la famille pour empêcher la progression de la maladie et en prévenir les séquelles

FACTEURS FAVORISANTS

Voir le diagnostic *Prise en charge inefficace du programme thérapeutique.*

Interventions

- Voir le diagnostic *Prise en charge inefficace du programme thérapeutique.*

PRISE EN CHARGE INEFFICACE DU PROGRAMME THÉRAPEUTIQUE PAR UNE COLLECTIVITÉ

DÉFINITION

Prise en charge inefficace du programme thérapeutique par une collectivité : Façon d'organiser les modalités de la prévention, du traitement d'une maladie ou de ses séquelles et de l'intégrer dans les activités communautaires ne permettant pas d'atteindre certains objectifs de santé.

Note de l'auteure :

Ce diagnostic s'applique à une collectivité dans laquelle certains indices laissent croire qu'une partie de la population est privée de soins parce qu'elle n'a pas accès aux ressources des services de santé, soit qu'elle ignore leur existence, soit que ces ressources ne sont pas disponibles. Après avoir fait une enquête, l'infirmière en santé communautaire peut déterminer quels groupes sont à risque et quels sont les besoins de la collectivité. De plus, elle fera une évaluation du réseau de santé, du transport, des services sociaux et de leur accessibilité.

CARACTÉRISTIQUES

essentielles

Difficulté à satisfaire les besoins de la collectivité en matière de santé (exprimée par ses membres)

Exacerbation (prévisible ou non) de la maladie ou des maladies

Taux de morbidité, de mortalité au-dessus de la normale

FACTEURS FAVORISANTS

Facteurs liés au contexte (extrinsèques)

Absence de programmes communautaires (en préciser la nature)

- Prévention de la maladie
- Immunisation
- Prévention des accidents
- Lutte au tabagisme
- Alcoolisme
- Dépistage de maladies
- Soins dentaires
- Prévention des incendies
- Toxicomanie
- Mauvais traitements infligés aux enfants

Programmes difficilement accessibles par suite de manque de communication, d'horaire limité, d'absence de transport, de manque d'argent, etc.

Complexité des besoins de la population

Ignorance de l'existence des programmes

Présence de risques environnementaux ou professionnels pour la santé

Multiplicité des besoins des groupes vulnérables (préciser)

Sans-abri

Adolescentes enceintes

Personnes vivant sous le seuil de la pauvreté

Individus contraints de rester à la maison

Services de santé inexistants ou insuffisants

Résultat escompté et critères d'évaluation

La collectivité favorisera l'utilisation des ressources communautaires pour traiter les problèmes de santé.

Indicateurs

- La collectivité définit les ressources communautaires requises.
- La collectivité participe à l'élaboration des programmes quand c'est nécessaire.

Interventions

Préparer un sondage pour répondre aux questions suivantes.

- Quels sont les problèmes de santé ?
- Est-on au courant des services de santé offerts ?
- A-t-on recours aux services de santé ?
- Y a-t-il un intérêt pour les programmes d'amélioration de la santé ?
- Quelles sont les sources d'aide pécuniaire ?

Mener l'enquête auprès d'échantillons de la population cible.

- Sondage postal.
- Interroger des individus dans les centres communautaires, au centre sportif, au supermarché.
- Sonder les groupes (par exemple, églises, clubs)
- Interroger les chefs de file de la collectivité.

Rédiger un sondage dont les questions sont simples et auquel il est facile de répondre (par exemple: Encercler le chiffre qui correspond le mieux à votre réponse: 1– Pas du tout; 2– Plus ou moins; 3– Très inquiétant).

- Les sujets suivants sont-ils inquiétants pour vous ?
  - Hypertension
  - Stress
  - Alcoolisme
  - Violence
  - Nutrition
  - VIH

Regrouper les réponses.

Analyser les résultats.

- Quels sont les grands problèmes de santé qui ont été soulevés ?
- Quelles sont les inquiétudes par secteurs de la population ?
  - Personnes âgées
  - Familles comprenant des enfants de moins de 21 ans
  - Familles monoparentales
  - Répondants de moins de 45 ans
  - Individus vivant sous le seuil de pauvreté

Évaluer les ressources de la collectivité.

- Quelles sont les ressources disponibles pour répondre aux problèmes de santé qui ont été mis au jour ?
- Pourquoi les services sont-ils inutilisés ? Quelles sont les entraves qui en limitent l'accès ?
- Par quels moyens la population est-elle informée des services ?
- Quels sont les problèmes pour lesquels il n'y a pas de service communautaire disponible ?

Si les services existent mais sont sous-utilisés, évaluer les aspects suivants:

- Heures d'ouverture (appropriées ?)
- Locaux qui abritent les services (accès, apparence)
- Efficacité et atmosphère
- Stratégies de diffusion de l'information

Si les services sont inexistants, mettre sur pied des programmes appropriés.

- Examiner et évaluer les programmes comparables qui existent dans d'autres collectivités :
  - Information de base
  - Raison d'être, objectifs
  - Services offerts
  - Revenus
  - Contributions exigées des participants
  - Disponibilité des services
  - Accessibilité des services
  - Satisfaction (citoyens, employés)
- Rencontrer les personnes appropriées pour discuter des résultats (sondage, visites).
- Traiter des sujets suivants :
  - Soutien de la collectivité
  - Ressources intellectuelles et techniques existant dans la collectivité
  - Ressources financières
- Trouver des sources d'assistance communautaire appropriées (par exemple, services de centres hospitaliers, facultés ou départements d'enseignement des soins infirmiers, fondations).
- Planifier la mise en œuvre du programme (voir le diagnostic *Stratégies d'adaptation d'une collectivité : motivation à s'améliorer* pour les interventions qui s'appliquent à la planification en santé communautaire).

Évaluer l'accès de la population vulnérable aux services de santé et sa connaissance des facteurs de risque.

- Familles rurales, personnes âgées
- Travailleurs saisonniers
- Immigrants récents
- Sans-abri
- Individus et groupes vivant sous le seuil de la pauvreté

S'assurer avant tout de répondre aux besoins essentiels, tels que nourriture, abri, vêtements et sécurité, avant de s'attaquer aux autres besoins en matière de santé.

Fournir aux populations vulnérables des renseignements sur la prévention de la maladie, l'hygiène et les services de santé.

Réaction allergique au latex

RISQUE DE RÉACTION ALLERGIQUE AU LATEX

DÉFINITION

Réaction allergique au latex : Réaction allergique aux produits composés de latex naturel.

CARACTÉRISTIQUES

essentielle

Réaction positive aux extraits de latex naturel lors d'un test cutané

secondaires

Conjonctivite allergique

Urticaire

Rhinite

Asthme

FACTEURS FAVORISANTS

Facteur biophysiopathologique

Hypersensibilité au composant protéique du latex naturel

Résultat escompté et critères d'évaluation

La personne indiquera qu'elle n'a pas de réaction nocive au latex.

Indicateurs

- La personne énumère les produits en latex naturel.
- La personne décrit des stratégies pour éviter de s'y exposer.

Interventions

- Faire valoir l'importance d'éviter tout contact direct avec les produits qui contiennent du latex naturel.
- Avertir la personne qu'elle risque l'anaphylaxie si elle a des antécédents de réaction cutanée faible au latex.

- Conseiller au patient de porter un bracelet diagnostique (Medic Alert) avec la mention « Allergie au latex » et de garder sur soi de l'adrénaline auto-injectable.
- Conseiller à la personne de prévenir tous les dispensateurs de soins (par exemple, dentiste, médecin, chirurgien) qu'elle est allergique au latex.
- Utiliser des produits sans latex :
  - Sacs ambrés transparents à jeter
  - Tétines siliconées
  - Tampons de gaze 2 × 2 munis de ruban de soie au lieu des bandages adhésifs
  - Sondes en plastique transparent ou en Silastic
  - Gants de vinyle ou de néoprène
  - Utiliser du ruban de soie ou de plastique
- Éviter d'exposer la personne au latex.
  - Mettre un linge sur la peau avant d'appliquer le brassard de tensiomètre.
  - Ne pas laisser le caoutchouc du stéthoscope toucher la personne.
  - Ne pas faire d'injections à travers des pièces en caoutchouc (par exemple, dispositif à système de blocage de l'héparine) ; utiliser une seringue et un robinet d'arrêt.
  - Changer d'aiguille après chaque ponction à travers le bouchon de caoutchouc.
  - Mettre du ruban sur toutes les pièces en caoutchouc.
- Indiquer quels articles sont souvent en latex :
  - Matériel médical

    Gants en latex naturel, avec ou sans poudre, y compris ceux qui portent la mention « hypoallergène »
    Brassards de tensiomètre
    Stéthoscopes
    Garrots
    Manchons d'électrodes
    Sondes endotrachéales, sondes des voies aériennes
    Pistons de seringues, poires
    Masques d'anesthésie
    Tabliers en caoutchouc
    Sondes, drains d'incisions

Chambres à injection
Bouchons des flacons à doses multiples
Ruban adhésif
Sacs de stomies
Coussins de fauteuils roulants
Slips élastiqués
Coussinets axillaires de béquilles

– Objets courants
Gommes à effacer
Élastiques
Gants de caoutchouc
Ballons
Condoms, diaphragmes
Tétines de biberons, de sucettes
Balles et jouets en caoutchouc
Poignées de raquettes et de guidons
Pneus
Bouillottes
Moquette et carpettes
Semelles de chaussures
Élastiques de sous-vêtements
Colle au caoutchouc

RISQUE DE RÉACTION ALLERGIQUE AU LATEX

DÉFINITION

Risque de réaction allergique au latex : Risque de réaction allergique aux produits composés de latex naturel.

FACTEURS DE RISQUE

Facteurs biophysiopathologiques

Antécédents d'eczéma constitutionnel
Antécédents de rhinite allergique
Antécédents d'asthme

Facteurs liés au traitement

Sondages vésicaux fréquents
Fécalomes fréquents
Interventions chirurgicales nombreuses

Facteurs liés au contexte (intrinsèques ou extrinsèques)

Antécédents d'allergies alimentaires aux bananes, aux kiwis, aux avocats, aux tomates, aux pommes de terre crues, aux pêches, aux marrons, aux mangues, aux papayes, aux fruits de la passion

Travail dans le domaine de l'alimentation

Antécédents d'allergies aux gants, aux condoms, etc.

Exposition professionnelle fréquente au latex
- Travailleur de la santé
- Aide ménagère
- Travailleur de l'alimentation
- Horticulteur travaillant en serres
- Travailleur du latex

Résultat escompté et critères d'évaluation

Voir le diagnostic *Réaction allergique au latex.*

Interventions

Voir le diagnostic *Réaction allergique au latex.*

Recherche d'un meilleur niveau de santé (préciser les comportements)

DÉFINITION

Recherche d'un meilleur niveau de santé (préciser les comportements) : Volonté d'une personne, dont l'état de santé est stable, de rechercher activement des façons de modifier ses habitudes personnelles en matière de santé ou son milieu afin d'améliorer son niveau de santé[6].

6. Un état de santé stable se définit comme suit : la personne a adopté des mesures de prévention de la maladie appropriées à son âge, elle se dit en bonne ou en excellente santé et, le cas échéant, les signes et symptômes de sa maladie sont stabilisés.

Note de l'auteure :

Ce diagnostic peut s'avérer utile face à une personne ou à une famille qui désire de l'enseignement en matière de santé dans le but d'améliorer son état de santé ou de se garder en bonne santé (comportement préventif, examens de dépistage selon l'âge, régime équilibré, etc.). On réserve habituellement cette formulation aux personnes asymptomatiques, mais on peut parfois l'utiliser dans le cas d'une personne atteinte d'une maladie chronique qui désire un plus grand bien-être. Par exemple, pour une femme atteinte de lupus érythémateux, on pourrait formuler le diagnostic suivant : *Recherche d'un meilleur niveau de santé : programme d'exercices régulier.*

CARACTÉRISTIQUES

essentielle (doit être présente)

Désir de s'informer sur les moyens d'améliorer sa santé (exprimé par la personne ou observé par l'infirmière)

secondaires (peuvent être présentes)

Désir de mieux maîtriser ses pratiques sanitaires (exprimé par la personne ou observé par l'infirmière)

Inquiétudes face aux effets du milieu actuel sur son état de santé (exprimées par la personne)

Manque de connaissances sur la façon d'utiliser les services de santé communautaire (signalé par la personne ou observé par la personne)

Manque d'informations sur les comportements propices à la santé (signalé par la personne ou observé par l'infirmière)

FACTEURS FAVORISANTS

Facteurs liés au contexte (intrinsèques ou extrinsèques)

Changements de rôle
- Mariage
- Naissance d'un enfant
- Syndrome du nid vide
- Retraite

Manque d'informations sur les aspects suivants
- Mesures de prévention (préciser la maladie)
- Dépistage des troubles et des facteurs de risque reliés à l'âge

Régime alimentaire équilibré et contrôle du poids
Programme d'exercices régulier
Contrôle efficace du stress
Réseaux de soutien social

Facteurs liés à la croissance et au développement
Voir le tableau I-1.

Résultat escompté et critères d'évaluation

La personne indiquera qu'il lui incombe d'assumer la responsabilité de sa santé (forme physique, hygiène dentaire, sécurité, alimentation, fonctionnement familial, etc.).

Indicateurs

- La personne décrit les examens de dépistage qu'elle doit subir compte tenu de son âge et des facteurs de risque auxquels elle est exposée.
- La personne est capable de faire seule les auto-examens permettant de dépister les premiers signes de cancer.
- La personne participe à un programme d'exercices régulier.
- La personne exprime l'intention d'adopter des stratégies d'adaptation et de réduction du stress constructives.

Interventions

Évaluer les connaissances ou les perceptions de la personne ou de la famille quant aux aspects suivants:

- Défis reliés aux grandes étapes de la vie (par exemple, mariage, naissance d'un enfant, vieillissement, besoins matériels)
- Nécessité d'entretenir des rapports responsables avec le personnel soignant
- Possibilité d'améliorer sa santé en se préparant pour les grandes étapes de la vie (par exemple, par la planification financière)
- Nécessité d'établir et d'entretenir une relation de réciprocité dans le réseau de soutien social

Inventorier les comportements passés de la personne ou de la famille en matière de promotion de la santé.

- Attentes
- Interactions avec les services de santé ou le personnel soignant
- Influences de la famille, de la communauté culturelle, des amis et des médias

Informer la personne sur les méthodes de dépistage des maladies qui touchent le plus son groupe d'âge (voir le tableau I-1).

Parler des habitudes alimentaires du client et l'aider à établir de nouveaux objectifs pour améliorer sa santé.

- Aider la personne à choisir des aliments qui sont nourrissants et qui favorisent le bon fonctionnement du corps.
- S'il y a lieu, fournir de l'information sur les besoins particuliers des dépendants compte tenu de leur âge.

Décrire les avantages d'un programme d'exercices régulier.

Décrire les techniques de contrôle du stress :

- Apprentissage de l'affirmation de soi
- Résolution de problèmes
- Techniques de relaxation

Parler des stratégies visant à créer des réseaux sociaux positifs.

Favoriser la réalisation de soi chez le client qui cherche à améliorer sa santé.

- Avoir une attitude qui manifeste de l'intérêt mais éviter le blâme.
- Établir avec le client une relation de collaboration ; ce dernier reste le maître de ses choix, de ses actions et de ses évaluations.
- Faciliter l'adoption de nouveaux comportements, mais s'abstenir de les définir.

- Écouter, réfléchir et parler pour clarifier les comportements actuels du client et les objectifs qu'il souhaite atteindre.
- Insister sur les forces du client ; renforcer son autonomie en lui donnant des choix et en faisant preuve de retenue ; toujours respecter ses choix.

Rétablissement postopératoire retardé

DÉFINITION

Rétablissement postopératoire retardé : Augmentation du nombre de jours requis en postopératoire afin que les personnes commencent à accomplir seules les activités propres à entretenir la vie, la santé et le bien-être.

Note de l'auteure :

Ce diagnostic, adopté récemment, s'applique aux individus qui ne sont pas parvenus à se remettre d'une intervention chirurgicale dans les délais prévus. L'examen des caractéristiques de l'ANADI révèle une certaine confusion quant à la différence entre les caractéristiques (signes et symptômes) et les facteurs favorisants. À l'heure actuelle, le diagnostic n'est pas assez étoffé pour être utile en clinique. Nous recommandons l'utilisation d'autres diagnostics infirmiers, tels que *Déficit de soins personnels, Douleur aiguë* ou *Alimentation déficiente.*

CARACTÉRISTIQUES

(ANADI, 1998)

- Report de la reprise des activités normales (tenir la maison, travailler)
- Perception de la nécessité de prolonger la convalescence
- Aide requise pour les soins personnels

- Interruption du processus de guérison de la plaie opératoire[7]
- Perte d'appétit, avec ou sans nausées[7]
- Difficulté à se mouvoir[7]
- Douleur ou malaise[7]

Retard de la croissance et du développement

RISQUE DE RETARD DU DÉVELOPPEMENT

RISQUE DE CROISSANCE ANORMALE

PERTE D'ÉLAN VITAL

DÉFINITION

Retard de la croissance et du développement : Écarts par rapport aux normes établies pour le groupe d'âge de la personne.

Note de l'auteure :

> Ce diagnostic vise avant tout les enfants et les adolescents. Si l'infirmière est en présence d'un adulte dont une tâche développementale n'a pas été accomplie, son évaluation portera plutôt sur la perturbation qui aura été provoquée par cette lacune du développement. Par exemple, elle pourra formuler un diagnostic d'*Interactions sociales perturbées* ou de *Stratégies d'adaptation inefficaces.*

CARACTÉRISTIQUES

essentielles (au moins une doit être présente)

Retard ou difficulté à maîtriser les habiletés ou les comportements propres à son groupe d'âge (par exemple, motricité, socialisation, langage, apprentissage) *ou*

7. Ces inscriptions ne sont pas des caractéristiques mais des facteurs qui peuvent causer un *Rétablissement postopératoire retardé* ou y contribuer.

Perturbation de la croissance physique : le percentile de poids se situe au moins deux échelons plus bas que celui de la taille ; absence de développement staturo-pondéral normal (les courbes de la croissance et du développement physique indiquent une baisse)

secondaires (peuvent être présentes)

Incapacité d'accomplir ses soins personnels ou d'atteindre la maîtrise de soi propre à son groupe d'âge

Affect terne, apragmatisme, diminution des réactions, ralentissement du développement social, insatisfaction exprimée envers la personne qui prend soin de l'enfant, contacts visuels limités, difficulté à se nourrir, perte d'appétit, léthargie, irritabilité, humeur morose, refus d'utiliser les toilettes, refus de manger sans aide

Nourrissons : vigilance, perturbation des habitudes de sommeil

FACTEURS FAVORISANTS

Facteurs physiopathologiques

Maladies entraînant une perturbation des capacités physiques et un état de dépendance

- Trouble circulatoire
  - Cardiopathie congénitale
  - Insuffisance cardiaque
- Trouble neurologique
  - Lésion cérébrale
  - Anomalie congénitale
  - Infirmité motrice cérébrale
  - Micro-encéphalie
- Trouble gastro-intestinal
  - Syndrome de malabsorption
  - Reflux gastro-œsophagien
  - Fibrose kystique
- Trouble endocrinien ou rénal
  - Déséquilibre hormonal
- Trouble musculosquelettique
  - Anomalie congénitale des membres
  - Dystrophie musculaire

Maladie aiguë

Douleur prolongée

Maladie aiguë récidivante, maladie chronique

Apport énergétique et nutritionnel inadéquat

Facteurs liés au traitement

Facteurs entraînant une séparation d'avec les personnes affectivement importantes, une absence de l'école ou un appauvrissement des stimulations sensorielles

- Traitement long et douloureux
- Séjours répétés ou prolongés en centre hospitalier
- Appareil de traction ou plâtre
- Alitement prolongé
- Isolement
- Immobilisation

Facteurs liés au contexte (intrinsèques ou extrinsèques)

Manque de connaissances des parents

Stress (aigu, temporaire ou chronique)

Changement dans le milieu de vie habituel

Séparation d'avec des personnes affectivement importantes (parents, personne chargée des soins de l'enfant)

Soutien inadéquat et insuffisant des parents (négligence, mauvais traitements)

Manque de stimulation sensorielle (négligence, isolement)

Conflit entre l'enfant et les parents

Agents stressants en milieu scolaire

Anxiété de la mère ou des parents

Perte d'une personne affectivement importante

Perte de son emprise sur son univers (rituels, activités, périodes établies pour les contacts avec la famille)

Facteurs liés à la croissance et au développement

De la naissance à 3 ans

- Possibilités limitées de satisfaire les besoins de l'enfant sur le plan de la socialisation, du jeu ou de l'éducation
  - Séparation d'avec les parents ou les personnes affectivement importantes
  - Inactivité imposée par suite de (préciser)
  - Soutien inadéquat des parents

Méfiance envers une personne affectivement importante
Problème de communication (surdité, etc.)
Trop de personnes chargées des soins de l'enfant

Âge préscolaire : de 4 à 6 ans
Possibilités limitées de satisfaire les besoins de l'enfant sur le plan de la socialisation, du jeu ou de l'éducation
Incapacité de communiquer
Absence de stimulation
Absence d'une personne affectivement importante
Perte d'une personne affectivement importante (mort, divorce)
Perte du groupe de pairs
Départ du domicile

Âge scolaire : de 6 à 11 ans
Perte d'une personne affectivement importante
Perte du groupe de pairs
Milieu étranger

Adolescence : de 12 à 18 ans
Perte d'indépendance et d'autonomie consécutive à (préciser)
Perturbation des relations avec les pairs
Altération de l'image corporelle
Perte d'une personne affectivement importante

Résultat escompté et critères d'évaluation

L'enfant ou l'adolescent continuera de se comporter de façon appropriée.

Indicateurs (préciser selon l'âge)

- Soins personnels
- Habiletés sociales
- Langage
- Facultés cognitives
- Habiletés motrices

Interventions

- Enseigner aux parents les tâches développementales propres à l'âge de l'enfant (voir le tableau I-2).

(suite du texte à la page 388)

Tableau 1-2 ÉTAPES DE LA CROISSANCE ET DU DÉVELOPPEMENT (PAR GROUPE D'ÂGE)

Tâches développementales et besoins		
De la naissance à 1 an	**De 1 an à 3 1/2 ans**	**De 3 1/2 ans à 5 ans**
Socialisation Apprend à avoir confiance qu'on s'occupera de ses besoins et à anticiper leur satisfaction. Envoie des messages à la mère ou à la personne qui prend soin de lui. Commence à se distinguer des autres (image corporelle).	**Socialisation** Acquiert la maîtrise de soi, prend des décisions et assume son autonomie. Se montre extrêmement curieux et préfère faire les choses lui-même. Exprime son indépendance en disant souvent « non ». Très égocentrique, se croit le « nombril du monde ». Apprend à parler par l'expérience sensorielle.	**Socialisation** Tente de ressembler à ses parents tout en restant autonome. Explore son milieu de son propre chef. Se vante et se sent invincible. Considère la famille comme son principal groupe social. Accorde une importance grandissante aux autres enfants de son âge. Assume les rôles propres à son sexe. Se montre agressif.
Motricité Réagit aux sons. Sourit volontairement. Saisit des objets ou tend la main pour les attraper. S'assoit, rampe, se lève et se tient debout en s'agrippant. Fait ses premiers pas.	**Motricité** Commence à bien marcher et à courir. Boit dans une tasse et mange sans aide.	**Motricité** Améliore ses habiletés locomotrices et sa coordination.

Langage et apprentissage Exprime ses désirs et ses besoins par des cris et des larmes. Commence à dire des mots de 2 syllabes (papa, maman). Comprend certains messages verbaux et non verbaux (non, oui, au revoir). Apprend à parler par l'expérience sensorielle. **Peurs** Bruits forts. Chutes.	Perfectionne sa motricité fine. Grimpe. Commence à utiliser les toilettes. **Langage et apprentissage** N'a pas encore la notion du temps. Parle de plus en plus (phrases de 4 ou 5 mots à l'âge de 3 $^1/_2$ ans). Monologue et dialogue. Comprend mal les relations de cause à effet. **Peurs** Perdre ses parents ou en être séparé. Obscurité. Machines et instruments. Interventions effractives. Inconnu. Objets inanimés et non familiers.	Sait rouler en tricycle ou à bicyclette. Peut lancer une balle, mais l'attrape encore avec difficulté. **Langage et apprentissage** Est égocentrique. Améliore de beaucoup son habileté langagière. Pose beaucoup de questions : Comment ça marche ? Pourquoi est-ce comme ça ? Qu'est-ce que c'est ? Résout des problèmes simples : recourt à l'imaginaire pour comprendre et résoudre des problèmes. **Peurs** Mutilation. Castration.

(suite du tableau à la page suivante)

Tableau 1-2 **ÉTAPES DE LA CROISSANCE ET DU DÉVELOPPEMENT (PAR GROUPE D'ÂGE)** ***(suite)***

Tâches développementales et besoins	
De 5 à 11 ans	**De 11 à 15 ans**
Socialisation Apprend des valeurs et des habiletés à l'école, dans son voisinage et au contact des autres enfants. Accorde beaucoup d'importance aux relations avec ses pairs. Développe une vision du monde plus réaliste et moins fantaisiste. S'appuie principalement sur sa famille pour sa sécurité et son identité. Est sensible aux réactions des autres. Recherche l'approbation et l'acceptation des autres. Est enthousiaste, bruyant, créatif et curieux. Aime terminer ce qu'il entreprend. Prend du plaisir à aider.	**Socialisation** Adhère encore aux valeurs familiales dans une large mesure. Accorde de plus en plus d'importance aux valeurs de ses pairs. Début de l'adolescence : est ouvert et enthousiaste. Est très émotif, lunatique et introspectif. Prend pleinement la mesure de son identité sexuelle. Recherche l'intimité et l'indépendance. Se découvre des intérêts hors du cercle familial. S'inquiète de son apparence physique. Explore les rôles d'adulte.

Motricité

Bouge sans arrêt.

Privilégie les jeux physiques (natation, patinage, ski, etc.).

Langage et apprentissage

A une pensée organisée et un raisonnement systématique.

Saisit des notions plus complexes.

Développe un processus de pensée concret.

Peurs

Rejet, échec.

Immobilisation.

Mutilation.

Mort.

Motricité

Sa motricité est très développée.

Traverse une période de croissance rapide.

Acquiert les caractères sexuels secondaires.

Langage et apprentissage

Fait des projets de carrière.

Améliore sa faculté de raisonnement abstrait et mesure les conséquences de ses actes et de ses décisions.

Peurs

Mutilation.

Altération de l'image corporelle.

Rejet des pairs.

- Évaluer les habiletés actuelles de l'enfant dans tous les domaines fonctionnels au moyen d'outils d'évaluation spéciaux (tableau d'évaluation de Brazelton, test d'évaluation du développement de Denver, etc.).
- Aider l'enfant malade à accomplir les tâches développementales propres à son âge.

De la naissance à 1 an

- Stimuler l'enfant en laissant dans son berceau des jouets aux couleurs vives (mobiles, jouets musicaux, peluches de textures variées) ; le prendre dans ses bras et lui parler souvent.
- Prendre l'enfant dans ses bras pour le nourrir ; veiller à ce qu'il se nourrisse lentement et qu'il soit calme.
- Laisser l'enfant se reposer avant de le nourrir.
- Observer l'interaction entre la mère et l'enfant, surtout quand elle le nourrit.
- Chaque fois que le bébé pleure, en chercher immédiatement la raison.
- Veiller à ce que l'enfant reçoive toujours ses soins de la même personne.
- Inciter les parents à rendre visite à l'enfant et à lui téléphoner, et les faire participer aux soins dans la mesure du possible.
- Satisfaire le besoin de l'enfant de toucher avec sa bouche (pouce, sucette, etc.).
- Libérer les pieds et les mains de l'enfant, dans la mesure du possible.

De 1 an à 3 1/2 ans

- S'assurer que l'enfant reçoit toujours ses soins de la même personne.
- Encourager l'enfant à être autonome (s'alimenter, se vêtir, se laver, etc.).
- Renforcer l'apprentissage langagier de l'enfant en répétant les mots qu'il prononce, en nommant les objets et en lui parlant souvent.
- Laisser l'enfant jouer souvent avec des enfants de son âge et avec toutes sortes de jouets (puzzles, livres d'images, jouets à manipuler, camions, voitures, cubes, objets aux couleurs vives).

- Expliquer à l'enfant toutes les interventions en les faisant.
- Aménager un espace où l'enfant pourra se déplacer, y compris ramper, en toute sécurité ; utiliser un trotte-bébé et tenir la main de l'enfant quand il fait ses premiers pas.
- Inciter les parents à rendre visite à l'enfant et à lui téléphoner, et les faire participer aux soins dans la mesure du possible.
- Appliquer des mesures de bien-être après les interventions douloureuses.

De 3 ½ ans à 5 ans

- Encourager l'enfant à faire lui-même ses soins personnels (se vêtir, se laver, se brosser les dents, se peigner, etc.).
- Permettre à l'enfant de jouer souvent avec d'autres enfants et avec toutes sortes de jouets (miniatures, jouets musicaux, poupées, marionnettes, livres, glissoires, voiturette, tricycle, etc.).
- Faire la lecture à l'enfant.
- Encourager l'enfant à exprimer verbalement ses réactions et ses besoins.
- Nommer les instruments, les objets et les gens qui entourent l'enfant et le faire répéter.
- Accorder à l'enfant du temps pour les jeux individuels et le laisser explorer l'aire de jeu.
- Inciter les parents à rendre visite à l'enfant et à lui téléphoner, et les faire participer aux soins dans la mesure du possible.
- Vérifier quelles émissions de télévision l'enfant regarde, et utiliser ce divertissement pour l'orienter dans le temps. (« Ta maman va venir te voir après *Caillou*. »)

De 5 à 11 ans

- Discuter avec l'enfant des soins qui lui sont prodigués.
- Demander l'avis de l'enfant (régime alimentaire, vêtements, soins usuels, etc.).

- Permettre à l'enfant de porter des vêtements ordinaires plutôt que des pyjamas.
- Favoriser l'interaction de l'enfant avec les autres enfants de l'unité de soins.
- Proposer à l'enfant une activité manuelle qu'il pourra accomplir chaque jour ou une fois par semaine.
- Réserver certaines périodes de la journée à l'apprentissage scolaire de l'enfant.
- Féliciter l'enfant pour sa bonne conduite.
- Faire la lecture à l'enfant et lui fournir des jeux qu'il peut faire seul (puzzles, livres, jeux vidéo, peinture, etc.).
- Présenter l'enfant aux autres enfants de l'unité de soins.
- Encourager la famille et les pairs de l'enfant à lui rendre visite et à l'appeler souvent.

De 11 à 15 ans

- Parler souvent avec l'adolescent de ses sentiments, de ses idées et de ses inquiétudes au sujet de son état de santé et des soins.
- Favoriser l'interaction de l'adolescent avec les autres jeunes de son âge dans l'unité de soins.
- Découvrir les intérêts et les passe-temps favoris de l'adolescent et réserver un moment où il pourra s'y adonner.
- Adapter l'horaire des soins usuels à celui de l'adolescent.
- Laisser l'adolescent porter ses propres vêtements, si possible.
- Faire participer l'adolescent aux décisions concernant ses soins.
- Donner à l'adolescent la possibilité de prendre part à diverses activités (lecture, jeux vidéo, films, jeux de société, activités artistiques, sorties ou visites dans d'autres unités, etc.).
- Encourager la famille et les pairs de l'enfant à lui rendre visite et à l'appeler.

- Diriger les parents vers les services communautaires (services sociaux, services de soutien familial, orienteurs, etc.) qui pourront les aider à prévenir ou à corriger certains facteurs favorisants.

RISQUE DE RETARD DU DÉVELOPPEMENT

DÉFINITION

Risque de retard du développement : Risque d'un écart de 25 % ou plus par rapport aux normes établies pour le groupe d'âge dans un ou plusieurs des domaines suivants : socialisation, auto-régulation, comportement, cognition, langage et motricité globale ou fine.

FACTEURS DE RISQUE

Voir le diagnostic *Retard de la croissance et du développement*.

INTERVENTIONS

Voir le diagnostic *Retard de la croissance et du développement*.

RISQUE DE CROISSANCE ANORMALE

DÉFINITION

Risque de croissance anormale : Risque d'écart par rapport aux normes établies pour le groupe d'âge lorsque la courbe du poids ou de la taille de l'enfant franchit deux échelons et qu'elle est au-dessus du 97e percentile ou en deçà du 3e percentile. Croissance disproportionnée.

FACTEURS DE RISQUE

Facteurs physiopathologiques

Infection

Prématurité

Malnutrition

Facteurs organiques et inorganiques
Maladie chronique

Facteurs liés au contexte (intrinsèques et extrinsèques)
Facteurs prénataux : anomalie congénitale ou génétique, alimentation de la mère, grossesse multiple, exposition à des agents tératogènes, abus de drogues ou d'alcool
Comportement alimentaire de l'individu ou de l'aidant naturel
Anorexie
Absence de satiété
Privation
Saturnisme
Pauvreté
Violence
Catastrophes naturelles
Parents ou substitut : maltraitance, maladie mentale, retard mental, problème d'apprentissage grave

Résultat escompté et critères d'évaluation

L'enfant ou l'adolescent continuera de grandir selon les normes pour son âge.

Indicateurs
- Taille
- Poids
- Circonférence de la tête

Interventions

- Relever les facteurs de risque.
- Peser l'enfant ou l'adolescent à intervalles réguliers.
- Surveiller les tendances de perte ou de gain de poids.
- Surveiller le type et la quantité d'exercices pratiqués habituellement.
- Surveiller la réaction émotionnelle de l'enfant ou de l'adolescent lorsqu'il se trouve dans des situations où il y a de la nourriture.
- Noter les préférences alimentaires de l'enfant ou de l'adolescent.

- Surveiller les interactions entre les parents et l'enfant pendant qu'il est nourri, s'il y a lieu.
- Surveiller l'environnement où l'on se nourrit.
- Surveiller l'apport calorique et alimentaire.
- Surveiller la croissance et le développement.
- Diriger l'enfant ou l'adolescent vers les services de diétothérapie, s'il y a lieu.
- Surveiller les signes et symptômes d'une mauvaise alimentation, de toxicomanie ou d'alcoolisme chez les parents et les enfants.
- Voir le diagnostic *Retard de la croissance et du développement*.

PERTE D'ÉLAN VITAL

DÉFINITION

Perte d'élan vital : Détérioration fonctionnelle progressive de nature physique et cognitive ; diminution importante de la capacité de vivre avec des maladies affectant plusieurs systèmes, de faire face aux problèmes qui en découlent et de prendre en charge ses soins.

CARACTÉRISTIQUES

essentielles

Détérioration physique (détérioration des fonctions corporelles)

Détérioration cognitive (détérioration des opérations mentales)

Dépression

Perte de poids

Anorexie

FACTEURS FAVORISANTS

La cause de la perte d'élan vital chez l'adulte, en particulier chez les personnes âgées, est inconnue. La recherche a mis au jour certains facteurs qui peuvent contribuer à l'éclosion de ce trouble.

Facteurs liés au contexte (intrinsèques ou extrinsèques)

Diminution de la capacité de s'adapter

Difficulté à s'adapter aux effets du vieillissement

Déclin des aptitudes sociales, se traduisant par l'isolement

Diminution notable de la capacité d'entretenir des relations

Augmentation de la dépendance et du sentiment d'impuissance

Résultat escompté et critères d'évaluation

La personne participera à améliorer sa capacité de fonctionner.

Indicateurs

- La personne établit plus de relations avec les autres.
- La personne s'occupe de ses soins personnels comme auparavant, sinon mieux.

Interventions

- Consulter le thérapeute de la personne afin d'établir si elle souffre de dépression et mettre au point un traitement médicamenteux, au besoin.
- Évaluer les habitudes de socialisation de la personne (voir le diagnostic *Risque de sentiment de solitude*).
- Fournir à la personne des occasions d'établir des relations avec les autres.
  - Musicothérapie
  - Thérapie par le loisir
  - Thérapie par le souvenir
- Faire preuve d'un niveau élevé d'empathie et de respect à l'égard de la personne.
- Essayer d'obtenir des renseignements qui permettront d'aborder des sujets utiles et importants lors des conversations avec la personne (ce qu'elle aime et n'aime pas ; intérêts, passe-temps, antécédents de travail). Faire les entrevues tôt dans la journée.
- Inciter les personnes affectivement importantes et les aidants à parler lentement, avec une voix grave et à

un volume moyen (sauf s'il y a un déficit auditif). Les encourager à traiter la personne en adulte et à la regarder dans les yeux, comme s'ils s'attendent à être compris.

- Se montrer respectueux et favoriser les échanges.
  - Prêter attention à ce que la personne dit.
  - Saisir les commentaires sensés et poursuivre la conversation.
  - Appeler la personne par son nom et se présenter chaque fois qu'on établit le contact ; toucher la personne si cela lui convient.
- Tenir des conversations où la personne est traitée comme un adulte et où les sujets abordés lui sont utiles et importants :
  - Ce qu'elle aime et n'aime pas
  - Intérêts et passe-temps
  - Antécédents de travail

Risque d'accident

RISQUE DE FAUSSE ROUTE (RISQUE D'ASPIRATION)

RISQUE DE CHUTE

RISQUE D'INTOXICATION

RISQUE DE SUFFOCATION

RISQUE DE TRAUMA

DÉFINITION

Risque d'accident : Situation dans laquelle une personne risque de se blesser car elle se trouve confrontée à des conditions qui dépassent ses capacités d'adaptation et de défense.

Note de l'auteure:

L'auteure a subdivisé le *Risque d'accident* en 5 catégories: fausse route (aspiration), chute, intoxication, suffocation et trauma. Si l'infirmière décidait d'aller chercher les interventions qui s'appliquent uniquement à la prévention des empoisonnements, elle pourrait formuler le diagnostic de *Risque d'intoxication.*

FACTEURS DE RISQUE

Facteurs physiopathologiques

Altération de la fonction neurologique consécutive, par exemple, à une hypoxie tissulaire, à un vertige, à une syncope

Altération de la mobilité
- Démarche instable
- Amputation
- Arthrite
- Accident vasculaire cérébral
- Maladie de Parkinson
- Perte d'un membre

Altération de la fonction sensorielle (par exemple, vue, ouïe, toucher ou perception de la chaleur, odorat)

Fatigue

Hypotension orthostatique

Insuffisance vertébrobasilaire

Troubles vestibulaires

Syncope par hyperexcitabilité du sinus carotidien

Ignorance des dangers inhérents au milieu consécutive, par exemple, à la confusion, à l'hypoglycémie, à la dépression, à un déséquilibre électrolytique

Mouvements tonico-cloniques consécutifs à des convulsions

Facteurs liés au traitement

Effets sur la mobilité ou la conscience (préciser)
- Médicaments
  - Sédatifs
  - Vasodilatateurs
  - Antihypertenseurs
  - Hypoglycémiants

Diurétiques
Phénothiazines
Psychotropes

Plâtre, béquilles, canne ou déambulateur

Facteurs liés au contexte (intrinsèques ou extrinsèques)

Altération ou perte de la mémoire à court terme

Erreurs de jugement consécutives à, par exemple, la déshydratation (l'été), le stress ou l'alcool

Alitement prolongé

Syndrome vasovagal

Risques liés au domicile
Trottoirs dangereux
Jouets dangereux
Mauvais éclairage
Salle de bains dangereuse (baignoire, cuvette trop basse)
Escaliers dangereux
Planchers glissants
Fils électriques défectueux
Produits toxiques laissés à la portée des enfants

Risques liés à l'automobile

Risques d'incendie

Milieu inconnu (centre hospitalier, centre d'accueil)

Chaussures mal ajustées

Distraction de la personne responsable des soins

Mauvaise utilisation des aides techniques (béquilles, canne, déambulateur, fauteuil roulant)

Antécédents d'accidents

Facteurs liés à la croissance et au développement

Bébé, enfant
Ignorance des dangers

Personne âgée
Sources d'erreurs de jugement
Déficiences sensorielles
Médicaments (surdosage accidentel)
Troubles cognitifs

Résultats escomptés et critères d'évaluation

La personne signale moins d'accidents et a moins peur de se blesser.

Indicateurs

- La personne décrit les facteurs qui augmentent les risques d'accident pour elle.
- La personne se dit prête à prendre des mesures pour prévenir les accidents (par exemple, enlever les tapis sans ancrages ou les ancrer).
- La personne se dit prête à appliquer les mesures préventives nécessaires (par exemple, porter des lunettes de soleil pour réduire les risques d'éblouissement).
- La personne augmente son activité quotidienne, si elle le peut.

Interventions

- Faire visiter l'étage à chaque nouvel arrivant, lui expliquer le système d'appel et s'assurer qu'il est capable de l'utiliser.
- Observer étroitement la personne au cours de ses premières nuits au centre hospitalier afin d'évaluer s'il y a des éléments de sécurité à améliorer.
- Laisser une veilleuse la nuit.
- Inciter la personne à demander de l'aide pendant la nuit au besoin.
- Abaisser le lit au plus bas niveau possible durant la nuit.
- Montrer à la personne comment bien utiliser ses béquilles, sa canne, son déambulateur ou sa prothèse.
- Conseiller à la personne de porter des chaussures bien ajustées avec des semelles antidérapantes.
- Vérifier les effets secondaires des médicaments qui peuvent provoquer des vertiges.
- Conseiller à la personne les mesures suivantes :
  – Enlever les tapis qui ne sont pas fixés au plancher, désencombrer les planchers et ne pas les cirer.

- Apposer des surfaces antidérapantes dans le fond de la baignoire ou de la douche.
- Installer des barres d'appui dans la salle de bains.
- Installer des rampes dans les couloirs et les escaliers.
- Enlever tous les objets saillants (crochets, tablettes, appareils d'éclairage, etc.) sur les murs de l'escalier.

• Prendre des mesures de précaution à l'intention des personnes qui souffrent de confusion (Schoenfelder, 2000).
  - Les observer fréquemment.
  - Demander à la personne qui occupe la même chambre d'alerter l'infirmière de tout problème, si elle en est capable.
  - Utiliser un lit bas et relever les ridelles.
  - Utiliser un matelas au sol.
  - Placer la table de nuit ou une chaise d'aisances devant le patient lorsqu'il est assis sur une chaise.
  - Recourir à un système d'alarme, s'il y a lieu.
  - Placer la personne dans une chambre où il est facile de l'observer (par exemple, près du poste des infirmières).
  - Prévoir des distractions : musique, compagnon, travail manuel simple, thérapie par les animaux de compagnie.

Interventions auprès des **enfants**

• Prévenir les parents qu'ils peuvent s'attendre à des changements fréquents dans les aptitudes des nourrissons et des enfants et de prendre des précautions (par exemple, le bébé qui se tourne soudainement pour la première fois se trouvera peut-être sans surveillance sur une table à langer).

• S'entretenir avec les parents de la nécessité de surveiller constamment les petits enfants.

• Fournir aux parents les renseignements qui leur permettront de bien choisir les personnes auxquelles ils confient la garde des enfants.
  - Établir leur expérience et leurs connaissances des mesures d'urgence.
  - Observer leur comportement avec l'enfant.

- Indiquer aux parents qu'ils peuvent s'attendre à ce que les enfants les imitent et qu'ils doivent leur montrer comment faire, avec ou sans surveillance (ceintures de sécurité, casques, sécurité au volant).
- Expliquer les règles à observer sur les sujets suivants et insister pour qu'on s'y conforme (selon l'âge) :
  - Circulation
  - Appareils dans les parcs
  - Eau (piscine, baignoire)
  - Bicyclette
  - Feu
  - Animaux
  - Étrangers
- Enseigner comment rendre le foyer sécuritaire pour les enfants.
- Expliquer pourquoi les enfants ne doivent pas être assis à l'avant en voiture (coussins gonflables).
- Faire des exercices d'évacuation du domicile en cas d'incendie. Obtenir l'aide des pompiers à cet effet.
- Inviter les parents à apprendre les premiers soins (réanimation cardio-respiratoire, manœuvre de Heimlich).
- Montrer aux enfants comment composer le 9-1-1.
- Enseigner aux parents comment aider leurs enfants à résister aux autres enfants qui les incitent à prendre des risques inutiles.

Interventions auprès des **personnes âgées**

- Vérifier si la personne souffre d'hypotension orthostatique. Comparer les pressions sanguines brachiales (en décubitus, en station debout).
- Parler de la physiologie de l'hypotension orthostatique avec le client.
- Enseigner à la personne les techniques de réduction de l'hypotension orthostatique.
  - Changer lentement de position.
  - Se redresser et se lever par étapes.
  - Le jour, se reposer dans un fauteuil à dossier réglable plutôt que dans un lit.
  - Éviter de rester debout longtemps.

- Conseiller à la personne d'éviter la déshydratation et la vasodilatation (par exemple, bain tourbillon).
- Enseigner des exercices qui augmentent la force et la souplesse.
- Faire tous les jours des exercices qui renforcent les chevilles (Schoenfelder, 2000).
  - Se tenir debout derrière une chaise droite, les pieds légèrement écartés.
  - Lever lentement les deux talons jusqu'à ce que le poids du corps repose sur la pointe des pieds ; compter lentement jusqu'à 3 (mille et un, mille et deux, mille et trois).
  - Répéter de 5 à 10 fois ; accroître le nombre de répétitions au fur et à mesure que la force augmente.
- Marcher au moins 2 ou 3 fois par semaine.
  - Faire les exercices des chevilles en guise de réchauffement pour la marche.
  - Commencer par marcher 10 minutes, au besoin avec quelqu'un à ses côtés.
  - Augmenter la durée et la vitesse selon ses capacités.

RISQUE DE FAUSSE ROUTE (RISQUE D'ASPIRATION)

DÉFINITION

Risque de fausse route (risque d'aspiration) : Risque d'inhaler des sécrétions gastriques ou oropharyngées, des solides ou des liquides dans la trachée et les bronches.

FACTEURS DE RISQUE

Facteurs physiopathologiques

Faible niveau de conscience ou inconscience

Anesthésie

Traumatisme crânien

Accident vasculaire cérébral

Coma

Démence présénile
Convulsions

Inhibition des réflexes tussigène ou pharyngé

Augmentation de la pression intragastrique
Position gynécologique
Distension de l'utérus
Obésité
Ascite

Vidange gastrique lente
Obstruction intestinale
Iléus
Pylorisme

Incapacité d'avaler ou inhibition des réflexes laryngé et glottique
Achalasie
Sclérodermie
Sténose de l'œsophage
Accident vasculaire cérébral
Maladie de Parkinson
Maladies invalidantes
Catatonie
Myasthénie grave
Syndrome de Guillain et Barré
Sclérose en plaques
Dystrophie musculaire

Fistules œsophagotrachéales

Altération des réflexes protecteurs
Intervention chirurgicale ou traumatisme au visage, à la bouche ou au cou
Paraplégie ou hémiplégie

Facteurs liés au traitement

Altération des réflexes laryngé et glottique
Trachéotomie ou intubation endotrachéale
Sédatifs
Alimentation entérale

Difficulté à tousser
Embrochage des mâchoires
Décubitus ventral imposé

Facteurs liés au contexte (intrinsèques ou extrinsèques)

Incapacité totale ou partielle de lever le haut du corps

Consommation de nourriture en état d'ébriété

Facteurs liés à la croissance et au développement

Prématuré

Inhibition des réflexes de succion ou de déglutition

Nouveau-né

Perte de tonus musculaire du sphincter œsophagien inférieur

Personne âgée

Mauvaise dentition

Résultat escompté et critères d'évaluation

La personne n'aspirera aucune substance.

Indicateurs

- La personne nomme les mesures de prévention de l'aspiration.
- La personne nomme les aliments et les boissons qui risquent le plus d'être aspirés.

Interventions

Réduire le risque de fausse route (aspiration).

- Personnes affaiblies ou souffrant d'un trouble sensoriel ou d'une dysfonction neurovégétative
  - Installer la personne en décubitus latéral, à moins de contre-indication (blessure, lésion, etc.).
  - Vérifier si la langue ne s'est pas déplacée vers l'arrière, ce qui obstruerait les voies respiratoires.
  - Maintenir la tête du lit en position élevée, à moins de contre-indication.
  - Dégager la bouche et la gorge des sécrétions au moyen d'un mouchoir ou par une légère aspiration.
  - Vérifier fréquemment si la bouche et la gorge sont bien dégagées.
- Personnes porteuses d'une canule de trachéotomie ou d'une sonde endotrachéale
  - Gonfler le manchon de la canule trachéale :

    pendant que la personne est sous ventilation assistée ;

pendant et après les repas ;
pendant l'alimentation par sonde et 1 heure après ;
pendant que la personne est sous ventilation en pression positive intermittente.

- Aspirer les sécrétions toutes les heures ou toutes les 2 heures et au besoin.

- Personnes porteuses d'une sonde gastro-intestinale ou d'une sonde d'alimentation par gavage
  - Vérifier si la sonde ne s'est pas déplacée depuis la dernière vérification.

    Aspirer le résidu gastrique avant chaque gavage, si la sonde est placée dans l'estomac.
    Relever la tête du lit pendant le gavage (30 à 45 minutes) et la maintenir dans cette position pendant l'heure qui suit pour prévenir le reflux.
    Administrer le gavage si le résidu gastrique est inférieur à 150 mL (par intermittence) *ou*
    Administrer le gavage, si le résidu gastrique n'est pas supérieur à 150 mL, à 10 ou 20 % du débit horaire (en continu).
    Si le gavage est administré par intermittence, établir un horaire afin de permettre à l'estomac de se vider entre les gavages.

- S'assurer qu'on connaît les soins d'urgence à administrer en cas d'obstruction.

Interventions auprès des **enfants**

- Installer le nourrisson en décubitus latéral ou dorsal, mais non ventral.
- Donner aux parents les indications suivantes :
  - Ne pas coincer le biberon en position élevée.
  - Ne pas laisser de petits objets (par exemple, monnaie) à la portée du bébé.
  - Ranger tous les sacs de plastique.
  - Retirer les jouets qui ont des pièces détachables ou de longs cordons.
- Signaler aux parents les aliments que les jeunes enfants doivent éviter (par exemple, fruits avec des

noyaux, noix, gomme, grains de raisin entiers, hot dogs, grains de maïs à éclater.

- Enseigner les soins d'urgence à donner en cas d'obstruction des voies aériennes :
  – Frapper le dos et faire des compressions de la poitrine (nourrisson).
  – Manœuvre de Heimlich (enfant).

RISQUE DE CHUTE

DÉFINITION

Risque de chute : Situation où une personne est plus susceptible de tomber.

FACTEURS DE RISQUE

Voir la rubrique Facteurs de risque du diagnostic *Risque d'accident*.

Note de l'auteure :

Ce nouveau diagnostic infirmier s'applique aux individus qui courent le risque de tomber. Si la personne présente un risque de subir divers types de blessures (par exemple, si ses fonctions cognitives sont altérées), il est plus utile de formuler le diagnostic général de *Risque d'accident*.

Résultats escomptés et critères d'évaluation

La personne signale moins de chutes et a moins peur de tomber.

Indicateurs

- La personne décrit les facteurs qui augmentent les risques d'accident pour elle.
- La personne se dit prête à prendre des mesures pour prévenir les accidents (par exemple, enlever les tapis sans ancrages ou les ancrer).
- La personne se dit prête à appliquer les mesures préventives nécessaires (par exemple, porter des lunettes de soleil pour réduire les risques d'éblouissement).
- La personne augmente son activité quotidienne, si elle le peut.

Interventions

- Voir le diagnostic *Risque d'accident*.

RISQUE D'INTOXICATION

DÉFINITION

Risque d'intoxication : Risque d'entrer accidentellement en contact avec des substances dangereuses en quantités suffisantes pour provoquer une intoxication.

FACTEURS DE RISQUE

Voir la rubrique Facteurs de risque du diagnostic *Risque d'accident*.

RISQUE DE SUFFOCATION

DÉFINITION

Risque de suffocation : Risque accru d'asphyxie ou d'étouffement accidentel.

FACTEURS DE RISQUE

Voir la rubrique Facteurs de risque du diagnostic *Risque d'accident*.

RISQUE DE TRAUMA

DÉFINITION

Risque de trauma : Risque accru de blessure accidentelle des tissus (plaie, brûlure, fracture, etc.).

FACTEURS DE RISQUE

Voir la rubrique Facteurs de risque du diagnostic *Risque d'accident*.

Risque d'alimentation excessive

DÉFINITION

Risque d'alimentation excessive : Apport nutritionnel risquant d'être supérieur aux besoins métaboliques.

Note de l'auteure :

Ce diagnostic est semblable à celui d'*Alimentation excessive*. On le formule dans le cas d'une personne qui présente des antécédents familiaux d'obésité, qui a tendance à faire de l'embonpoint ou qui a des antécédents de gain pondéral excessif (lors d'une grossesse antérieure, par exemple). Tant que la recherche clinique n'aura pas établi la distinction entre ce diagnostic et les autres diagnostics acceptés actuellement, il vaut mieux utiliser les diagnostics de *Maintien inefficace de l'état de santé* et *Risque de maintien inefficace de l'état de santé*, qui permettent d'orienter l'enseignement de façon à aider les familles et les personnes à reconnaître leurs mauvaises habitudes alimentaires.

FACTEURS DE RISQUES

Obésité chez les parents ou chez l'un d'eux

Passage rapide d'un percentile de croissance à un autre chez un bébé ou un enfant

Apport alimentaire essentiellement constitué d'aliments solides avant l'âge de cinq mois

Recours à la nourriture comme récompense ou source de réconfort

Poids en début de grossesse toujours supérieur au poids idéal

Mauvaises habitudes alimentaires

*Risque d'altération de la fonction respiratoire**

INTOLÉRANCE AU SEVRAGE DE LA VENTILATION ASSISTÉE

RISQUE D'INTOLÉRANCE AU SEVRAGE DE LA VENTILATION ASSISTÉE

DÉGAGEMENT INEFFICACE DES VOIES RESPIRATOIRES

MODE DE RESPIRATION INEFFICACE

ÉCHANGES GAZEUX PERTURBÉS

RESPIRATION SPONTANÉE ALTÉRÉE

DÉFINITION

Risque d'altération de la fonction respiratoire : Situation où l'écoulement de l'air dans les voies respiratoires et les échanges gazeux (O_2–CO_2) entre les poumons et le système vasculaire risquent d'être compromis.

Note de l'auteure :

Nous avons ajouté le diagnostic de *Risque d'altération de la fonction respiratoire* à la liste de l'ANADI parce que nous avons voulu disposer d'un diagnostic infirmier plus général pour décrire une situation où il y a risque d'atteinte à l'ensemble de l'appareil respiratoire, et non seulement à certains aspects isolés tels que le dégagement des voies aériennes ou les échanges gazeux. C'est le cas notamment lorsqu'il y a présence de facteurs comme le tabagisme, l'allergie et l'immobilité, qui affectent à la fois les voies respiratoires, les échanges gazeux et le mode de respiration. Nous recommandons de ne pas utiliser le diagnostic de *Risque d'altération de la fonction respiratoire* dans le cas d'un problème actuel, qui relève de la collaboration – et ne peut alors constituer un diagnostic infirmier.

L'infirmière utilisera les diagnostics de *Dégagement inefficace des voies respiratoires* et de *Mode de respiration inefficace* quand elle sera certaine d'agir sur des facteurs qui affectent

* Ce diagnostic ne figure pas actuellement dans la liste de l'ANADI, mais l'auteure l'a ajouté par souci de clarté et pour des raisons pratiques.

particulièrement les voies respiratoires ou le mode de respiration (comme une toux inefficace, l'immobilité ou le stress). Nous recommandons de ne pas utiliser le diagnostic infirmier de *Risque d'altération de la fonction respiratoire* pour décrire un problème respiratoire aigu, car c'est là un problème médical qui exige des interventions de collaboration. L'infirmière doit dans ce cas utiliser la formulation suivante : *Complication possible – Hypoxie aiguë* ou *Complication possible – Œdème pulmonaire.*

FACTEURS DE RISQUE

Facteurs physiopathologiques

Accumulation ou épaississement des sécrétions consécutifs à une infection, à la fibrose kystique ou à la grippe

Immobilité, stase des sécrétions et toux inefficace

- Maladie du système nerveux (par exemple, syndrome de Guillain et Barré, sclérose en plaques, myasthénie)
- Dépression du système nerveux central ou traumatisme crânien
- Accident vasculaire cérébral
- Tétraplégie

Facteurs liés au traitement

Immobilité consécutive à l'effet sédatif des médicaments (préciser), à l'anesthésie générale ou à la rachianesthésie

Abolition du réflexe tussigène consécutive à (préciser)

Diminution du pourcentage d'oxygène dans l'air inspiré

Facteurs liés au contexte (intrinsèques ou extrinsèques)

Immobilité consécutive à une intervention chirurgicale ou à un traumatisme, à la douleur, à la peur, à l'anxiété, à la fatigue, à un déficit cognitif ou à une altération de la perception

Humidité extrêmement élevée ou extrêmement basse

Altération des mécanismes de nettoyage ciliaire, réaction inflammatoire et augmentation de la production de mucus consécutives au tabagisme ou à la respiration buccale

Résultat escompté et critères d'évaluation

La fonction respiratoire sera rétablie au maximum.

Indicateurs

- La personne fait des exercices de respiration profonde toutes les heures et des séances de toux au besoin.
- La personne reconnaît qu'il est important d'effectuer des exercices respiratoires tous les jours.

Interventions

- Chercher la méthode de soulagement de la douleur qui offre un maximum d'efficacité tout en entraînant un minimum de fatigue ou de dépression respiratoire.
- Inciter la personne à marcher dès que le plan de traitement médical le permet.
- Si elle est incapable de marcher, la faire asseoir sur une chaise plusieurs fois par jour (1 heure après les repas et 1 heure avant l'heure du coucher, par exemple).
- Augmenter son niveau d'activité graduellement en lui expliquant que l'exercice améliore la fonction respiratoire et réduit la dyspnée.
- Aider la personne à changer de position et à se tourner souvent d'un côté à l'autre (toutes les heures si possible).
- Lui conseiller de faire 5 séances d'exercices de respiration profonde et de toux contrôlée par heure.
- Lui faire utiliser une bouteille à souffler ou un spiromètre toutes les heures en période d'éveil (si le trouble neuromusculaire est grave, il faudra peut-être la réveiller la nuit pour lui faire exécuter ces exercices).
- Ausculter les plages pulmonaires toutes les 8 heures ; ausculter plus souvent s'il y a des bruits adventices.

Interventions auprès des **enfants**

- Vérifier s'il y a présence de battements des ailes du nez, tirage ou cyanose.
- Permettre à l'enfant de choisir la couleur de l'eau dans la bouteille à souffler.
- Mesurer les apports et pertes liquidiennes, et la densité des urines.
- Expliquer à l'enfant le but des exercices de respiration profonde dans un langage qu'il comprendra.

INTOLÉRANCE AU SEVRAGE DE LA VENTILATION ASSISTÉE

DÉFINITION

Intolérance au sevrage de la ventilation assistée: Incapacité de s'adapter à une diminution de la ventilation mécanique, ce qui interrompt et prolonge le processus de sevrage.

Note de l'auteure:

L'*Intolérance au sevrage de la ventilation assistée* fait partie de la catégorie générale de *Risque d'altération de la fonction respiratoire*. Le sevrage de la ventilation assistée peut également entraîner des problèmes de *Dégagement inefficace des voies respiratoires*, de *Mode de respiration inefficace* ou d'*Échanges gazeux perturbés*. Ces problèmes peuvent indiquer que la personne n'est pas prête à être sevrée du ventilateur; ils peuvent aussi être la cause de l'*Intolérance au sevrage de la ventilation assistée*. Il s'agit donc d'un problème très particulier, car sa cause et son traitement sont les mêmes, c'est-à-dire le retrait de la ventilation assistée.

CARACTÉRISTIQUES

L'*Intolérance au sevrage de la ventilation assistée* est une affection évolutive. Des infirmières chevronnées ont relevé 3 degrés d'intensité des réactions consécutives au sevrage (Logan et Jenny, 1991) :

INTOLÉRANCE LÉGÈRE

Caractéristiques essentielles
(au moins une doit être présente)

Agitation

Fréquence respiratoire légèrement supérieure à la valeur initiale

Caractéristiques secondaires (peuvent être présentes)

Impression de manquer d'air, respiration difficile, fatigue, sensation de chaleur

Inquiétude portant la personne à demander si le ventilateur fonctionne correctement

Concentration accrue de la personne sur sa respiration

INTOLÉRANCE MOYENNE

Caractéristiques essentielles (doivent être présentes)

Légère augmentation de la pression artérielle (20 mm Hg ou moins au-dessus de la valeur initiale)

Légère accélération de la fréquence cardiaque (20 battements/min ou moins au-dessus de la valeur initiale)

Accélération de la fréquence respiratoire (5 respirations/min ou moins au-dessus de la valeur initiale)

Caractéristiques secondaires (peuvent être présentes)

Hypervigilance (sur le qui-vive)

Incapacité de suivre les directives reçues

Incapacité de coopérer

Appréhension

Diaphorèse

Yeux ronds

Réduction de l'air inspiré (audible à l'auscultation)

Changements dans la couleur de la peau (pâle, légèrement cyanosée)

Légère utilisation de la musculature respiratoire accessoire

INTOLÉRANCE PRONONCÉE

Caractéristiques essentielles

(au moins une doit être présente)

Agitation

Altération importante des valeurs des gaz du sang artériel par rapport aux valeurs initiales

Augmentation prononcée de la pression artérielle (plus de 20 mm Hg au-dessus de la valeur initiale)

Augmentation prononcée de la fréquence cardiaque (plus de 20 battements/min au-dessus de la valeur initiale)

Respiration rapide et superficielle ; plus de 25 respirations/min

Caractéristiques secondaires (peuvent être présentes)

Utilisation maximale de la musculature respiratoire accessoire

Respiration superficielle et haletante

Respiration abdominale paradoxale

Bruits adventices

Cyanose

Transpiration profuse

Respiration non synchrone au ventilateur

Altération de l'état de conscience

FACTEURS FAVORISANTS

Facteurs physiopathologiques

Faiblesse musculaire et fatigue
- Instabilité de l'état hémodynamique
- Altération de l'état de conscience
- Anémie
- Infection
- Anomalies du métabolisme ou déséquilibre acido-basique
- Déséquilibre liquidien ou électrolytique
- Processus morbide grave
- Pneumopathie chronique
- Incapacité neuromusculaire chronique

Maladie touchant plusieurs appareils et systèmes
Déficit nutritionnel chronique
Affaiblissement général

Dégagement inefficace des voies respiratoires

Facteurs liés au traitement

Obstruction des voies respiratoires

Faiblesse musculaire et fatigue
Sédation ou analgésie excessive
Douleur non soulagée

Mauvaise alimentation (apport énergétique insuffisant, apport glucidique excessif, apport lipidique et protidique inadéquat)

Ventilation assistée prolongée (plus d'une semaine)

Incapacité de se sevrer du ventilateur dans le passé

Sevrage effectué trop rapidement

Facteurs liés au contexte (intrinsèques ou extrinsèques)

Manque de connaissances sur le processus de sevrage

Dépense énergétique excessive (autosoins, interventions diagnostiques et thérapeutiques, visiteurs)

Soutien social inadéquat

Milieu non sécurisant (bruits, événements bouleversants, trop de monde dans la pièce)

Fatigue consécutive à la perturbation des habitudes de sommeil

Respiration inefficace sans l'appareil

Anxiété moyenne ou élevée face aux efforts qu'exige la respiration non assistée

Peur d'être incapable de respirer sans l'appareil

Sentiment d'impuissance

Sentiment de désespoir

Résultats escomptés et critères d'évaluation

La personne sera sevrée graduellement.

La personne n'aura plus besoin d'être intubée.

La personne envisagera le prochain essai de sevrage avec optimisme.

Indicateurs

- La personne collabore activement au plan de sevrage.
- La personne indique comment elle se sent durant le sevrage.
- La personne essaie de maîtriser sa respiration.
- La personne essaie de maîtriser ses réactions émotionnelles.

Interventions

- S'il y a lieu, rechercher les facteurs pouvant expliquer l'échec des tentatives précédentes de sevrage :
  - Substrats énergétiques insuffisants : oxygène, nutrition, repos
  - Malaise
  - Effort demandé jugé excessif
  - Diminution de l'estime de soi et de la confiance en soi, et sentiment d'impuissance
  - Manque de connaissances sur ce qu'il faut faire durant le sevrage
  - Manque de confiance envers le personnel
  - Attitude négative face au sevrage
  - Milieu défavorable au sevrage
- Déterminer dans quelle mesure la personne est prête pour le sevrage (Geisman, 1989).
  - Concentration d'oxygène de 50 % ou moins fournie par le ventilateur
  - Pression positive expiratoire inférieure à 5 cm H_2O
  - Fréquence respiratoire inférieure à 30 respirations/min
  - Ventilation inférieure à 10 L/min
  - Pressions dynamique et statique basses, avec une compliance d'au moins 35 cm H_2O de pression
  - Musculature respiratoire suffisamment forte
  - Calme, douleur soulagée
  - Volonté d'essayer de se sevrer
- Si on juge que la personne est prête pour le sevrage, lui demander de participer à l'élaboration du plan.
  - Expliquer les étapes du sevrage.
  - Établir des objectifs à difficulté progressive avec la personne.

- Expliquer à la personne que les objectifs seront réexaminés chaque jour avec elle.

- Consulter les protocoles de l'unité de soins pour connaître la méthode de sevrage recommandée.
- Expliquer à la personne le rôle qu'elle devra jouer au cours du sevrage.
- Renforcer l'estime de soi de la personne et faire naître en elle le sentiment qu'elle est efficace et qu'elle maîtrise la situation.
- Lui montrer qu'on ne doute pas qu'elle soit capable de se sevrer.
- L'aider à prendre confiance en elle en adoptant un rythme de sevrage (vérifier s'il faut une prescription du médecin) qui maximise les chances de réussite et limite les risques d'échec.
- Amener la personne à avoir confiance dans le personnel et le milieu de soins.
- Atténuer les effets négatifs de l'anxiété et de la fatigue.
  - Évaluer régulièrement l'état de la personne afin de prévenir la fatigue inutile et l'anxiété.
  - Prévoir des périodes de repos régulières afin d'éviter que la personne ne devienne trop fatiguée.
  - Si la personne commence à s'agiter, la calmer en lui parlant et rester à son chevet.
  - Si on décide d'arrêter le sevrage, évaluer la réaction de la personne devant l'échec. La rassurer en lui expliquant que cette tentative aura été un bon exercice et une bonne préparation au sevrage.
- Créer un climat positif et rassurant.
- Planifier les activités nécessaires de façon à ce que la personne ait suffisamment de temps pour se reposer ou se détendre.
- Coordonner l'horaire de la prise d'analgésiques avec l'horaire du sevrage.
- Commencer la tentative de sevrage quand la personne est reposée, habituellement le matin après une bonne nuit de sommeil.

- Discuter des différents aspects du sevrage avec d'autres cliniciens afin de multiplier les chances de succès :
  - Moment le plus propice
  - Rythme de progression du sevrage
  - Observance du plan de soins
  - Activités de divertissement possibles (par exemple, promenade à l'extérieur de l'unité)
  - Horaire des périodes de repos et d'activité

Interventions auprès des enfants

- Cesser l'alimentation par la bouche 2 heures avant de commencer le sevrage et ne la reprendre que 2 heures après le détubage.

RISQUE D'INTOLÉRANCE AU SEVRAGE DE LA VENTILATION ASSISTÉE

DÉFINITION

Risque d'intolérance au sevrage de la ventilation assistée : Risque d'incapacité de s'adapter à une diminution de la ventilation mécanique relié à une préparation physique ou psychologique insuffisante pour le sevrage.

FACTEURS DE RISQUE

Facteurs physiopathologiques

Obstruction des voies respiratoires
Faiblesse musculaire et fatigue consécutives à :
  Altération de la fonction respiratoire
  Instabilité de l'état hémodynamique
  Anémie
  Dysrythmie
  Altération de l'état de conscience
  Confusion
  Infection

- Fièvre
- Anomalies du métabolisme
- Déséquilibre acido-basique
- Déséquilibre liquidien ou électrolytique
- Processus morbide grave
- Maladie touchant plusieurs appareils et systèmes

Facteurs liés au traitement

Dégagement inefficace des voies respiratoires

Sédation ou analgésie excessive

Douleur non soulagée

Fatigue

Mauvaise alimentation (apport énergétique insuffisant, apport glucidique excessif, apport lipidique et protidique inadéquat)

Ventilation assistée prolongée (plus d'une semaine)

Incapacité de se sevrer du ventilateur dans le passé

Sevrage effectué trop rapidement

Facteurs liés au contexte (intrinsèques ou extrinsèques)

Faiblesse musculaire et fatigue

- Déficit nutritionnel chronique
- Obésité
- Mauvaises habitudes de sommeil

Manque de connaissances sur le processus de sevrage

Respiration inefficace sans l'appareil

Anxiété moyenne ou élevée face aux efforts qu'exige la respiration non assistée

Peur d'être incapable de respirer sans l'appareil

Sentiment d'impuissance

État dépressif

Sentiment de désespoir

Dépense énergétique mal dosée (autosoins, interventions diagnostiques et thérapeutiques, visiteurs)

Soutien social inadéquat

Milieu non sécurisant (bruits, événements bouleversants, trop de monde dans la pièce)

Résultat escompté et critères d'évaluation

La personne se montrera prête à commencer le sevrage.

Indicateurs

- La personne indique qu'elle se sent capable de réussir.
- La personne contrôle ses émotions.
- La personne participe à la planification du sevrage.

Interventions

Rechercher les facteurs étiologiques et favorisants du manque de confiance de la personne quant à sa préparation pour le sevrage.

- La personne dit avoir encore besoin de la ventilation assistée.
- Elle trouve des prétextes pour retarder le début du sevrage.
- Elle s'inquiète de ne pas pouvoir s'adapter à la réduction de l'assistance respiratoire par ventilation artificielle ou des chances de réussite du sevrage.
- Elle devient agitée quand on mentionne le sevrage.
- Sa pression artérielle, la fréquence de son pouls et celle de sa respiration s'élèvent considérablement lorsqu'on parle de sevrage.

Réduire les facteurs de risque.

- Tenter de persuader l'équipe médicale de retarder le sevrage et d'adopter un échéancier détendu qui assure le succès à chaque étape du processus.
- Voir le diagnostic *Intolérance au sevrage de la ventilation assistée.*

DÉGAGEMENT INEFFICACE DES VOIES RESPIRATOIRES

DÉFINITION

Dégagement inefficace des voies respiratoires : Incapacité de libérer les voies respiratoires des sécrétions ou des obstructions qui entravent le libre passage de l'air.

CARACTÉRISTIQUES

essentielles (au moins une doit être présente)

Toux inefficace ou inexistante

Incapacité d'évacuer les sécrétions des voies respiratoires

secondaires (peuvent être présentes)

Bruits adventices

Fréquence, rythme et amplitude respiratoires anormaux

FACTEURS FAVORISANTS

Voir le diagnostic *Risque d'altération de la fonction respiratoire*.

Résultat escompté et critères d'évaluation

La personne ne présentera pas de fausse route (aspiration).

Indicateurs

- La toux est efficace.
- Les échanges gazeux sont améliorés.

Interventions

- Enseigner à la personne la technique de toux contrôlée.
  - Commencer par respirer profondément et lentement en demeurant assise avec le dos le plus droit possible.
  - Utiliser la respiration diaphragmatique.
  - Demander ensuite à la personne de retenir son souffle pendant 3 à 5 secondes, puis d'expirer lentement le plus d'air possible par la bouche (le bas de la cage thoracique ainsi que l'abdomen devraient s'abaisser).
  - Finalement, lui demander d'inspirer une seconde fois, de retenir son souffle, puis de tousser avec force, en 2 coups brefs, avec la poitrine (et non avec le fond de la bouche ou la gorge).

- Évaluer le traitement analgésique utilisé et l'efficacité des analgésiques administrés. La personne est-elle trop léthargique ? A-t-elle encore mal ?
- Noter à quel moment la personne semble avoir atteint le maximum de vigilance et de force physique, et le minimum de souffrance. C'est à ce moment qu'il faut lui faire faire les exercices de respiration active et de toux contrôlée.
- Exercer une légère pression sur la plaie abdominale ou thoracique avec la main, un oreiller ou les deux.
- Maintenir une bonne hydratation (augmenter l'apport liquidien de la personne à 2 ou 3 L par jour, à moins que cela ne soit contre-indiqué à cause d'une diminution du débit cardiaque ou d'une néphropathie).
- Maintenir un taux d'humidité suffisant dans l'air.
- Prévoir des périodes de repos (après les exercices de toux, avant les repas).
- Assister la personne durant les exercices de toux et l'encourager énergiquement en la félicitant de ses efforts.
- Dispenser de l'enseignement en insistant continuellement sur la raison d'être des différentes interventions. Encourager la personne pour ses efforts et ses progrès.

Interventions auprès des **enfants**

- Placer le bébé de façon à prévenir l'aspiration (fausse route).
- Aspirer au besoin les sécrétions accumulées dans les voies respiratoires.
- Humidifier l'air.

MODE DE RESPIRATION INEFFICACE

DÉFINITION

Mode de respiration inefficace: L'inspiration ou l'expiration sont insuffisantes pour maintenir une ventilation adéquate.

Note de l'auteure:

Le diagnostic de *Mode de respiration inefficace* n'a d'utilité clinique que lorsqu'il décrit une situation que l'infirmière peut traiter de façon autonome (comme l'hyperventilation). Dans les cas de maladie pulmonaire chronique où on observe un mode de respiration inefficace, on utilisera le diagnostic d'*Intolérance à l'activité.* Si la personne a des accès périodiques d'apnée ou d'hypoventilation, il s'agit d'un problème à traiter en collaboration que l'infirmière doit formuler comme tel (par exemple: *Complication possible – Hypoxémie.* L'infirmière devra alors évaluer régulièrement la personne afin de détecter tout dysfonctionnement respiratoire). Si la personne est sujette à un problème respiratoire plus précis, l'infirmière devrait alors le formuler comme tel (par exemple: *Complication possible – Pneumonie* ou *Complication possible – Embolie pulmonaire*). L'hyperventilation témoigne de l'anxiété ou de la peur de la personne. Dans un cas d'hyperventilation, l'infirmière peut donc préciser la situation de la personne en formulant le diagnostic suivant: *Anxiété* (ou *Peur*) *reliée à* [préciser] *et se manifestant par l'hyperventilation.*

CARACTÉRISTIQUES

essentielles (au moins une doit être présente)

Changement de la fréquence respiratoire ou du mode de respiration (par rapport aux valeurs initiales)

Changement dans la fréquence, le rythme et la qualité du pouls

secondaires (peuvent être présentes)

Orthopnée

Tachypnée, hyperpnée, hyperventilation

Respiration arythmique

Respiration retenue

FACTEURS FAVORISANTS

Voir le diagnostic *Risque d'altération de la fonction respiratoire.*

Résultats escomptés et critères d'évaluation

La respiration sera efficace et les échanges gazeux se seront améliorés.

Indicateurs

- La personne est informée des causes du problème, si ces dernières sont connues.
- La personne applique des mesures d'adaptation susceptibles de l'aider à faire face au problème.

Interventions

Dans les cas d'hyperventilation :

- Rassurer la personne en lui expliquant que des mesures sont prises pour assurer sa sécurité.
- La distraire de son anxiété : la regarder dans les yeux et lui parler en l'incitant à bien respirer. (« Maintenant, regardez-moi et respirez lentement avec moi comme ceci. »)
- Placer un sac de papier devant sa bouche pour qu'elle inspire l'air qu'elle vient d'expirer.
- Demeurer auprès d'elle et lui montrer comment respirer plus lentement et plus efficacement.
- Expliquer à la personne que, même si elle n'en connaît pas la cause, elle peut venir à bout de ses accès d'hyperventilation en apprenant à maîtriser consciemment sa respiration.
- Discuter avec elle des différentes causes possibles, d'ordre physique ou émotionnel, et des moyens qu'elle peut utiliser pour mieux faire face à son problème. (Voir le diagnostic *Anxiété.*)

Interventions auprès des **enfants**

Si l'enfant est sujet aux bronchospasmes, le recours à la médication peut être indiqué.

ÉCHANGES GAZEUX PERTURBÉS

DÉFINITION

Échanges gazeux perturbés: Excès ou manque d'oxygénation ou d'élimination du gaz carbonique au niveau de la membrane alvéolo-capillaire.

Note de l'auteure:

Le diagnostic d'*Échanges gazeux perturbés* ne représente pas un problème que l'infirmière peut traiter de façon autonome. Cependant, si l'infirmière ne peut traiter les *Échanges gazeux perturbés,* elle peut par contre vérifier si les modes de santé fonctionnels (activité, sommeil, alimentation et fonction sexuelle, par exemple) sont perturbés par la diminution de l'oxygénation et aider la personne à rétablir ces modes de santé. Par conséquent, le diagnostic d'*Intolérance à l'activité reliée à une oxygénation insuffisante pour accomplir les activités quotidiennes* correspond davantage au domaine de compétence de l'infirmière. Si la personne a déjà présenté ou risque de présenter un dysfonctionnement respiratoire, l'infirmière peut décrire la situation à l'aide de la formulation suivante : *Complication possible – Dysfonctionnement respiratoire* ou (pour être encore plus précise) *Complication possible – Embolie.*

CARACTÉRISTIQUES

essentielle (doit être présente)

Dyspnée d'effort

secondaires (peuvent être présentes)

Confusion, agitation

Tendance à s'asseoir penché en avant, une main sur chaque genou

Bouche grimaçante pendant la respiration et expiration prolongée

Léthargie et fatigue

Augmentation de la résistance des vaisseaux pulmonaires (augmentation de la pression dans l'artère pulmonaire et dans le ventricule droit)

Diminution de la motilité gastrique, ralentissement de l'évacuation gastrique

Diminution du taux d'oxygène sanguin, diminution de la saturation en oxygène, augmentation de la PCO_2 (mesure des gaz du sang artériel)

Cyanose

FACTEURS FAVORISANTS

Voir le diagnostic *Risque d'altération de la fonction respiratoire.*

RESPIRATION SPONTANÉE ALTÉRÉE

DÉFINITION

Respiration spontanée altérée : Diminution des réserves énergétiques rendant la personne incapable de maintenir une respiration suffisante pour assurer ses besoins vitaux.

Note de l'auteure :

Ce diagnostic décrit une insuffisance respiratoire s'accompagnant de troubles métaboliques qui mettent la vie de la personne en danger. Lorsqu'une telle situation se présente, la collaboration du personnel infirmier et du personnel médical s'impose : ils doivent intervenir rapidement pour donner les soins (réanimation et ventilation assistée). La *Respiration spontanée altérée* est donc plutôt un problème à traiter en collaboration : *Complication possible – Hypoxémie.* L'hypoxémie se manifeste par une diminution de la saturation du plasma en oxygène, due à une hypoventilation alvéolaire, à un shunt pulmonaire ou à un trouble de la relation ventilation-perfusion. Comme il s'agit d'un problème de collaboration, le traitement de référence est prescrit par un médecin ; toutefois, la conduite du traitement nécessite à la fois des interventions infirmières et médicales. L'infirmière a pour tâche d'évaluer continuellement la personne afin de pouvoir déceler les changements dans son état. Pour ce faire, elle accomplit les interventions appropriées figurant dans les protocoles de son unité. (Pour en savoir davantage sur les interventions, consulter la partie III de l'ouvrage de base de Lynda Juall Carpenito. 2002. *Nursing diagnosis : Application to clinical practice,* 9e éd., Philadelphie, Lippincott-Raven.)

CARACTÉRISTIQUES

essentielles

Dyspnée

Accélération du métabolisme

secondaires

Augmentation de l'agitation
Appréhension
Intensification de l'usage des muscles respiratoires accessoires
Diminution du volume courant
Augmentation de la fréquence cardiaque
Diminution de PO_2
Augmentation de PCO_2
Diminution de la collaboration
Diminution de SaO_2

*Risque d'autodestruction**

RISQUE DE VIOLENCE ENVERS SOI

AUTOMUTILATION

RISQUE D'AUTOMUTILATION

RISQUE DE SUICIDE

DÉFINITION

Risque d'autodestruction: Situation où une personne risque de se faire du tort volontairement en ayant recours à la violence envers soi-même, à l'automutilation ou au suicide.

Note de l'auteure:

Le diagnostic de *Risque d'autodestruction* constitue un diagnostic infirmier très général qui peut comprendre le *Risque de violence envers soi,* le *Risque d'automutilation* et le *Risque de suicide.* Quoique, au départ, ces diagnostics puissent sembler identiques, c'est l'intention qui permet de les distinguer. «La violence envers soi et l'automutilation constituent des tentatives

* Ce diagnostic ne figure pas actuellement dans la liste de l'ANADI, mais l'auteure l'a ajouté par souci de clarté ou pour des raisons pratiques.

pathologiques pour soulager le stress (soulagement temporaire), tandis que le suicide représente la volonté de mourir (soulagement permanent du stress) » (Casscaden, communication personnelle, 1992). Le diagnostic de *Risque d'autodestruction* est également utile en tant que premier diagnostic, lorsque l'on ne possède pas suffisamment de données pour faire une formulation plus précise.

FACTEURS DE RISQUE

Le *Risque d'autodestruction* peut être la conséquence de situations, de conflits ou de problèmes de santé divers. En voici les facteurs de risque les plus fréquents.

Facteurs physiopathologiques

État ou affection entraînant des sentiments d'impuissance, de solitude ou de désespoir
- Handicap
- Phase terminale d'une maladie
- Maladie chronique
- Douleur chronique
- Pharmacodépendance
- Toxicomanie
- Déficience mentale (d'origine organique ou traumatique)
- Trouble psychiatrique
  - Schizophrénie
  - Trouble bipolaire
  - Syndrome post-traumatique
  - Trouble de la personnalité
  - Crise d'adolescence
  - Trouble somatoforme (hypochondrie, somatisation)
- Séropositivité pour le VIH (diagnostic récent)
- Phase terminale du SIDA

Facteurs liés au traitement

Résultats insatisfaisants d'un traitement (médical, chirurgical ou psychologique)

Traitement à long terme
- Dialyse
- Injections d'insuline
- Chimiothérapie ou radiothérapie
- Ventilation assistée

Facteurs liés au contexte (intrinsèques ou extrinsèques)

Dépression

Mécanismes d'adaptation inefficaces

Conflits conjugaux ou familiaux

Problème de toxicomanie dans la famille

Mauvais traitements infligés à un enfant (présentement ou dans le passé)

Perte réelle ou perçue

- Perte financière, chômage
- Statut social, prestige
- Menaces d'abandon
- Séparation, divorce
- Décès d'une personne affectivement importante
- Départ d'une personne du domicile

Désir de vengeance à la suite d'une attaque réelle ou perçue (blessure physique ou d'amour-propre)

Pertes multiples associées au SIDA

Facteurs liés à la croissance et au développement

Adolescent

- Sentiments d'abandon
- Attentes irréalistes des parents envers leur enfant
- Pression des pairs ou rejet par ces derniers
- Dépression
- Déménagement
- Perte importante

Personne âgée

- Pertes multiples consécutives à la retraite, à l'isolement social, à la maladie, etc.

Résultat escompté et critères d'évaluation

La personne remplacera l'autodestruction par des stratégies moins nocives, qui ne lui feront pas de mal.

Indicateurs

- La personne reconnaît ses tendances autodestructrices.
- La personne admet avoir un comportement autodestructeur lorsque c'est le cas.
- La personne reconnaît les facteurs déclenchants.
- La personne apprend à reconnaître et à tolérer les sentiments désagréables.

Interventions

- Montrer à la personne qu'elle est digne d'intérêt en prouvant, par les paroles prononcées et par les gestes posés, qu'on ne la juge pas.
  - Faire de l'écoute active ou lui tenir compagnie si elle ne veut pas parler.
  - Cataloguer le comportement, et non la personne.
- Aider la personne à retrouver l'espoir et à envisager des solutions de remplacement.
- Orienter la personne dans la réalité, s'il y a lieu. Lui signaler toute mauvaise interprétation de ses sens sans minimiser ses peurs et sans marquer de désapprobation.
- Aider la personne à restructurer sa manière de penser ou ses sentiments.
  - Aider la personne à reconnaître les liens étroits qui existent entre sa pensée, ses sentiments et son comportement.
  - Aider la personne à évaluer les avantages et les inconvénients de l'autodestruction.
  - Inciter la personne à rechercher les facteurs déclenchants.
  - Aider la personne à adopter de nouveaux comportements.
- Faire ressortir les stratégies d'adaptation efficaces auxquelles la personne a déjà eu recours.
- Inciter la personne à utiliser des techniques d'affirmation positive, de méditation et de relaxation, et lui enseigner des exercices visant à rehausser l'estime de soi.
- Conseiller à la personne d'inscrire dans son journal personnel les facteurs déclenchants, ses pensées, ses sentiments, les solutions de remplacement essayées ainsi qu'une évaluation de leur efficacité.
- Amener la personne à prendre conscience de son corps pour lui permettre de déceler les facteurs déclenchants et de déterminer les stades précédant l'autodestruction.
- Rédiger une entente de soins avec la personne.

- Demander à la personne de jouer un rôle dans lequel elle résout des problèmes de relation et des situations proches de ses propres conflits.
- Réduire les stimuli excessifs.
- Intervenir dès les premiers stades d'une crise pour aider la personne à retrouver son sang-froid et ainsi prévenir une escalade qui obligerait le personnel soignant à utiliser des contentions.
- Conseiller à la personne d'utiliser des solutions de remplacement.
  - Expliquer à la personne qu'il y a toujours d'autres solutions.
  - Lui faire comprendre que l'autodestruction est un choix, et non une fatalité.
  - Lui donner l'occasion d'exprimer verbalement ses pensées et ses sentiments.
  - Lui fournir des exutoires physiques acceptables.
- Organiser un réseau de soutien dans le milieu naturel de la personne, au besoin.
  - Prodiguer de l'enseignement à la famille à partir des questions suivantes :
    Comment exprimer ses sentiments d'une manière constructive ?
    Comment reconnaître les stades qui précèdent les actes d'autodestruction ?
    Quelles mesures prendre pour aider la personne ?
    Comment faire face aux actes d'autodestruction et à leurs conséquences ?
  - Donner le numéro de téléphone d'un service d'écoute d'urgence fonctionnant toute la nuit.
  - Adresser la personne aux services suivants :
    Orientation professionnelle ou counseling de loisir
    Foyer de transition
    Services communautaires

RISQUE DE VIOLENCE ENVERS SOI

DÉFINITION

Risque de violence envers soi : Conduites indiquant que la personne est susceptible de s'infliger des blessures physiques, émotionnelles ou sexuelles.

FACTEURS DE RISQUE

Voir le diagnostic *Risque d'autodestruction.*

Résultat escompté et critères d'évaluation

Voir le diagnostic *Risque d'autodestruction.*

Interventions

- Voir le diagnostic *Risque d'autodestruction.*

Interventions auprès des **enfants**

- Amener l'enfant à reprendre l'activité ou la tâche qu'il était en train de faire.
- Le féliciter de prêter attention à l'activité.
- S'il y a lieu, ne pas regarder l'enfant ; éviter de croiser son regard.
- Limiter au minimum l'utilisation de la chambre de repos.

AUTOMUTILATION

DÉFINITION

Automutilation : Acte délibéré de se blesser sans intention de se tuer, produisant des lésions tissulaires et une sensation de soulagement de ses tensions.

CARACTÉRISTIQUES

Intention ou désir, exprimé par la personne, de s'infliger des blessures

Tentatives répétées de s'infliger des blessures, par exemple :

Coupures
Entailles
Piqûres
Égratignures
Grattage des plaies
Écorchures

FACTEURS FAVORISANTS

Voir le diagnostic *Risque d'autodestruction*.

Résultat escompté et critères d'évaluation

Voir le diagnostic *Risque d'autodestruction*.

Interventions

- Voir le diagnostic *Risque d'autodestruction*.

RISQUE D'AUTOMUTILATION

DÉFINITION

Risque d'automutilation : Risque délibéré de se blesser sans intention de se tuer, produisant des lésions tissulaires et une sensation de soulagement de ses tensions.

FACTEURS DE RISQUE

Voir le diagnostic *Risque d'autodestruction*.

Résultat escompté et critères d'évaluation

Voir le diagnostic *Risque d'autodestruction*.

Interventions

- Voir le diagnostic *Risque d'autodestruction*.

RISQUE DE SUICIDE

DÉFINITION

Risque de suicide : Risque de s'infliger des blessures mettant la vie en danger.

Note de l'auteure :

Le diagnostic de *Risque de suicide* figure depuis peu dans la liste de l'ANADI. Celui de *Risque de violence envers soi* fait aussi partie des diagnostics de l'ANADI et comprenait à l'origine le suicide. La violence est définie comme une force brutale et contraignante. Or, on le sait, le suicide n'est pas nécessairement violent (une surdose de barbituriques, par exemple, peut entraîner une mort très douce). L'utilisation du mot « violence » dans ce diagnostic pourrait empêcher l'infirmière de déceler un *Risque de suicide* parce qu'elle croit une personne incapable de violence.

Le diagnostic de *Risque de suicide* s'applique à une personne qui court un risque élevé de s'enlever la vie et qui doit être protégée. Lorsqu'elle intervient pour résoudre ce diagnostic, l'infirmière doit s'assurer que le risque est bien réel, négocier une entente de soins avec la personne et la protéger. Elle doit également traiter la dépression et le désespoir sous-jacents et, pour ce faire, poser d'autres diagnostics infirmiers tels que ceux de *Stratégies d'adaptation inefficaces* ou de *Perte d'espoir.*

FACTEURS DE RISQUE

Idées suicidaires

Précédentes tentatives de suicide

Voir le diagnostic *Risque d'autodestruction.*

Résultat escompté et critères d'évaluation

La personne ne se suicidera pas.

Indicateurs

- La personne affirme son désir de vivre.
- La personne parle de ses sentiments de colère, de solitude et de désespoir.
- La personne sait à qui faire appel si elle se trouve aux prises avec des idées suicidaires.
- La personne trouve des stratégies d'adaptation efficaces.

Interventions

- Évaluer le risque actuel (élevé, modéré, faible) (voir le tableau I-3).
- Évaluer les risques à long terme : (mode de vie, létalité du projet de suicide, stratégies d'adaptation habituelles).
- Appliquer des mesures de sécurité en fonction du niveau de risque.
  – Soins immédiats aux personnes à risque élevé :
    Enlever les verres, les limes à ongles, les ciseaux, le dissolvant de vernis à ongles, les miroirs, les aiguilles, les rasoirs, les cannettes, les sacs en plastique, les briquets, les appareils électriques, les ceintures, les cintres, les couteaux, les pinces à épiler, l'alcool, les armes.
    Servir les repas dans un endroit où l'on peut garder la personne sous surveillance, de préférence dans l'unité de soins ou dans sa chambre.
    Lorsqu'on donne des comprimés à la personne, s'assurer qu'elle les avale tous.
    Assurer la surveillance de la personne, selon le règlement de l'établissement.
    Veiller à ce que la personne ne sorte pas de l'unité de soins sans autorisation du médecin ; si elle doit sortir, elle devra être accompagnée par un membre du personnel.
    Informer les visiteurs des objets interdits.
    Obliger la personne à porter une chemise d'hôpital pour éviter qu'elle ne s'enfuie.
    Fouiller la chambre régulièrement, selon le règlement de l'établissement.
    Placer la personne en isolement de protection et utiliser des contentions, au besoin (ce sujet est traité au diagnostic *Risque de violence envers les autres*).
    Avertir la police si la personne s'enfuit de l'établissement.
- Informer tous les membres du personnel verbalement et par écrit que la personne a des tendances autodestructrices.

- Établir une entente de non-suicide avec la personne (et avec sa famille si elle n'est pas hospitalisée) et rédiger cette entente par écrit.
- Inciter la personne à exprimer sa colère et son hostilité d'une façon acceptable.
- Ne pas laisser la personne ruminer sur le suicide ou sur ses tentatives précédentes.
- Aider la personne à reconnaître les facteurs prédisposants : « Que s'est-il passé avant que ces idées vous viennent à l'esprit ? »
- L'aider à analyser les facteurs de stress dans sa vie et les stratégies d'adaptation efficaces qu'elle utilisait auparavant.
- Rechercher avec la personne des solutions de remplacement.
- Anticiper les situations de stress qui risquent de se présenter et aider la personne à prévoir des solutions de remplacement.
- Faire participer la personne à l'élaboration des objectifs de traitement et à l'évaluation de ses progrès.
- Expliquer aux personnes affectivement importantes comment reconnaître une augmentation des risques de suicide : changement de comportement, signes verbaux et non verbaux, repli sur soi, signes d'un état dépressif.
- Donner à la personne le numéro de téléphone d'un service d'écoute téléphonique d'urgence ouvert jour et nuit.
- L'adresser à un psychiatre pour un suivi permanent.

Interventions auprès des **enfants**

- Prendre au sérieux toute menace de suicide.
- Inciter les parents, les amis, le personnel de l'école et la personne à établir des ententes de « comportements sécuritaires ».
- Explorer les sentiments à l'origine des idées suicidaires et leurs causes.
- Consulter un psychiatre ou un psychologue concernant le milieu qui convient le mieux au traitement.

(suite du texte à la page 438)

Tableau 1-3 ÉVALUATION DES RISQUES DE SUICIDE

Comportement ou symptôme	Risque		
	FAIBLE	**MOYEN**	**ÉLEVÉ**
Anxiété	Faible	Moyenne	Élevée, état de panique
Dépression	Légère	Moyenne	Profonde
Isolement ou repli sur soi	Sentiment d'isolement occasionnel ; absence de repli sur soi	Sentiments de désespoir épisodiques et repli sur soi	Désespoir, repli sur soi, autodépréciation, isolement
Capacité de fonctionner au jour le jour	Bonne Bons résultats scolaires Amis intimes Aucune tentative de suicide Emploi stable	Changeante Résultats scolaires variables Quelques amis Idées suicidaires	Marquée par la dépression Mauvais résultats scolaires Peu ou pas d'amis intimes Tentatives de suicide Difficulté à garder un emploi
Mode de vie	Stable	Assez stable	Instable
Consommation d'alcool ou toxicomanie	Abus occasionnel	Abus fréquent	Abus chronique
Tentatives de suicide	Aucune ou sans grande létalité (quelques pilules)	Une ou plusieurs (pilules, lacération superficielle des poignets)	Une ou plusieurs (grande quantité de pilules, arme à feu, pendaison)

Événements associés	Aucun ou querelle	🚸 Punition 🚸 Échec scolaire Ennuis au travail Maladie dans la famille	Échec d'une relation Décès d'une personne proche Perte d'emploi Grossesse
But de la tentative	Aucun ou imprécis	Soulagement de la honte ou de la culpabilité Désir de punir autrui Besoin d'attention	🚸 Désir de mourir Désir de retrouver une personne décédée Maladie débilitante
Structure et réaction de la famille	Famille intacte Stratégies d'adaptation efficaces et bonne santé mentale Aucun antécédent suicidaire Soutien	Divorce ou séparation Habituellement capable d'adaptation et d'empathie Réaction ambiguë	Désorganisée Rigidité ou violence Antécédents suicidaires dans la famille Réaction de colère et absence de soutien
Projet de suicide (où, quand, comment)	Aucun projet	Idées suicidaires fréquentes, ébauches occasionnelles d'un projet	Projet mûri

🚸 : Enfants et adolescents
Source : Adapté de Hatton, C. L. et S. McBride. 1984. *Suicide : Assessment and intervention.* Norwalk (CT), Appleton-Century-Crofts et de Jackson, D. B. et R. B. Saunders. 1993. Child health nursing. Philadelphie, J. B. Lippincott.

- Participer aux programmes qui visent à sensibiliser les jeunes dans les écoles aux symptômes de la dépression et aux signes de comportements suicidaires.

Interventions auprès des **personnes âgées**

(MILLER, 1999)

- Poser des questions directes (par exemple, « Songez-vous à vous faire du mal ? »).
- Indiquer à la personne que ses intentions sont prises au sérieux ; ne pas porter de jugement.
- Aider la personne à considérer d'autres solutions.
- Accueillir les sentiments d'impuissance et de désespoir de la personne.
- S'entretenir du problème avec la famille.

Risque de blessure en péri-opératoire

DÉFINITION

Risque de blessure en péri-opératoire : Risque de lésions associé aux conditions dans le bloc opératoire.

Note de l'auteure :

Ce diagnostic s'applique à la personne exposée à subir des lésions des tissus, des nerfs ou des articulations par suite de la position dans laquelle elle est placée lors d'une intervention chirurgicale. Le mot péri-opératoire ajoute un élément étiologique au titre.

Si le client ne présente aucun facteur de risque préexistant qui le rend plus susceptible de blessures, le diagnostic peut se formuler sans facteurs de risque puisque ces derniers sont évidents. Si on souhaite mentionner les facteurs de risque, on peut écrire, par exemple : *Risque de blessure en péri-opératoire relié à la position requise pour l'opération et à l'inhibition des réactions sensorielles protectrices habituelles consécutive à l'anesthésie.* Si le client présente des facteurs de risque préexistants, on doit les ajouter à l'énoncé : par exemple, *Risque de blessure en péri-opératoire relié à l'irrigation tissulaire inefficace consécutive à une maladie vasculaire périphérique.*

FACTEURS DE RISQUE

Facteurs physiopathologiques

Accroissement de la vulnérabilité
- Maladie chronique
- Dysfonctionnement rénal, hépatique
- Ostéoporose
- Insuffisance du système immunitaire
- Radiothérapie
- Cancer
- Infection
- Ossature grêle

Irrigation tissulaire inefficace
- Diabète sucré
- Maladie vasculaire périphérique
- Hypothermie
- Ascite
- Œdème
- Maladie cardiovasculaire
- Anémie
- Antécédents de thromboses
- Déshydratation

Risque d'atteinte à la stomie lors de la mise en position du client

Contractures préexistantes ou handicaps physiques consécutifs à la polyarthrite rhumatoïde, la polio, etc.

Facteurs liés au traitement

Position requise pour l'opération et inhibition des réactions sensorielles protectrices habituelles consécutive à l'anesthésie[8]

Intervention chirurgicale d'une durée de 2 heures ou plus

Dysfonctionnement des implants ou des prothèses (par exemple, stimulateur cardiaque) causé par la mise en position du client

8. Ce facteur de risque est toujours présent et peut être omis de l'énoncé du diagnostic.

Facteurs liés au contexte (intrinsèques ou extrinsèques)

Troubles de la circulation

Obésité

Tabagisme

Grossesse

Facteur lié à la croissance et au développement

Augmentation de la vulnérabilité aux lésions tissulaires consécutive à une diminution du volume du sang circulant (nourrisson, personne âgée)

Résultat escompté et critères d'évaluation

La personne ne subira aucune lésion neuromusculaire reliée à sa position durant l'opération.

Indicateurs

- Utilisation de coussins appropriés lors de l'opération.
- Les membres sont attachés s'il y a risque de blessure.
- Les membres sont pliés au besoin.

Interventions

- Vérifier si le client présente des facteurs de risque préexistants (voir Facteurs favorisants). En faire part aux membres de l'équipe chirurgicale.
- Avant la mise en position, évaluer et prendre en note les éléments suivants :
  - Amplitude des mouvements
  - Anomalies physiques
  - Prothèses ou implants externes ou internes
  - État neurovasculaire
  - État de la circulation sanguine
- Déplacer la personne de la civière à la table d'opération selon les règles. La soulever ; ne pas la tirer ou la faire glisser. Ne pas la laisser sans surveillance.
- Déterminer avec le chirurgien la position appropriée. Indiquer s'il y a des facteurs préexistants. Établir si le patient sera installé avant ou après l'anesthésie.
- Toujours obtenir la permission de l'anesthésiologiste ou de l'infirmière anesthésiste avant de déplacer une personne anesthésiée ou de modifier sa position.

- Réduire les risques de lésions tissulaires.
  - Aligner le cou et la tête en tout temps.
  - Manipuler les articulations doucement. Les mouvements d'abduction ne doivent pas dépasser 90°.
  - Ne pas permettre aux membres de dépasser la table d'opération. Les déplacer lentement et doucement.
  - Assujettir les bras le long du corps au moyen d'une alaise au-dessus du coude ou écarter le bras en le plaçant sur un accoudoir matelassé.
- Éviter toute pression sur les yeux et les oreilles. S'assurer que les oreilles ne sont pas pliées. Utiliser des couvre-œils, au besoin.
- Selon la position opératoire, placer des coussins autour des régions vulnérables aux lésions. Consulter le protocole de l'unité.
- Si possible, demander au client s'il a de la douleur, des sensations de brûlure ou s'il ressent de la pression ou tout autre malaise par suite de la position qu'on lui a donnée.
- S'assurer continuellement que les membres de l'équipe ne s'appuient pas contre le client, en particulier contre ses membres.
- Veiller à ce que la tête soit soulevée légèrement toutes les 30 minutes.
- Lorsqu'on déplace la personne ou qu'on la place en décubitus dorsal après certaines positions opératoires (par exemple, position de Trendelenburg, gynécologique, Trendelenburg inversée, dorsale inclinée, latérale), procéder lentement afin de prévenir une hypotension grave.
- Examiner la peau du client après l'opération et en noter l'état au dossier. Indiquer aux infirmières de la salle de réveil s'il y a des facteurs de risque préexistants qui augmentent la vulnérabilité du client en postopératoire.

Risque de déséquilibre de volume liquidien

voir aussi
DÉFICIT DE VOLUME LIQUIDIEN page 129
EXCÈS DE VOLUME LIQUIDIEN page 211

DÉFINITION

Risque de déséquilibre de volume liquidien : Risque d'augmentation, de diminution ou de passage rapide de l'un vers l'autre, des liquides intravasculaire, interstitiel ou intracellulaire. Ceci fait référence à une perte, un excès (ou les deux à la fois) de liquides corporels.

Note de l'auteure :

Ce diagnostic s'applique à une foule d'états pathologiques, tels que l'œdème, les hémorragies, la déshydratation et le syndrome compartimental. Si l'infirmière note un déséquilibre des volumes liquidiens chez un individu, il sera plus utile sur le plan clinique de considérer le déséquilibre précis comme un problème à traiter en collaboration : hypovolémie, syndrome compartimental, augmentation de la pression intracrânienne, hémorragie digestive, hémorragie de la délivrance, etc. Par exemple, dans la plupart des situations peropératoires, on surveille le risque d'hypovolémie ; dans les cas de neurochirurgie, on surveille aussi la pression intracrânienne. S'il s'agit d'orthopédie, on est en mesure de parer au syndrome compartimental. Consulter la partie II pour les problèmes à traiter en collaboration et les interventions qui s'imposent.

FACTEURS DE RISQUE

Intervention chirurgicale majeure

D'autres facteurs de risque doivent être déterminés

Résultats escomptés et critères d'évaluation

Voir le diagnostic *Déficit de volume liquidien.*

Interventions

- Voir le diagnostic *Déficit de volume liquidien.*

Risque de désorganisation comportementale chez le nouveau-né/nourrisson

DÉFINITION

Risque de désorganisation comportementale chez le nouveau-né/nourrisson : Risque de perturbation de l'intégration et de la modulation des systèmes de fonctionnement physiologiques et comportementaux (système nerveux autonome, motricité, organisation, autorégulation, attention-interaction, par exemple).

FACTEURS DE RISQUE

Voir la rubrique Facteurs favorisants du diagnostic *Désorganisation comportementale chez le nouveau-né/nourrisson.*

Interventions

- Voir le diagnostic *Désorganisation comportementale chez le nouveau-né/nourrisson.*

Risque de dysfonctionnement neurovasculaire périphérique

DÉFINITION

Risque de dysfonctionnement neurovasculaire périphérique : Risque de trouble circulatoire, sensoriel ou moteur dans un membre.

Note de l'auteure :

L'infirmière peut prévenir le dysfonctionnement neurovasculaire périphérique, d'abord en faisant le dépistage des personnes à risque, ensuite en prenant des mesures visant à réduire ou à éliminer les facteurs étiologiques ou favorisants. S'il n'est pas traité, le dysfonctionnement neurovasculaire peut se transformer en syndrome compartimental, qui nécessite une intervention du médecin (par exemple, aponévrotomie et soins infirmiers avant et après l'opération).

FACTEURS DE RISQUE

Facteurs physiopathologiques

Augmentation du volume de (préciser l'extrémité)
- Hémorragie (traumatisme, fracture, etc.)
- Problème de coagulation
- Obstruction veineuse ou accumulation importante de sang dans une veine
- Obstruction artérielle

Augmentation du taux de filtration de la membrane capillaire
- Traumatisme
- Brûlure grave (thermique, électrique)
- Hypothermie
- Gelures
- Réaction allergique (piqûre d'insecte, etc.)
- Piqûre d'un animal venimeux (serpent, etc.)
- Syndrome néphrotique

Dysfonctionnement de la surface cutanée
- Brûlure sur toute la surface d'une extrémité
- Compression excessive

Facteurs liés au traitement

Excès de liquide interstitiel
- Infiltration d'une perfusion intraveineuse
- Hypermotricité
- Déplacement d'une prothèse (genou, hanche)
- Système dysfonctionnel de drainage d'une plaie

Augmentation du taux de filtration de la membrane capillaire
- Mise en place d'une prothèse totale du genou
- Mise en place d'une prothèse totale de la hanche

Dysfonctionnement de la surface cutanée
- Garrot
- Brassard du sphygmomanomètre
- Plâtre
- Orthèse
- Dispositif d'immobilisation
- Pantalon antichoc
- Élongation excessive
- Bandage circulaire trop serré autour d'un membre, bandes Ace
- Gouttière gonflable
- Fermeture prématurée ou trop serrée d'une brèche aponévrotique

Résultat escompté et critères d'évaluation

La personne signalera des changements dans les sensations et les mouvements périphériques.

Indicateurs
- Les pouls périphériques sont perceptibles.
- Les membres sont chauds.
- Le temps de remplissage capillaire est inférieur à 3 secondes.

Interventions

Évaluer l'état neurovasculaire au moins toutes les heures pendant les 24 premières heures; si possible, comparer les résultats obtenus aux valeurs mesurées sur le membre intact.
- Prendre les pouls périphériques.
- Noter la couleur et la température de la peau.
- Mesurer le temps de remplissage capillaire.

Évaluer la lésion du bras (Ross, 1991).
- Évaluer la capacité motrice du bras :
  - Hyperextension du pouce, du poignet et des quatre doigts

  - Abduction (écartement en éventail) de tous les doigts
  - Capacité de toucher le petit doigt avec le pouce
- Évaluer la sensibilité au toucher en piquant la peau avec une aiguille :
  - Espace palmé entre le pouce et l'index
  - Pulpe distale du petit doigt
  - Pulpe distale de l'index

Évaluer la lésion de la jambe (Ross, 1991).

- Évaluer la capacité motrice de la jambe :
  - Dorsiflexion (mouvement vers le haut) de la cheville et extension des orteils aux articulations métatarsophalangiennes
  - Flexion plantaire (mouvement vers le bas) de la cheville et des orteils
- Évaluer la sensibilité au toucher en piquant la peau avec une aiguille :
  - Espace palmé entre le gros orteil et le deuxième orteil
  - Faces médiale et latérale de la plante du pied (tiers proximal du pied)

Demander à la personne de signaler toute sensation inhabituelle (picotements, engourdissement ou difficulté à bouger les orteils ou les doigts ; douleur à l'étirement passif ; douleur persistante).

Réduire l'œdème ou le dysfonctionnement qu'il entraîne.

- Enlever les bijoux portés sur le membre atteint.
- Surélever les membres, à moins de contre-indication.
- Recommander à la personne de bouger les doigts ou les orteils du membre atteint 2 à 4 fois par heure.
- Appliquer des sacs de glace autour de la région atteinte. Placer une serviette entre les sacs et la peau.
- Évaluer l'écoulement (caractéristique, quantité) de la plaie ou de la région incisée.
- Maintenir la perméabilité du système de drainage.

Prévenir le médecin dans les cas suivants :

- Changement dans la sensibilité au toucher
- Changement dans la motricité
- Peau pâle, marbrée ou cyanosée
- Ralentissement du temps de remplissage capillaire (plus de 3 secondes)
- Pouls faible ou imperceptible
- Douleur croissante ou non soulagée par les médicaments
- Douleur à l'étirement passif d'un muscle
- Douleur exacerbée par la surélévation du membre

Si la personne présente un des signes ou symptômes précédents, ramener à plat le membre surélevé et enlever la glace.

Favoriser la circulation dans le membre atteint.

- Veiller à ce que la personne boive beaucoup de liquide afin de maximiser la circulation.
- S'assurer que l'appareil d'élongation et les attelles ne compriment pas de vaisseaux ni de nerfs.
- Si on utilise un dispositif de contention pour le poignet ou la cheville, s'assurer qu'il ne comprime pas de vaisseaux ni de nerfs. Enlever le dispositif au moins toutes les heures et faire faire des exercices d'amplitude des mouvements.
- Inciter la personne à marcher et à effectuer des exercices actifs d'amplitude des mouvements avec les membres indemnes, à moins de contre-indication.

Après la mise en place d'une prothèse de hanche ou de genou, installer la personne de manière à prévenir le déplacement de la prothèse.

Dispenser de l'enseignement selon les besoins.

- Expliquer à la personne et à sa famille qu'ils doivent être à l'affût des symptômes suivants et les signaler dès qu'ils apparaissent :
  - Douleur intense
  - Engourdissement ou picotements
  - Enflure

  - Changement dans la couleur de la peau
  - Paralysie ou réduction de la motricité
  - Froideur ou pâleur des orteils ou du bout des doigts
  - Odeur nauséabonde, sensation de chaleur locale, ramollissement ou fendillement du plâtre
- Expliquer à la personne l'importance du suivi médical et insister sur ce point.

Risque de sentiment de solitude

DÉFINITION

Risque de sentiment de solitude: État subjectif d'une personne exposée au risque d'éprouver une vague dysphorie.

Note de l'auteure:

Le diagnostic de *Risque de sentiment de solitude* a été ajouté à la liste de l'ANADI en 1994. L'*Isolement social* fait aussi partie de cette liste, mais c'est un diagnostic dont la formulation est incorrecte puisqu'il ne fait pas état d'une réaction mais plutôt de sa cause. Le *Sentiment de solitude* et le *Risque de sentiment de solitude* représentent mieux l'expérience négative de se sentir esseulé.

Le sentiment de solitude est un état subjectif qui est réel dès qu'une personne dit qu'elle se sent seule et qu'elle perçoit cette solitude comme imposée par autrui. Il n' est pas la solitude que l'on s'impose volontairement pour se ressourcer, ni la solitude créative de l'artiste, ni la solitude (et la souffrance) que peut ressentir une personne qui cherche à affirmer sa personnalité et à retrouver son autonomie (en déménageant dans une autre ville ou en allant dans un collège éloigné, par exemple).

FACTEURS DE RISQUE

Facteurs physiopathologiques

Troubles ou états entraînant la peur d'être rejeté
  Obésité
  Cancer (défigurement par suite d'une intervention chirurgicale à la tête ou au cou, superstitions de l'entourage)

Handicap physique (paraplégie, membre amputé, arthrite, hémiplégie)
Handicap émotionnel (anxiété grave, état dépressif, paranoïa, phobies)
Incontinence (gêne, odeur)
Maladie contagieuse (SIDA, hépatite)
Maladie mentale (schizophrénie, trouble bipolaire, trouble de la personnalité)

Difficulté à s'intégrer à la vie sociale
Maladie invalidante
Handicap physique

Facteur lié au traitement

Isolement de protection

Facteurs liés au contexte (intrinsèques ou extrinsèques)

Mauvaise planification de la retraite

Perte d'une personne affectivement importante

Divorce

Défigurement

Peur d'être rejeté pour cause d'obésité, d'indigence, d'hospitalisation ou de maladie en phase terminale (agonie), de chômage, etc.

Intégration à une nouvelle culture (langue inconnue)

Antécédents d'expériences sociales peu satisfaisantes
Toxicomanie
Alcoolisme
Manque de maturité
Comportements sociaux déplacés
Idées délirantes

Perte du moyen de transport habituel

Changement de résidence en raison de soins prolongés ou d'un déménagement

Facteurs liés à la croissance et au développement

Enfant
Isolement de protection ou maladie contagieuse

Personne âgée
Perte des relations sociales habituelles par suite de départ à la retraite, de déménagement, de mort de (préciser) ou de perte de la capacité de conduire.

Résultat escompté et critères d'évaluation

La personne ne présentera pas un sentiment de solitude.

Indicateurs

- La personne nomme les causes possibles d'un sentiment de solitude.
- La personne cherche des moyens d'augmenter le nombre de ses relations personnelles signifiantes.

Interventions

- Plusieurs facteurs de risque qu'on peut associer au diagnostic de *Risque de sentiment de solitude* nécessitent des interventions infirmières très semblables.

Rechercher les facteurs étiologiques ou favorisants, dans le cas où le sentiment de solitude est présent, ou les facteurs de risque.

Réduire ou éliminer les facteurs étiologiques favorisants ou les facteurs de risque.

- Favoriser l'interaction sociale.
  - Aider la personne qui a vécu une perte à franchir les étapes du processus de deuil (voir le diagnostic *Deuil*).
  - Expliquer qu'il est normal d'éprouver du chagrin.
  - Inciter la personne à parler de son sentiment de solitude et de ses causes.
  - Organiser un réseau de soutien composé d'amis et de voisins.
  - Faire valoir l'importance d'établir des liens sociaux de qualité plutôt que de multiplier les interactions.
  - Enseigner à la personne comment améliorer ses aptitudes sociales (voir le diagnostic *Interactions sociales perturbées*).
  - Aider la personne à prendre conscience de sa façon de se présenter aux autres (voir le diagnostic *Interactions sociales perturbées*).

- Réduire les obstacles qui entravent les contacts sociaux.
  - Dresser une liste des moyens de transport offerts (transport en commun, transport adapté, transport offert par l'église locale, bénévolat).
  - Établir s'il faut que la personne apprenne à utiliser un nouveau moyen de transport (par exemple, conduire une voiture).
  - Dresser une liste d'activités susceptibles de garder la personne occupée, pendant les périodes où elle risque le plus de se sentir seule (voir le diagnostic *Activités de loisirs insuffisantes*).
  - Aider la personne qui a un déficit sensoriel à se servir d'appareils ou de moyens qui facilitent la communication (par exemple, un amplificateur pour le téléphone ; voir le diagnostic *Communication verbale altérée*).

    Aider la personne à résoudre certains problèmes incommodants. (Par exemple, consulter un stomathérapeute si les odeurs provenant de la stomie sont gênantes.)
  - Aider la personne à trouver des magasins qui ont des vêtements pour masquer les défigurements causés par la chirurgie (par exemple, mastectomie).
  - Voir le diagnostic *Élimination urinaire altérée* pour les interventions à faire en cas d'incontinence.

- Dans le cas d'individus dont les aptitudes sociales sont limitées ou qui ont des comportements choquants :
  - Amorcer un dialogue en tête-à-tête. Expliquer la différence entre une conversation superficielle et un entretien signifiant.
  - Exposer les caractéristiques d'une conversation signifiante (Durham, 1983) :

    Amorcer le dialogue.
    Être spontané.
    Être attentif.
    Manifester de l'intérêt.
    Donner et recevoir des compliments.
    Se montrer intéressé aux autres, aux activités.
    Demander de l'aide quand c'est nécessaire.

Regarder plus souvent dans les yeux.
Utiliser un ton de voix et une communication non verbale appropriés.

– Fournir à la personne l'occasion d'observer d'autres individus engagés dans une conversation signifiante.
– Observer la personne en société et faire par la suite avec elle un retour sur les interactions qui ont eu lieu. Féliciter la personne. Exposer avec tact des façons de faire plus appropriées. Enseigner les aptitudes sociales par des jeux de rôles.

Diriger la personne vers les groupes ou les services appropriés.

- Groupes communautaires qui gardent le contact avec les personnes seules
- Groupes d'entraide pour les clients isolés par suite de problèmes de santé particuliers (Réseau canadien pour la santé des femmes, Association d'iléostomie et de colostomie)
- Groupes de personnes en fauteuil roulant
- Associations pour les droits des consommateurs ayant des troubles mentaux

Interventions auprès des **personnes âgées**

Parler avec la personne des effets anticipés de la retraite sur sa vie quotidienne. L'aider à planifier sa retraite (Stanley et Beare, 1994).

- Faire le nécessaire pour assurer un revenu suffisant.
- Passer moins de temps au travail durant les 2 ou 3 dernières années avant la retraite (par exemple, raccourcir les journées, prolonger les vacances).
- Se faire des amis qui ne sont pas aussi des collègues.
- Trouver des routines à la maison pour remplacer celles du travail.
- Ne pas compter seulement sur son conjoint pour occuper ses loisirs.
- Trouver des loisirs adaptés à sa situation (énergie, ressources pécuniaires).

- Se préparer à éprouver des sentiments de doute et une diminution temporaire de l'estime de soi.

Rechercher des stratégies qui permettent à la personne isolée d'élargir ses horizons.

- Clubs de l'âge d'or et groupes paroissiaux
- Programmes de grands-parents bénévoles
- Centres de jour pour personnes âgées
- Associations de retraités
- Partage du domicile avec une autre personne, famille d'accueil
- Cours offerts aux personnes âgées
- Animaux de compagnie
- Contacts téléphoniques
- Consultation externe de santé mentale ou programme d'activités offerts par un établissement.

Rechercher les services communautaires qui favorisent la création de liens sociaux.

Au besoin, diriger la personne vers les services de transport.

Risque de température corporelle anormale

HYPERTHERMIE

HYPOTHERMIE

THERMORÉGULATION INEFFICACE

DÉFINITION

Risque de température corporelle anormale : Risque d'incapacité de maintenir sa température corporelle dans les limites de la normale (36-37,5 °C).

Note de l'auteure :

Le diagnostic de *Risque de température corporelle anormale* englobe les risques d'*Hyperthermie,* d'*Hypothermie* et de *Thermorégulation inefficace.* Si une personne n'est exposée qu'à un seul de ces problèmes (par exemple, si elle ne risque que l'hypothermie ou l'hyperthermie), il vaut mieux employer le diagnostic précis (*Risque d'hypothermie* ou *Risque d'hyperthermie*). Par contre, si elle est exposée à deux ou trois de ces problèmes, il vaut mieux formuler le diagnostic plus global de *Risque de température corporelle anormale.* Au chapitre de la température corporelle, l'infirmière cherche avant tout à empêcher les problèmes en reconnaissant et en traitant les personnes dont la température est normale, mais qui sont exposées à des facteurs de risque qu'elle peut modifier par les interventions qu'elle prescrit (par exemple, ajouter ou enlever des couvertures, modifier la température ambiante). Si l'anomalie de la température corporelle est liée à une complication physiopathologique exigeant à la fois des soins infirmiers et médicaux, on posera un diagnostic de problème à traiter en collaboration (par exemple, *Complication possible – Hypothermie grave reliée à une lésion de l'hypothalamus* ou *Complication possible – Fièvre reliée à l'atélectasie*). En ce cas, l'infirmière surveille le patient de façon à déceler et à signaler les fluctuations de température importantes et à mettre en œuvre, selon l'avis du médecin, des interventions autonomes (par exemple, utilisation d'une couverture chauffante ou refroidissante). (Voir aussi les diagnostics *Hypothermie* et *Hyperthermie.*)

FACTEURS DE RISQUE

Facteurs physiopathologiques

Maladie ou traumatisme affectant la régulation thermique
- Coma, augmentation de la pression intracrânienne
- Tumeur cérébrale, tumeur hypothalamique, traumatisme crânien
- Accident vasculaire cérébral
- Infection, inflammation

Maladie ou traumatisme altérant la circulation
- Anémie
- Maladie neurovasculaire, maladie vasculaire périphérique

Maladie ou traumatisme causant une diminution de la capacité de transpirer (préciser)

Facteurs liés au traitement

Interventions ou situations à l'origine d'un refroidissement

- Perfusion intraveineuse, transfusion sanguine
- Dialyse
- Couverture refroidissante
- Bloc opératoire

Facteurs liés au contexte (intrinsèques ou extrinsèques)

Exposition au froid, à la pluie, à la neige, au vent, ou exposition à la chaleur, au soleil, à l'humidité extrême

Vêtements inadaptés au climat

Pauvreté (impossibilité de se loger, de chauffer ou de climatiser son domicile)

Extrêmes de poids

Consommation d'alcool

Déshydratation, malnutrition

Facteur lié à la croissance et au développement

Extrêmes d'âge (nouveau-nés, personnes âgées)

HYPERTHERMIE

DÉFINITION

Hyperthermie : Situation où la température corporelle se maintient ou risque de se maintenir au-dessus de 37,8 °C (voie orale) ou de 38,8 °C (voie rectale), à cause de facteurs externes.

CARACTÉRISTIQUES

(STACY, 1994)

essentielles (présentes dans 80 à 100 % des cas)

Température supérieure à 37,8 °C (voie orale) ou à 38,8 °C (voie rectale)

Peau chaude au toucher

Tachycardie

secondaires (présentes dans 50 à 79 % des cas)
Peau rouge
Augmentation de l'amplitude respiratoire
Frissons, chair de poule
Sensations de chaleur ou de fraîcheur
Courbatures et douleurs localisées ou généralisées (par exemple, mal de tête)
Malaise, fatigue, faiblesse
Manque d'appétit
Sueurs

FACTEURS FAVORISANTS

Facteur lié au traitement
Diminution de la capacité de transpirer causée par les médicaments (préciser)

Facteurs liés au contexte (intrinsèques ou extrinsèques)
Exposition à la chaleur, au soleil
Vêtements inadaptés au climat
Absence de climatisation
Mauvaise circulation causée par :
  extrêmes de poids
  déshydratation
Hydratation insuffisante pour compenser les effets d'un exercice vigoureux

Facteur lié à la croissance et au développement
Thermorégulation inefficace en raison de l'âge

Résultat escompté et critères d'évaluation

La température corporelle restera dans les limites de la normale.

Indicateurs

- La personne énumère les facteurs de risque de l'hyperthermie.
- La personne réduit les facteurs de risque de l'hyperthermie.

Interventions

(destinées à réduire le risque d'hyperthermie)

- Expliquer pourquoi il est important de prévenir la déshydratation en maintenant un apport liquidien suffisant (au moins 2000 mL de liquides par jour, à moins de contre-indications liées à une maladie du cœur ou des reins).
- Faire le bilan des ingesta et des excreta.
- Voir le diagnostic *Déficit de volume liquidien.*
- Déterminer si la personne est correctement vêtue ou couverte compte tenu de la température ambiante ou de l'activité prévue.
- Expliquer qu'il est important d'augmenter l'apport liquidien lorsqu'il fait chaud ou que l'on fait de l'exercice.
- Indiquer les quantités à prendre pour la rééquilibration hydrique lors d'activités modérées par temps chaud (Mountain, 1999) :
  - 25 à 29,4 °C – 475 mL/h
  - 29,5 à 32 °C – 700 mL/h
  - Plus de 32 °C – 950 mL/h
- Expliquer qu'il faut éviter de prendre de l'alcool, de la caféine et des repas copieux et lourds par temps chaud.
- Expliquer qu'il faut porter des vêtements amples et se servir d'un chapeau ou d'un parasol.
- Éviter toute activité à l'extérieur entre 11 h et 14 h.
- Prendre des bains ou des douches à l'eau froide plusieurs fois par jour durant les vagues de chaleur. Ne pas utiliser de savon.
- Décrire les premiers signes de l'hyperthermie ou du coup de chaleur :
  - Rougeur de la peau
  - Mal de tête
  - Fatigue
  - Manque d'appétit

Interventions auprès des **enfants**

- Déterminer si la fièvre est liée aux médicaments (par exemple, anticholinergiques, amphétamines,

adrénaline, acétaminophène [dose élevée], antihistaminiques [dose élevée], phénothiazines).
- Expliquer aux parents que la fièvre est une réaction de protection et n'est pas nocive sauf si elle monte beaucoup (par exemple, à plus de 41,1 °C).
- Prévenir qu'il ne faut pas éponger à l'eau froide, car cela entraîne un refroidissement extrême.

Interventions auprès des **personnes âgées**

Voir la rubrique Interventions auprès des personnes âgées du diagnostic *Thermorégulation inefficace*.

HYPOTHERMIE

DÉFINITION

Hypothermie : Situation où la température corporelle (prise par voie rectale) se maintient ou risque de se maintenir au-dessous de 35,5 °C à cause d'une vulnérabilité accrue à des facteurs externes.

CARACTÉRISTIQUES[9]

essentielles (présentes dans 80 à 100 % des cas)

Température corporelle inférieure à 35,5 °C (voie rectale)

Peau fraîche

Pâleur (moyenne)

Frissons (légers)

secondaires (présentes dans 50 à 79 % des cas)

Confusion mentale, somnolence, agitation

Diminution du pouls et de la respiration

Cachexie, malnutrition

9. S. M. Carroll. 1989. « Nursing diagnosis : Hypothermia », dans R. M. Carroll-Johnson (dir.), *Classification of nursing diagnoses : Proceedings of the eighth NANDA national conference,* Philadelphie, J. B. Lippincott.

FACTEURS FAVORISANTS

Facteurs liés au contexte (intrinsèques ou extrinsèques)
Exposition au froid, à la pluie, à la neige, au vent
Vêtements inadaptés au climat
Pauvreté (impossibilité de se loger ou de se chauffer)
Mauvaise circulation causée par :
 extrêmes de poids
 consommation d'alcool
 déshydratation
 inactivité

Facteur lié à la croissance et au développement
Thermorégulation inefficace en raison de l'âge

Résultat escompté et critères d'évaluation

La température corporelle restera dans les limites de la normale.

Indicateurs
- La personne énumère les facteurs de risque de l'hypothermie.
- La personne réduit les facteurs de risque de l'hypothermie.

Interventions

(destinées à réduire le risque d'hypothermie)

Enseigner la nécessité d'éviter une exposition prolongée au froid.

- Expliquer qu'il faut éviter la déperdition de chaleur et porter un chapeau, des gants, des chaussettes et de bonnes chaussures lorsqu'on sort.
- Recommander à la personne de sortir le moins possible par temps très froid.
- Recommander à la personne de se procurer une couverture chauffante, des couvertures chaudes ou un édredon de duvet.
- Inviter la personne à porter des sous-vêtements en tissu serré pour prévenir la déperdition de chaleur.

Consulter les services sociaux pour trouver des sources d'aide financière, des vêtements chauds, des couvertures, un logement.

Décrire les premiers signes d'hypothermie : peau froide ; pâleur, blancheur ou rougeur de la peau.

Expliquer qu'il faut boire de 8 à 10 verres d'eau par jour.

Expliquer qu'il faut éviter l'alcool par temps très froid.

Apprendre à la personne à porter des vêtements supplémentaires le matin quand le métabolisme est au ralenti.

Interventions

auprès des **enfants** et des **personnes âgées**

Expliquer aux membres de la famille que la susceptibilité à la déperdition de chaleur est plus élevée chez les nouveau-nés, les nourrissons et les personnes âgées (voir aussi le diagnostic *Thermorégulation inefficace*).

Chez les enfants et les personnes âgées en train de subir une intervention chirurgicale, envisager les interventions suivantes sauf si l'hypothermie est souhaitable pour réduire la perte de sang (Burkle, 1988).

- Faire monter la température de la salle d'opération avant l'intervention.
- Procurer une chaleur d'appoint durant l'intervention au moyen d'une lampe chauffante portable.
- Couvrir la personne avec une couverture chaude lorsqu'elle arrive dans la salle d'opération.
- Si possible, utiliser un matelas chauffant.
- Durant les préparatifs et pendant l'intervention, éviter d'exposer inutilement la surface du corps qui n'est pas dans le champ opératoire.
- Réchauffer le nécessaire de préparation, le sang, les liquides, les agents anesthésiques, le matériel d'irrigation.
- Remplacer les robes et les draps mouillés.

- Bien couvrir la tête du patient.
- Poursuivre les interventions de maintien de la chaleur après l'opération.

THERMORÉGULATION INEFFICACE

DÉFINITION

Thermorégulation inefficace: Situation où une personne est incapable ou risque d'être incapable de maintenir une température interne stable et normale quand les facteurs externes sont défavorables ou changeants.

Note de l'auteure:

Le diagnostic de *Thermorégulation inefficace* est indiqué quand l'infirmière peut maintenir la température interne de la personne dans les limites de la normale, ou l'aider à le faire, en modifiant les facteurs externes (par exemple, les vêtements) et les conditions ambiantes. Les sujets à risque élevé sont les nouveau-nés et les personnes âgées. Pour les personnes dont les fluctuations de température sont dues à la maladie, à une infection ou à un traumatisme, voir le diagnostic *Bien-être altéré*.

CARACTÉRISTIQUES

essentielles (doivent être présentes)

Fluctuations de la température corporelle reliées à l'insuffisance des mécanismes de régulation métabolique devant compenser les variations du milieu ambiant

FACTEURS FAVORISANTS

Facteurs liés au contexte (intrinsèques ou extrinsèques)

Fluctuations de la température ambiante

Objets froids ou mouillés (vêtements, berceau, matériel et appareils)

Système de chauffage insuffisant

Logement insalubre

Peau mouillée

Vêtements inadaptés au climat (trop chauds ou pas assez)

Facteurs liés à la croissance et au développement

Insuffisance des mécanismes de régulation métabolique compensateurs, en raison de l'âge (par exemple, chez le nouveau-né, la personne âgée)

Résultats escomptés et critères d'évaluation

La température du bébé se situera entre 36,4 °C et 37 °C.

Le parent expliquera les techniques à utiliser à la maison pour éviter la déperdition de chaleur.

Indicateurs

- La personne nomme les situations qui font augmenter la déperdition de chaleur.
- La personne montre qu'elle sait éviter la déperdition de chaleur durant le bain.
- La personne montre qu'elle sait prendre la température du bébé.

Interventions auprès des **enfants**

Réduire ou éliminer les facteurs favorisant la déperdition de chaleur chez les nourrissons.

- Évaporation
  - Donner le bain dans une pièce chaude.
  - Pour réduire l'évaporation, laver et essuyer le bébé par parties successives.
  - Veiller à ce que le bébé ne soit pas longtemps en contact avec des couches ou des draps mouillés.
- Convection
  - Garder le nouveau-né à l'abri des courants d'air (éteindre la climatisation ou le ventilateur, le tenir loin des fenêtres, fermer les hublots de l'incubateur).
- Conduction
  - Réchauffer tout ce qui entre en contact avec le nouveau-né (stéthoscope, pèse-bébé, mains des soignants, vêtements, draps, berceau).

- Radiation
  - Autant que possible, enlever de la pièce les objets métalliques qui absorbent la chaleur.
  - Placer le berceau ou l'incubateur aussi loin que possible des murs (extérieurs) et des fenêtres.

Prendre régulièrement la température du nouveau-né.

- Quand la température est inférieure à la normale :
  - Envelopper le bébé dans deux couvertures.
  - Couvrir sa tête d'un bonnet de jersey.
  - Vérifier s'il y a dans la pièce des facteurs favorisant la déperdition de chaleur.
  - Si l'hypothermie persiste pendant plus d'une heure, en avertir le médecin.
  - Déterminer si le bébé souffre des complications du stress hypothermique : hypoxie, acidose respiratoire, hypoglycémie, déséquilibre hydro-électrolytique, perte pondérale.
- Quand la température est supérieure à la normale :
  - Découvrir le bébé.
  - Enlever son bonnet, s'il y a lieu.
  - Déterminer s'il y a dans la pièce des facteurs favorisant les gains de chaleur.
  - Si l'hyperthermie persiste pendant plus d'une heure, en avertir le médecin.

Vérifier s'il y a des signes de septicémie (fonction respiratoire, peau, alimentation inefficace, irritabilité, signes d'infection localisée [peau, ombilic, circoncision, œil]).

Expliquer à la personne qui s'occupe du bébé les raisons pour lesquelles il est vulnérable aux fluctuations de température (froid et chaleur).

- Montrer comment éviter les déperditions de chaleur pendant le bain.
- Expliquer qu'il n'est pas nécessaire de prendre régulièrement la température du bébé à la maison.
- Apprendre à la personne à prendre la température du bébé lorsqu'il est chaud au toucher, malade ou irritable.

Interventions auprès des **personnes âgées**

- Expliquer les effets de l'âge sur la thermorégulation (Miller, 1999).
  - En cas de froid (vasoconstriction inefficace, diminution du débit cardiaque, déperdition de tissu sous-cutané, frissons retardés et moins vigoureux)
  - En cas de chaleur (transpiration retardée ou insuffisante)
- Expliquer que ces changements altèrent la perception de la température ambiante.
- Tenter d'établir l'origine de toute élévation, même faible, de la température ; prendre la température par la voie tympanique, et non par les voies orale ou axillaire.
- Apprendre à la personne comment prévenir l'hypothermie et l'hyperthermie (voir les diagnostics *Hypothermie* et *Hyperthermie*).

Risque de violence envers les autres

DÉFINITION

Risque de violence envers les autres : Conduites indiquant que la personne est susceptible d'infliger à autrui, des blessures physiques, psychologiques ou sexuelles

FACTEURS DE RISQUE

Facteurs physiopathologiques

Antécédents d'actes violents et impression d'être menacé par l'entourage consécutifs aux affections suivantes :

Épilepsie temporale
Détérioration progressive du SNC (tumeur cérébrale)
Traumatisme crânien
Déséquilibre hormonal
Encéphalopathie virale
Arriération mentale
Dysfonctionnement cérébral minime de l'enfant ou

Antécédents d'actes violents et d'idées délirantes consécutifs aux affections ci-dessus *ou*

Antécédents d'actes violents et d'excitation maniaque consécutifs aux affections ci-dessus *ou*

Antécédents d'actes violents et d'incapacité de verbaliser ses émotions consécutifs aux affections ci-dessus *ou*

Antécédents d'actes violents et de surcharge psychologique consécutifs aux affections ci-dessus

Intoxication par l'alcool ou les drogues

Trouble cérébral organique

Facteur lié au traitement

Intoxication médicamenteuse

Facteurs liés au contexte (intrinsèques ou extrinsèques)

Antécédents d'agressions flagrantes

Augmentation des facteurs de stress dans un court laps de temps

Agitation

Méfiance

Délire de persécution

Menaces verbales d'agression physique

Faible seuil de tolérance à la frustration

Difficulté à maîtriser ses impulsions

Peur de l'inconnu

Réaction à une catastrophe

Réaction à une dynamique familiale dysfonctionnelle durant toute l'enfance et l'adolescence

Modes de communication dysfonctionnels

Alcoolisme ou toxicomanie

Résultat escompté et critères d'évaluation

La personne aura moins de réactions violentes.

Indicateurs

- La personne arrive à se dominer avec de l'aide.
- La personne décrit la cause de son problème et les mesures à prendre pour le prévenir.
- La personne explique le but du traitement.

Interventions

- Reconnaître les sentiments de la personne ; être soi-même et faire preuve d'empathie.
- Lui expliquer qu'on l'aidera à dominer sa violence et qu'on ne la laissera pas commettre d'actes destructeurs.
- Fixer des limites lorsque la personne risque d'être agressive envers autrui. On trouvera au diagnostic *Anxiété* des interventions visant à fixer des limites à la personne.
- Lui offrir des choix. Il est parfois nécessaire de céder à certaines exigences pour ne pas déclencher une lutte de pouvoir.
- L'inciter à exprimer verbalement sa colère et son hostilité au lieu de « passer à l'acte ».
- Rester calme ; si on se sent devenir impatient, demander à quelqu'un d'autre de prendre la relève, si possible.
- Si la personne est très agitée, la placer dans un espace 5 fois plus grand que la normale. Ne pas la toucher à moins d'avoir établi une relation de confiance. Prendre les mesures nécessaires pour que ni la personne ni le personnel soignant ne soient confinés dans un espace clos.
- Ne pas approcher seule une personne violente. En général, 3 ou 4 membres du personnel soignant suffisent pour lui faire comprendre qu'on ne la laissera pas perdre la maîtrise de soi.
- Lorsqu'il est évident que la personne va passer à l'attaque, il est essentiel que le personnel soignant agisse rapidement et coordonne son action.
- Aborder la personne avec calme et assurance afin de ne pas lui montrer qu'on a peur.
- Réduire l'agitation de la personne en créant autour d'elle un climat de calme.
  – Réduire le bruit.
  – Donner des explications concises.

  - Veiller à ce qu'il n'y ait pas trop de gens présents au même moment.
  - Installer la personne dans une chambre à 1 ou à 2 lits.

- Lui faire comprendre clairement que l'on s'attend à ce qu'elle se domine et le répéter souvent.

- La féliciter lorsqu'elle réussit à se dominer.

- La laisser exprimer verbalement ses sentiments de rage. La féliciter lorsqu'elle le fait de façon acceptable.

- Fixer des limites aux propos injurieux. Mais ne pas les prendre comme une attaque personnelle. Apporter son soutien aux personnes (clients, membres du personnel) qui sont la cible de violence verbale.

- Élaborer un plan d'action en cas de flambée imprévisible de violence.
  - Évaluer les risques de violence en fonction des antécédents de la personne.
  - Veiller à ce que des membres du personnel soient à proximité avant d'intervenir auprès d'une personne qui risque d'être violente. (Ne jamais essayer d'appliquer une contention physique sans aide.) Charger quelqu'un de la coordination des interventions en cas d'actes de violence.
  - Se protéger. (Rester toujours à proximité de la porte pour pouvoir sortir rapidement, prendre un oreiller pour se protéger le visage, etc.)

- Utiliser l'isolement de protection ou les contentions, selon les directives en vigueur.
  - Tenir la personne loin de tout ce qui pourrait déclencher un accès de violence en utilisant le moins de répression possible. (Demander aux autres de quitter la pièce, et l'amener dans un endroit tranquille, etc.)
  - Lui expliquer souvent qu'on l'aidera à se maîtriser.
  - Lui répéter souvent comment on va la contenir avant de le faire. Appliquer les directives du centre hospitalier relativement à l'isolement de protection. Celles-ci varient d'un établissement à l'autre, mais voici quelques consignes d'ordre général.

Observer la personne toutes les 15 minutes au moins.

La fouiller avant de la mettre en isolement de protection et lui enlever tout objet avec lequel elle risque de se blesser ou de blesser quelqu'un.

Inspecter la salle d'isolement de protection afin de s'assurer que toutes les règles de sécurité sont respectées.

Lui offrir régulièrement à boire et à manger (dans des contenants incassables).

Avant d'approcher une personne pour la mettre en isolement de protection, veiller à ce qu'il y ait suffisamment de personnel présent.

Lui expliquer de façon concise ce qui va se passer. (« On vous placera dans une pièce où vous serez seul. Vous y demeurerez jusqu'à ce que vous réussissiez à vous dominer. ») Lui laisser la possibilité de collaborer.

L'aider à se laver et à procéder à son hygiène personnelle. (Évaluer sa capacité de sortir de l'isolement de protection ; il peut être nécessaire d'utiliser un urinal ou une chaise d'aisances.)

Veiller à ce qu'elle soit toujours accompagnée de quelqu'un lorsqu'elle sort de l'isolement de protection.

Maintenir un contact verbal durant la période d'isolement. (On obtient ainsi des informations qui permettront d'évaluer dans quelle mesure elle est capable de se dominer.)

Lorsqu'elle sort de l'isolement de protection, charger un membre du personnel de rester constamment à ses côtés afin de déterminer si elle est capable de supporter les stimuli.

- Une fois la crise passée et que la personne est en mesure d'apprendre, l'aider à élaborer des stratégies d'adaptation plus efficaces.
- Apprendre au client à pratiquer l'art de la négociation dans toutes ses relations.
- L'inciter à se distraire.

- Faire participer la personne à une thérapie de groupe pour atténuer son sentiment de solitude et améliorer ses aptitudes de communication.
- Consulter le thérapeute de la personne ou l'infirmière coordonnatrice s'il est nécessaire d'avertir ceux qui seront en contact avec le client que ce dernier peut être violent (par exemple, police, victimes potentielles).

Risque d'infection

RISQUE DE CONTAGION

DÉFINITION

Risque d'infection : Risque de contamination par des organismes pathogènes.

Note de l'auteure :

Le diagnostic de *Risque d'infection* s'applique à une personne plus vulnérable aux agents pathogènes du milieu parce que ses mécanismes de défense sont inadéquats. Les Interventions visent à réduire au minimum l'introduction des organismes ou à augmenter la résistance à l'infection (par exemple, par l'amélioration de l'état nutritionnel).

FACTEURS DE RISQUE

Divers problèmes de santé et diverses situations peuvent créer des conditions propices à l'infection. Voici les facteurs les plus courants.

Facteurs physiopathologiques

Maladies ou troubles entraînant un affaiblissement des mécanismes de défense

Cancer
Insuffisance rénale
Trouble hématologique

Diabète sucré
Maladie du collagène
Maladie héréditaire
Alcoolisme
Immunosuppression
Immunodéficience
Anomalie des leucocytes ou leucopénie
Dyscrasie sanguine
Altération de l'enveloppe tégumentaire
Paradontolyse
Arthrite
SIDA
Trouble hépatique
Trouble respiratoire

État ou maladie entraînant des troubles de la circulation
Lymphœdème
Obésité
Maladie vasculaire périphérique

Facteurs liés au traitement

Présence d'un site d'invasion microbienne
Intervention chirurgicale
Dialyse
Alimentation parentérale totale
Présence de sondes effractives
Intubation
Alimentation entérale

Interventions entraînant un affaiblissement des mécanismes de défense
Radiothérapie
Greffe d'organe
Médicaments (préciser ; par exemple, chimiothérapie, immunosuppresseurs)

Facteurs liés au contexte (intrinsèques ou extrinsèques)

Facteurs entraînant un affaiblissement des mécanismes de défense
Immobilisation prolongée
Séjour prolongé au centre hospitalier
Malnutrition

Stress
Tabagisme
Infections antérieures

Présence d'un site d'invasion microbienne
Traumatisme (accidentel ou intentionnel)
Postpartum
Piqûre ou morsure (animal, insecte, humain)
Brûlure
Zones cutanées exposées à la chaleur et à l'humidité et privées de lumière (plis cutanés, plâtre)

Contact d'agents contagieux (au centre hospitalier ou à l'extérieur)

Facteurs liés à la croissance et au développement

Nouveau-né
Vulnérabilité du nourrisson
Manque d'anticorps maternels
Flore normale insuffisante
Plaie ouverte (ombilic, circoncision)
Système immunitaire immature

Bébé ou enfant
Vulnérabilité causée par l'absence d'immunisation

Personne âgée
Vulnérabilité due à un affaiblissement, à la diminution de la réponse immunitaire ou à une maladie chronique

Résultats escomptés et critères d'évaluation

La personne énumérera les facteurs de risque d'infection et adoptera les mesures préventives qui s'imposent.

Indicateurs

- La personne applique méticuleusement la technique de lavage des mains avant de quitter le centre hospitalier.
- La personne décrit les méthodes de transmission des infections.
- La personne décrit l'influence de l'alimentation sur la prévention des infections.

Interventions

Dépister les personnes qui courent le risque de contracter une infection nosocomiale.

- Rechercher les prédicteurs :
  - Infection (avant une intervention chirurgicale)
  - Chirurgie abdominale ou thoracique
  - Opération durant plus de 2 heures
  - Intervention touchant l'appareil génito-urinaire
  - Présence d'appareils ou de dispositifs (respirateur, appareil d'aspiration, cathéter, nébuliseur, canule trachéale, dispositif de monitorage effractif)
  - Anesthésie
- Rechercher les facteurs confondants :
  - Âge (moins de 1 an ou plus de 65 ans)
  - Obésité
  - Maladie sous-jacente (bronchopneumopathie chronique obstructive [BPCO], diabète, trouble cardiovasculaire, dyscrasie sanguine)
  - Toxicomanie
  - Prise de médicaments (corticostéroïdes, chimiothérapie, antibiothérapie)
  - État nutritionnel (ingesta inférieurs aux besoins quotidiens minimums)
  - Tabagisme

Empêcher les germes de pénétrer dans l'organisme en utilisant des mesures appropriées.

- Lavage des mains minutieux
- Techniques d'asepsie
- Isolement
- Examens diagnostiques ou traitements essentiels seulement
- Réduction des germes aéroportés

Protéger de l'infection les personnes atteintes d'un déficit immunitaire.

- Expliquer à la personne qu'elle doit demander à tous ses visiteurs et au personnel soignant de se laver les mains avant de l'approcher.
- Réglementer les visites, au besoin.

- Réduire au minimum les interventions effractives (injections, prélèvements), dans la mesure du possible.
- Enseigner à la personne et à sa famille quels sont les signes et les symptômes d'infection.

Réduire la susceptibilité à l'infection.

- Aider la personne à adopter un régime alimentaire à forte teneur énergétique et protéique (voir le diagnostic *Alimentation déficiente*).
- Noter le recours, normal ou excessif, aux traitements antimicrobiens.
- Administrer les traitements antimicrobiens au moment indiqué, à 15 minutes près.
- Réduire au minimum la durée du séjour au centre hospitalier.

Noter les manifestations cliniques d'infection (par exemple, fièvre, urine trouble, écoulements purulents).

Enseigner à la personne et à sa famille les causes de l'infection, ses facteurs de risque et ses modes de transmission.

Signaler au département de santé communautaire toute maladie à déclaration obligatoire.

Interventions auprès des **enfants**

- Noter les signes d'infection (par exemple, léthargie, intolérance à l'alimentation, vomissement, sautes de température et changements de teint subtils).
- Soigner le cordon ombilical. Enseigner aux parents le soin du cordon ombilical et les signes d'infection (par exemple, rougeur, écoulement purulent).
- Enseigner les signes d'infection de la région de la circoncision (par exemple, saignement, augmentation de la rougeur ou tuméfaction inhabituelle).

Interventions auprès des **mères**

- Expliquer à la mère que la vulnérabilité à l'infection augmente durant la grossesse.

- Enseigner à la mère comment prévenir les infections urinaires durant la grossesse :
  - Boire au moins 8 verres d'eau de 225 mL.
  - Uriner fréquemment.
  - Uriner avant et après les relations sexuelles (Reeder et coll., 1997).
- Enseigner la prévention des infections dans le post-partum :
  - S'essuyer de l'avant vers l'arrière.
  - Nettoyer le périnée après avoir uriné ou déféqué (par exemple, bain de siège, poire).
  - Changer de tampon périnéal après chaque miction.
  - Enseigner les bons soins des seins.
- Relever les facteurs de risque d'infection dans le post-partum :
  - Anémie
  - Mauvaise alimentation
  - Absence de soins prénatals
  - Obésité
  - Relations sexuelles après la rupture des membranes
  - Immunosuppression
  - Travail prolongé
  - Rupture prolongée des membranes
  - Monitorage intra-utérin du fœtus (chez les mères à risque)
  - Hémorragie
- Enseigner les signes et les symptômes d'infection (par exemple, fièvre, écoulement purulent) et les signaler sans tarder.

Interventions auprès des **personnes âgées**

- Expliquer que les signes habituels d'infection peuvent être absents (par exemple, fièvre, frissons).
- Vérifier la présence d'anorexie, de faiblesse, de changements de l'état mental ou d'hypothermie.
- Faire un examen de la peau et de l'appareil urinaire et relever les signes de mycose, ou d'infection virale ou mycobactérienne.

RISQUE DE CONTAGION*

DÉFINITION

Risque de contagion: Situation où une personne risque de transmettre un agent opportuniste ou pathogène à d'autres.

FACTEURS DE RISQUE

Facteurs physiopathologiques

Colonisation par des germes très résistants aux antibiotiques

Exposition à une infection à germes aéroportés

Exposition à une infection transmissible par contact (direct, indirect, gouttelettes)

Facteurs liés au traitement

Plaie souillée

Dispositif de drainage (sonde urétrale, drain thoracique, appareil d'aspiration, sonde endotrachéale)

Facteurs liés au contexte (intrinsèques ou extrinsèques)

Catastrophe avec libération d'agents infectieux

Milieu insalubre (absence d'égouts, mauvaise hygiène personnelle)

Voyage dans une région où les infections transmises par un vecteur (paludisme, rage, peste bubonique) sont endémiques

Voyage dans une région où les infections transmises par un véhicule (hépatite A, *Shigella*, *Salmonella*) sont endémiques

Manque de connaissances des sources ou de la prévention des infections

Administration de drogues ou de médicaments par voie intraveineuse

Partenaires sexuels multiples

* Ce diagnostic ne figure pas actuellement dans la liste de l'ANADI, mais l'auteure l'a ajouté par souci de clarté et pour des raisons pratiques.

Rapports sexuels sans protection

Catastrophe naturelle (par exemple, inondation, ouragan)

Facteurs liés à la croissance et au développement

Nouveau-né

Naissance à l'extérieur d'un centre hospitalier dans un milieu non stérilisé

Exposition à une maladie transmissible par la mère avant ou pendant la naissance

Résultat escompté et critères d'évaluation

La personne décrira les modes de transmission de son infection avant de quitter le centre hospitalier.

Indicateurs

- La personne sait pourquoi elle doit s'isoler jusqu'à ce qu'il n'y ait plus de risques de contagion.
- La personne se lave les mains en respectant les techniques d'asepsie pendant son séjour au centre hospitalier.

Interventions

- Dépister les hôtes réceptifs à partir des éléments d'évaluation essentiels et des antécédents d'exposition à l'infection.
- Trouver les modes de transmission possibles de l'agent infectieux identifié :
  - Par l'air
  - Par contact
    - direct
    - indirect
    - gouttelettes
  - Par un véhicule (par exemple, aliments, eau, sang, liquides organiques)
  - Par un vecteur (insecte, autre animal)
- Prendre les mesures d'isolement requises. Consulter un épidémiologiste.
- Choisir la chambre d'isolement en fonction du type d'infection et des pratiques d'hygiène.

- Respecter les précautions universelles.
- Dans les cas d'exposition inopinée au VIH (par exemple, agression sexuelle, piqûre de seringue, rupture des barrières pendant les soins à une personne infectée par le VIH), diriger immédiatement la personne vers les services de santé (par exemple, service des urgences, médecine du travail) afin d'administrer le plus tôt possible un traitement antiviral prophylactique (Sharbaugh, 1999).
- Diriger la personne vers un spécialiste des infections (médecin ou infirmière épidémiologiste), qui assurera un suivi familial, et participer à la mise en place des mesures d'isolement appropriées.
- Expliquer à la personne la chaîne d'infection et les précautions qu'elle doit prendre au centre hospitalier et chez elle.

Sentiment d'impuissance

RISQUE DE SENTIMENT D'IMPUISSANCE

DÉFINITION

Sentiment d'impuissance : Impression que ses propres actes seront sans effet. Sentiment d'être désarmé devant une situation courante ou un événement immédiat.

Note de l'auteure :

Tout être humain se sent plus ou moins impuissant à certains moments de sa vie. Ce diagnostic s'applique à la personne qui, lorsqu'elle est dépassée par les événements, tombe dans l'apathie, la colère ou la dépression. Un sentiment d'impuissance qui persiste peut faire perdre espoir.

CARACTÉRISTIQUES

essentielle (doit être présente)

Expression directe ou indirecte d'insatisfaction face à l'incapacité de maîtriser une situation (travail, maladie, pronostic, soins, convalescence) ayant des conséquences fâcheuses sur la vision de l'avenir, les ambitions et le mode de vie de la personne

secondaires (peuvent être présentes)

Apathie

Colère

Comportement violent

Anxiété

État de dépendance insatisfaisant

Malaise

Résignation

Agressivité

Dépression

Passivité

FACTEURS FAVORISANTS

Facteurs physiopathologiques

N'importe quel processus morbide, qu'il soit aigu ou chronique, peut faire naître un sentiment d'impuissance ou l'aggraver. Les problèmes suivants sont souvent à l'origine de ce sentiment.

Incapacité de communiquer
- Accident vasculaire cérébral
- Syndrome de Guillain et Barré
- Intubation

Incapacité d'accomplir les activité de la vie quotidienne (accident vasculaire cérébral, lésion cervicale, infarctus du myocarde, douleur)

Incapacité d'exercer son rôle (intervention chirurgicale, traumatisme, arthrite)

Affection invalidante évolutive (sclérose en plaques, cancer en phase terminale, SIDA)

Alcoolisme ou toxicomanie

Facteurs liés au contexte (intrinsèques ou extrinsèques)

Sentiment de ne pas être maître de son destin et expérience des limites imposées à son mode de vie par suite de (préciser)

Changement d'état : obligation de passer des soins curatifs aux soins palliatifs

Propension à trop manger

Personnalité volontariste (personne accordant beaucoup d'importance à la maîtrise de soi et de l'environnement)

Effets des limites imposées par la vie dans un centre de soins

Mode de vie caractérisé par une incapacité d'agir ou de réagir

Peur de la désapprobation d'autrui

Besoin de dépendance insatisfait

Réprobation constante par autrui

Mauvais traitements subis depuis de nombreuses années

Facteurs liés à la croissance et au développement

Parents d'adolescents

Difficultés à élever les enfants

Personne âgée

Pertes multiples consécutives au vieillissement (par exemple, retraite, déficits sensoriels, déficits moteurs, baisse de revenu, mort d'un être cher)

Résultat escompté et critères d'évaluation

La personne se dira en mesure d'influencer ou de maîtriser les situations et leur issue.

Indicateurs

- La personne indique les facteurs sur lesquels elle peut agir.
- La personne prend des décisions concernant ses soins, son traitement et son avenir, dans la mesure du possible.

Interventions

- Explorer les effets de l'état de santé de la personne sur les éléments suivants :
  - Travail
  - Loisirs
  - Exercice de ses rôles
  - Relations
- Permettre à la personne de parler de ses pertes (par exemple, indépendance, rôles, revenu).
- Aider la personne à ne pas se percevoir comme impuissante. L'aider à reconnaître ses forces et sa richesse.
- Expliquer à la personne toutes les interventions, tous les règlements et tous les choix possibles. Prendre le temps de répondre aux questions ; inviter la personne à écrire ses questions pour ne pas les oublier.
- Tenir la personne au courant de son état, des traitements et des résultats des examens.

- Trouver les sujets qui l'intéressent, prévoir ses questions et lui offrir l'information appropriée.
- Sans lui donner de faux espoir, attirer son attention sur les signes qui indiquent que son état s'améliore.
- Donner à la personne la possibilité de prendre des décisions.
- Permettre à la personne d'aménager le coin qu'elle occupe ; la laisser décider de l'endroit où elle désire mettre ses affaires (souliers sous le lit, photo sur le bord de la fenêtre, etc.).
- Noter ses choix au plan des soins afin que les autres membres du personnel soignant soient au courant de ses préférences (« n'aime pas le jus d'orange », « préfère prendre des douches », « préfère avoir le changement de pansement à 7 h 30 avant la douche », par exemple).
- Encourager la personne chaque jour en soulignant ses progrès.
- Dans les cas d'impuissance chronique :
  - Encourager la personne à prendre en main ses soins.
  - L'aider à fixer des objectifs réalistes.
  - L'aider à reconnaître les aspects de sa vie qui sont impossibles à maîtriser.
  - Fournir à la personne des occasions de réussir.

Interventions auprès des **enfants**

- S'entretenir avec l'enfant de ses perceptions de la situation.
- Utiliser la thérapie par le jeu pour aider l'enfant à devenir maître des situations stressantes.
- Encourager la possession d'affaires personnelles.
- Expliquer toutes les interventions. Accorder à l'enfant la possibilité de faire certains choix et de prendre certaines décisions.
- Encourager vivement l'enfant à poser des questions.
- Dans la mesure du possible, obtenir l'information de l'enfant plutôt que des parents ou de la personne qui s'en occupe.

Interventions auprès des **personnes âgées**

- Faire participer la personne dès le départ aux discussions qui portent sur le plan de soin et les choix à faire.
- Lui accorder le temps de s'adapter aux changements.
- Relever attentivement les perceptions de la personne sur la situation.

RISQUE DE SENTIMENT D'IMPUISSANCE

DÉFINITION

Risque de sentiment d'impuissance : Situation d'une personne qui risque de croire que ses propres actes seront sans effet. Risque d'éprouver le sentiment d'être désarmé devant une situation courante ou un événement immédiat.

FACTEURS DE RISQUE

Voir la rubrique Facteurs favorisants du diagnostic *Sentiment d'impuissance*.

Résultat escompté et critères d'évaluation

La personne continuera de prendre des décisions concernant sa vie, sa santé et son avenir.

Indicateurs

- La personne engage la discussion sur les choix possibles.
- La personne soulève des questions concernant les choix possibles.

Interventions

- Voir le diagnostic *Sentiment d'impuissance*.

Stratégies d'adaptation d'une collectivité : motivation à s'améliorer

DÉFINITION

Stratégies d'adaptation d'une collectivité : motivation à s'améliorer : Stratégies d'adaptation et de résolution de problèmes d'une collectivité qui répondent à ses exigences et à ses besoins, mais qui peuvent être améliorées afin de l'aider à surmonter les problèmes ou les situations de stress présents et futurs.

Note de l'auteure :

Ce diagnostic s'applique aux collectivités qui désirent améliorer un ensemble de stratégies d'adaptation déjà efficaces. On peut aider une collectivité à se hisser à un niveau plus élevé de fonctionnement seulement si elle est en mesure de satisfaire d'abord ses besoins fondamentaux en matière d'alimentation, de logement, de sécurité, de salubrité de l'environnement et de réseaux de soutien. Par la suite, on peut mettre sur pied des programmes plus avancés qui visent à améliorer, par exemple, la qualité de vie et la réalisation de soi. Ces programmes peuvent être élaborés au terme d'une évaluation des besoins et à la demande de la collectivité. Ils peuvent avoir pour objectif d'améliorer la santé et se traduire par des projets tels que l'optimisation de la nutrition, la lutte contre l'obésité, les programmes d'exercice régulier, la réduction constructive du stress, l'aide sociale, la responsabilité dans l'accomplissement des fonctions, la préparation à faire face aux grands événements de la vie (par exemple, retraite, grossesse, devenir parent).

CARACTÉRISTIQUES

essentielle (doit être présente)

Succès des stratégies d'adaptation lors d'une crise antérieure

secondaires (peuvent être présentes)

Planification active de la collectivité en vue de faire face à des facteurs de stress prévisibles

Résolution active des problèmes avec lesquels la collectivité est aux prises

Consensus de la collectivité sur sa responsabilité de faire face au stress

Communication constructive entre les membres de la collectivité

Communication constructive entre la collectivité ou le groupe et la société

Existence de programmes de loisirs et de détente

Présence de ressources suffisantes pour faire face aux facteurs de stress

FACTEURS FAVORISANTS

Facteurs liés au contexte (intrinsèques ou extrinsèques)

Présence de programmes communautaires visant à améliorer ou à augmenter (préciser) :

État nutritionnel	Programme d'exercice
Contrôle du poids	Réalisation de soi
Gestion du stress	Soutien social

Facteurs liés à la croissance et au développement

Présence de programmes communautaires aidant à franchir les grandes étapes de la vie

Vieillissement	Devenir parent
Adolescence	Retraite
Grossesse	Départ des enfants

Résultat escompté et critères d'évaluation

La collectivité fournira des programmes visant à améliorer le bien-être.

Indicateurs

- La collectivité définit ses besoins en matière d'amélioration de la santé.
- La collectivité trouve les ressources dont elle a besoin.
- La collectivité élabore des programmes à partir de l'évaluation des besoins.

Interventions

Rencontrer les membres influents de la population cible afin de définir les besoins en matière d'amélioration de la santé (Archer, 1983).

- Quels sont les besoins auxquels les infirmières peuvent répondre, en créant des services s'il y a lieu ?
- Comment les infirmières peuvent-elles promouvoir ou faire connaître les services de façon à inciter les personnes à les utiliser ?
- Le nombre de membres de la population ciblée qui ont recours au service est-il suffisamment élevé ?
- Compte tenu des programmes antérieurs, quelles améliorations faut-il apporter à ceux qui seront mis sur pied à l'avenir ?
- Y a-t-il d'autres organisations (hôpitaux, groupes religieux) qui offrent le même service ?

Planifier l'élaboration de programmes visant une population spécifique.

Définir l'étendue du secteur visé et le lieu où se déroulera le programme.

Établir des objectifs détaillés pour le programme et les critères d'évaluation qui seront utilisés : contenu, durée, méthode pédagogique la mieux adaptée au groupe ciblé, outils d'enseignement (par exemple, imprimés à gros caractères).

Déterminer la nature des ressources nécessaires et où les trouver.

- Locaux
- Moyens de transport
- Moment convenable (jour de la semaine, période de l'année)
- Fournitures, appareils audiovisuels
- Ressources pécuniaires (budget, dons)

Promouvoir le programme.

- Médias (par exemple, journaux, télévision, radio)
- Affiches (magasins d'alimentation, gares)

- Dépliants (distribution dans les écoles, pour atteindre les foyers)
- De bouche à oreille (organisations religieuses, clubs, écoles)
- Conférenciers (clubs, écoles)

Offrir le programme et vérifier si les résultats escomptés ont été obtenus (et les objectifs atteints).

- Nombre de participants
- Prévisions budgétaires et dépenses réelles
- Évaluation par les participants
- Améliorations à apporter aux programmes à venir

Stratégies d'adaptation familiale compromises

DÉFINITION

Stratégies d'adaptation familiale compromises: Le soutien, le réconfort, l'aide et l'encouragement que fournit habituellement une personne affectivement importante (membre de la famille ou ami) sont compromis, inefficaces ou insuffisants. Le patient n'a donc pas suffisamment de soutien pour prendre en charge le travail d'adaptation qu'exige son problème de santé.

Note de l'auteure:

Ce diagnostic décrit des situations analogues à celles du diagnostic de *Dynamique familiale perturbée.* Nous recommandons à l'infirmière d'utiliser ce dernier diagnostic tant que les recherches cliniques n'auront pas permis d'établir la différence entre ces deux catégories.

CARACTÉRISTIQUES

Données subjectives

Inquiétude ou plaintes du client par rapport à l'attitude que la personne affectivement importante dans sa vie manifeste face à son problème de santé

Description par la personne affectivement importante de ses propres réactions (peur, deuil anticipé, sentiment de culpabilité, anxiété) face à la maladie ou à l'invalidité du client, ou à une crise de situation ou de maturation

Incompréhension ou manque de connaissances de la part de la personne affectivement importante l'empêchant d'aider le client ou de le soutenir efficacement

Données objectives

Tentatives infructueuses d'aide ou de soutien de la personne affectivement importante

Attitude distante de la personne affectivement importante lorsque le client a besoin d'elle

Attitude protectrice de la personne affectivement importante, sans commune mesure (excès ou insuffisance) avec les capacités ou le besoin d'autonomie du client

FACTEURS FAVORISANTS

Voir le diagnostic *Dynamique familiale perturbée.*

Stratégies d'adaptation familiale invalidantes

DÉFINITION

Stratégies d'adaptation familiale invalidantes: Comportement de la personne affectivement importante (ou autre) qui rend celle-ci et le patient incapables d'accomplir efficacement le travail d'adaptation nécessaire face au problème de santé.

Note de l'auteure:

Le diagnostic de *Stratégies d'adaptation familiale invalidantes* s'applique aux familles qui ont déjà réagi par la violence ou par un autre comportement destructeur à un agent stressant, ou s'y sont adaptées au détriment de la santé de leurs membres. Il ne faut pas le confondre avec le diagnostic de *Dynamique familiale perturbée.* Dans ce dernier cas, la famille, dont le fonctionnement est habituellement constructif, fait face à un facteur de stress qui perturbe ou risque de perturber sa dynamique. Si elle persiste, la *Dynamique familiale perturbée* peut donner naissance à une situation qui correspond au diagnostic de *Stratégies d'adaptation familiale invalidantes.*

CARACTÉRISTIQUES

essentielles (au moins une doit être présente)

Violence ou négligence envers le client

Décisions ou gestes nuisant au bien-être de la famille

Négligence envers d'autres membres de la famille

secondaires (peuvent être présentes)

Déformation de la réalité en ce qui a trait au problème de santé du client

Intolérance

Rejet

Abandon

Désertion

Troubles psychosomatiques

Reproduction des signes de la maladie du patient

Agitation

Dépression

Agressivité

Hostilité

Difficulté à remanier sa vie de façon à lui redonner un sens

Souci excessif et prolongé pour le patient

Apparition chez le patient d'une dépendance passive

FACTEURS FAVORISANTS

Maladie aiguë ou chronique entraînant une diminution de la capacité de remplir ses obligations

Facteurs liés au contexte (intrinsèques ou extrinsèques)

Problèmes entraînant une diminution de la capacité de s'adapter de façon constructive aux facteurs de stress

- Toxicomanie
- Alcoolisme
- Imitation de comportements délétères

Manque d'estime de soi
Antécédents de conflits avec ses parents
Antécédents de sévices de la part des parents

Attentes irréalistes du parent à l'égard de l'enfant

Attentes irréalistes du parent envers lui-même

Attentes irréalistes de l'enfant à l'égard du parent

Non-satisfaction par le parent des besoins psychosociaux de l'enfant

Non-satisfaction par l'enfant des besoins psychosociaux du parent

Résultat escompté et critères d'évaluation

La personne fixera des objectifs de changement à court et à long terme.

Indicateurs

- La personne fait une évaluation des stratégies d'adaptation qui nuisent à la santé des membres de la famille.
- La personne révèle ce qu'elle souhaite pour elle-même et pour la famille.
- La personne fait la liste des services communautaires susceptibles de l'aider.

Interventions

Aider la famille à évaluer ses stratégies d'adaptation passées et actuelles.

Offrir aux membres de la famille l'occasion de discuter ensemble de l'évaluation de la situation.

Permettre l'expression de la colère mais ne pas tolérer les accusations mutuelles.

Faire toute la lumière sur les sentiments des membres de la famille.

Aider la famille à évaluer la situation.

- Quel est le problème ?
- Quelles en sont les causes ?

- Qui est à l'origine du problème ?
- Quelles solutions s'offrent à nous ?
- Quels sont les avantages et les inconvénients de chacune des solutions ?

Au besoin, demander à chacun de considérer la situation en adoptant le point de vue d'un autre membre de la famille.

Si un membre est malade, aider la famille à modérer ses exigences.

Si on soupçonne qu'il y a violence familiale, prendre les mesures suivantes.

- Connaître les dispositions de la loi au sujet de la violence familiale (par exemple, l'obligation de déclarer les cas de violence).
- Donner à la victime la possibilité de dire qu'elle a été agressée et d'exprimer ses sentiments.
- Aller droit au but et ne pas porter de jugements (Blair, 1986) :
  - Comment réagissez-vous au stress ?
  - Comment votre conjoint (ou la personne qui s'occupe de vous) réagit-il au stress ?
  - Que se passe-t-il quand vous vous disputez ?
  - Avez-vous peur de votre conjoint ?
  - Vous a-t-il déjà frappée, poussée ou blessée ?
- Aider la victime à évaluer la situation de façon réaliste, à dissiper son sentiment de culpabilité et les illusions qu'elle entretient.
  - La violence n'est pas un aspect normal de la vie de famille.
  - Même s'il arrive parfois que la violence cesse, elle s'aggrave la plupart du temps.
  - La consommation d'alcool et de drogues n'est pas la cause de la violence.
  - La victime n'est pas responsable de la violence.
  - Personne ne mérite d'être traité ainsi.
  - Vous avez le droit d'être protégée.
- Proposer des solutions, mais laisser la victime prendre une décision au rythme qui lui convient.

- Faire valoir l'importance de disposer d'un « plan de sécurité ». Inviter la personne à obtenir plus de détails auprès d'un service d'écoute téléphonique ou d'un organisme offrant un programme d'aide en cas de violence familiale.
- Fournir une liste des organismes communautaires susceptibles d'aider la victime et le conjoint violent (interventions d'urgence et à long terme) :
  - Services d'écoute téléphonique
  - Services juridiques
  - Centres d'hébergement pour femmes battues
  - Services de consultation psychologique
- Expliquer les services offerts par les services sociaux.
- S'informer sur les aspects juridiques de la question auprès de spécialistes, et renseigner la victime sur les lois touchant :
  - l'éviction du conjoint violent
  - la consultation psychologique
  - l'hébergement
  - les ordonnances de protection
  - le droit criminel
  - les différents types d'intervention policière
- Noter dans le dossier les résultats des examens et inscrire les paroles de la victime, car cela pourra contribuer à la preuve si la cause va devant les tribunaux.

Interventions auprès des **enfants**

Si on soupçonne qu'un enfant est victime de violence, le signaler aux autorités compétentes.

- Connaître les dispositions de la loi en matière de mauvais traitements envers les enfants et la façon de procéder pour déclarer un cas.
- Inscrire au dossier toutes les données objectives :
  - Description des blessures
  - Conversations avec les parents et l'enfant (les noter textuellement, entre guillemets.)
  - Description des comportements, sans interprétation (par exemple, écrire « Le père a crié à l'enfant : "Si tu avais été sage, ça ne serait pas arrivé" », et non « Le père était fâché »)

- Description des interactions entre le parent et l'enfant (par exemple, écrire « L'enfant se dérobe quand la mère le touche »)
- État nutritionnel de l'enfant
- Croissance et développement de l'enfant par rapport aux normes pour son âge

Montrer à l'enfant qu'on l'aime et qu'on l'accepte.

S'il est nécessaire de confier l'enfant à une famille d'accueil, l'aider à traverser le processus de deuil.

Donner à l'enfant la possibilité d'exprimer ses sentiments.

Appliquer des interventions visant à rehausser l'estime de soi des parents et à obtenir leur confiance.

- Leur dire qu'ils ont bien fait d'amener l'enfant au centre hospitalier.
- Les mettre en confiance en adoptant une attitude chaleureuse et affable, et en les félicitant chaque fois qu'ils agissent en bons parents.
- Leur offrir la possibilité de participer aux soins dispensés à l'enfant (repas, bain, etc.).

Diriger les parents violents vers un organisme ou un spécialiste qui pourra les aider.

Diffuser de l'information auprès du public sur le problème de la violence infligée aux enfants (par l'entremise des associations de parents d'élèves, de la radio, de la télévision, des journaux, etc.).

Interventions auprès des **personnes âgées**

Si on soupçonne qu'une personne âgée est victime de mauvais traitements, observer et noter, s'il y a lieu, les signes suivants :

- Incapacité ou refus de suivre le programme thérapeutique
- Signes de malnutrition, de déshydratation
- Contusions, tuméfactions, lacérations, brûlures, morsures

- Plaies de décubitus
- Aidant qui refuse de laisser la personne âgée seule avec l'infirmière

Si les soupçons se confirment (Anetzberger, 1987) :
- Connaître les dispositions de la loi concernant le mauvais traitement des personnes âgées.
- Consulter ses supérieurs sur la façon de procéder.
- Inscrire au dossier toutes les données objectives :
  - Description des blessures
  - Conversations avec les aidants et la personne âgée
  - Description des comportements
  - État nutritionnel, état d'hydratation
- Respecter le choix de la personne âgée de vivre dans des conditions qui peuvent nuire à sa santé, pourvu qu'elle soit en mesure de faire ce choix.
- Ne pas faire d'intervention qui risque d'aggraver les mauvais traitements de la personne âgée.
- Respecter le droit d'autodétermination de la personne âgée et son droit de garder le silence.

Diffuser de l'information auprès du public sur la prévention des mauvais traitements infligés aux personnes âgées.

Stratégies d'adaptation familiale : motivation à s'améliorer

DÉFINITION

Stratégies d'adaptation familiale : motivation à s'améliorer : Utilisation efficace de stratégies adaptées à la situation par un membre de la famille qui s'implique pour relever les défis reliés à la santé du patient et qui, maintenant, manifeste le désir et la volonté d'améliorer sa santé ainsi que celle du patient et de cultiver leur croissance personnelle.

Note de l'auteure :

Ce diagnostic s'applique aux familles dont les membres cherchent les moyens de s'adapter ensemble au changement et de se sentir en partie maîtres de ce qui leur arrive.

CARACTÉRISTIQUES

Tentative par un membre de la famille de décrire les conséquences constructives d'une crise sur l'évolution de ses valeurs, ses priorités, ses objectifs ou ses relations avec les autres

Cheminement d'un membre de la famille vers la promotion de la santé et l'enrichissement de son mode de vie, ce qui l'amène à avaliser et à suivre de près les processus de croissance, à contrôler et à négocier les programmes de traitement, et à choisir généralement les expériences qui lui apportent un bien-être optimal

Désir de rencontrer des gens ayant connu une situation similaire sur une base individuelle ou dans le cadre d'un groupe d'entraide

FACTEURS FAVORISANTS

Voir les diagnostics *Recherche d'un meilleur niveau de santé* et *Dynamique familiale perturbée*.

Interventions

- Aider la famille à établir ses objectifs.
- Aider les membres de la famille à résoudre les problèmes qui les divisent.
- Encourager l'échange des pensées, des perceptions et des sentiments (Stolte, 1996).
- Examiner si les membres de la famille peuvent changer de rôles au besoin.
- Aider les membres de la famille à communiquer entre eux. S'il y a lieu, proposer des échanges de lettres, des jeux de rôles.
- Aider les personnes à prévoir les obstacles au fonctionnement de la famille (Duvail et Miller, 1985) :
  - Nouvelles familles
  - Familles où une naissance est attendue

- Enfants en bas âge
- Écoliers
- Adolescents
- Jeunes adultes sur le point de quitter le foyer
- Familles d'âge mûr
- Familles de personnes âgées

• Voir aussi le diagnostic *Dynamique familiale perturbée*.

Stratégies d'adaptation inefficaces

STRATÉGIES D'ADAPTATION DÉFENSIVES

DÉNI NON CONSTRUCTIF

DÉFINITION

Stratégies d'adaptation inefficaces: Incapacité d'évaluer correctement les facteurs de stress, de décider ou d'agir de manière appropriée ou de se servir des ressources disponibles.

Note de l'auteure:

Ce diagnostic peut décrire une variété de situations où la personne s'adapte mal aux facteurs de stress, manifestant notamment un repli sur elle-même ou des comportements agressifs ou destructeurs. Les diagnostics de *Déni non constructif* et de *Stratégies d'adaptation défensives* sont indiqués quand la personne emploie les mécanismes en question de façon inopportune.

CARACTÉRISTIQUES

(VINCENT, 1985)

essentielles (au moins une doit être présente)

Incapacité de faire face à la situation ou de demander de l'aide (signalée par la personne) *ou*

Emploi inapproprié des mécanismes de défense *ou*

Incapacité de remplir les obligations inhérentes à son rôle

secondaires (peuvent être présentes)

Inquiétude chronique, anxiété

Difficulté à s'adapter aux facteurs de stress de la vie (signalée par la personne)

Dégradation de la vie sociale

Comportement destructeur envers soi ou les autres

Accidents fréquents

Maladies fréquentes

Manipulation verbale

Incapacité de répondre à ses besoins fondamentaux

Passivité

Changement dans les modes de communication habituels

Toxicomanie

FACTEURS FAVORISANTS

Facteurs physiopathologiques

Maladie chronique ou programme complexe de soins auto-administrés

Atteinte à l'intégrité physique
- Perte d'un membre ou d'un organe
- Défigurement consécutif à un traumatisme

Altération de l'affect
- Modification de l'équilibre biochimique
- Tumeur au cerveau
- Prise d'une drogue psychoactive
- Arriération mentale

Facteurs liés au traitement

Séparation d'avec la famille et le foyer (séjour au centre hospitalier, déménagement dans un centre d'accueil)

Défigurement causé par une intervention chirurgicale

Apparence modifiée par un traitement (médicaments, radiothérapie ou autre)

Facteurs liés au contexte (intrinsèques ou extrinsèques)

Augmentation de la consommation de nourriture en réaction au stress

Problèmes liés au milieu physique
- Guerre
- Catastrophe naturelle
- Déménagement
- Emploi saisonnier
- Pauvreté
- Obligation de vivre dans la rue (sans-abri)

Perturbation des liens affectifs
- Mort
- Séparation ou divorce
- Abandon
- Déménagement
- Incarcération
- Adoption par un foyer d'accueil
- Entrée en orphelinat
- Entrée en institution d'enseignement
- Entrée en institution

Surcharge sensorielle
- Travail en usine
- Vie urbaine : surpeuplement, bruit, suractivité

Insuffisance des ressources psychologiques
- Manque d'estime de soi
- Opinion extrêmement négative de soi
- Imitation de comportements délétères
- Impuissance
- Absence de motivation à agir

Conflit entre les valeurs culturelles et (préciser) :
- rapports sexuels avant le mariage
- avortement

Facteurs liés à la croissance et au développement

Enfant ou adolescent
- Absence de cohérence dans la discipline
- Peur de l'échec
- Traumatisme subi durant l'enfance
- Toxicomanie chez les parents
- Rejet par les parents
- Anxiété refoulée
- Anxiété panique
- Difficulté à maîtriser ses impulsions

Relations difficiles avec les autres
Rejet par les pairs

Adolescent
Insuffisance des ressources psychologiques limitant l'adaptation aux phénomènes et aux situations suivantes :
Changements physiques et émotifs
Indépendance vis-à-vis de la famille
Relations interpersonnelles
Éveil de la sexualité
Exigences scolaires
Choix de carrière

Jeune adulte
Insuffisance des ressources psychologiques limitant l'adaptation aux phénomènes et aux situations suivantes :
Choix de carrière
Exigences scolaires
Départ du foyer familial
Mariage
Paternité ou maternité

Adulte d'âge mûr
Insuffisance des ressources psychologiques limitant l'adaptation aux phénomènes et aux situations suivantes :
Apparition des signes physiques du vieillissement
Stress au travail
Difficultés dans l'exercice du rôle parental
Problèmes avec des membres de la famille
Exigences liées au statut social
Vieillissement des parents

Personne âgée
Insuffisance des ressources psychologiques limitant l'adaptation aux phénomènes et aux situations suivantes :
Changements physiques
Changements dans la situation pécuniaire
Changement de résidence
Retraite
Attitudes des autres envers les personnes âgées

Résultats escomptés et critères d'évaluation

La personne prendra la décision de modifier les éléments de son milieu immédiat à l'origine des difficultés d'adaptation et agira en conséquence.

Indicateurs

- La personne verbalise ses émotions.
- La personne définit ses stratégies d'adaptation habituelles et en décrit les conséquences.
- La personne reconnaît ses forces personnelles et accepte le soutien offert par l'infirmière.

Interventions

Évaluer les stratégies d'adaptation actuelles de la personne.

- Demander à la personne à quel moment les symptômes physiques et émotionnels sont apparus et s'ils sont reliés à un événement ou à un changement particulier.
- Évaluer dans quelle mesure la personne est capable de rapporter les faits.
- Écouter attentivement la personne et observer les expressions de son visage, ses gestes, la direction de son regard, la position de son corps, le ton et l'intensité de sa voix.
- Déterminer s'il existe un risque d'automutilation et intervenir en conséquence (voir le diagnostic *Risque d'autodestruction*).

Offrir son soutien à la personne.

- Rassurer la personne et convenir avec elle qu'il ne doit pas être facile de vivre sa situation.
- Quand elle a tendance à se dévaloriser, lui donner une appréciation positive tout en demeurant réaliste.

Le cas échéant, intervenir auprès de la personne en colère (Thomas, 1998).

- Maintenir un environnement où les stimuli sont atténués.

- Établir avec la personne pourquoi elle est en colère.
- Ne pas discuter avec la personne ou se mettre sur la défensive.
- Insister sur ce qui peut être mis en œuvre plutôt que sur ce qui n'a pas été fait.
- Offrir des possibilités qui donnent le sentiment d'avoir la situation en main.
- Reconnaître qu'il arrive à tout le monde d'être en colère, mais que certaines actions ne sont pas acceptables.
- S'il y a lieu, voir le diagnostic *Risque de violence*.

Inviter la personne à évaluer elle-même son comportement.

- « Cela vous a-t-il fait du bien ? »
- « Comment cela a-t-il aidé ? »
- « Que retenez-vous de cette expérience ? »

Aider la personne à résoudre ses problèmes de façon constructive.

- Quel est le problème ?
- Quelle est la cause (personne ou facteur) du problème ?
- Quelles sont les solutions possibles ? (En faire la liste.)
- Quels sont les avantages et les inconvénients de chaque solution ?

Discuter des choix qui s'offrent à la personne : parler du problème avec les intéressés ; essayer d'intervenir pour modifier le cours des choses ; ne rien faire et en accepter les conséquences.

Aider la personne à reconnaître les problèmes sur lesquels elle n'exerce aucun pouvoir direct et lui conseiller d'y réagir en pratiquant des activités visant à réduire le stress (par exemple, programme d'exercice physique, yoga).

Enseigner les techniques de relaxation ; souligner qu'il est nécessaire de se réserver de 15 à 20 minutes par jour pour les pratiquer.

Inciter la personne à augmenter graduellement son degré d'activité.

Chercher avec elle des exutoires qui lui permettront de se revaloriser et de se réaliser.

Donner à la personne l'occasion de s'entraîner aux méthodes de réduction du stress (jogging, yoga, etc.).

Établir un réseau de personnes qui comprennent la situation.

Si l'état dépressif est tel qu'une infirmière n'est pas habilitée à intervenir, adresser la personne à un spécialiste (conseiller matrimonial, infirmière en psychiatrie, psychologue, psychiatre).

Prévoir les problèmes qui peuvent survenir après la sortie du service hospitalier (McIntosh, 1994).

- Médicaments posologies, prix, abus, effets secondaires
- Augmentation de l'anxiété
- Troubles du sommeil
- Alimentation – approvisionnement, diminution de l'appétit
- Incapacité de structurer son emploi du temps
- Conflits avec la famille, les personnes affectivement importantes
- Suivi – oubli, éloignement, difficulté à trouver le temps

Interventions auprès des **enfants**

(JOHNSON ET SANDERS, 1995)

- S'assurer d'avoir l'attention de l'enfant avant de donner des instructions.
- Fixer des limites fermes que l'enfant peut respecter.
- Expliquer les règlements simplement ; ne pas sermonner.
- Maintenir une routine.
- Conseiller aux parents d'éviter de se disputer devant l'enfant.

- Maintenir un environnement calme et simple.
- Si l'enfant est hyperactif, prévoir des périodes d'activité qui sollicitent les gros muscles.
- Faire part de ses réactions immédiatement et de façon constante.
- Conseiller aux parents de consulter l'école au sujet de l'éducation de l'enfant.

STRATÉGIES D'ADAPTATION DÉFENSIVES

DÉFINITION

Stratégies d'adaptation défensives: Système d'autodéfense contre tout ce qui semble menacer une image positive de soi se traduisant par une surestimation systématique de soi.

CARACTÉRISTIQUES

(NORRIS ET KUNES-CONNELL, 1987)

essentielles (présentes dans 80 à 100 % des cas)

Déni de faiblesses ou de problèmes évidents

Rejet de la responsabilité sur autrui

Rationalisation des échecs

Hypersensibilité à la moindre critique

Mégalomanie

secondaires (présentes dans 50 à 79 % des cas)

Attitude de supériorité envers les autres

Difficulté à établir ou à maintenir des relations

Railleries envers les autres

Difficulté à confronter ses perceptions à la réalité

Manque de persévérance ou de collaboration face au traitement

FACTEURS FAVORISANTS

Voir les diagnostics *Diminution chronique de l'estime de soi*, *Sentiment d'impuissance* et *Interactions sociales perturbées*.

Résultats escomptés et critères d'évaluation

La personne signalera ou aura un comportement moins défensif.

Indicateurs

- La personne nomme les réactions défensives.
- La personne établit des objectifs réalistes, d'un commun accord avec le personnel soignant.
- La personne poursuit ces objectifs sans recourir à des stratégies d'adaptation défensives.

Interventions

Réduire ses exigences envers la personne lorsqu'il y a augmentation de son niveau de stress ou de sa tendance à recourir à des stratégies d'adaptation défensives.

Adopter une position thérapeutique qui réduira le besoin d'autodéfense et favorisera l'utilisation de stratégies efficaces.

- Parler d'un ton neutre, calme et respectueux. S'assurer que tout le personnel se comporte de façon semblable et qu'il entretient les mêmes attentes.
- Ramener l'attention sur des sujets simples, immédiats et orientés sur un but précis lorsque la personne recourt à des stratégies d'adaptation défensives.
- Inciter la personne à parler de ses buts et établir une entente avec elle concernant l'atteinte d'au moins un but.
- Éviter de se montrer d'accord avec la personne ou de l'encourager à poursuivre lorsqu'elle rejette la responsabilité sur autrui ou les circonstances.
- Ne pas se laisser entraîner dans une discussion.
- Ne pas s'inscrire en faux devant les fabulations, les manifestations d'irréalisme ou de mégalomanie. Essayer plutôt de ramener la conversation vers des sujets plus neutres ou plus concrets à propos desquels il y a déjà eu entente.

- Inciter la personne à faire le point sur ses progrès.
- Souligner à la personne les attitudes ou les gestes qui ont entravé l'atteinte des objectifs fixés.
- S'imaginer dans des situations difficiles et s'entraîner à y réagir de façon moins défensive.
- Évaluer avec les autres membres de l'équipe de soins les interactions, les progrès et les méthodes pour assurer la cohérence des interventions.

Établir avec le client une relation thérapeutique qui le dissuade de recourir à des stratégies d'adaptation défensives et qui permet de concentrer les interventions sur les facteurs favorisants sous-jacents (voir le diagnostic *Diminution chronique de l'estime de soi*).

- Valider ses perceptions quant à la méfiance manifestée par le client, surtout au début.
- Inciter le client à participer à des activités de loisirs à caractère non compétitif, qui ne sont pas orientées vers l'atteinte des buts fixés (par exemple, séances de relaxation, jeux, excursions).
- Encourager la libre expression sur des thèmes neutres, des souvenirs agréables, etc.
- Encourager d'autres moyens d'expression (par exemple, écriture ou peinture) si les échanges verbaux sont difficiles ou si la personne excelle dans ces domaines.
- Écouter « passivement » les paroles grandiloquentes ou négatives afin de réitérer votre « acceptation » de la personne.

DÉNI NON CONSTRUCTIF

DÉFINITION

Déni non constructif: Tentative consciente ou inconsciente d'une personne de désavouer la connaissance ou la signification d'un événement afin de réduire son anxiété ou sa peur, au détriment de sa santé.

Note de l'auteure :

Le *Déni non constructif* est différent du déni qui se manifeste en réaction à une maladie ou à une perte. Dans ce dernier cas, le déni est une étape du processus de deuil, un mécanisme bénéfique et nécessaire au maintien de l'équilibre psychologique. *Le Déni non constructif* (la négation de sa toxicomanie, par exemple) n'est pas bénéfique : il empêche la personne de participer aux mesures visant à améliorer sa santé ou à corriger la situation. Si on ne connaît pas la cause du *Déni non constructif,* on pourra formuler le diagnostic ainsi : *Déni non constructif relié à une étiologie inconnue*; par exemple, *Déni non constructif relié à une étiologie inconnue, se manifestant paru un refus réitéré d'admettre que la consommation de barbituriques est un problème.*

CARACTÉRISTIQUES

(LYNCH ET PHILLIPS, 1989)

essentielles (au moins une doit être présente)

Remise à plus tard de la demande de consultation ou refus de recevoir des soins au détriment de sa santé

Négation ou ignorance des symptômes ou du danger qui menacent sa santé

secondaires (peuvent être présentes)

Négation de la peur de la mort ou de l'invalidité

Minimisation des symptômes

Déplacement de l'origine des symptômes sur d'autres organes

Incapacité d'admettre que la maladie a des répercussions sur son mode de vie

Gestes ou commentaires de la personne pour chasser de son esprit les événements angoissants lorsqu'elle en parle

Déplacement de la peur des conséquences de la maladie

Affect inadéquat

FACTEURS FAVORISANTS

Facteur physiopathologique

Incapacité de tolérer la perspective des conséquences de toute maladie chronique ou en phase terminale

Facteur lié au traitement
Traitement prolongé sans résultats positifs

Facteurs psychologiques ou liés au contexte
Incapacité de tolérer la perspective des conséquences liées aux situations suivantes :
- Toxicomanie
- Alcoolisme
- Tabagisme
- Obésité
- Perte d'emploi
- Perte du conjoint ou d'une personne affectivement importante
- Difficultés pécuniaires
- Concept de soi négatif ou sentiments d'incompétence, de culpabilité, d'abandon, de désespoir, d'échec

Augmentation de l'anxiété ou du stress, besoin de fuir les problèmes personnels, la colère, la frustration

Sentiment d'être invincible

Laxisme en matière de consommation de drogue ou d'alcool

Facteur biologique ou héréditaire
Antécédents familiaux d'alcoolisme

Résultat escompté et critères d'évaluation

La personne utilisera des mécanismes d'adaptation efficaces.

Indicateurs
- La personne reconnaît la source de l'anxiété ou du stress.
- La personne utilise des stratégies d'adaptation fondées sur la résolution de problèmes.

Interventions

- Donner à la personne la possibilité de parler de ses craintes et de ses anxiétés.
- S'appuyer sur les comportements présents pour intervenir.

- Aider la personne à atténuer l'anxiété. (Voir d'autres interventions au diagnostic *Anxiété*.)
- Ne pas confronter la personne face à son déni.
- Examiner attentivement, avec la personne, la façon dont elle interprète la situation.
  - Lui signaler les mots qu'elle utilise pour minimiser le problème (« un peu », « seulement »).
  - Attirer l'attention sur un comportement récent aux effets nocifs et discuter des conséquences de ce comportement sur la santé.
- Mettre en relief les aptitudes de la personne et les stratégies d'adaptation efficaces qu'elle a utilisées dans le passé.
- Renforcer toute prise de conscience qui marque un progrès.
- Ne pas accepter les rationalisations ou les projections. Se montrer poli et bienveillant, mais ferme.
- En cas de toxicomanie (Heatter, 1995) :
  - Discuter de ses observations avec le client et sa famille.
  - Présenter des preuves des effets nocifs (sur les plans physique, social, pécuniaire, spirituel, familial).
- Établir des objectifs.
- Fournir de la documentation sur les moyens de s'aider soi-même.
- Obtenir de la personne qu'elle s'engage à tenir un journal de sa consommation quotidienne d'alcool ou de drogue.
- Lors de la visite suivante :
  - Lire et commenter le journal.
  - Évaluer le progrès accompli.
  - Diriger vers un service approprié ceux qui ont une dépendance et veulent continuer de s'abstenir.

Stratégies d'adaptation inefficaces d'une collectivité

DÉFINITION

Stratégies d'adaptation inefficaces d'une collectivité : Mode d'adaptation et de résolution de problèmes d'une collectivité ne répondant pas à ses exigences ni à ses besoins.

Note de l'auteure :

Ce diagnostic est utile aux infirmières qui interviennent auprès des agrégats. Ces derniers sont des groupes de personnes « qui ont en commun une ou plusieurs caractéristiques personnelles ou environnementales » (Williams, 1977). Il peut s'agir de la population d'une petite ville, des filles d'une école secondaire ou des hommes d'origine latino-américaine qui souffrent d'hypertension.

Il peut arriver que ce diagnostic soit plus souvent utilisé pour désigner un risque qu'un trouble réel. Par exemple, les infirmières pratiquant au sein d'agrégats dans des collectivités relèvent les facteurs de risque qui peuvent entraîner des *Stratégies d'adaptation inefficaces de la collectivité.* Elles s'emploient alors à aider la collectivité à prévenir l'éclosion du diagnostic.

CARACTÉRISTIQUES

essentielles (au moins une doit être présente)

Incapacité de la collectivité de satisfaire ses propres attentes

Conflits non résolus au sein de la collectivité

Difficulté à répondre aux exigences de changement (signalée par la collectivité)

Vulnérabilité signalée par la collectivité

secondaires (peuvent être présentes)

Colère
Indifférence
Impuissance
Accablement
Amertume
Apathie
Désespoir

FACTEURS FAVORISANTS

Facteurs liés au contexte (intrinsèques ou extrinsèques)

Ignorance des ressources disponibles

Communication inefficace

Manque de solidarité

Incapacité de résoudre les problèmes

Manque de ressources dans la collectivité

Insuffisance des services de police

Catastrophes
- Inondation
- Tremblement de terre
- Avalanche
- Ouragan
- Épidémie

Effets traumatisants d'un écrasement d'avion, d'un incendie majeur, d'une catastrophe industrielle ou d'un accident environnemental

Menaces pour la sécurité de la collectivité (par exemple, meurtre, viol, enlèvement, cambriolage)

Augmentation soudaine du chômage dans la collectivité

Facteur lié à la croissance et au développement

Manque de ressources pour les enfants, les adolescents, les parents qui travaillent ou les personnes âgées

Résultat escompté et critères d'évaluation

La collectivité réussira à résoudre ses problèmes.

Indicateurs
- On décrit le problème.
- On se procure les renseignements nécessaires pour s'adapter plus efficacement.
- On emploie les voies de communication qui permettent d'obtenir de l'aide.

Interventions

- Rechercher les facteurs étiologiques ou favorisants :
  - Ignorance des ressources disponibles
  - Incapacité de résoudre les problèmes

- Manque de contacts
- Facteurs de stress multiples et accablants
- Menaces pour la sécurité de la collectivité

• Donner aux membres de la collectivité des occasions de faire face à la situation et d'en discuter (par exemple, faire des réunions dans une école, une église, une synagogue, l'hôtel de ville). Communiquer sa compréhension de leur colère, de leur inaction ou de leur déni.

• Ne pas donner de faux espoirs. Insister sur leur capacité de s'adapter efficacement.

• Examiner les techniques susceptibles d'améliorer les stratégies d'adaptation. Inviter le groupe à faire des suggestions.

• Discuter des ressources auxquelles on peut avoir recours. Préparer le groupe à accepter de l'aide provenant d'ailleurs :
  - Abris, dons, nourriture, vêtements
  - Consultation psychologique
  - Transport
  - Soins

• Planifier l'accès aux membres isolés de la collectivité.

• Établir une façon de procéder pour obtenir de l'information et de l'aide (par exemple, auprès d'un service de santé local, d'un hôpital, d'une église, d'une synagogue, d'un centre communautaire).

• Diriger les personnes vers les services appropriés :
  - Consultations psychologiques
  - Assistance publique

Syndrome d'immobilité[10]

DÉFINITION

Syndrome d'immobilité : Détérioration ou risque de détérioration des fonctions organiques due à une inactivité musculo-squelettique prescrite ou inévitable.

Note de l'auteure :

Le diagnostic de *Syndrome d'immobilité* s'applique à une personne qui subit ou risque de subir les effets nocifs de l'immobilité. Nous préférons ne pas utiliser la formule « risque de syndrome d'immobilité » parce que les diagnostics de syndrome regroupent plusieurs diagnostics infirmiers, tant actuels que potentiels. Le diagnostic de *Syndrome d'immobilité* décrit la situation d'une personne vulnérable aux complications de l'immobilité et qui présente une altération de certains modes fonctionnels de santé. Dans la plupart des cas, il n'est pas nécessaire de mentionner les facteurs étiologiques et favorisants dans les diagnostics de syndromes (par exemple, *Syndrome d'immobilité relié à une lésion de la moelle épinière*). Mais si ces facteurs sont liés au contexte ou à la croissance et au développement, il peut être utile d'en préciser la nature.

Si la personne immobilisée manifeste les signes ou symptômes d'un diagnostic particulier (comme l'*Atteinte à l'intégrité de la peau*), il est préférable de formuler le diagnostic précis, tout en conservant le diagnostic de *Syndrome d'immobilité* pour prévenir l'apparition d'autres complications de l'immobilité.

CARACTÉRISTIQUES

Présence d'un groupe de diagnostics infirmiers (problèmes existants ou risques élevés) reliés à l'inactivité

- Risque d'atteinte à l'intégrité de la peau
- Risque de constipation
- Risque d'altération de la fonction respiratoire
- Risque d'irrigation tissulaire périphérique inefficace
- Risque d'infection
- Risque d'intolérance à l'activité
- Risque de mobilité physique réduite

10. Ce diagnostic remplace le diagnostic *Risque de syndrome d'immobilité* de l'ANADI.

Risque d'accident
Risque de trouble de la perception sensorielle
Sentiment d'impuissance
Image corporelle perturbée

FACTEURS FAVORISANTS (facultatifs)

Facteurs physiopathologiques

Troubles de la conscience

Inconscience

Atteinte neuromusculaire
- Sclérose en plaques
- Maladie de Parkinson
- Syndrome de Guillain et Barré
- Dystrophie musculaire
- Paralysie partielle ou totale
- Lésion de la moelle épinière

Atteinte musculosquelettique
- Fracture
- Affections rhumatismales

Maladie en phase terminale
- SIDA
- Maladie rénale
- Maladie cardiaque
- Cancer

Troubles psychiatriques ou mentaux
- Grave dépression
- Catatonie
- Phobies marquées

Facteurs liés au traitement

Chirurgie orthopédique

Traction, plâtre, attelles

Immobilité prescrite

Ventilation artificielle

Lignes de perfusion

Facteurs liés au contexte (intrinsèques ou extrinsèques)

État dépressif, fatigue, affaiblissement ou douleur

Facteurs liés à la croissance et au développement

Nouveau-né, nourrisson, enfant ou adolescent
- Syndrome de Down
- Ostéochondrite de la hanche
- Corset de Risser
- Polyarthrite chronique de l'enfant
- Dysplasie périostale
- Encéphalopathie infantile
- Spina bifida
- Autisme
- Handicap physique ou mental

Personne âgée
- Diminution de la dextérité motrice
- Faiblesse musculaire
- Démence présénile

Résultat escompté et critères d'évaluation

La personne ne souffrira pas des complications de l'immobilité.

Indicateurs

- La peau et les tissus sont intacts ; la fonction pulmonaire est optimale ; l'irrigation sanguine périphérique est optimale ; l'amplitude des mouvements est complète ; les intestins, la vessie et les reins fonctionnent normalement.
- La personne a des contacts avec les autres et des activités sociales.
- La personne explique le but du traitement.
- La personne prend des décisions en matière de soins, quand elle le peut.
- La personne exprime ce qu'elle ressent concernant l'immobilité.

Interventions

- Aider la personne à se tourner souvent (toutes les heures si possible).
- Lui recommander de faire des exercices de respiration profonde et de toux contrôlée 5 fois par heure.

- Ausculter les plages pulmonaires toutes les 8 heures.
- Maintenir une élimination intestinale normale. Voir les interventions relatives à cet objectif au diagnostic *Constipation*.
- Prévenir la formation d'escarres de décubitus (Maklebust et Sieggreen, 1996).
  - Faire les changements de position dans l'ordre qui soulage le plus souvent la zone vulnérable.
  - Tourner la personne, ou lui demander de se tourner ou de déplacer son poids, toutes les 30 minutes à 2 heures.
  - Maintenir le lit dans la position la plus horizontale possible afin de réduire les forces de cisaillement. Ne pas laisser la personne plus de 30 minutes à la fois dans la position de Fowler.
  - Employer des coussinets en caoutchouc mousse ou des oreillers pour soutenir le corps de part et d'autre de la zone ulcérée ou vulnérable, de façon à ce que celle-ci ne touche pas la surface du lit.
  - Demander l'aide de plusieurs soignants pour déplacer la personne dans le lit ou le fauteuil.
- À chaque changement de position, vérifier s'il y a des rougeurs ou des zones blanchies, et palper les tissus pour en évaluer la chaleur et l'élasticité.
- Ne pas masser les zones rougies.
- Voir le diagnostic *Atteinte à l'intégrité de la peau* pour d'autres interventions.
- Élever les jambes au-dessus du niveau du cœur (cette mesure peut être contre-indiquée en présence d'une grave maladie cardiaque ou respiratoire).
- Effectuer les exercices d'amplitude des mouvements (déterminer la fréquence selon l'état de la personne).
- Installer la personne en respectant l'alignement corporel pour prévenir les complications.
- À moins de contre-indications, assurer un apport liquidien quotidien de 2000 mL ou plus ; voir le diagnostic *Déficit de volume liquidien* pour plus d'interventions.

- Veiller dans la mesure du possible à ce que la personne fasse porter son poids sur ses jambes en lui procurant, par exemple, une table basculante.
- Encourager la personne à parler de ses sentiments et de ses craintes concernant la restriction de ses mouvements.
- Inciter la personne à porter des vêtements de ville au lieu de rester en pyjama.
- Faire participer la personne à la planification des activités quotidiennes.
- Faire preuve d'imagination pour varier son cadre de vie et la routine quotidienne.
- Donner à la personne la possibilité de prendre des décisions.

Interventions auprès des **enfants**

- Fournir à l'enfant des jeux appropriés à son état.
- Encourager l'enfant à parler de ses sentiments concernant l'immobilisation.
- Inviter l'enfant à tenir un journal de ses expériences.
- Si possible, donner à l'enfant l'occasion de prendre ses repas avec d'autres (par exemple, un membre du personnel, d'autres enfants).

Syndrome d'inadaptation à un changement de milieu

RISQUE DE SYNDROME D'INADAPTATION À UN CHANGEMENT DE MILIEU

DÉFINITION

Syndrome d'inadaptation à un changement de milieu: Perturbations physiologiques ou psychosociales résultant d'un changement de milieu.

Note de l'auteure :

Le changement de milieu est toujours traumatisant. Il peut s'agir du transfert d'une unité de soins à une autre ou d'un établissement de soins à un autre, ou du déménagement dans un centre de soins de longue durée ou dans une nouvelle maison. Le changement de milieu est difficile à tout âge. Le diagnostic d'*Inadaptation à un changement de milieu (syndrome)* s'applique à toute personne qui a de la difficulté à fonctionner à cause des problèmes physiques ou psychologiques suscités par le changement de milieu.

La meilleure façon de traiter le problème consiste à formuler le diagnostic ainsi : *Risque d'inadaptation à un changement de milieu* et à prendre les mesures de prévention nécessaires.

L'ANADI a accepté ce diagnostic en tant que syndrome. Cependant, l'inadaptation à un changement de milieu ne répond pas à la définition du syndrome, qui correspond à un ensemble de diagnostics infirmiers (problèmes actuels, risques élevés). Or, les caractéristiques de l'inadaptation au changement de milieu sont des manifestations objectives et subjectives de l'inadaptation, et non d'autres problèmes de soins infirmiers. Pour cette raison, l'auteure recommande de ne pas employer le mot « syndrome » dans la formulation de cette catégorie diagnostique.

L'inadaptation à un changement de milieu est aussi appelée stress d'entrée, crise de changement de milieu, choc du changement de milieu, traumatisme du changement de milieu, stress de mutation ou traumatisme de mutation.

CARACTÉRISTIQUES

(HARKULICH ET BRUGLER, 1988)

essentielles (présentes dans 80 à 100 % des cas)

Réaction au changement de milieu
- Sentiment de solitude
- Appréhension
- Dépression
- Anxiété
- Augmentation de la confusion (personnes âgées)

secondaires (présentes dans 50 à 79 % des cas)

Changement dans les habitudes alimentaires
Changement dans les habitudes de sommeil
Dépendance
Insécurité
Méfiance

Troubles digestifs
Verbalisation accrue des besoins
Besoin excessif d'être rassuré
Agitation
Tristesse
Préférence pour la précédente équipe de soins
Verbalisation de sentiments d'inquiétude ou d'insatisfaction au sujet du transfert
Verbalisation de sentiments d'insécurité face à la nouvelle situation
Vigilance
Changement pondéral
Repli sur soi

FACTEURS FAVORISANTS

Facteurs physiopathologiques

Diminution de la capacité de s'adapter aux changements
- Altération de la santé physique
  - Troubles physiques
- Problèmes psychosociaux
  - Augmentation du stress avant le changement de milieu
  - Dépression
  - Baisse de l'estime de soi

Facteurs liés au contexte (intrinsèques ou extrinsèques)

Différence notable ou sensible entre le nouveau milieu et l'ancien
- Degré moindre d'autonomie alloué dans les soins personnels
- Personnel soignant moins nombreux ou différent
- Utilisation accrue ou réduite des appareils de monitorage
- Différences matérielles entre le nouveau milieu et l'ancien
- Niveau de bruit ou d'activités plus élevé dans le nouveau milieu

Manque de continuité dans les soins d'un milieu à l'autre
Manque d'intimité

Mauvaises expériences lors de changements de milieu antérieurs
Déménagements imposés
Déménagements fréquents et rapprochés
Transferts effectués le soir ou la nuit

Perte d'un être cher antérieurement ou simultanément au changement de milieu
Séparations antérieures pénibles (tant chez l'adulte que chez l'enfant)
Rupture de liens sociaux ou familiaux
Abandon
Rejet (réel ou perçu) des personnes qui s'en occupent ou des responsables des soins
Anticipation d'un séjour prolongé ou permanent dans le nouveau milieu
Risque de problèmes d'argent
Changement dans les relations avec les membres de la famille

Manque ou absence de préparation au changement de milieu
Caractère imprévisible du nouveau milieu
Laps de temps insuffisant ou inexistant entre l'annonce du changement de milieu et sa réalisation
Attentes irréalistes de la personne ou des membres de sa famille quant au rôle de l'établissement ou du personnel
Impossibilité pour la personne de participer aux décisions menant au changement de milieu

Facteurs liés à la croissance et au développement

Enfant d'âge scolaire et adolescent
Pertes associées au changement de milieu
Peur d'être rejeté
Perte des pairs
Problèmes scolaires

Insécurité, chez l'adolescent, liée à l'adaptation à un nouveau groupe de pairs et à une nouvelle école

Résultats escomptés et critères d'évaluation

La personne dira qu'elle accepte son nouveau milieu et expliquera pourquoi elle doit quitter l'ancien.

La personne s'adaptera au nouveau milieu sans conséquences fâcheuses sur le plan physiologique ou psychologique.

La personne formera de nouveaux liens dans le milieu d'adoption.

La personne participera à différentes activités dans son nouveau milieu.

Indicateurs

- La personne participe aux décisions relatives à son nouveau milieu.
- La personne parle de ses inquiétudes par rapport au déménagement.
- La personne exprime des attentes réalistes quant au nouveau milieu.

Interventions

- Atténuer ou éliminer les différences importantes entre l'ancien milieu et le nouveau, et favoriser la continuité des soins dans le nouveau milieu.
  - Au début, maintenir le même niveau d'activité et le même régime alimentaire que dans l'ancien milieu.
  - Transférer la personne dans un endroit le plus proche possible de son ancien milieu.
  - Avant le transfert, sevrer graduellement la personne des appareils de monitorage.
  - Déménager tous les objets de la personne en même temps qu'elle (aides à la motricité, lunettes, appareil auditif, prothèses, orthèses et autres biens personnels).
  - Effectuer le transfert pendant la journée.
- Permettre à la personne de prendre certaines décisions relativement au déménagement.
- Consulter le plus possible la personne pour l'aménagement de son nouveau milieu de soins (par exemple,

la laisser choisir la décoration ou décider de l'emplacement des meubles).

- Inciter les membres de la famille à échanger leurs sentiments à l'égard du changement de milieu.
- Proposer à la personne de l'aider à garder le contact avec les personnes affectivement importantes dans sa vie (à leur téléphoner, à leur écrire, à rendre visite à la personne avec qui elle partageait sa chambre, etc.).
- Après le transfert, inviter l'infirmière de l'ancienne unité à participer au suivi par une visite à la personne.
- Si la personne est très anxieuse, essayer de retarder le transfert jusqu'à ce que son anxiété diminue.
- Dépister les personnes qui courent un risque élevé de présenter certaines réactions physiologiques :
  - Déficits musculosquelettiques ou neurologiques
  - Âge avancé
  - Infections
  - Confusion
  - Déficits cardiovasculaires
- Évaluer les signes vitaux et l'état de conscience de la personne avant de procéder au changement de milieu.

Interventions auprès des **enfants**

- Enseigner aux parents des moyens de rendre la transition plus facile pour leur enfant.
  - Conserver une attitude positive avant, pendant et après le changement de milieu, en prévoyant que l'enfant ne sera pas nécessairement optimiste.
  - Examiner avec l'enfant par quels moyens il peut continuer à communiquer avec les amis et les familles du milieu précédent.
  - Maintenir les routines dans le nouveau milieu.
  - Convenir avec l'adolescent qu'il n'est pas facile de se séparer de ses pairs.
  - Inscrire l'enfant dans les mouvements ou les associations dont il était membre auparavant (par exemple, guides, sports).
  - Prévoir une visite à l'école pendant un cours et à l'heure du repas pour apaiser la peur de l'inconnu.

– Demander à un membre du personnel de la nouvelle école de présenter l'enfant à un élève qui vient aussi d'arriver.

Interventions auprès des **personnes âgées**

- Aider la personne à bien s'intégrer si elle a été admise dans un centre de soins de longue durée.
  - Lui laisser faire le plus de choix possibles.
  - Lui conseiller d'apporter de chez elle des objets personnels ou de se les faire apporter.
  - L'inciter à aller vers les autres.
  - L'aider à garder le contact avec sa famille et ses amis.

RISQUE DE SYNDROME D'INADAPTATION À UN CHANGEMENT DE MILIEU

DÉFINITION

Risque de syndrome d'inadaptation à un changement de milieu: Risque de perturbations physiologiques ou psychosociales résultant d'un changement de milieu.

FACTEURS DE RISQUE

Voir la rubrique Facteurs favorisants du diagnostic *Syndrome d'inadaptation à un changement de milieu.*

Résultat escompté et critères d'évaluation

Le client et sa famille continueront à indiquer qu'ils s'adaptent au nouveau milieu.

Indicateurs

- La personne vante les mérites du nouveau milieu.
- La personne prend des décisions concernant son nouveau milieu.

Interventions

Voir le diagnostic *Syndrome d'inadaptation à un changement de milieu.*

Syndrome d'interprétation erronée de l'environnement

DÉFINITION

Syndrome d'interprétation erronée de l'environnement : Désorientation face aux personnes, aux lieux, au temps et aux circonstances depuis plus de 3 à 6 mois, nécessitant l'application de mesures de protection.

Note de l'auteure :

Le *Syndrome d'interprétation erronée de l'environnement* s'applique aux personnes pour lesquelles certaines mesures de protection s'imposent en raison de leur manque habituel d'orientation quant aux personnes, aux lieux, au temps ou aux circonstances. On en trouvera la description aux diagnostics *Confusion chronique* et *Risque d'accident.* Les interventions ont pour objectif d'assurer le maximum d'indépendance et de prévenir les blessures. Jusqu'à ce que la recherche clinique permette de distinguer ce diagnostic des deux que nous avons mentionnés, employer l'un ou l'autre de ces derniers, selon les données présentées.

CARACTÉRISTIQUES

essentielles (au moins une doit être présente)

Désorientation habituelle, que le milieu soit familier ou nouveau

État de confusion chronique

secondaires (peuvent être présentes)

Perte de travail ou de la capacité d'exercer son rôle social en raison d'une mémoire défaillante

Incapacité de suivre des indications ou des instructions simples

Incapacité de raisonner

Incapacité de se concentrer

Lenteur à répondre aux questions

FACTEURS FAVORISANTS

Démence (maladie d'Alzheimer, démence vasculaire, maladie de Pick, démence liée au SIDA)

Maladie de Parkinson
Chorée de Huntington
Dépression
Alcoolisme

Syndrome du déficit de soins personnels[*][11]

DÉFICIT DE SOINS PERSONNELS : S'ALIMENTER

DÉFICIT DE SOINS PERSONNELS : SE LAVER ET EFFECTUER SES SOINS D'HYGIÈNE

DÉFICIT DE SOINS PERSONNELS : SE VÊTIR ET SOIGNER SON APPARENCE

DÉFICIT DE SOINS PERSONNELS : UTILISER LES TOILETTES

DÉFICIT DE SOINS PERSONNELS : EFFECTUER LES ACTIVITÉS INDISPENSABLES AU MAINTIEN À DOMICILE

DÉFINITION

Syndrome du déficit de soins personnels : Situation où une personne a de la difficulté à accomplir certaines activités dans les cinq catégories de soins personnels, en raison d'un déficit moteur ou cognitif.

Note de l'auteure :

Pour se prendre en charge, il faut être en mesure de satisfaire ses besoins quotidiens, c'est-à-dire de s'occuper tous les jours de ses soins personnels. Ces soins s'apprennent avec le temps

* Ce diagnostic ne figure pas actuellement dans la liste de l'ANADI, mais l'auteure l'a ajouté par souci de clarté et pour des raisons pratiques.

11. L. M. Hoskins, « Self-care deficit » dans G. MacFarland et E. McFarlane. 1989. *Nursing diagnosis and interventions,* St. Louis, C. V. Mosby.

et deviennent des habitudes de vie. La capacité de s'occuper de ses soins personnels n'implique pas seulement qu'il faut être capable de faire les gestes nécessaires (appliquer des mesures d'hygiène, se laver, se vêtir, utiliser les toilettes, s'alimenter), mais qu'il faut être capable de faire ces gestes correctement, dans des conditions appropriées, au moment opportun, aussi souvent que cela est nécessaire et de façon autonome. Le *Syndrome du déficit de soins personnels* ne figure pas parmi les diagnostics infirmiers de l'ANADI, mais nous l'avons inclus ici pour décrire la réaction de la personne qui éprouve des difficultés dans toutes les catégories de soins personnels. L'infirmière qui formule ce diagnostic doit évaluer le niveau de fonctionnement de la personne dans chaque catégorie et déterminer dans quelle mesure elle est capable de collaborer aux soins. Les interventions viseront à maintenir son niveau de fonctionnement actuel ou à accroître sa participation et son autonomie. La notion de syndrome permet non seulement de regrouper les interventions au besoin, mais aussi de décrire les interventions spécialisées qu'exige une incapacité particulière.

L'expression *Déficit de soins personnels* peut toutefois poser problème, car elle crée une image de dépendance qui ne fait pas ressortir la capacité de collaborer de la personne ni les possibilités qu'ouvre la réadaptation. Il est important que l'infirmière évalue le niveau de fonctionnement de la personne afin d'exploiter ses capacités résiduelles et qu'elle réévalue continuellement la personne pour tenir compte de ses progrès ou de toute aggravation du problème.

CARACTÉRISTIQUES[12]

essentielles (au moins une difficulté doit être présente dans chaque catégorie)

Déficit de soins personnels : s'alimenter

Incapacité de couper les aliments ou d'ouvrir les contenants

Incapacité de porter les aliments à sa bouche

12. On évaluera le niveau de fonctionnement de la personne dans les diverses catégories de soins personnels à l'aide de l'échelle suivante.

0 = Est complètement autonome
1 = A besoin d'une aide technique
2 = A besoin d'un minimum d'assistance
3 = A besoin d'assistance ou de surveillance
4 = A besoin d'une surveillance constante
5 = Ne peut effectuer seul aucun soin ou est incapable de collaborer

Déficit de soins personnels : se laver et effectuer ses soins d'hygiène (y compris se laver tout le corps, se peigner, se brosser les dents, prendre soin de sa peau et de ses ongles et se maquiller)

Incapacité ou refus de se laver, complètement ou en partie

Impossibilité de se procurer de l'eau courante

Incapacité de régler la température ou le débit de l'eau

Incapacité de reconnaître le besoin de mesures d'hygiène

Déficit de soins personnels : se vêtir et soigner son apparence (incapacité d'endosser un vêtement de ville ou des vêtements spéciaux [la capacité de revêtir une chemise de nuit ou une robe de chambre n'est pas incluse])

Difficulté à s'habiller ou à se déshabiller

Incapacité d'attacher ses vêtements

Incapacité de s'occuper de son apparence de façon satisfaisante

Incapacité de se procurer ou de remplacer un article vestimentaire

Déficit de soins personnels : utiliser les toilettes

Incapacité ou refus de se rendre aux toilettes ou sur la chaise d'aisances

Incapacité ou refus de procéder aux mesures d'hygiène nécessaires après être allé aux toilettes

Incapacité de s'asseoir sur le siège des toilettes ou sur la chaise d'aisances ou de s'en relever

Incapacité de baisser et de relever ses vêtements pour aller aux toilettes

Incapacité de tirer la chasse d'eau ou de vider le bassin de la chaise d'aisances

Déficit de soins personnels : effectuer les activités indispensables au maintien à domicile

Utiliser le téléphone

Utiliser le transport en commun

Faire le lavage et le repassage

Préparer les repas
Faire les courses
Gérer son argent
Prendre ses médicaments

FACTEURS FAVORISANTS

Facteurs physiopathologiques

Manque de coordination consécutif à (préciser)
Spasticité ou flaccidité consécutive à (préciser)
Faiblesse musculaire consécutive à (préciser)
Paralysie partielle ou totale consécutive à (préciser)
Atrophie consécutive à (préciser)
Contractures musculaires consécutives à (préciser)
État comateux
Trouble visuel consécutif à (préciser)
Amputation ou trouble fonctionnel d'un membre
Régression à un stade de développement antérieur
Comportements ritualisés à l'extrême
Déficits somatoformes (préciser)

Facteurs liés au traitement

Port d'un dispositif ou d'un appareil (préciser), par exemple, plâtre, attelle, orthèse, tubulure intraveineuse
Fatigue et douleur postopératoire

Facteurs liés au contexte (intrinsèques ou extrinsèques)

Déficit cognitif
Douleur
Manque de motivation
Fatigue
Confusion
Anxiété grave

Facteurs liés à la croissance et au développement

Personne âgée
Déficit visuel et moteur, faiblesse musculaire

Évaluation

Données subjectives et objectives

Incapacité partielle ou totale, observée ou signalée par la personne, d'accomplir toutes les tâches indispensables dans chacune des cinq catégories de soins personnels

Résultats escomptés et critères d'évaluation

La personne effectuera ou dira comment effectuer les activités suivantes : s'alimenter, s'habiller, utiliser les toilettes, se laver.

Indicateurs

- La personne dit comment elle préfère effectuer ses soins personnels (heure, produits à utiliser, lieu).
- La personne est propre après qu'on l'a aidée à s'occuper de ses soins.

Interventions

- Rechercher les facteurs étiologiques ou favorisants :
  - Déficience visuelle
  - Déficit cognitif
  - Manque de motivation
  - Perte de mobilité
  - Manque de connaissances
  - Réseau de soutien inadéquat
  - Régression
  - Comportements ritualisés à l'extrême
- Amener la personne à être le plus autonome possible.
- Rehausser l'estime de soi de la personne et favoriser son libre arbitre.
- Lui offrir plusieurs choix et s'enquérir de ses préférences pendant que se font les soins personnels.
- Évaluer le degré d'autonomie de la personne dans chaque catégorie de soins personnels.
- Encourager la personne à exprimer ses sentiments à propos des déficits de soins personnels.

- Dans les cas de déficits de soins personnels associés à des troubles mentaux :
  - Encourager l'indépendance et la participation. Féliciter la personne lorsqu'elle participe.
  - Aider la personne dans ses soins personnels. Éviter de porter des jugements.
  - Éviter d'accroître la dépendance de la personne en faisant pour elle des tâches qu'elle s'est montrée capable d'accomplir.
  - Inviter la personne à explorer ses sentiments à propos de son handicap et de l'aide dont elle a besoin. En procédant avec délicatesse, parler du handicap et du sens qu'on peut lui donner.
- Voir, selon le cas, les rubriques Interventions des diagnostics *Déficit de soins personnels : s'alimenter, se laver et effectuer ses soins d'hygiène, se vêtir et soigner son apparence, utiliser les toilettes, effectuer les activités indispensables au maintien à domicile.*

DÉFICIT DE SOINS PERSONNELS : S'ALIMENTER

DÉFINITION

Déficit de soins personnels : s'alimenter : Incapacité (partielle ou totale) d'accomplir les activités liées à l'alimentation.

CARACTÉRISTIQUES

Incapacité de couper les aliments ou d'ouvrir les contenants

Incapacité de porter les aliments à la bouche

FACTEURS FAVORISANTS

Voir le diagnostic *Syndrome du déficit de soins personnels.*

Résultats escomptés et critères d'évaluation

La personne aura moins de difficulté à s'alimenter ou signalera qu'elle est incapable de le faire.

Indicateurs

- La personne est capable d'utiliser les aides adaptées nécessaires.
- La personne exprime le désir de manger et manifeste plus d'intérêt pour la nourriture.
- La personne décrit le but et les modalités du traitement.
- La personne décrit les causes de sa difficulté à s'alimenter.

Interventions

- S'enquérir des préférences et des répugnances alimentaires de la personne auprès d'elle ou des membres de sa famille.
- Veiller à ce que la personne mange toujours au même endroit : ce doit être une pièce agréable et suffisamment calme pour lui permettre de se concentrer sur ce qu'elle fait.
- Veiller à ce que les plats soient servis à la bonne température.
- Soulager la douleur, car celle-ci peut couper l'appétit ou rendre la personne incapable de s'alimenter.
- Appliquer des mesures d'hygiène buccodentaire avant et après les repas.
- Inciter la personne à porter ses prothèses dentaires et ses lunettes.
- Aider la personne à adopter la position la plus physiologique possible pour manger, compte tenu de son handicap physique (l'idéal étant qu'elle soit assise à table).
- Veiller à ce que la personne ait de la compagnie pendant les repas.

- Dans les cas de déficits sensoriels ou d'altération de la perception :
  - Présenter à la personne des plats de différentes couleurs pour l'aider à les distinguer (assiettes blanches sur un plateau rouge, par exemple).
  - S'enquérir de ses habitudes alimentaires et lui demander dans quel ordre elle souhaite avoir ses plats (ou les disposer en cercle dans le sens des aiguilles d'une montre) ; inscrire au plan de soins l'ordre à suivre (par exemple : viande à 6:00, pommes de terre à 9:00, légumes à 12:00).
  - Lui conseiller de prendre des aliments qui se mangent avec les doigts pour qu'elle puisse manger le plus possible sans aide.
- Pour favoriser au maximum l'autonomie de la personne, lui procurer les aides adaptées nécessaires :
  - Plateau à rebords pour ne pas qu'elle pousse sa nourriture hors du plateau
  - Ventouses sous les assiettes ou les bols pour les stabiliser
  - Couverts à poignées coussinées, plus faciles à tenir
  - Pinces pour tenir les couverts, attachés à l'attelle qui soutient la main ou le poignet
  - Tasse adaptée
  - Couteau à lame recourbée pour couper les aliments
- Au besoin, l'aider à s'installer pour manger : ouvrir les contenants, déplier la serviette de table, ouvrir les pots à condiments, couper la viande, beurrer le pain.
- Dans les cas de déficits cognitifs :
  - Faire manger la personne dans un endroit calme et isolé jusqu'à ce qu'elle soit capable de manger proprement et d'être attentive à ce qu'elle fait.
  - Montrer à la personne à repérer le matériel nécessaire aux repas et à en faire bon usage.
  - L'installer dans une position aussi proche que possible de la position physiologique pour manger, dans la mesure de ses capacités physiques.
  - L'inciter à faire attention à ce qu'elle fait et rester à l'affût des signes de fatigue, de frustration ou d'agitation.

- Si la personne a peur d'être empoisonnée :
  - Lui permettre d'ouvrir les boîtes de conserve.
  - Manger un biscuit devant elle.
  - Manger en groupe et servir à partir de plats communs.
- S'assurer que la personne et sa famille comprennent bien la raison d'être des interventions.

DÉFICIT DE SOINS PERSONNELS : SE LAVER ET EFFECTUER SES SOINS D'HYGIÈNE

DÉFINITION

Déficit de soins personnels : se laver et effectuer ses soins d'hygiène : Difficulté à se laver et à effectuer ses soins d'hygiène sans aide.

CARACTÉRISTIQUES

Incapacité de se laver sans aide (y compris laver tout son corps, se peigner, se brosser les dents, prendre soin de sa peau et de ses ongles et se maquiller)

Incapacité ou refus de se laver, complètement ou en partie
Impossibilité de se procurer de l'eau courante
Incapacité de régler la température ou le débit de l'eau
Incapacité de reconnaître le besoin de mesures d'hygiène

FACTEURS FAVORISANTS

Voir le diagnostic *Syndrome du déficit de soins personnels*.

Résultats escomptés et critères d'évaluation

La personne atteindra le niveau de fonctionnement optimal prévu ou se dira satisfaite de ses progrès malgré ses limites.

Indicateurs
- La personne signale qu'elle se sent bien et propre après avoir effectué ses soins d'hygiène.
- La personne montre qu'elle est capable d'utiliser des aides adaptées.
- La personne explique pourquoi elle est incapable de se laver ou éprouve de la difficulté à le faire.

Interventions

Inciter la personne à porter les verres correcteurs ou l'appareil auditif qu'on lui a prescrits.

Maintenir la température de la salle de bains assez élevée ; lui demander à quelle température elle désire l'eau.

Veiller à ce qu'elle soit soustraite aux regards pendant qu'elle se lave.

Placer tous les articles de toilette à portée de la main.

Appliquer des mesures de sécurité dans la salle de bains (tapis antidérapants, barres d'appui).

Lorsque la personne en est capable, l'inciter à se laver sous la douche ou dans la baignoire. (Le choix de la douche ou de la baignoire dépend des habitudes à la maison.) Il est important qu'elle s'exerce à se laver pendant son séjour au centre hospitalier, de manière à se sentir à l'aise de retour chez elle.

Lui fournir les aides adaptées nécessaires.
- Chaise ou banc placé dans la baignoire ou la douche
- Éponge munie d'un long manche pour laver le dos et les jambes
- Barres d'appui sur les murs de la salle de bains, aux endroits où la personne a besoin d'aide pour se déplacer
- Planche à surface lisse pour s'installer sur la chaise ou le banc de la baignoire

- Tapis antidérapant sur le plancher de la salle de bains et bandes antidérapantes dans le fond de la baignoire ou de la douche
- Gant de toilette muni d'une pochette pour le savon
- Brosse à dents adaptée
- Support à rasoir
- Douchette

Si la personne souffre d'une déficience visuelle:

- Placer les articles de toilette à portée de la main.
- Si elle se lave seule, placer la sonnette d'appel à sa portée.
- Veiller à ce que sa dignité et son intimité soient respectées de la même manière que pour les voyants.
- S'annoncer à haute voix avant d'entrer dans la salle de bains et prévenir avant d'en sortir.
- Vérifier dans quelle mesure la personne est capable de trouver tous les articles de toilette.
- Vérifier dans quelle mesure elle est capable de prendre soin de sa peau et de ses ongles, de se brosser les dents, de se peigner et de se raser.
- Réserver un endroit pour les vêtements propres, qui soit facile d'accès.

Si la personne a perdu l'usage d'un membre:

- Recommander à la personne de se laver plutôt à l'heure du lever ou du coucher afin de ne pas avoir à s'habiller et à se déshabiller plusieurs fois dans la journée.
- Lui conseiller d'utiliser un miroir quand elle se lave, de façon à ce qu'elle puisse inspecter la peau des régions paralysées.
- Recommander à la personne amputée d'inspecter le pied qui lui reste et son moignon pour s'assurer que la peau est intacte.
- Assister la personne sans toutefois faire les choses à sa place, c'est-à-dire pas plus qu'il ne le faut pour l'aider à réapprendre à utiliser son membre ou les aides adaptées nécessaires.

Si la personne a un déficit cognitif:

- Pour réduire la confusion, donner toujours le bain à la même heure et établir un programme de soins bien structuré.
- Donner des directives simples et réduire les stimuli susceptibles de distraire la personne ; lui expliquer à quoi servent les différents articles de toilette.
- Ne pas insister pour que la personne se lave au complet seule si elle éprouve de la difficulté à le faire. L'inciter plutôt à laver les parties qu'elle est capable d'atteindre et la féliciter quand elle fait des progrès.
- Superviser le bain jusqu'à ce que la personne puisse se laver sans aide en toute sécurité.
- Inciter la personne à se concentrer sur sa tâche, mais rester à l'affût des signes de fatigue, car celle-ci peut augmenter la confusion.

S'assurer qu'elle dispose d'une salle de bains appropriée chez elle et déterminer s'il faut procéder à des aménagements pour répondre à ses besoins; l'adresser au service d'ergothérapie ou aux services sociaux, qui pourront l'aider à se procurer le matériel nécessaire.

DÉFICIT DE SOINS PERSONNELS : SE VÊTIR ET SOIGNER SON APPARENCE

DÉFINITION

Déficit de soins personnels: se vêtir et soigner son apparence: Difficulté à se vêtir et à soigner son apparence.

CARACTÉRISTIQUES

Incapacité (totale ou partielle) d'endosser un vêtement de ville ou des vêtements spéciaux (la capacité de revêtir une chemise de nuit ou une robe de chambre n'étant pas incluse)

Difficulté à s'habiller ou à se déshabiller

Incapacité d'attacher ses vêtements

Difficulté à soigner suffisamment son apparence
Incapacité de se procurer ou de remplacer un article vestimentaire

FACTEURS FAVORISANTS

Voir le diagnostic *Syndrome du déficit de soins personnels.*

Résultats escomptés et critères d'évaluation

La personne aura moins de difficulté à se vêtir ou avertira un membre du personnel lorsqu'elle aura besoin d'aide pour cette tâche.

Indicateurs

- La personne se montre capable d'apprendre à utiliser les aides adaptées pour être aussi autonome que possible.
- La personne se montre de plus en plus désireuse de porter des vêtements de ville.
- La personne décrit la cause de son problème.
- La personne relate la raison d'être du traitement et les méthodes utilisées.

Interventions

- Inciter la personne à porter les verres correcteurs ou l'appareil auditif qu'on lui a prescrits.
- Favoriser son autonomie en la faisant souvent s'exercer à s'habiller sans aide.
- Lui conseiller de choisir des vêtements amples ayant des manches et des jambes larges et s'attachant sur le devant.
- Lui laisser tout le temps dont elle a besoin pour s'habiller et de déshabiller, car cela peut être fatigant, douloureux ou difficile pour elle.
- Inscrire au plan de soins chaque activité qu'elle doit apprendre à réaliser ; diviser l'activité en étapes, lui montrer comment accomplir une étape et s'assurer qu'elle la maîtrise bien en lui faisant faire une

démonstration pratique avant de passer à l'étape suivante.

- Disposer les vêtements selon l'ordre dans lequel la personne les mettra.
- Lui procurer les aides dont elle a besoin pour s'habiller (par exemple, manche enfile-vêtement, pince télescopique, fermeture éclair munie d'une tirette en forme d'anneau, tire-bouton, chausse-pied à long manche, chaussures munies de lacets élastiques ou d'attaches velcro). **Remarque :** Tous les vêtements qui s'attachent peuvent être adaptés par l'ajout de bandes velcro.
- L'inciter à porter des vêtements de ville plutôt qu'une chemise de nuit.
- Veiller à ce que la personne puisse s'habiller ou se déshabiller à l'abri des regards.
- Si la personne souffre d'une déficience visuelle :
  - Laisser la personne décider de l'endroit qui lui convient le mieux pour s'habiller et aménager la pièce de façon à lui faciliter la tâche (désencombrer la pièce, par exemple).
  - S'annoncer à voix haute avant d'entrer dans la pièce où elle se change et la prévenir avant d'en sortir.
- Si la personne a un déficit cognitif :
  - Procéder toujours de la même façon pour l'habillage ; un programme de soins bien structuré réduira la confusion.
  - Donner des directives simples et ne pas hésiter à les répéter souvent ; réduire les stimuli susceptibles de distraire la personne.
  - Présenter à la personne un vêtement à la fois.
  - S'assurer que la personne se concentre sur ce qu'elle fait ; rester à l'affût des signes de fatigue car celle-ci peut exacerber la confusion.
- Vérifier dans quelle mesure la personne et sa famille comprennent les directives données et leur raison d'être.

DÉFICIT DE SOINS PERSONNELS : UTILISER LES TOILETTES

DÉFINITION

Déficit de soins personnels : utiliser les toilettes : Difficulté à utiliser les toilettes sans aide.

CARACTÉRISTIQUES

Incapacité ou refus de se rendre aux toilettes ou à la chaise d'aisances

Incapacité ou refus de procéder aux mesures d'hygiène nécessaires après être allé aux toilettes

Incapacité de s'asseoir sur le siège des toilettes ou sur la chaise d'aisances ou de s'en relever

Incapacité de baisser et de relever ses vêtements pour aller aux toilettes

Incapacité de tirer la chasse d'eau ou de vider le bassin de la chaise d'aisances

FACTEURS FAVORISANTS

Voir le diagnostic *Syndrome du déficit de soins personnels.*

Résultats escomptés et critères d'évaluation

La personne aura de plus en plus de facilité à utiliser les toilettes ou signalera qu'elle a besoin d'aide pour les utiliser.

Indicateurs

- La personne est capable de se servir des aides adaptées qui facilitent l'utilisation des toilettes.
- La personne explique les facteurs qui contribuent à son problème.
- La personne relate la raison d'être du traitement et les méthodes utilisées.

Interventions

Inciter la personne à porter les verres correcteurs ou l'appareil auditif qu'on lui a prescrits.

Demander à la personne elle-même ou à la personne affectivement importante dans sa vie quelles sont ses habitudes d'élimination et si elle a déjà eu des problèmes (voir les diagnostics *Constipation* ou *Élimination urinaire altérée*).

Demander à la personne quel code elle utilise pour communiquer lorsqu'elle a besoin d'aller aux toilettes.

Noter les mictions et les selles de la personne afin de déterminer ses habitudes d'élimination.

Pour ne pas qu'elle attache un intérêt démesuré à son élimination intestinale, s'abstenir d'en parler ou de s'en enquérir trop souvent.

Se tenir prête à réagir en cas de chute dans les toilettes : il faut savoir comment laisser glisser doucement la personne sur le sol sans la blesser ni se blesser soi-même.

Favoriser l'autonomie de la personne en la faisant s'exercer souvent à utiliser les toilettes sans aide.

Afin de prévenir la fatigue, lui laisser suffisamment de temps pour utiliser les toilettes. (La précipitation peut causer l'incontinence ou la constipation.)

Autant que possible, ne pas utiliser de sonde à demeure ou de condom urinaire pour accélérer le retour à la continence vésicale.

Si la personne souffre d'une déficience visuelle :

- Placer la sonnette d'appel à portée de la personne afin qu'elle puisse rapidement demander de l'aide pour utiliser les toilettes ; répondre promptement à l'appel afin de l'aider à réduire son anxiété.
- Si la personne doit utiliser un urinal ou un bassin hygiénique, le laisser toujours à portée de la main.
- S'annoncer à voix haute avant d'entrer dans la pièce et prévenir la personne avant d'en sortir.

- Vérifier si la personne est capable de trouver sans aide ce dont elle a besoin et de se rendre seule aux toilettes.
- Dégager la voie jusqu'aux toilettes afin de réduire les risques d'accident.

Si la personne a perdu l'usage d'un membre :

- Assister la personne sans toutefois faire les choses à sa place, c'est-à-dire pas plus qu'il ne le faut pour l'aider à réapprendre à utiliser les toilettes ou à s'adapter à sa prothèse.
- Inciter la personne à regarder son membre manquant ou atteint et à s'en servir lorsqu'elle utilise les toilettes.
- L'encourager à mettre en pratique les techniques de déplacement que lui ont apprises l'ergothérapeute ou le physiothérapeute. (L'infirmière devrait se familiariser avec ces techniques.)
- Lui procurer les dispositifs d'appoint nécessaires pour accroître son autonomie en toute sécurité (chaise d'aisances, urinal inversable, bassin orthopédique, siège de toilettes surélevé, barres d'appui).
- Dégager la voie jusqu'aux toilettes afin de réduire les risques d'accident.

Si la personne a un déficit cognitif :

- Toutes les 2 heures, après les repas et à l'heure du coucher, demander à la personne si elle veut aller aux toilettes.
- Quand la personne est capable de dire qu'elle a besoin d'aller aux toilettes, commencer à l'y amener toutes les 2 heures, après les repas et à l'heure du coucher.
- Quand la personne utilise la sonnette d'appel pour demander de l'aide, venir immédiatement auprès d'elle afin de lui épargner de la frustration et de prévenir l'incontinence.
- Inciter la personne à porter des vêtements de ville. (Le fait de porter ses propres vêtements incite souvent la personne à être continente, et ce, même si elle est confuse.)

- N'utiliser le bassin hygiénique ou l'urinal qu'en dernier recours ; si possible, « normaliser » l'élimination dans les toilettes. (Il vaut mieux toujours utiliser les mêmes toilettes pour permettre à la personne de bien se familiariser avec les lieux.)
- Utiliser un code verbal pour aider la personne à comprendre ce qu'on attend d'elle ; la féliciter lorsqu'elle réussit à utiliser les toilettes.
- On trouvera des informations supplémentaires sur l'incontinence au diagnostic *Élimination urinaire altérée*.

Déterminer l'équipement et le matériel dont la personne aura besoin pour utiliser les toilettes à la maison ; adresser la personne à un ergothérapeute ou aux services sociaux pour qu'elle puisse se procurer l'équipement et le matériel nécessaires.

DÉFICIT DE SOINS PERSONNELS : EFFECTUER LES ACTIVITÉS INDISPENSABLES AU MAINTIEN À DOMICILE*

DÉFINITION

Déficit de soins personnels : effectuer les activités indispensables au maintien à domicile : Situation où une personne a de la difficulté à accomplir certaines des activités essentielles à l'organisation du domicile ou à obtenir des services d'aide domestique.

Note de l'auteure :

Le diagnostic de *Déficit de soins personnels : effectuer les activités indispensables au maintien à domicile* s'applique aux personnes qui ont de la difficulté à accomplir les tâches domestiques (utiliser le téléphone, faire les courses, gérer un budget) ou à accéder à des services indispensables au maintien à domicile. Ce diagnostic est surtout utilisé par les infirmières en santé communautaire et par les infirmières qui préparent un plan de congé en milieu hospitalier.

* Ce diagnostic ne figure pas actuellement dans la liste de l'ANADI, mais l'auteure l'a ajouté par souci de clarté et pour des raisons pratiques.

CARACTÉRISTIQUES

essentielles (au moins une doit être présente)

Difficulté (exprimée par la personne ou observée par l'infirmière) à effectuer une ou plusieurs des activités suivantes :

Utiliser le téléphone
Trouver un moyen de transport
Faire le lavage et le repassage
Préparer les repas
Faire ses courses (nourriture, vêtements)
Gérer son argent
Prendre ses médicaments

FACTEURS FAVORISANTS

Voir le diagnostic *Syndrome du déficit de soins personnels.*

Résultat escompté et critères d'évaluation

La personne et sa famille se diront satisfaites de l'organisation du domicile et de l'accomplissement des tâches domestiques.

Indicateurs

- La personne montre qu'elle sait utiliser les aides adaptées nécessaires (pour téléphoner, cuisiner, etc.).
- La personne décrit la méthode qu'elle utilise pour respecter son horaire de prise de médicaments.
- La personne se dit capable de téléphoner et de répondre au téléphone.
- La personne dit que sa lessive est faite régulièrement, par elle ou par quelqu'un d'autre.
- La personne indique qu'elle prend deux repas nutritifs par jour.
- La personne nomme les moyens de transport qu'elle peut utiliser pour se rendre dans les magasins, chez son médecin, à l'église et sur le lieu de ses activités sociales.
- La personne est capable de régler de petits achats en argent liquide.
- La personne nomme des personnes-ressources qui pourront l'aider à gérer son budget.

Interventions

Rechercher les facteurs étiologiques et favorisants :
- Déficience visuelle ou auditive
- Déficit cognitif
- Mobilité réduite
- Manque de connaissances
- Réseau de soutien inadéquat

Aider la personne à déterminer de quelles aides adaptées elle a besoin.

Aider la personne atteinte d'un déficit cognitif à être autonome et à éviter les accidents.
- Évaluer les activités que la personne est capable d'effectuer.
- Évaluer dans quelle mesure elle est capable de choisir et d'acheter des aliments ainsi que de préparer chaque jour des repas nutritifs.
- Lui donner des conseils qui l'aideront à mieux respecter son horaire de prise de médicaments (boîtier à médicaments divisé en sept cases, répartition des pilules dans de petits contenants portant chacun une étiquette avec l'heure où il faut les prendre, par exemple).
- Évaluer dans quelle mesure la personne est capable de s'occuper de son argent, d'adhérer à un budget et de payer les factures.

Dresser une liste des moyens de transport disponibles (groupe religieux, voisins, parents, etc.).

Déterminer les sources de soutien social dont la personne dispose (transport, lavage, aide pécuniaire, etc.).

Expliquer à la personne pourquoi il est important de faire une liste des activités pour lesquelles elle a besoin d'aide.

Syndrome post-traumatique

RISQUE DE SYNDROME POST-TRAUMATIQUE

SYNDROME DU TRAUMATISME DE VIOL

DÉFINITION

Syndrome post-traumatique: Réponse inadaptée et prolongée à un événement traumatique et accablant.

CARACTÉRISTIQUES

essentielles (au moins une doit être présente)

La personne revit l'événement traumatisant, ce qui peut se manifester sur les plans cognitif, affectif ou sensori-moteur

- Retours en arrière (flash-back), pensées qui s'imposent à l'esprit inopinément
- Rêves ou cauchemars répétitifs
- Besoin de parler sans arrêt de l'événement traumatisant
- Sentiment de culpabilité d'avoir survécu ou d'avoir fait certains gestes pour survivre
- Émotions pénibles, autoaccusation, honte ou tristesse
- Vulnérabilité ou sentiment d'impuissance, anxiété ou panique
- Peur que l'événement se reproduise, peur de mourir ou de ne plus être maître de son corps
- Crises de colère ou de rage, sursauts fréquents
- Hypervigilance

secondaires (peuvent être présentes)

Engourdissement moral

- Mauvaise interprétation de la réalité, altération de la mémoire
- Confusion, dissociation ou amnésie
- Imprécision par rapport à l'événement traumatisant
- Baisse de la capacité d'attention, inattention ou ahurissement
- Sensation d'engourdissement moral, affect restreint
- Sentiment de détachement, d'aliénation

Perte d'intérêt pour des activités importantes
Exercice rigide du rôle ou comportement stéréotypé

Altération du mode de vie
Attitude soumise, passive ou dépendante
Comportements autodestructeurs (abus d'alcool ou de drogues, tentative de suicide, conduite imprudente, activités illégales, etc.)
Recherche de sensations fortes
Difficulté dans les relations interpersonnelles
Phobie grandissante à l'égard de l'événement traumatisant
Évitement des situations qui rappellent l'événement traumatisant
Isolement social ou repli sur soi, mauvaise image de soi
Troubles du sommeil, troubles émotionnels
Irritabilité, difficulté à contenir ses impulsions, explosions de colère
Perte de confiance à l'égard des gens ou du monde, sentiment que la vie est dénuée de sens
Sentiment qu'on ne parviendra pas à atteindre les buts que la plupart des gens atteignent dans la vie
Sentiment que sa vie a été écourtée ou bouleversement de l'orientation de son avenir
Anxiété ou dépression chroniques
Problèmes somatiques ou symptômes physiologiques multiples

FACTEURS FAVORISANTS

Facteurs liés au contexte (intrinsèques ou extrinsèques)

Catastrophe naturelle
Inondation
Tremblement de terre
Éruption volcanique
Tempête
Avalanche
Épidémie (qui peut être d'origine humaine)
Autres

Drame d'origine humaine
Guerre
Accident d'avion

Grave accident de la route
Camp de concentration
Torture
Incendie important
Bombardement
Agression
Viol

Catastrophe industrielle (déversement chimique, accident nucléaire, autre événement qui cause ou peut causer la mort)

Résultats escomptés et critères d'évaluation

La personne donnera un sens à l'expérience qu'elle a vécue ; elle reprendra le cours de sa vie et se fixera des buts.

Indicateurs

- La personne signale qu'elle revit l'événement moins souvent ou que les symptômes d'engourdissement moral sont moins fréquents.
- La personne admet que l'événement s'est bel et bien produit et commence à essayer de s'en sortir en parlant de ce qui s'est passé et en exprimant ses sentiments (peur, colère, culpabilité, etc.).
- La personne sait où trouver du soutien et prend contact avec les personnes et les services qui peuvent l'aider.

Interventions

- Avoir un entretien privé avec la personne dans un endroit calme ; explorer avec elle ce qui s'est passé. Si la personne est trop troublée, interrompre l'évaluation.
- Communiquer son empathie à la personne, lui indiquer qu'elle n'a pas à se reprocher ce qui s'est passé, qu'on est heureux qu'elle soit là et qu'elle est maintenant en sécurité (Smith, 1987).
- Aider la personne à réduire les souvenirs trop vifs ou les symptômes d'engourdissement moral.
  – Créer un climat thérapeutique rassurant qui l'aidera à reprendre son emprise sur elle-même.

- Rester auprès d'elle et lui offrir son aide lorsqu'elle vit une période d'anxiété grave.
- L'aider à contenir ses impulsions en lui fixant des limites, en l'invitant à extérioriser ses émotions et en l'incitant à canaliser son surplus d'énergie dans l'activité physique (gymnastique, marche, course à pied, etc.).

• La rassurer en lui expliquant que de tels sentiments et symptômes sont fréquents chez les personnes ayant vécu le même genre de traumatisme.

• Aider la personne à accepter que la catastrophe a bel et bien eu lieu et à commencer à surmonter son traumatisme en en parlant et en exprimant ses sentiments (comme la peur, la colère et la culpabilité).

• Aider la personne à trouver les personnes ou les services dont elle a besoin et à prendre contact avec eux.

• L'aider à reprendre ses activités habituelles et à en découvrir de nouvelles.

• Aider les membres de la famille ou les personnes affectivement importantes à comprendre ce qui arrive à la victime.
  - Les inviter à exprimer leurs sentiments.
  - Leur offrir des séances de consultation psychologique ou les adresser aux services d'aide appropriés.

• Expliquer les phénomènes suivants à la personne et à ses proches :
  - Retours en arrière (flash-back), cauchemars
  - Comportement d'évitement
  - Détachement
  - Hypervigilance
  - Sursauts exagérés
  - Accès de colère

• Prendre les dispositions nécessaires pour que la victime ait un suivi thérapeutique qui lui permette de surmonter le traumatisme et de l'intégrer à ses expériences de vie.

Interventions auprès des **enfants**

Aider l'enfant à comprendre et à assimiler l'expérience, compte tenu du stade de développement où il se trouve.

- Aider l'enfant à décrire l'expérience et à exprimer ses sentiments (peur, culpabilité, rage, etc.) dans des conditions où il se sent en sécurité et où il obtient le soutien nécessaire, tel que les séances de thérapie par le jeu.
- Lui donner des renseignements exacts et des explications qu'il est en mesure de comprendre.
- Offrir à la famille des séances de consultation psychologique pour l'aider à comprendre les besoins de l'enfant.

Aider la famille et les personnes affectivement importantes.

- Les aider à comprendre ce qui arrive à l'enfant.
- Les inviter à exprimer leurs sentiments.
- Leur offrir des séances de consultation psychologique ou les adresser aux services d'aide appropriés.

RISQUE DE SYNDROME POST-TRAUMATIQUE

DÉFINITION

Risque de syndrome post-traumatique: Risque de réponse inappropriée et prolongée face à un événement traumatisant ou accablant.

FACTEURS DE RISQUE

Voir la rubrique Facteurs favorisants du diagnostic *Syndrome post-traumatique*.

Résultat escompté et critères d'évaluation

La personne pourra continuer de fonctionner normalement après l'événement traumatisant.

Indicateurs

- La personne sait reconnaître les signes et les symptômes pour lesquels il faut consulter un professionnel.
- La personne exprime ses sentiments concernant l'événement traumatisant.

Interventions

Voir le diagnostic *Syndrome post-traumatique*.

SYNDROME DU TRAUMATISME DE VIOL

DÉFINITION

Syndrome du traumatisme de viol: Réponse différée et inadaptée à une pénétration sexuelle violente et forcée, contre la volonté et le consentement de la victime. Le syndrome de traumatisme causé par une agression sexuelle ou une tentative d'agression sexuelle comporte une phase aiguë de déstabilisation dans la vie de la victime et de sa famille, et un processus de réorganisation à long terme (Holmstrom et Burgess, 1975).

CARACTÉRISTIQUES

essentielle (doit être présente)

Plainte ou marques d'agression sexuelle

secondaires (peuvent être présentes)

Si la victime est un enfant, les parents peuvent avoir des réactions analogues.

Période de déstabilisation (phase aiguë)
- Réactions somatiques
  - Irritabilité digestive (nausées, vomissements, anorexie)

Sensations gênantes aux organes génitaux (douleur, démangeaisons)
Tension musculaire (spasmes, douleur)

Réactions psychologiques
Déni
Choc émotionnel
Colère
Peur de rester seule ou peur que l'agresseur ne revienne (l'enfant victime d'un viol aura peur d'être puni, de subir des représailles s'il en parle, d'être abandonné ou d'être rejeté)
Culpabilité
Panique à la vue de l'agresseur ou du lieu de l'agression

Réactions sexuelles
Méfiance envers les hommes
Perturbation du comportement sexuel

Période de réorganisation (évolution à long terme)
Tant que la réorganisation n'est pas amorcée, toute caractéristique aiguë peut persister.

Réactions psychologiques
Phobies
Cauchemars ou troubles du sommeil
Anxiété
Dépression

Résultats escomptés et critères d'évaluation

La personne retrouvera la capacité de fonctionner dont elle jouissait avant la crise.

L'enfant exprimera ses sentiments concernant l'agression et le traitement qu'il subit.

Indicateurs
- La personne fait part de ses sentiments.
- La personne explique le but du traitement et le mode d'intervention.
- La personne désigne des membres de son réseau de soutien susceptibles de l'aider et fait appel à eux.

Les parents, le conjoint et autres personnes affectivement importantes retrouveront la capacité de fonctionner dont ils jouissaient avant la crise.

Indicateurs

Objectifs à court terme

- La personne exprime ses sentiments.
- La personne explique le but du traitement et le mode d'intervention.
- La personne désigne des membres de son réseau de soutien susceptibles de l'aider et fait appel à eux.

Objectifs à long terme

- La personne indique qu'elle dort bien.
- La personne signale qu'elle a repris ses habitudes alimentaires.
- La personne indique que les réactions somatiques ont disparu ou ne se manifestent qu'à l'occasion.
- La personne se montre calme et détendue.

Interventions

Établir une relation de confiance avec la victime; rester auprès d'elle durant la phase aiguë ou prendre des dispositions pour que quelqu'un demeure constamment auprès d'elle.

Donner à la personne des mots d'encouragement:

- Elle est maintenant en sécurité.
- Elle n'a pas à se reprocher ce qui s'est passé.
- Lui faire savoir qu'on est touché par son malheur.
- Lui dire qu'on est heureux qu'elle s'en soit tiré.

L'inviter à considérer l'analogie suivante: « Chaque fois que vous vous sentez responsable de ce viol, imaginez plutôt que vous avez reçu un coup de pelle sur la tête (par exemple, "Je n'aurais pas reçu ce coup de pelle sur la tête si je n'avais pas porté cette robe, si je n'avais pas bu, si je ne l'avais pas embrassé, si je n'étais pas rentrée à pied ...") ». Ce type de raisonnement peut aider la personne à prendre conscience qu'il s'agit d'un acte de violence et de domination, où la sexualité est seulement un instrument.

Lui expliquer les soins qu'elle recevra et les examens qu'elle subira.

- Procéder calmement à l'examen, sans précipitation.
- Expliquer en détail chacune des interventions avant de les effectuer.
- S'il s'agit de son premier examen gynécologique, lui expliquer la position à prendre ainsi que les instruments utilisés.
- Lui parler des risques de grossesse et de maladie sexuellement transmissible, et lui expliquer les traitements possibles.

Expliquer à la victime la procédure judiciaire et la façon dont l'enquête policière se déroulera (Heinrich, 1987).

- Lui expliquer que les prélèvements effectués pourront servir de preuve devant le tribunal.
- Lui expliquer que c'est elle et elle seule qui décide si elle doit porter plainte ou non.
- Si l'équipe soignante a permis à la police d'interroger la victime, prendre les précautions suivantes.
  - Fixer la rencontre à une heure qui conviendra tant à la victime qu'aux policiers.
  - Expliquer à la victime le genre de questions qu'on lui posera.
  - Demeurer auprès d'elle durant l'entretien ; ne pas poser de questions ni donner de réponses.

Noter la présence d'ecchymoses, de lacérations, d'œdème ou d'écorchures, ainsi que l'endroit où ils se trouvent sur le corps de la victime.

Autant que possible, recourir à un thérapeute spécialisé dans les cas de viol dans l'heure suivant le traumatisme.

Avant que la victime quitte le centre hospitalier, lui donner une carte sur laquelle figurent les dates et les heures de ses consultations de suivi ainsi que les noms et numéros de téléphone des centres qui offrent des services de consultation psychologique et d'aide aux personnes en situation de crise.

L'amener à reconnaître les réactions positives des membres du sexe opposé ou le soutien que lui apporte son partenaire sexuel.

Interventions auprès des **enfants**

- Inviter l'enfant à faire connaître sa réaction, compte tenu du stade de développement où il se trouve.
- Lui expliquer ce qui s'est passé. Lui faire comprendre qu'il ne mérite pas ce qui lui arrive.
- Utiliser la thérapie par le jeu avec des poupées ou des marionnettes dont on distingue les organes génitaux.
- Évaluer le risque de suicide, en particulier chez les garçons adolescents.
- Dans le cas d'un adolescent ou d'une adolescente :
  - Expliquer à la personne et à sa famille que le viol est un crime violent.
  - Persuader la personne de ne pas s'attarder à « ce qui serait arrivé si … » ou de se dire « J'aurais dû… ».
  - Décourager les représailles violentes ou irrationnelles dirigées contre le violeur.
  - Aider la famille à donner son soutien à la personne.
- Adresser l'enfant et ceux qui s'en occupent à un service de consultation psychologique.

Interventions auprès des **personnes âgées**

- S'il s'agit d'une personne ayant un déficit intellectuel (personne âgée ou retardée), vérifier si son comportement a changé (Burgess, 2000) :
  - Attitude de peur face aux hommes
  - Évitement des hommes
  - Repli sur soi
  - Propension à se tenir près du poste des infirmières
  - Tendance à se coucher dans la position du fœtus

Tension dans l'exercice du rôle de l'aidant naturel

RISQUE DE TENSION DANS L'EXERCICE DU RÔLE DE L'AIDANT NATUREL

DÉFINITION

Tension dans l'exercice du rôle de l'aidant naturel: Situation où une personne a des problèmes physiques, affectifs, sociaux ou financiers parce qu'elle s'occupe d'une autre personne.

Note de l'auteure:

On trouve aux États-Unis 2,2 millions de personnes qui s'occupent d'un malade ou d'un handicapé à domicile sans être rémunérées (Stone et coll., 1987). Les personnes aidées appartiennent à tous les groupes d'âge et certaines nécessitent des soins toute leur vie (par exemple, les enfants qui ont une incapacité définitive). De plus, elles souffrent de toutes sortes de handicaps: physiques ou mentaux, temporaires ou permanents. Certains problèmes sont permanents mais stables (la cécité, par exemple); d'autres entraînent une détérioration progressive (la maladie d'Alzheimer, par exemple).

Le diagnostic de *Tension dans l'exercice du rôle de l'aidant naturel* fait référence au fardeau physique et psychologique que représentent les soins à un malade ou à un handicapé ainsi qu'aux répercussions de ce fardeau sur la famille et le réseau social de l'aidant et de la personne aidée. Le *Risque de tension dans l'exercice du rôle de l'aidant naturel* est un diagnostic infirmier important, car l'infirmière est souvent bien placée pour reconnaître le risque et aider les personnes à éviter cette situation grave.

CARACTÉRISTIQUES

L'aidant déplore un manque de temps ou d'énergie pour s'acquitter de sa tâche

Difficulté à dispenser les soins requis

Impression que les soins à prodiguer ne permettent pas d'exercer d'autres rôles importants (travail, vie conjugale, amitiés, enfants)

Inquiétude face à l'avenir : santé de la personne aidée, capacité de fournir l'aide requise

Inquiétude quant à la situation de la personne aidée en cas de maladie ou de décès de l'aidant

Sentiments dépressifs, colère

FACTEURS FAVORISANTS

Facteurs physiopathologiques

Tout problème nécessitant des soins complexes ou constants

- Maladie débilitante (aiguë ou évolutive)
- Démence évolutive
- Assuétude
- Maladie mentale chronique
- Évolution imprévisible d'une maladie
- Invalidité

Facteurs liés au traitement

Responsabilité continue (24 heures sur 24) face aux soins

Temps à consacrer (transport, soins : par exemple, dialyse)

Facteurs liés au contexte (intrinsèques ou extrinsèques)

Attentes irréalistes de la personne aidée à l'égard de l'aidant

Stratégies d'adaptation inefficaces la plupart du temps

Mauvaise santé

Exigences démesurées envers soi-même

Antécédents d'interactions sociales peu satisfaisantes

Dysfonction familiale antérieure

Attentes irréalistes de l'entourage (société, autres membres de la famille) à l'égard de l'aidant

Durée de l'aide requise

Isolement social

Manque de moments de répit

Manque de distractions

Manque d'argent

Absence de soutien

Facteurs lié à la croissance et au développement

Problèmes nécessitant des soins constants à dispenser à un nourrisson, à un enfant ou à un adolescent

Déficience mentale (préciser)

Déficience physique (préciser)

Résultats escomptés et critères d'évaluation

L'aidant produira un plan pour alléger son fardeau.

Indicateurs

- L'aidant fait état de la frustration suscitée par les responsabilités qu'il assume.
- L'aidant choisit une source de soutien.
- L'aidant définit deux changements qui pourraient améliorer sa vie quotidienne.

Les membres de la famille établiront un plan de soutien ou d'aide hebdomadaire.

Indicateurs

- Les membres de la famille se disent prêts à écouter l'aidant sans lui donner de conseils.
- Les membres de la famille montrent qu'ils comprennent le fardeau quotidien de l'aidant.

Interventions

Rechercher les facteurs étiologiques ou favorisants.

- Manque de compréhension de la situation
- Attentes irréalistes (de la part de l'aidant ou de la famille)
- Refus de demander de l'aide ou incapacité d'en obtenir
- Relation insatisfaisante entre l'aidant et la personne aidée
- Insuffisance des ressources (aide à domicile, moyens financiers)
- Isolement social
- Manque de distractions
- Rôles contradictoires (épouse-aidante, mère-aidante, employée-aidante)

Évaluer l'interprétation de la situation faite par l'aidant et les autres. Réviser l'évaluation périodiquement (Winslow, 1999).

- Quelle information leur a-t-on donnée ?
- S'attendent-ils à ce que la situation s'améliore, se détériore ou continue sans changer ?
- Sont-ils réalistes ?

Témoigner de l'empathie à l'aidant et renforcer son sentiment de compétence.

Discuter avec l'aidant des répercussions de ses obligations et de son emploi du temps actuel sur :

- sa santé physique
- son état affectif
- ses relations avec les autres

Amener l'aidant à déterminer les activités pour lesquelles il a besoin d'aide.

- Soins à la personne aidée (hygiène, repas, traitements, déplacements)
- Lessive
- Tâches ménagères
- Repas
- Courses et achats
- Transport
- Prise de rendez-vous (médecin, coiffeur)
- Entretien du jardin
- Petits travaux de réparation
- Répit (nombre d'heures par semaine)
- Gestion du budget

S'entretenir avec la famille (Shields, 1992 ; Winslow, 1999).

- Insister sur le fait qu'il est important de dire à l'aidant que l'on reconnaît la charge qu'il assume.
- Expliquer pourquoi il vaut mieux écouter sans donner de conseils.

- Insister sur l'importance du soutien émotionnel :
  - Appels téléphoniques réguliers
  - Cartes, lettres
  - Visites
- Souligner la nécessité de donner à l'aidant la « permission » de s'amuser (par exemple, de prendre des vacances ou de s'évader pour une journée).
- Inciter les membres de la famille à demander souvent à l'aidant : « Qu'est-ce que je peux faire pour t'aider ? »

Dresser la liste de toutes les sources possibles d'aide bénévole : famille (frères, sœurs, cousins), amis, voisins, église, groupes communautaires.

Par une mise en situation, aider la personne à s'exercer à demander de l'aide.

Informer l'aidant sur les ressources communautaires disponibles.

- Groupes d'entraide
- Consultations psychologiques
- Services sociaux
- Transport
- Livraison de repas à domicile
- Centre de jour

Encourager chacun à travailler activement pour que l'État et les organismes de charité augmentent le budget alloué aux services de maintien à domicile.

Interventions auprès des **personnes âgées**

- Au besoin, discuter de la question de l'hébergement (centre ou foyer d'accueil, par exemple).
- Si on soupçonne que la personne aidée est victime de mauvais traitements, voir le diagnostic *Stratégies d'adaptation familiale invalidantes.*

RISQUE DE TENSION DANS L'EXERCICE DU RÔLE DE L'AIDANT NATUREL

DÉFINITION

Risque de tension dans l'exercice du rôle de l'aidant naturel: Situation où une personne risque d'avoir des problèmes physiques, affectifs, sociaux ou financiers parce qu'elle s'occupe d'une autre personne.

Note de l'auteure:

Voir le diagnostic *Tension dans l'exercice du rôle de l'aidant naturel.*

FACTEURS DE RISQUE

Fait d'être le principal responsable des soins d'une personne qui n'est pas capable d'assumer ses soins personnels ou qui a besoin de surveillance en raison d'un handicap physique ou mental

Un ou plusieurs des facteurs suivants associés au premier

- Nécessité d'administrer des soins complexes ou constants par suite des:
  - Caractéristiques de la personne aidée
    - Incapacité d'assumer ses soins personnels
    - Manque de motivation
    - Problèmes cognitifs
    - Problèmes psychologiques
    - Exigences démesurées envers l'aidant
  - Caractéristiques de l'aidant ou du conjoint
    - Stratégies d'adaptation inefficaces la plupart du temps
    - Mauvaise santé
    - Exigences démesurées envers soi-même
- Antécédents d'interactions sociales peu satisfaisantes
- Dysfonctionnement familial antérieur
- Attentes irréalistes de l'entourage (société, autres membres de la famille) à l'égard de l'aidant
- Durée de l'aide requise
- Isolement social

Manque de moments de répit
Manque de distractions
Manque d'argent
Absence de soutien

Résultat escompté et critères d'évaluation

L'aidant produira un plan qui lui permettra de continuer ses activités sociales malgré ses obligations de soignant.

Indicateurs

- L'aidant définit les activités qu'il considère importantes pour son épanouissement.
- L'aidant entreprend des démarches qui révèlent son intention de demander l'aide d'au moins deux personnes.

Interventions

Expliquer les causes de la difficulté à exercer le rôle d'aidant naturel (voir le diagnostic *Tension dans l'exercice du rôle de l'aidant naturel*). **Amener l'aidant à prévoir les effets du rôle qu'il exerce.**

Insister sur l'importance des activités quotidiennes favorisant la santé.

- Repos et exercice physique adéquats
- Gestion du stress efficace
- Régime alimentaire pauvre en gras et riche en glucides complexes
- Cercle d'amis qui soutiennent la démarche de l'aidant
- Tests de dépistage (selon l'âge)
- Voir aussi la rubrique Interventions du diagnostic *Recherche d'un meilleur niveau de santé.*

Discuter avec l'aidant du besoin de répit et l'inciter à accepter l'assistance qu'on lui offre.

Noter qu'il est important de garder le sens de l'humour et de fréquenter des gens heureux.

Expliquer qu'il n'est pas bon de s'apitoyer sur son sort, car les lamentations ont tendance à déprimer l'entourage et incitent aux dérobades.

Conseiller à la personne de prendre l'initiative de téléphoner et de rendre visite aux amis et aux parents au lieu d'attendre qu'ils s'en chargent.

Insister sur l'importance des périodes de répit pour prévenir l'isolement qui peut déclencher un état dépressif.

Analyser avec les membres de la famille toutes les implications des soins à domicile en abordant chacun des aspects suivants :

- Ressources disponibles (argent, aménagement des lieux, etc.)
- Caractère ininterrompu de la responsabilité des soins
- Répercussions de la situation sur les autres membres de la famille
- Probabilité d'une détérioration graduelle
- Partage des tâches (avec d'autres personnes vivant au domicile, un frère ou une sœur, les voisins)
- Possibilité d'une exacerbation des conflits existant depuis longtemps
- Répercussions de la situation sur le mode de vie de la famille
- Formes d'aide disponibles ou solutions de rechange (par exemple, services de soins à domicile, foyer de groupe, centre d'accueil)

Amener l'aidant à déterminer les activités pour lesquelles il a besoin d'aide.

- Soins à la personne aidée (hygiène, repas, traitements, déplacements)
- Lessive
- Tâches ménagères
- Repas
- Courses et achats

- Transport
- Prise de rendez-vous (médecin, coiffeur)
- Entretien du jardin
- Petits travaux de réparation
- Répit (nombre d'heures par semaine)
- Gestion du budget

Informer l'aidant sur les ressources communautaires disponibles.
- Groupes d'entraide
- Consultations psychologiques
- Services sociaux
- Transport
- Livraison de repas à domicile
- Centre de jour

Trouble de la perception sensorielle (préciser : visuelle, auditive, kinesthésique, gustative, tactile, olfactive)

DÉFINITION

Trouble de la perception sensorielle : Réaction diminuée, exagérée, déformée ou perturbée à un changement dans la quantité ou le schéma des stimuli que reçoivent les sens.

Note de l'auteure :

Le diagnostic de *Trouble de la perception sensorielle* décrit la réaction de personnes dont la perception et la cognition sont altérées par des facteurs physiologiques : douleur, manque de sommeil, immobilité, excès ou manque de stimuli signifiants, etc. Il ne faut pas oublier que des *Opérations de la pensée perturbées* peuvent aussi accompagner les altérations de la perception et de la cognition. Pour différencier ces diagnostics, il faut se rappeler que le diagnostic infirmier de *Trouble de la perception sensorielle* s'applique lorsque des barrières ou des facteurs externes empêchent une personne d'interpréter correctement les stimuli que ses sens reçoivent. Par contre, lorsqu'une mauvaise interprétation des stimuli est due à une maladie mentale ou à un trouble de la personnalité, le diagnostic d'*Opérations de la pensée perturbées* est plus pertinent.

Le diagnostic de *Trouble de la perception sensorielle* se divise en six sous-catégories : *visuelle, auditive, kinesthésique, gustative, tactile* et *olfactive*. L'utilisation de ces sous-catégories peut poser certains problèmes sur le plan clinique. Ainsi, face à une personne atteinte d'un déficit visuel consécutif aux effets du glaucome, comment l'infirmière peut-elle intervenir pour résoudre un problème de *Trouble de la perception visuelle* ? Quels seraient les résultats escomptés ? L'infirmière pourrait évaluer la réaction de la personne à une perte de l'acuité visuelle et nommer précisément cette réaction, et non le déficit.

Sur le plan clinique, le diagnostic de *Trouble de la perception sensorielle* est plus utile lorsqu'on ne précise pas le déficit sensoriel. Voici quelques exemples de réactions à des déficits sensoriels.

Déficit visuel
Risque d'accident *Déficit de soins personnels*

Déficit auditif
Communication verbale altérée *Isolement social*

Déficit kinesthésique
Risque d'accident

Déficit olfactif
Alimentation déficiente

Déficit tactile
Risque d'accident

Déficit gustatif
Alimentation déficiente

CARACTÉRISTIQUES

essentielles (doivent être présentes)

Mauvaise interprétation des stimuli reçus *ou*

Baisse de la quantité ou détérioration de la nature des stimuli reçus

secondaires (peuvent être présentes)

Désorientation spatio-temporelle

Incapacité de reconnaître les personnes

Perturbation de l'aptitude à résoudre les problèmes

Changement de comportement ou altération des modes de communication

Agitation

Hallucinations auditives ou visuelles

Irritabilité

Altération de la concentration

FACTEURS FAVORISANTS

Beaucoup de facteurs dans la vie d'un individu peuvent occasionner un *Trouble de la perception sensorielle*. Voici quelques facteurs courants.

Facteurs physiopathologiques

Facteurs entraînant une mauvaise interprétation des stimuli
- Dysfonctionnement sensoriel
  - Déficit visuel, gustatif, auditif, olfactif ou tactile
- Dysfonctionnement neurologique
  - Accident vasculaire cérébral
  - Encéphalite ou méningite
  - Neuropathie
- Dysfonctionnement métabolique
  - Déséquilibre hydroélectrolytique
  - Taux élevé d'azote uréique dans le sang
  - Acidose
  - Alcalose
- Altération du transport de l'oxygène
  - Dans le tissu cérébral
  - Dans le tissu cardiaque
  - Dans le tissu pulmonaire
  - Anémie

Diminution de la mobilité consécutive à la paraplégie ou à la quadriplégie

Facteurs liés au traitement

Facteurs entraînant une mauvaise interprétation des stimuli
- Médicaments (sédatifs, tranquillisants)
- Intervention chirurgicale (glaucome, cataracte, décollement de la rétine)

Isolement physique (isolement de protection contre les infections hospitalières, maladie contagieuse, emprisonnement)

Immobilité

Mobilité réduite (alitement, traction, plâtre, cadre de Stryker, lit circulaire)

Facteurs liés au contexte (intrinsèques ou extrinsèques)

Mauvaise interprétation des stimuli consécutive à la douleur ou au stress

Environnement pauvre en contacts sociaux

Bruit excessif

Environnement complexe (bruit, éclairage, changements constants, trop-plein d'activité, sollicitations fréquentes)

Environnement monotone

Isolement social

Résultat escompté et critères d'évaluation

La personne présentera moins de manifestations de surcharge sensorielle, telles que (préciser).

Indicateurs

- La personne décèle et élimine les facteurs de risque, dans la mesure du possible.
- La personne explique la raison d'être du programme thérapeutique.

Interventions

- Réduire le bruit ou l'éclairage excessifs.
- Parler avec la personne de la source du bruit.
- Suggérer à la personne d'écouter de la musique douce et relaxante avec des écouteurs.
- Expliquer aux membres du personnel qu'il est nécessaire de réduire le bruit et de veiller à ce que tous les malades puissent dormir au moins 2 à 4 heures sans interruption.

- Pour atténuer les inquiétudes de la personne, lui nommer les objets qui l'entourent, lui en expliquer l'usage et la rassurer sur les bruits qu'ils émettent.
- Inviter la personne à parler de sa perception des bruits.
- Orienter la personne dans les 3 sphères (personnes, espace, temps).
- Expliquer en termes simples les activités prévues.
- Inciter la personne à participer aux soins (se laver, se vêtir, se coiffer par exemple).
- Inciter la personne à sortir de son lit le plus souvent possible.
- Éviter l'isolement de la personne ; la changer de place tous les jours (par exemple, l'installer dans le couloir).
- Prévoir au moins 4 périodes de sommeil et de repos sans interruption d'une durée de 100 minutes toutes les 24 heures.
- Employer divers moyens de stimuler les sens (par exemple, parfum, thérapie par les animaux, marches jusqu'à la fenêtre).
- Inviter la famille à apporter des objets familiers.
- Limiter le recours aux sédatifs.
- Si la personne est sujette à se blesser, consulter le diagnostic *Risque d'accident*.

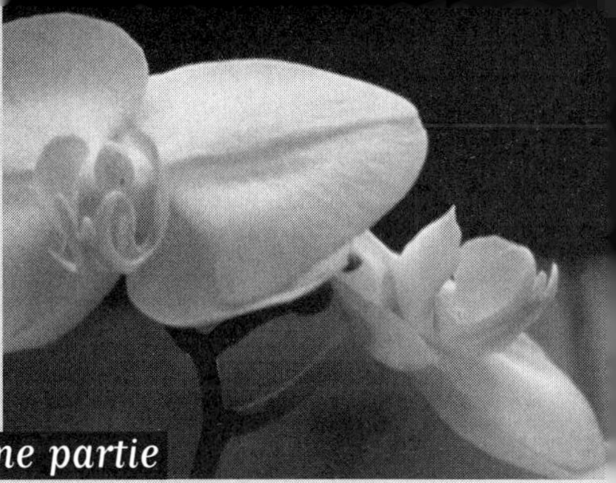

Deuxième partie

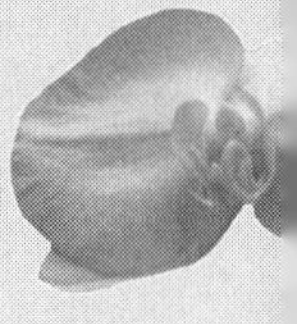

Groupes de diagnostics

Diagnostics infirmiers associés aux problèmes médicaux et aux problèmes à traiter en collaboration

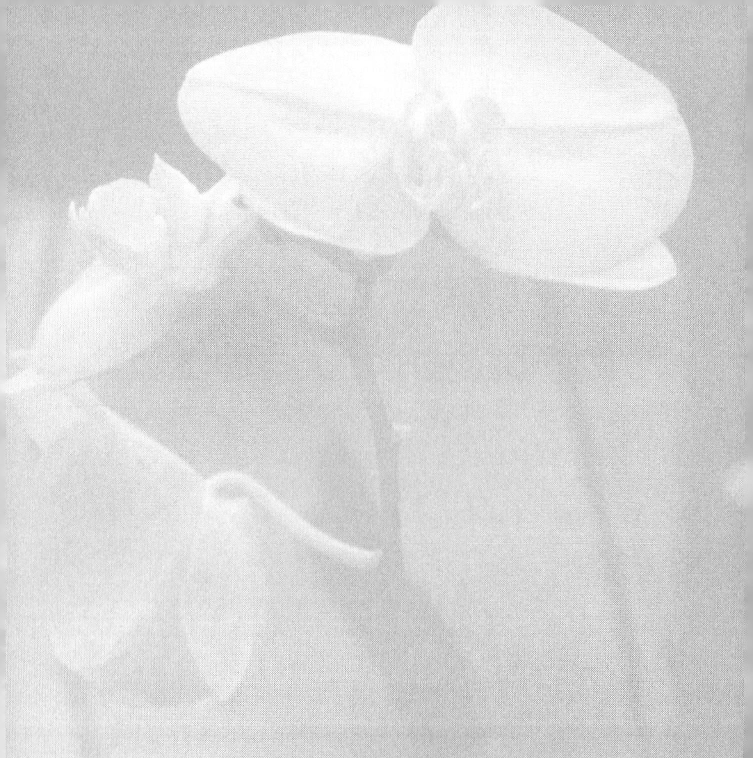

Note :

La liste de diagnostics infirmiers fournie pour chaque cas comprend les diagnostics infirmiers susceptibles d'être associés au diagnostic médical.

Légende :

❀: Diagnostic qui ne faisait pas partie de l'étude de validation.

✦: Diagnostic qui fait très souvent (dans 75 % à 100 % des cas) l'objet de surveillance et de traitement.

✧: Diagnostic qui fait souvent (dans 50 % à 74 % des cas) l'objet de surveillance et de traitement.

IA : Intervention autonome.

IC : Intervention de collaboration (prescrite par le médecin).

CP : Complication possible.

Problèmes médicaux

TROUBLES CARDIOVASCULAIRES

ANGINE DE POITRINE

Diagnostics infirmiers

Anxiété reliée à une douleur thoracique consécutive aux effets de l'hypoxie

Peur reliée à l'incertitude face à l'état de santé actuel et à l'avenir

Habitudes de sommeil perturbées reliées aux types de traitement et aux changements dans l'environnement

Risque de constipation relié à l'alitement, au changement de mode de vie et à la thérapie médicamenteuse

Intolérance à l'activité reliée au déconditionnement consécutif à la peur d'avoir une nouvelle crise d'angine

Risque de perturbation du concept de soi relié aux changements de rôle perçus ou réels

Risque d'entretien inefficace du domicile relié à l'angine ou à la peur d'en avoir

Risque de perturbation de la dynamique familiale relié à l'incapacité de la personne d'assumer les responsabilités inhérentes à son rôle

Risque d'habitudes sexuelles perturbées relié à la peur d'avoir une crise d'angine et à la perturbation du concept de soi

Deuil relié à des pertes réelles ou perçues consécutives au trouble cardiaque

Risque de prise en charge inefficace du programme thérapeutique relié à un manque de connaissances sur la maladie, les soins à domicile, le régime alimentaire et le traitement médicamenteux

INSUFFISANCE CARDIAQUE AVEC ŒDÈME PULMONAIRE

Problèmes traités en collaboration

✧ CP — Thrombose veineuse profonde
✦ CP — Hypoxie grave
✧ CP — Choc cardiogénique
CP — Insuffisance hépatique

Diagnostics infirmiers

✦ Intolérance à l'activité reliée à un apport en oxygène insuffisant pour accomplir les activités de la vie quotidienne

✧ Alimentation déficiente reliée aux nausées et à l'anorexie consécutives à la fatigue et à la congestion veineuse dans le tube digestif

✧ Irrigation tissulaire périphérique inefficace reliée à la congestion veineuse consécutive à l'insuffisance cardiaque droite

✦ Anxiété reliée aux difficultés respiratoires

❀ Peur reliée à la progression de la maladie

❀ Risque d'entretien inefficace du domicile relié à l'incapacité d'accomplir les tâches de la vie quotidienne consécutive aux difficultés respiratoires et à la fatigue

❀ Déficit de soins personnels (préciser) relié à la dyspnée et à la fatigue

✧ Habitudes de sommeil perturbées reliées à la dyspnée nocturne et à l'incapacité de dormir dans la position habituelle

✦ Risque d'excès de volume liquidien (œdème) relié à la diminution de la circulation rénale consécutive à l'insuffisance cardiaque droite

✧ Sentiment d'impuissance face à la progression de la maladie

✧ Risque de prise en charge inefficace du programme thérapeutique relié à un manque de connaissances sur le régime alimentaire hyposodique, le traitement médicamenteux (diurétiques, digitaline), le programme d'activités, et les signes et symptômes de complications

ENDOCARDITE, PÉRICARDITE
(rhumatismale, infectieuse)

Voir aussi *Corticothérapie*. Dans le cas d'un enfant, voir *Rhumatisme articulaire aigu*.

Problèmes traités en collaboration

CP — Insuffisance cardiaque
CP — Sténose valvulaire
CP — Accident vasculaire cérébral
CP — Embolie (pulmonaire, cérébrale, rénale, splénique, cardiaque)
CP — Tamponade cardiaque

Diagnostics infirmiers

Intolérance à l'activité reliée à un apport en oxygène insuffisant consécutif à la diminution du débit cardiaque

Risque de mode de respiration inefficace relié à la diminution de l'amplitude respiratoire consécutive à la douleur

Douleur reliée au frottement péricardique et au processus inflammatoire

Risque de prise en charge inefficace du programme thérapeutique relié à un manque de connaissances sur l'étiologie de la maladie, la prévention, le traitement médicamenteux (prophylaxie antibiotique), et les signes et symptômes de complications.

INFARCTUS DU MYOCARDE
(sans complications)

Problèmes traités en collaboration

✦ CP — Arythmies
✦ CP — Choc cardiogénique

✦ CP — Thromboembolie
CP — Infarctus récidivant du myocarde

Diagnostics infirmiers

✦ Anxiété reliée à une douleur thoracique aiguë consécutive aux effets de l'ischémie sur le tissu cardiaque

❀ Peur reliée à la douleur, à l'incertitude face à l'état de santé actuel et à l'avenir

❀ Habitudes de sommeil perturbées reliées aux types de traitements et aux changements dans l'environnement

Risque de constipation relié à la diminution du péristaltisme consécutive aux effets des médicaments, à la réduction de l'activité et au changement de régime alimentaire

✦ Intolérance à l'activité reliée à un apport en oxygène insuffisant pour accomplir les activités de la vie quotidienne consécutif aux effets de l'ischémie sur le tissu cardiaque

❀ Risque de perturbation du concept de soi relié aux changements de rôle perçus ou réels

Risque d'entretien inefficace du domicile relié à l'angine ou à la peur d'en avoir

✦ Anxiété ou peur (chez la personne ou ses proches) reliée au caractère inconnu de la situation actuelle, à l'évolution imprévisible de la maladie, aux effets néfastes de la maladie sur le mode de vie et au risque de dysfonctionnement sexuel

❀ Risque de perturbation de la dynamique familiale relié à l'incapacité de la personne malade d'assumer les responsabilités inhérentes à son rôle

❀ Risque d'habitudes sexuelles perturbées relié à la peur d'avoir une crise d'angine et à la perturbation du concept de soi

✧ Deuil relié aux pertes réelles ou perçues consécutives au trouble cardiaque

✧ Risque de prise en charge inefficace du programme thérapeutique relié à un manque de connaissances

sur les habitudes du centre hospitalier, les traitements, la maladie et son étiologie, les médicaments, le régime alimentaire, l'évolution des capacités physiques, les signes et symptômes de complications, la prévention, le suivi, les ressources communautaires

TROUBLES HÉMATOLOGIQUES

ANÉMIE

Problèmes traités en collaboration

CP — Saignements
CP — Insuffisance cardiaque
CP — Surcharge en fer (fréquentes transfusions)

Diagnostics infirmiers

Intolérance à l'activité reliée au ralentissement du transport de l'oxygène consécutif à la diminution du nombre d'érythrocytes

Risque d'infection relié à la diminution de la résistance consécutive à l'hypoxie tissulaire ou à la baisse des leucocytes (neutropénie ou leucopénie)

Risque d'accident (tendances hémorragiques) relié à la thrombocytopénie et à la splénomégalie

Risque d'atteinte de la muqueuse buccale relié à l'atrophie de la muqueuse gastro-intestinale

Risque de prise en charge inefficace du programme thérapeutique relié à un manque de connaissances sur la maladie, les besoins nutritionnels et le traitement médicamenteux

ANÉMIE APLASIQUE

Problèmes traités en collaboration

CP — Aplasie fatale
CP — Pancytopénie

CP — Hémorragie
CP — Hypoxie
CP — Septicémie

Diagnostics infirmiers

Intolérance à l'activité reliée à un apport en oxygène insuffisant consécutif à la diminution du nombre d'érythrocytes

Risque d'infection relié à une plus grande vulnérabilité consécutive à la leucopénie

Risque d'atteinte de la muqueuse buccale relié à une hypoxie tissulaire et à la vulnérabilité

Risque de prise en charge inefficace du programme thérapeutique relié à un manque de connaissances sur les causes de la maladie, la prévention et les signes et symptômes de complications

ANÉMIE PERNICIEUSE

Voir aussi *Anémie.*

Diagnostics infirmiers

Atteinte de la muqueuse buccale reliée à la sensibilité et au rougissement de la langue consécutives à l'atrophie des papilles et aux changements dus à l'inflammation

Diarrhée ou Constipation reliées à l'atrophie de la muqueuse gastro-intestinale

Risque d'alimentation déficiente relié à l'anorexie consécutive à la sensibilité buccale

Risque de prise en charge inefficace du programme thérapeutique relié à un manque de connaissances sur la chronicité de la maladie et la vitaminothérapie (vitamine B)

COAGULATION INTRAVASCULAIRE DISSÉMINÉE (CID)

Voir aussi les troubles sous-jacents (par exemple, *Obstétrique et troubles gynécologiques, Maladies infectieuses et troubles immunitaires* et *Lésions thermiques*).

Voir aussi *Anticoagulothérapie*.

Problèmes traités en collaboration

CP — Hémorragie
CP — Insuffisance rénale
CP — Microthrombus (rénal, cardiaque, pulmonaire, cérébral, gastro-intestinal)

Diagnostics infirmiers

Peur reliée aux risques découlant du traitement, à la méconnaissance du milieu hospitalier et à l'issue imprévisible de la maladie

Dynamique familiale perturbée reliée à la gravité de la situation et au pronostic réservé

Anxiété reliée à un manque de connaissances sur les causes de la maladie et sur le traitement

POLYGLOBULIE ESSENTIELLE

Problèmes traités en collaboration

CP — Thrombose
CP — Hémorragie
CP — Hypertension
CP — Insuffisance cardiaque
CP — Ulcère gastroduodénal
CP — Goutte

Diagnostics infirmiers

Alimentation déficiente reliée à l'anorexie, aux nausées et à la congestion vasculaire

Intolérance à l'activité reliée à un apport en oxygène insuffisant consécutif à la congestion pulmonaire et à l'hypoxie tissulaire

Risque d'infection relié à l'hypoxie consécutive à la congestion vasculaire

Risque de prise en charge inefficace du programme thérapeutique relié à un manque de connaissances sur les besoins liquidiens, le programme d'exercices, et les signes et symptômes de complications

TROUBLES VASCULAIRES PÉRIPHÉRIQUES

THROMBOSE VEINEUSE PROFONDE

Voir aussi *Anticoagulothérapie*, le cas échéant.

Problèmes traités en collaboration

✦ CP — Embolie pulmonaire
✦ CP — Œdème de jambe chronique
✧ CP — Ulcère de jambe chronique

Diagnostics infirmiers

Risque de constipation relié à la diminution du péristaltisme consécutive à l'immobilité

✧ Risque de mode de respiration inefficace relié à l'immobilité

✧ Risque d'atteinte à l'intégrité de la peau relié à l'œdème malléolaire chronique

✦ Douleur aiguë reliée aux troubles hémodynamiques lors de la marche

✧ Risque de prise en charge inefficace du programme thérapeutique relié à un manque de connaissances

sur la prévention des rechutes, et les signes et symptômes de complications

HYPERTENSION

Problèmes traités en collaboration

CP — Hémorragie rétinienne
CP — Accident vasculaire cérébral
CP — Hémorragie cérébrale
CP — Insuffisance rénale

Diagnostics infirmiers

Risque de non-observance relié à la présence d'un dilemme : accepter le traitement – c'est-à-dire en subir les effets indésirables – ou le refuser – c'est-à-dire agir selon sa conviction qu'un traitement n'est pas nécessaire s'il n'y a pas de symptômes

Risque d'habitudes sexuelles perturbées relié à la baisse de la libido ou aux difficultés érectiles consécutives aux effets des médicaments

Risque de prise en charge inefficace du programme thérapeutique relié à un manque de connaissances sur la maladie, le régime alimentaire, le traitement médicamenteux, les facteurs de risque et le suivi

VARICES

Problèmes traités en collaboration

CP — Rupture vasculaire
CP — Hémorragie

Diagnostics infirmiers

Douleur chronique reliée à la congestion veineuse

Risque de prise en charge inefficace du programme thérapeutique relié à un manque de connaissances sur la maladie, les divers traitements possibles et les facteurs de risque

ARTÉRIOPATHIE OBLITÉRANTE
(athérosclérose, artériosclérose)

Problèmes traités en collaboration

CP — Accident vasculaire cérébral
CP — Ulcères ischémiques
CP — Claudication
CP — Thrombose artérielle aiguë
CP — Hypertension

Diagnostics infirmiers

Risque d'atteinte à l'intégrité des tissus relié aux troubles hémodynamiques

Douleur chronique reliée à l'ischémie musculaire durant une activité prolongée

Risque d'accident relié à la perte de sensation consécutive à l'athérosclérose chronique

Risque d'infection relié aux troubles hémodynamiques

Risque d'accident relié aux effets de l'hypotension orthostatique

Intolérance à l'activité reliée à la claudication

Risque de prise en charge inefficace du programme thérapeutique relié à un manque de connaissances sur la maladie, le traitement de la claudication, les facteurs de risque, les soins des pieds et le plan de traitement

SYNDROME DE RAYNAUD

Problèmes traités en collaboration

CP — Occlusion artérielle aiguë
CP — Ulcères ischémiques
CP — Gangrène

Diagnostics infirmiers

Douleur aiguë reliée à l'ischémie consécutive au vasospasme aigu

Irrigation tissulaire périphérique inefficace reliée aux troubles hémodynamiques et au vasospasme consécutifs à une température ambiante trop basse

Risque d'atteinte à l'intégrité des tissus (ulcères ischémiques) relié au vasospasme

Peur reliée à la perte potentielle d'emploi consécutive aux facteurs aggravants présents dans le milieu de travail

Risque de prise en charge inefficace du programme thérapeutique relié à un manque de connaissances sur la maladie, les facteurs de risque, les mesures de prévention particulières et les soins à se prodiguer

ULCÈRES VARIQUEUX (syndrome postphlébitique)

Problème traité en collaboration

✦ CP — Cellulite

Diagnostics infirmiers

❀ Irrigation tissulaire périphérique inefficace reliée à la position déclive des jambes

❀ Risque d'infection relié aux troubles hémodynamiques

✦ Douleur chronique reliée à la présence d'ulcères et aux interventions de débridement

✧ Risque d'image corporelle perturbée relié à la présence de plaies constamment ouvertes et à la réaction d'autrui

✧ Risque de prise en charge inefficace du programme thérapeutique relié à un manque de connaissances sur la maladie, la prévention des complications, les facteurs de risque et le traitement

TROUBLES RESPIRATOIRES

SYNDROME DE DÉTRESSE RESPIRATOIRE AIGUË DE L'ADULTE (SDRA)

Voir aussi *Ventilation assistée.*

Problèmes traités en collaboration

CP — Déséquilibre électrolytique
CP — Hypoxémie

Diagnostics infirmiers

Anxiété reliée aux risques que présente la maladie et à l'ambiance particulière qui règne aux soins intensifs

Sentiment d'impuissance relié à la maladie et aux traitements (respirateur, monitorage)

BRONCHOPNEUMOPATHIE CHRONIQUE OBSTRUCTIVE (BPCO)

(emphysème, bronchite chronique)

Problèmes traités en collaboration

✦ CP — Hypoxémie
✧ CP — Insuffisance cardiaque droite

Diagnostics infirmiers

✦ Dégagement inefficace des voies respiratoires relié à la présence de sécrétions excessives et tenaces

✧ Alimentation déficiente reliée à l'anorexie consécutive à la dyspnée, à l'halitose et à la fatigue

✦ Intolérance à l'activité reliée à la fatigue et à un apport en oxygène insuffisant pour accomplir les activités de la vie quotidienne

Communication verbale altérée reliée à la dyspnée

✦ Anxiété reliée aux difficultés respiratoires et à la peur de suffoquer

✧ Sentiment d'impuissance relié à la perte d'autonomie et aux restrictions imposées par la maladie sur le mode de vie

✧ Habitudes de sommeil perturbées reliées à la toux, à l'incapacité de dormir dans la position habituelle et à la présence de stimuli dérangeants

✧ Risque de prise en charge inefficace du programme thérapeutique relié à un manque de connaissances sur la maladie, les traitements, la prévention de l'infection, les exercices de respiration, les facteurs de risque et les signes et symptômes de complications

ÉPANCHEMENT PLEURAL

Voir aussi les troubles sous-jacents (*Insuffisance cardiaque avec œdème pulmonaire, Cirrhose, Néoplasies*).

Problèmes traités en collaboration

CP — Insuffisance respiratoire
CP — Pneumothorax (suivant une thoracentèse)
CP — Hypoxémie
CP — Hémothorax

Diagnostics infirmiers

Intolérance à l'activité reliée à un apport en oxygène insuffisant pour accomplir les activités de la vie quotidienne

Alimentation déficiente reliée à l'anorexie consécutive à la pression exercée par les poumons sur les organes de l'appareil digestif

Bien-être altéré relié à l'accumulation de liquide dans la cavité pleurale

Déficit de soins personnels (préciser) relié à la fatigue et à la dyspnée

PNEUMONIE

Problèmes traités en collaboration

✦ CP — Insuffisance respiratoire
CP — Choc septique
CP — Iléus paralytique

Diagnostics infirmiers

Risque d'hyperthermie relié au processus infectieux

✦ Intolérance à l'activité reliée à un apport en oxygène insuffisant pour accomplir les activités de la vie quotidienne

✧ Risque d'atteinte de la muqueuse buccale relié à un mode de respiration par la bouche, à la présence d'expectorations fréquentes et à la diminution de l'apport liquidien consécutive au malaise

❀ Risque de déficit de volume liquidien relié à l'augmentation des pertes liquidiennes insensibles consécutive à la fièvre et à l'hyperventilation

✧ Risque d'alimentation déficiente relié à l'anorexie, à la dyspnée et à la distension abdominale consécutives à l'aérophagie

✦ Dégagement inefficace des voies respiratoires relié à la douleur, à l'augmentation des sécrétions trachéobronchiques et à la fatigue

❀ Risque de contagion relié au caractère transmissible de la maladie

❀ Bien-être altéré relié à l'hyperthermie et au malaise

❀ Risque d'atteinte à l'intégrité de la peau relié à l'alitement prescrit

✧ Risque de prise en charge inefficace du programme thérapeutique relié à un manque de connaissances sur la maladie, les modes de transmission, la prévention des rechutes, le régime alimentaire, les signes et symptômes de rechute et le suivi

EMBOLIE PULMONAIRE

Voir aussi *Anticoagulothérapie*.

Problème traité en collaboration

CP — Hypoxémie

Diagnostics infirmiers

Risque d'atteinte à l'intégrité de la peau relié à l'immobilité et à l'alitement prescrit

Risque de prise en charge inefficace du programme thérapeutique relié à un manque de connaissances sur l'anticoagulothérapie, et les signes et symptômes de complications

TROUBLES MÉTABOLIQUES ET ENDOCRINIENS

MALADIE D'ADDISON

Problèmes traités en collaboration

CP — Crise addisonienne (choc)
CP — Déséquilibres électrolytiques (sodium, potassium)
CP — Hypoglycémie

Diagnostics infirmiers

Risque d'alimentation déficiente relié à l'anorexie et aux nausées

Risque de déficit de volume liquidien relié aux pertes excessives de sodium et d'eau consécutives à la polyurie

Diarrhée reliée à l'augmentation de l'excrétion de sodium et d'eau

Risque de perturbation du concept de soi relié au changement d'apparence consécutif à l'augmentation de la pigmentation cutanée et à la perte de pilosité axillaire et pubienne (femme)

Risque d'accident relié à l'hypotension orthostatique consécutive au déséquilibre hydroélectrolytique

Risque de prise en charge inefficace du programme thérapeutique relié à un manque de connaissances sur la maladie, les signes et symptômes de complications, les facteurs de risque (infection, diarrhée, baisse de l'apport en sodium, diaphorèse), le surmenage, le régime alimentaire, les mesures qui pourraient lui sauver la vie (port d'un bracelet diagnostique, trousse d'urgence), le traitement médicamenteux et l'interprétation des résultats des examens sanguins

HYPERALDOSTÉRONISME PRIMAIRE

Problèmes traités en collaboration

CP — Hypokaliémie
CP — Alcalose
CP — Hypertension
CP — Hypernatrémie

Diagnostics infirmiers

Bien-être altéré relié à l'excrétion excessive d'urine et à la polydipsie

Risque de déficit de volume liquidien relié à l'excrétion excessive d'urine

Risque de prise en charge inefficace du programme thérapeutique relié à un manque de connaissances sur la maladie, le traitement chirurgical et les effets de la corticothérapie

CIRRHOSE

(cirrhose de Laënnec)

Voir aussi *Toxicomanie*, le cas échéant.

Problèmes traités en collaboration

✦ CP — Hémorragie
✧ CP — Hypokaliémie

✧ CP — Encéphalopathie portocave
❀ CP — Bilan azoté négatif
✦ CP — Intoxication barbiturique (opiacés, barbituriques d'action brève, principaux tranquillisants)
✧ CP — Insuffisance rénale
❀ CP — Anémie
❀ CP — Varices œsophagiennes

Diagnostics infirmiers

✦ Douleur reliée à l'hépatomégalie et à l'ascite

✧ Diarrhée reliée à la sécrétion excessive de matières grasses dans les selles consécutive au dysfonctionnement hépatique

❀ Risque d'accident relié à une diminution de la production de prothrombine et de la synthèse de substances participant à la coagulation

✦ Alimentation déficiente reliée à l'anorexie, aux troubles du métabolisme des protéines, des matières grasses et du glucose, et aux réserves insuffisantes de vitamines (A, C, D, E, K)

❀ Risque d'altération de la fonction respiratoire relié à la pression exercée par les organes abdominaux sur le diaphragme consécutive à l'ascite

❀ Risque de perturbation du concept de soi relié aux changements d'aspect physique (ictère, ascite)

✧ Risque d'infection relié à la leucopénie consécutive à l'hypoprotéinémie, et à l'augmentation du volume et de l'activité de la rate

✧ Bien-être altéré (prurit) relié à l'accumulation de pigments de bilirubine et de sels biliaires sur la peau

✦ Excès de volume liquidien relié à l'hypertension portale, à la baisse de la pression oncotique du plasma, et à la rétention de sodium

✧ Risque de prise en charge inefficace du programme thérapeutique relié à un manque de connaissances sur les médicaments contre-indiqués, les besoins nutritionnels, les signes et symptômes de complications, et les risques inhérents à la consommation d'alcool

SYNDROME DE CUSHING

Problèmes traités en collaboration

CP — Hypertension
CP — Insuffisance cardiaque
CP — Psychose
CP — Déséquilibre électrolytique (sodium, potassium)

Diagnostics infirmiers

Perturbation du concept de soi reliée aux changements dans l'apparence consécutifs au processus morbide (faciès lunaire, amincissement des cheveux, obésité tronculaire, virilisme)

Risque d'infection relié au catabolisme excessif des protéines et à l'inhibition de la phagocytose leucocytaire consécutifs à l'hyperglycémie

Risque d'accident (fractures) relié à l'ostéoporose

Risque d'atteinte à l'intégrité de la peau relié à la perte de tissu, à l'œdème et à la sécheresse de la peau

Habitudes sexuelles perturbées reliées à la baisse de la libido et à l'aménorrhée (femme) consécutives à la surproduction de corticotrophine

Risque de prise en charge inefficace du programme thérapeutique relié à un manque de connaissances sur la maladie et le régime alimentaire à suivre (riche en protéines, faible en cholestérol et en sodium)

DIABÈTE SUCRÉ

Problèmes traités en collaboration

Complications aiguës

✦ CP — Acidocétose
✧ CP — Coma hyperosmolaire sans acidocétose

✦ CP — Hypoglycémie
✦ CP — Infections

Complications chroniques

Macroangiopathie
✦ CP — Artériopathie cardiaque
✦ CP — Maladie vasculaire périphérique

Microangiopathie
✧ CP — Rétinopathie
✦ CP — Neuropathie
✧ CP — Néphropathie

Diagnostics infirmiers

✧ Risque d'accident relié à la perte de sensibilité tactile et d'acuité visuelle, et à l'hypoglycémie

✧ Peur (chez la personne et chez la famille) reliée à l'incertitude face à la maladie, aux complications possibles du diabète, à l'insulinothérapie et aux effets néfastes du diabète sur le mode de vie

✧ Risque de stratégies d'adaptation inefficaces ou de stratégies d'adaptation familiale compromises ou invalidantes relié à la chronicité de la maladie, à la complexité du programme de soins et à l'incertitude face à l'avenir

✦ Alimentation excessive reliée à un apport alimentaire supérieur à la dépense énergétique, à un manque de connaissances et aux stratégies d'adaptation inefficaces

Risque d'habitudes sexuelles perturbées (chez l'homme) relié aux problèmes d'érection consécutifs à la neuropathie périphérique ou aux conflits psychologiques

Risque d'habitudes sexuelles perturbées (chez la femme) relié aux problèmes urogénitaux fréquents et aux agents stressants physiques et psychologiques provenant de la maladie

✧ Sentiment d'impuissance relié aux complications prévisibles du diabète (cécité, amputations, insuffisance rénale, neuropathie douloureuse)

❀ Isolement social relié à un trouble de la vision ou à la cécité

✧ Risque de non-observance relié à la complexité et au caractère permanent du programme de soins

✧ Risque de prise en charge inefficace du programme thérapeutique relié à un manque de connaissances sur la maladie, l'autocontrôle de la glycémie, le traitement médicamenteux, le régime alimentaire, le traitement de l'hypoglycémie, le contrôle du poids, les soins à prodiguer les jours de maladie, le programme d'exercices, les soins des pieds, les signes et symptômes de complications, et les ressources communautaires

HÉPATITE
(virale)

Problèmes traités en collaboration

❀ CP — Insuffisance hépatique
❀ CP — Coma
❀ CP — Nécrose hépatique subaiguë
❀ CP — Hépatite fulminante
✧ CP — Encéphalopathie portocave
✧ CP — Hypokaliémie
✧ CP — Hémorragie
✧ CP — Intoxication médicamenteuse
✧ CP — Insuffisance rénale
✧ CP — Dégénérescence évolutive du foie

Diagnostics infirmiers

❀ Fatigue reliée à la faiblesse consécutive au ralentissement du métabolisme hépatique

✦ Risque de contagion relié à la transmissibilité des virus A et B

✦ Alimentation déficiente reliée à l'anorexie, à l'épigastralgie et aux nausées

❀ Risque de déficit des volumes liquidiens relié au manque de désir de boire

- ✧ Bien-être altéré relié à l'accumulation de pigments de bilirubine et de sels biliaires
- ❀ Risque d'accident relié à l'inhibition de la synthèse de la prothrombine et de l'absorption de vitamine K
- ✧ Douleur reliée à l'augmentation de volume du foie enflammé
- ❀ Activités de loisirs insuffisantes reliées à la monotonie et aux mesures de prévention imposées par l'isolement
- ✧ Risque de prise en charge inefficace du programme thérapeutique relié à un manque de connaissances sur la maladie, les bienfaits du repos, la prévention de la contamination, les besoins nutritionnels et les contre-indications médicamenteuses

HYPERTHYROÏDIE

(thyrotoxicose, maladie de Basedow-Graves)

Problèmes traités en collaboration

CP — Crise thyrotoxique
CP — Dysrythmie cardiaque

Diagnostics infirmiers

Alimentation déficiente reliée à un apport alimentaire plus bas que les besoins énergétiques consécutif à la vitesse excessive du métabolisme

Intolérance à l'activité reliée à la fatigue et à l'épuisement consécutifs à la vitesse excessive du métabolisme

Diarrhée reliée à l'augmentation du péristaltisme consécutive à la vitesse excessive du métabolisme

Bien-être altéré relié à l'intolérance à la chaleur et à la transpiration profuse

Risque d'atteinte à l'intégrité des tissus (cornée) relié à l'incapacité de fermer entièrement les paupières consécutive à l'exophtalmie

Risque d'accident relié à la présence de tremblements

Risque d'hyperthermie relié à l'inhibition de certains mécanismes de compensation consécutive à l'hyperthyroïdie

Risque de prise en charge inefficace du programme thérapeutique relié à un manque de connaissances sur la maladie, le programme thérapeutique, le traitement médicamenteux, les soins oculaires, le régime alimentaire, et les signes et symptômes de complications

HYPOTHYROÏDIE
(myxœdème)

Problèmes traités en collaboration

CP — Athérosclérose coronarienne
CP — Anémie normochrome
CP — Psychose organique aiguë
CP — Coma myxœdémateux
CP — Trouble métabolique
CP — Trouble hématologique

Diagnostics infirmiers

Alimentation excessive reliée à un apport plus élevé que les besoins énergétiques consécutif au ralentissement du métabolisme

Intolérance à l'activité reliée à un apport en oxygène insuffisant consécutif au ralentissement du métabolisme

Constipation reliée à la réduction du péristaltisme consécutive au ralentissement du métabolisme et à la baisse de l'activité physique

Atteinte à l'intégrité de la peau reliée à l'œdème et à la sécheresse de la peau consécutifs au ralentissement du métabolisme et à l'infiltration de liquide dans les tissus interstitiels

Bien-être altéré relié à l'intolérance au froid consécutive au ralentissement du métabolisme

Risque d'interactions sociales perturbées relié à l'apragmatisme et à la dépression

Risque de prise en charge inefficace du programme thérapeutique relié à un manque de connaissances sur la maladie, le programme thérapeutique, le régime alimentaire, les signes et symptômes de complications, le traitement médicamenteux et ses contre-indications

OBÉSITÉ

Diagnostics infirmiers

Maintien inefficace de l'état de santé relié au déséquilibre entre l'apport calorique et la dépense énergétique

Stratégies d'adaptation inefficaces reliées à l'augmentation de l'apport alimentaire consécutive à une réaction aux agents stressants extérieurs

Diminution chronique de l'estime de soi reliée au sentiment de dévalorisation de soi et à la réaction d'autrui face à l'affection

PANCRÉATITE

Problèmes traités en collaboration

✧ CP — Hypovolémie ou choc
❀ CP — Pancréatite hémorragique
❀ CP — Insuffisance respiratoire
❀ CP — Épanchement pleural
✧ CP — Hypocalcémie
✦ CP — Hyperglycémie
✧ CP — Delirium tremens

Diagnostics infirmiers

✦ Douleur aiguë reliée à l'aspiration nasogastrique, à l'inflammation de la capsule du pancréas et à la péritonite locale

Risque de déficit de volume liquidien relié à la diminution des apports consécutive aux nausées et aux vomissements

- ✦ Alimentation déficiente reliée aux vomissements, à l'anorexie, et aux troubles digestifs consécutifs à la diminution des enzymes pancréatiques
- ✧ Diarrhée reliée à l'excrétion excessive de matières grasses dans les selles consécutive à la diminution de la production d'enzymes pancréatiques
- ✧ Déni non constructif relié à la peur d'admettre que sa consommation d'alcool est un problème
- ✧ Risque de prise en charge inefficace du programme thérapeutique relié à un manque de connaissances sur le processus morbide, les traitements, les contre-indications, le régime alimentaire et le suivi

TROUBLES GASTRO-INTESTINAUX

TROUBLES DE L'ŒSOPHAGE (œsophagite, hernie hiatale)

Problèmes traités en collaboration

CP — Hémorragie
CP — Ulcères gastriques

Diagnostics infirmiers

Risque d'alimentation déficiente relié à l'anorexie, au pyrosis et à la dysphagie

Altération du bien-être (pyrosis) reliée à la régurgitation et à l'éructation

Risque de prise en charge inefficace du programme thérapeutique relié à un manque de connaissances sur la maladie, le régime alimentaire, les dangers de l'alcool et du tabac, la position à adopter après les repas, le traitement médicamenteux et le programme d'amaigrissement (s'il y a lieu)

GASTROENTÉRITE

Problème traité en collaboration

CP — Déséquilibre hydroélectrolytique

Diagnostics infirmiers

Risque de déficit de volume liquidien relié aux vomissements et à la diarrhée

Douleur aiguë reliée aux crampes abdominales, à la diarrhée et aux vomissements consécutifs à la dilatation vasculaire et à l'hyperpéristaltisme

Risque de prise en charge inefficace du programme thérapeutique relié à un manque de connaissances sur la maladie, les restrictions alimentaires, et les signes et symptômes de complications

HÉMORROÏDES ET FISSURE ANALE (non chirurgicale)

Problèmes traités en collaboration

CP — Saignements
CP — Étranglement intestinal
CP — Thrombose

Diagnostics infirmiers

Douleur aiguë reliée à la pression exercée par la défécation

Risque de constipation relié à la peur de la défécation douloureuse

Risque de prise en charge inefficace du programme thérapeutique relié à un manque de connaissances sur la maladie, les habitudes d'élimination intestinale, le régime alimentaire, le programme d'exercice et les soins de la région périanale

AFFECTIONS INTESTINALES INFLAMMATOIRES

(diverticulose, diverticulite, entérite régionale, colite ulcéreuse)

Problèmes traités en collaboration

✦ CP — Saignements gastro-intestinaux
❀ CP — Fissure anale
❀ CP — Abcès, fissure ou fistule dans la région périanale
✦ CP — Déséquilibre hydroélectrolytique
CP — Mégacôlon toxique
✦ CP — Anémie
✦ CP — Obstruction intestinale
CP — Urolithiase
✧ CP — Fistule, fissure ou abcès

Diagnostics infirmiers

✦ Douleur chronique reliée au processus inflammatoire dans l'intestin

✦ Diarrhée reliée au processus inflammatoire dans l'intestin

❀ Constipation reliée à un apport alimentaire insuffisant en fibres

❀ Risque d'atteinte à l'intégrité de la peau (région périanale) relié à la diarrhée et aux irritants chimiques

✧ Risque de stratégies d'adaptation inefficaces relié à la chronicité de la maladie et à l'absence de traitement de référence

✦ Alimentation déficiente reliée aux restrictions alimentaires, aux nausées, à la diarrhée, et aux crampes abdominales associées à la prise d'aliments ou aux ulcères douloureux de la muqueuse buccale

✧ Risque de prise en charge inefficace du programme thérapeutique relié à un manque de connaissances sur la maladie et son évolution, la signification des résultats des épreuves diagnostiques, le programme thérapeutique, et les signes et symptômes de complications

ULCÈRE GASTRODUODÉNAL

Problèmes traités en collaboration

✦ CP — Hémorragie
✦ CP — Perforation
✧ CP — Obstruction du pylore

Diagnostics infirmiers

✦ Douleur aiguë ou chronique reliée aux lésions des muqueuses consécutives à l'augmentation des sécrétions gastriques

✦ Constipation ou Diarrhée reliées aux effets des médicaments sur la fonction intestinale

✧ Risque de prise en charge inefficace du programme thérapeutique relié à un manque de connaissances sur le processus morbide, les contre-indications, les signes et symptômes de complications, et le programme thérapeutique

TROUBLES RÉNAUX ET URINAIRES

VESSIE NEUROGÈNE

Problèmes traités en collaboration

CP — Calculs rénaux
CP — Dysréflexie autonome

Diagnostics infirmiers

Risque d'atteinte à l'intégrité de la peau relié à l'irritation constante causée par l'urine

Risque d'infection relié à la rétention urinaire ou à l'insertion d'une sonde urinaire

Risque d'isolement social relié à la gêne de ne pas pouvoir se retenir en présence d'autrui et à la peur de sentir l'urine

Rétention urinaire reliée au trop-plein chronique de la vessie associé à la perte de sensation de plénitude vésicale *ou*

Incontinence urinaire réflexe reliée à l'absence de la perception du besoin d'uriner et à l'incapacité d'inhiber la contraction vésicale *ou*

Incontinence urinaire par besoin impérieux reliée à l'interruption des influx efférents inhibiteurs consécutive à un trouble cérébral ou médullaire

Risque de dysréflexie autonome relié à la stimulation réflexe du système nerveux sympathique consécutive à un dérèglement du système nerveux autonome

Risque de prise en charge inefficace du programme thérapeutique relié à un manque de connaissances sur l'étiologie de l'incontinence, le traitement, les programmes de rééducation vésicale, les signes et symptômes de complications, et les ressources communautaires

INSUFFISANCE RÉNALE (aiguë)

Problèmes traités en collaboration

✦ CP — Surcharge liquidienne
✦ CP — Acidose métabolique
✦ CP — Déséquilibre électrolytique

Diagnostics infirmiers

✧ Alimentation déficiente reliée à l'anorexie, aux nausées, aux vomissements, à la perte de sensibilité gustative, à l'anosmie, à la stomatite, et à la fadeur du régime alimentaire

✦ Risque d'infection relié aux interventions effractives

❀ Anxiété reliée à l'incertitude face à l'état de santé actuel et au pronostic

❀ Risque de prise en charge inefficace du programme thérapeutique relié à un manque de connaissances sur la maladie, les restrictions alimentaires, l'inscription quotidienne des données, le traitement médicamenteux, les signes et symptômes de complications, le suivi et les ressources communautaires

INSUFFISANCE RÉNALE
(chronique, urémie)

Voir aussi *Dialyse péritonéale* et *Hémodialyse*, le cas échéant.

Problèmes traités en collaboration

✦ CP — Déséquilibre hydroélectrolytique
✧ CP — Saignements gastro-intestinaux
CP — Hyperparathyroïdie
CP — Fractures pathologiques
❀ CP — Malnutrition
✦ CP — Anémie
✦ CP — Surcharge liquidienne
✧ CP — Hypoalbuminémie
✧ CP — Polyneuropathie
✧ CP — Insuffisance cardiaque
❀ CP — Œdème pulmonaire
✧ CP — Acidose métabolique
✧ CP — Épanchement pleural
CP — Péricardite, tamponade cardiaque

Diagnostics infirmiers

✧ Alimentation déficiente reliée à l'anorexie, aux nausées, aux vomissements, à la perte de sensibilité gustative, à l'anosmie, à la stomatite, et à la fadeur du régime alimentaire

Habitudes sexuelles perturbées reliées à la baisse de la libido, à l'impuissance, à l'aménorrhée, à la stérilité et à la fatigue

- ❀ Concept de soi perturbé relié aux effets de l'invalidité sur la réalisation des tâches développementales
- ❀ Risque de tension dans l'exercice du rôle de l'aidant naturel relié au besoin de soins à long terme consécutif à l'invalidité et aux exigences du traitement
- ❀ Bien-être altéré relié à la fatigue, aux céphalées, à la rétention liquidienne, à l'anémie, etc.
- ❀ Fatigue reliée à un apport en oxygène insuffisant consécutif à l'anémie
- ✧ Bien-être altéré (prurit) reliée à la présence de cristaux de phosphate de calcium ou uratiques sur la peau
- ✦ Risque d'infection relié aux interventions effractives
- ✧ Sentiment d'impuissance relié à la nature invalidante de la maladie
- ✦ Risque de prise en charge inefficace du programme thérapeutique relié à un manque de connaissances sur la maladie, les restrictions alimentaires, l'inscription quotidienne des données, le traitement médicamenteux, les signes et symptômes de complications, le suivi et les ressources communautaires

INFECTION DES VOIES URINAIRES (cystite, pyélonéphrite, glomérulonéphrite)

Voir aussi *Insuffisance rénale (aiguë)*.

Diagnostics infirmiers

Douleur chronique reliée à l'inflammation et aux lésions des tissus

Bien-être altéré relié à l'inflammation et à l'infection

Risque d'alimentation déficiente relié à l'anorexie consécutive au malaise

Risque de stratégies d'adaptation inefficaces relié à la chronicité de la maladie

Risque de prise en charge inefficace du programme thérapeutique relié à un manque de connaissances sur la prévention des rechutes (apport liquidien adéquat, mictions fréquentes, mesures d'hygiène personnelle [après avoir utilisé les toilettes] et mictions après les rapports sexuels), les signes et symptômes de rechute, et le traitement médicamenteux

UROLITHIASE
(calculs rénaux)

Problèmes traités en collaboration

✧ CP — Pyélonéphrite
✦ CP — Insuffisance rénale

Diagnostics infirmiers

✦ Douleur aiguë reliée à l'inflammation consécutive à l'irritation causée par les calculs, et aux spasmes des muscles lisses de l'intestin et des structures adjacentes

❀ Diarrhée reliée à la présence de réflexes réno-intestinaux

✧ Risque de prise en charge inefficace du programme thérapeutique relié à un manque de connaissances sur la prévention des rechutes, les restrictions alimentaires et les besoins liquidiens

TROUBLES NEUROLOGIQUES

TUMEUR CÉRÉBRALE

La tumeur cérébrale pouvant causer des altérations très variables en intensité, les diagnostics infirmiers suivants reflètent des situations dont la gravité varie également.

Voir aussi *Interventions chirurgicales (généralités)*, *Chirurgie crânienne* et *Néoplasies*.

Problèmes traités en collaboration

CP — Augmentation de la pression intracrânienne
CP — Paralysie
CP — Hyperthermie
CP — Pertes motrices
CP — Pertes sensorielles
CP — Pertes cognitives

Diagnostics infirmiers

Risque d'accident relié aux troubles de la démarche, au vertige ou aux troubles visuels consécutifs à la compression ou au déplacement du tissu cérébral

Anxiété reliée à l'incertitude quant aux conséquences de la maladie et à l'avenir

Déficit de soins personnels (préciser) relié à l'incapacité ou à la difficulté d'accomplir les tâches de la vie quotidienne consécutives aux atteintes sensorimotrices

Alimentation déficiente reliée à la dysphagie et à la fatigue

Deuil relié à la perte fonctionnelle réelle ou perçue et à l'incertitude quant à l'avenir

Mobilité physique réduite reliée à l'atteinte sensorimotrice

Douleur aiguë (céphalées) reliée à la compression ou au déplacement du tissu cérébral et à l'augmentation de la pression intracrânienne

Dynamique familiale perturbée reliée à la nature de la maladie, à la difficulté d'assumer les responsabilités inhérentes au rôle et à l'incertitude quant à l'avenir

Concept de soi perturbé relié à l'interruption ou à la non-réalisation des tâches développementales (chez l'enfant, l'adolescent, le jeune adulte, l'adulte d'âge mûr)

Risque de déficit de volume liquidien relié aux vomissements consécutifs à l'augmentation de la pression intracrânienne

Risque d'accident relié à l'atteinte ou à la perte de maîtrise de la fonction sensorimotrice

ACCIDENT VASCULAIRE CÉRÉBRAL

L'accident vasculaire cérébral pouvant causer des altérations très variables en intensité, les diagnostics infirmiers suivants reflètent des situations dont la gravité varie également.

Problèmes traités en collaboration

✦ CP — Augmentation de la pression intracrânienne
✦ CP — Pneumonie
✦ CP — Atélectasie

Diagnostics infirmiers

❀ Trouble de la perception sensorielle (préciser) relié à l'hypoxie et à la compression ou au déplacement du tissu cérébral

✦ Mobilité physique réduite reliée à l'atteinte de la fonction motrice de (préciser) consécutive aux lésions des neurones moteurs supérieurs

✦ Communication verbale altérée reliée à la dysarthrie ou à l'aphasie

✦ Risque d'accident relié aux atteintes du champ visuel, de la fonction motrice ou de la perception

❀ Intolérance à l'activité reliée à la dégradation de l'état physique consécutive à la fatigue et à la faiblesse

❀ Syndrome d'immobilité

✧ Incontinence urinaire complète (vraie) reliée à l'atonie vésicale, à la perte de maîtrise du sphincter ou à l'incapacité de percevoir le besoin d'uriner

✦ Déficit de soins personnels relié à la mobilité physique réduite ou à la confusion

✦ Trouble de la déglutition relié à la paralysie ou à la parésie musculaires consécutives aux lésions des neurones moteurs supérieurs

✧ Deuil (chez la personne et chez la famille) relié à la perte fonctionnelle et à l'incapacité d'assumer les responsabilités inhérentes au rôle

✧ Risque d'interactions sociales perturbées relié à la difficulté à communiquer et à la gêne que causent les déficits

✧ Risque de déficit de volume liquidien relié à la dysphagie et à la difficulté à s'hydrater sans aide consécutives à la faiblesse ou aux déficiences motrices

✧ Risque d'entretien inefficace du domicile relié à l'incapacité d'effectuer les activités indispensables au maintien à domicile, incapacité consécutive aux déficiences sensorimotrices ou cognitives, et à un manque de connaissances des aidants sur les soins à domicile, les moyens pour ramener la personne à la réalité, le programme de rééducation intestinale ou vésicale, les soins de la peau, les signes et symptômes de complications, et les ressources communautaires

✦ Incontinence urinaire fonctionnelle reliée à l'incapacité ou à la difficulté d'atteindre les toilettes consécutives à la mobilité réduite ou à l'abattement

✧ Négligence de l'hémicorps reliée à (préciser) consécutif aux lésions de l'hémisphère cérébral droit

❀ Risque de tension dans l'exercice du rôle de l'aidant naturel relié aux soins complexes à prodiguer consécutifs à (préciser les atteintes sensorielles ou motrices)

✧ Risque de concept de soi perturbé relié aux effets invalidants et prolongés de la maladie sur la réalisation des tâches développementales et sur le mode de vie

❀ Risque de prise en charge inefficace du programme thérapeutique relié à un manque de connaissances sur la maladie, le traitement médicamenteux, l'accomplissement des activités de la vie quotidienne, les soins à domicile, le traitement orthophonique, le programme d'exercices, les ressources communautaires, les groupes d'entraide, et les signes et symptômes de complications

❀ Errance reliée à l'altération des fonctions cérébrales consécutive à l'accident vasculaire cérébral

TROUBLES DU SYSTÈME NERVEUX

(dégénérescence, démyélinisation, inflammation, myasthénie grave, sclérose en plaques, dystrophie musculaire, maladie de Parkinson, syndrome de Guillain et Barré, sclérose latérale amyotrophique)

Les réactions associées à ces troubles pouvant varier grandement en intensité, les diagnostics infirmiers suivants reflètent des situations dont la gravité varie également.

Problèmes traités en collaboration

CP — Insuffisance rénale
CP — Pneumonie
CP — Atélectasie

Diagnostics infirmiers

Risque de concept de soi perturbé relié aux effets invalidants et prolongés de la maladie sur la réalisation des tâches développementales et sur le mode de vie

Risque d'accident relié aux déficits visuels, à l'instabilité de la démarche, aux déficits sensoriels, à la faiblesse ou à la perte de contrôle moteur

Communication verbale altérée reliée à la dysarthrie consécutive à l'ataxie des muscles de la phonation et de l'élocution

Alimentation déficiente reliée à la dysphagie ou aux troubles de la mastication consécutifs à l'atteinte du nerf crânien

Intolérance à l'activité reliée à la fatigue et à la difficulté d'accomplir les tâches de la vie quotidienne

Syndrome d'immobilité

Mobilité physique réduite reliée aux effets de la rigidité musculaire, des tremblements et de la lenteur des mouvements sur les activités de la vie quotidienne

Trouble de la déglutition relié aux lésions cérébelleuses

Fatigue reliée à la faiblesse des membres, à la spasticité, à la peur de se blesser et à des agents stressants

Rétention urinaire reliée aux atteintes sensorimotrices

Chagrin chronique (chez la personne et chez la famille) relié à la nature de la maladie et à l'incertitude quant au pronostic

Habitudes sexuelles perturbées (chez la femme) reliées à la baisse de la libido, à la fatigue et à la perte de sensibilité dans la région périnéale

Dynamique familiale perturbée reliée à la nature de la maladie, aux changements dans les rôles et à l'incertitude face à l'avenir

Risque d'activités de loisirs insuffisantes relié à l'incapacité d'accomplir les activités professionnelles et récréatives habituelles

Risque d'isolement social relié aux troubles moteurs et à la gêne qu'ils causent

Entretien inefficace du domicile relié à l'incapacité ou à la difficulté d'effectuer les activités de la vie quotidienne et de la vie domestique consécutives à l'invalidité, ou à l'absence ou à l'incompétence de l'aidant naturel

Conflit face au rôle parental relié aux perturbations consécutives à l'invalidité

Tension dans l'exercice du rôle de l'aidant naturel reliée aux soins multiples et soutenus à prodiguer

Déficit de soins personnels (préciser) relié aux céphalées, aux spasmes musculaires, aux douleurs articulaires, à la fatigue, et à la parésie ou paralysie, par exemple

Sentiment d'impuissance relié à la nature imprévisible de la maladie (par exemple, rémissions ou exacerbations)

Incontinence (préciser) reliée à la perte de maîtrise du sphincter et aux spasmes vésicaux

Dégagement inefficace des voies respiratoires relié à l'incapacité de tousser

Risque de prise en charge inefficace du programme thérapeutique relié à un manque de connaissances sur la maladie, les traitements, la prévention de l'infection, la gestion du stress, les facteurs aggravants, les signes et symptômes de complications, et les ressources communautaires

DÉMENCE PRÉSÉNILE
(maladie d'Alzheimer, maladie de Huntington)

Voir aussi *Troubles du système nerveux*, car la démence présénile peut causer des altérations similaires à cette catégorie de troubles.

Diagnostics infirmiers

Risque d'accident relié à l'ignorance des dangers du milieu

Confusion chronique reliée à l'incapacité de s'orienter dans la réalité consécutive à la dégénérescence des neurones cérébraux

Mobilité physique réduite reliée à l'instabilité de la démarche

Risque de dynamique familiale perturbée relié aux effets de la maladie sur les relations avec les autres, les responsabilités inhérentes aux rôles et les ressources pécuniaires

Entretien inefficace du domicile relié à l'incapacité ou à la difficulté d'effectuer les activités de la vie quotidienne et de la vie domestique, ou à l'incompétence ou à l'absence de l'aidant naturel

Négligence de l'hémicorps reliée à (préciser) consécutif au trouble neurologique

Déficit de soins personnels (préciser) relié à (préciser)

Conflit décisionnel relié à l'institutionnalisation de la personne

Tension dans l'exercice du rôle de l'aidant naturel reliée aux multiples soins nécessaires et aux ressources insuffisantes

Errance reliée à l'altération des fonctions cérébrales consécutive à la démence d'Alzheimer

TROUBLES CONVULSIFS
(épilepsie)

Dans le cas d'un enfant, voir aussi *Problèmes et besoins développementaux reliés à une maladie chronique.*

Diagnostics infirmiers

❀ Risque d'accident relié à l'apparition de convulsions toniques ou cloniques non maîtrisées lors des crises convulsives

✦ Risque de dégagement inefficace des voies respiratoires relié au relâchement de la langue et à l'absence de réflexe pharyngé consécutifs à l'interruption de l'innervation musculaire

Risque d'isolement social relié à la peur qu'une crise convulsive ne se produise en public

❀ Risque de retard de la croissance et du développement relié à l'interruption ou à la non-réalisation des tâches développementales (chez l'adolescent, le jeune adulte, l'adulte d'âge mûr)

❀ Risque d'atteinte de la muqueuse buccale relié aux effets de la prise de médicaments sur les tissus buccaux

❀ Peur reliée à la nature imprévisible des convulsions et à la gêne qu'elles causent

✧ Risque de prise en charge inefficace du programme thérapeutique relié à un manque de connaissances sur la maladie, le traitement médicamenteux, le programme d'activités, les soins en cas de convulsions, les dangers du milieu et les ressources communautaires

LÉSION DE LA MOELLE ÉPINIÈRE

Les invalidités associées aux lésions de la moelle épinière étant variées (hémiparésie, quadriparésie, diplégie, monoplégie, triplégie, paraplégie), l'infirmière doit préciser clairement les limites de la personne dans l'énoncé de son diagnostic.

Problèmes traités en collaboration

✧ CP — Déséquilibre électrolytique
❀ CP — Choc spinal
✧ CP — Hémorragie
❀ CP — Complications respiratoires
✧ CP — Iléus paralytique
❀ CP — Septicémie
❀ CP — Hydronéphrose
✧ CP — Saignements gastro-intestinaux
✦ CP — Thrombophlébite
❀ CP — Hypotension orthostatique
✧ CP — Fracture avec luxation
✧ CP — Troubles cardiovasculaires
✦ CP — Hypoxémie
✦ CP — Rétention urinaire
✧ CP — Insuffisance rénale

Diagnostics infirmiers

✦ Déficit de soins personnels relié aux atteintes sensorimotrices découlant du siège de la lésion de la moelle épinière

❀ Communication verbale altérée reliée au problème de phonation consécutif à la trachéotomie

❀ Peur reliée à la possibilité d'être abandonné, aux changements dans l'exercice du rôle, aux effets de la lésion sur le mode de vie, à la nature des divers examens et interventions à subir, ou à la séparation d'avec le réseau de soutien

✧ Dynamique familiale perturbée reliée à l'adaptation nécessaire, aux changements dans les rôles et à l'incertitude quant à l'avenir

❀ Risque de fausse route (risque d'aspiration) relié à l'incapacité de tousser découlant du siège de la lésion

✧ Risque d'entretien inefficace du domicile relié à un manque de connaissances sur les effets des diverses altérations (peau, fonction intestinale, fonction vésicale, respiration, thermorégulation et sexualité) et sur leur traitement, sur les signes et symptômes de complications, le suivi et les ressources communautaires

✦ Anxiété reliée aux effets perçus de la lésion sur le mode de vie et à l'incertitude quant à l'avenir

✦ Chagrin chronique relié à la perte d'une fonction corporelle et aux effets de cette perte sur le mode de vie

❀ Risque d'isolement social (chez la personne et chez la famille) relié à l'invalidité ou aux responsabilités que doivent assumer les aidants naturels

❀ Risque de tension dans l'exercice du rôle de l'aidant naturel relié aux soins multiples et soutenus à prodiguer, au manque de ressources et aux stratégies d'adaptation inefficaces

✧ Risque de concept de soi perturbé relié aux effets de l'invalidité sur la réalisation des tâches développementales et sur le mode de vie

❀ Risque de déficit de volume liquidien relié à la difficulté à s'hydrater sans aide

❀ Risque d'alimentation excessive relié au déséquilibre entre l'apport alimentaire et la dépense énergétique

❀ Risque d'alimentation déficiente relié à l'anorexie et à l'augmentation des besoins métaboliques

❀ Risque d'activités de loisirs insuffisantes relié aux effets des atteintes sensorimotrices sur la capacité de participer à des activités récréatives

❀ Incontinence urinaire réflexe ou rétention urinaire reliée à l'atonie vésicale consécutive aux atteintes sensorimotrices

❀ Syndrome d'immobilité

- ❀ Risque d'accident relié à l'incapacité de contrôler ses mouvements et aux atteintes sensorimotrices
- ❀ Risque d'infection relié à la stase urinaire, aux cathétérismes fréquents et aux interventions effractives (mise en place de tiges trans-osseuses et de lignes intraveineuses, trachéotomie, intervention chirurgicale)
- ✧ Risque d'habitudes sexuelles perturbées relié aux effets physiologiques, sensoriels et psychologiques de la lésion sur la sexualité ou la fonction sexuelle
- ✧ Incontinence fécale réflexe reliée à la perte de la maîtrise du sphincter anal consécutive à la lésion de la moelle épinière au niveau de la 11e vertèbre dorsale (D_{11})
- ✧ Incontinence fécale aréflexe reliée à la perte de la maîtrise du sphincter anal consécutive à la lésion de la moelle épinière touchant l'arc réflexe sacré (S_2-S_4)
- ✧ Risque de dysréflexie autonome relié à la stimulation réflexe du système nerveux sympathique consécutive au dérèglement du système nerveux autonome
- ❀ Risque de prise en charge inefficace du programme thérapeutique relié à un manque de connaissances sur la maladie, le programme thérapeutique, la rééducation et les aides techniques

PERTE DE CONSCIENCE

Voir aussi *Ventilation assistée*, le cas échéant.

Problèmes traités en collaboration

- ❀ CP — Insuffisance respiratoire
- ✦ CP — Pneumonie
- ✦ CP — Atélectasie
- ✦ CP — Déséquilibre hydroélectrolytique
- CP — Bilan azoté négatif
- ❀ CP — Globe vésical
- ❀ CP — Convulsions
- ❀ CP — Ulcères de stress
- ❀ CP — Augmentation de la pression intracrânienne
- ✧ CP — Septicémie

✦ CP — Thrombophlébite
CP — Calculs rénaux
✧ CP — Infection des voies urinaires

Diagnostics infirmiers

❀ Risque d'infection relié à l'immobilité et aux appareils effractifs (canule de trachéotomie, sonde urinaire, lignes intraveineuses)

❀ Risque d'atteinte à l'intégrité des tissus (cornée) relié au dessèchement de la cornée consécutif au fait que les yeux demeurent ouverts et que la production lacrymale a diminué

❀ Anxiété ou peur (chez la famille) reliées à l'inquiétude suscitée par l'état de la personne et à l'incertitude du pronostic

❀ Risque d'atteinte de la muqueuse buccale relié à l'incapacité d'effectuer ses soins buccodentaires et à l'accumulation de sécrétions

✦ Incontinence urinaire complète (vraie) reliée à la perte de conscience

✧ Syndrome d'immobilité

✧ Sentiment d'impuissance (chez la famille) face à la situation et aux restrictions imposées sur le mode de vie

✦ Risque de dégagement inefficace des voies respiratoires relié à la stase des sécrétions consécutive à l'inefficacité de la toux et à la mobilité réduite

TROUBLES SENSORIELS

TROUBLES OPHTALMIQUES
(cataractes, décollement de la rétine, glaucome, inflammations)

Voir aussi *Extraction du cristallin*.

Problème traité en collaboration

CP — Augmentation de la pression intraoculaire

Diagnostics infirmiers

Risque d'accident relié aux déficits visuels

Douleur aiguë reliée à l'inflammation (paupière, appareil lacrymal, conjonctive, tractus uvéal, rétine, cornée, sclérotique), à l'infection, à l'augmentation de la pression intraoculaire, aux tumeurs oculaires, par exemple

Risque de non-observance relié à la présence d'un dilemme : accepter le traitement – c'est-à-dire en subir les effets indésirables – ou le refuser – c'est-à-dire agir selon sa conviction qu'un traitement n'est pas nécessaire s'il n'y a pas de symptômes

Risque d'isolement social relié à la peur de se blesser ou de ressentir de la gêne hors de son milieu naturel

Risque d'entretien inefficace du domicile relié à la difficulté d'accomplir les activités de la vie quotidienne consécutive au déficit visuel

Déficit de soins personnels (préciser) relié au déficit visuel

Anxiété reliée à la perte réelle ou potentielle de la vue et aux conséquences perçues de la maladie chronique sur le mode de vie

Risque de concept de soi perturbé relié aux effets du déficit visuel

Risque de prise en charge inefficace du programme thérapeutique relié à un manque de connaissances sur la maladie, les soins oculaires, le traitement médicamenteux, les mesures de sécurité, les restrictions de l'activité et le suivi

TROUBLES DE L'OUÏE
(infections, mastoïdite, lésion)

Diagnostics infirmiers

Risque d'accident relié aux troubles de l'équilibre et à l'incapacité de déceler les dangers du milieu

Communication verbale altérée reliée à la diminution de la capacité de comprendre autrui consécutive au trouble auditif

Risque d'interactions sociales perturbées relié à la diminution de la capacité de participer aux conversations

Isolement social relié à un manque de contact avec autrui consécutif à la peur et à la gêne causées par le trouble auditif

Douleur aiguë reliée à l'inflammation, à l'infection, à l'acouphène ou au vertige

Peur reliée à la perte réelle ou potentielle de l'ouïe

Risque de prise en charge inefficace du programme thérapeutique relié à un manque de connaissances sur la maladie, le traitement médicamenteux, la prévention des rechutes, les facteurs de risque (natation, transport aérien, douches), les signes et symptômes de complications, et les aides auditives

TROUBLES TÉGUMENTAIRES

TROUBLES DERMATOLOGIQUES (dermatite, psoriasis, eczéma)

Diagnostics infirmiers

Atteinte à l'intégrité de la peau reliée aux lésions et à la réaction inflammatoire

Bien-être altéré (prurit) relié aux éruptions cutanées

Risque d'interactions sociales perturbées relié à la gêne et à la peur des réactions d'autrui

Risque de concept de soi perturbé relié aux changements dans l'apparence et aux réactions d'autrui

Risque de prise en charge inefficace du programme thérapeutique relié à un manque de connaissances sur la maladie, le traitement médicamenteux (agents topiques) et les contre-indications

ESCARRES DE DÉCUBITUS

Les facteurs pouvant contribuer à l'apparition des escarres de décubitus sont variés et complexes ; l'infirmière doit déceler les facteurs favorisants propres à chaque personne.

Problème traité en collaboration

✧ CP — Septicémie

Diagnostics infirmiers

✦ Risque d'infection relié au contact du fond de l'escarre avec les matières fécales ou l'urine

✦ Atteinte à l'intégrité des tissus reliée à leur destruction consécutive à la pression, aux forces de cisaillement et à la friction

❀ Entretien inefficace du domicile relié à la complexité des soins ou à l'absence d'aidant naturel

✦ Alimentation déficiente reliée à l'anorexie consécutive à (préciser)

✦ Mobilité physique réduite reliée aux restrictions imposées, à la détérioration de l'état physique, à la perte d'habiletés motrices ou à l'altération des facultés mentales

❀ Excès de volume liquidien (œdème) relié à (préciser)

❀ Incontinence urinaire complète (vraie) reliée à (préciser)

✧ Risque de prise en charge inefficace du programme thérapeutique relié à un manque de connaissances sur l'étiologie de la maladie, la prévention, le traitement et les soins à domicile

INFECTIONS CUTANÉES
(impétigo, zona, mycoses)

Problèmes traités en collaboration

(Zona)

CP — Algies post-zostériennes
CP — Kératite
CP — Uvéite
CP — Ulcération de la cornée
CP — Cécité

Diagnostics infirmiers

Atteinte à l'intégrité de la peau reliée aux lésions et au prurit

Bien-être altéré (prurit) relié aux éruptions cutanées

Risque de contagion relié à la transmissibilité du microorganisme

Risque de prise en charge inefficace du programme thérapeutique relié à un manque de connaissances sur l'étiologie et la progression de la maladie, la prévention, le traitement et les soins cutanés

LÉSIONS THERMIQUES
(brûlures, hypothermie grave)

PHASE AIGUË

Problèmes traités en collaboration

✦ CP — Choc hypovolémique
✧ CP — Hypervolémie
❀ CP — Surcharge liquidienne
❀ CP — Anémie
✧ CP — Bilan azoté négatif
✦ CP — Déséquilibre électrolytique
✧ CP — Acidose métabolique
✦ CP — Troubles respiratoires
✧ CP — Thromboembolie

✦ CP — Septicémie
❀ CP — Embolie
✦ CP — Rejet ou infection du greffon
❀ CP — Hypothermie
❀ CP — Hypokaliémie ou hyperkaliémie
✧ CP — Ulcère de Curling
✧ CP — Iléus paralytique
❀ CP — Convulsions
❀ CP — Diabète consécutif au stress
CP — Insuffisance corticosurrénale
❀ CP — Pneumonie
✧ CP — Insuffisance rénale
❀ CP — Syndrome compartimental
❀ CP — Insuffisance surrénale

Diagnostics infirmiers

✦ Risque d'infection relié à la perte de la couche protectrice cutanée consécutive à une lésion thermique

✦ Alimentation déficiente reliée à l'augmentation des besoins énergétiques consécutive à la lésion thermique et à l'incapacité d'ingérer des quantités suffisantes de nourriture pour combler ces besoins

❀ Mobilité physique réduite reliée à la douleur aiguë consécutive à la lésion thermique et aux traitements

✧ Déficit de soins personnels (préciser) relié à la réduction de l'amplitude des mouvements consécutive à la douleur

❀ Peur reliée à la douleur qui accompagne les interventions et au risque de mort

❀ Risque d'isolement social relié à l'application de mesures visant à enrayer l'infection, et à la séparation d'avec la famille et le réseau de soutien

✧ Syndrome d'immobilité

❀ Habitudes de sommeil perturbées reliées au choix limité de positions, à la douleur et aux interruptions de sommeil occasionnées par l'administration des traitements

- ❀ Risque de troubles de la perception sensorielle relié à des stimuli excessifs du milieu, au stress, à l'immobilité imposée, au manque de sommeil, à l'isolement de protection, etc.
- ✦ Deuil (chez la personne et chez la famille) relié à l'effet réel ou perçu de la lésion sur la vie, l'apparence, les relations avec les autres et le mode de vie
- ✦ Anxiété reliée au caractère inattendu de la lésion, aux traitements, à l'issue imprévisible de la maladie et à la douleur
- ❀ Anxiété reliée à la douleur consécutive aux traitements d'une lésion thermique et à l'immobilité
- ✦ Douleur aiguë reliée aux traitements d'une lésion thermique et à l'immobilité

PHASE POSTAIGUË

Dans le cas d'un enfant, voir aussi *Problèmes et besoins développementaux reliés à une maladie chronique.*

Problèmes traités en collaboration

CP — Voir les problèmes énumérés pour la phase aiguë.

Diagnostics infirmiers

- ✧ Activités de loisirs insuffisantes reliées à la monotonie de l'isolement
- ❀ Risque d'isolement social relié à la gêne et à la réaction d'autrui face à la lésion
- ❀ Sentiment d'impuissance relié à l'incapacité de maîtriser la situation
- ✧ Risque de concept de soi perturbé relié aux effets d'une lésion thermique sur la réalisation des tâches développementales (chez l'enfant, l'adolescent, l'adulte)
- ❀ Peur reliée à l'incertitude quant à l'avenir et aux effets de la lésion sur le mode de vie, les relations avec les autres et le travail

- ❀ Entretien inefficace du domicile relié à la durée prolongée des traitements
- ✧ Risque de prise en charge inefficace du programme thérapeutique relié à un manque de connaissances sur le programme d'exercices, les soins de la plaie, les besoins nutritionnels, le soulagement de la douleur, les signes et symptômes de complications, la prévention des brûlures et le suivi

TROUBLES MUSCULOSQUELETTIQUES ET TROUBLES DU TISSU CONJONCTIF

FRACTURE DE LA MÂCHOIRE

Diagnostics infirmiers

Risque de fausse route (risque d'aspiration) relié à une toux non productive consécutive à la douleur et à la présence de dispositifs de fixation

Atteinte de la muqueuse buccale reliée à la difficulté d'assurer l'hygiène buccale consécutive à la présence de dispositifs de fixation

Communication verbale altérée reliée à la présence de dispositifs de fixation

Douleur aiguë reliée aux lésions tissulaires et à la présence de dispositifs de fixation

Alimentation déficiente reliée à l'incapacité d'ingérer des aliments solides consécutive à la présence de dispositifs de fixation

Risque de prise en charge inefficace du programme thérapeutique relié à un manque de connaissances sur les soins buccaux, les besoins nutritionnels, les signes et symptômes d'infection, et la façon de couper les fils métalliques en cas d'urgence (vomissements, par exemple)

FRACTURES

Voir aussi *Plâtres*.

Problèmes traités en collaboration

✦ CP — Atteinte neurovasculaire
✦ CP — Embolie graisseuse
✦ CP — Hémorragie ou hématome
❀ CP — Ostéomyélite
❀ CP — Syndrome compartimental
❀ CP — Contracture
✦ CP — Thromboembolie

Diagnostics infirmiers

❀ Douleur aiguë reliée aux lésions tissulaires et à l'immobilité

✦ Mobilité physique réduite reliée aux lésions tissulaires consécutives à la fracture

❀ Syndrome d'immobilité

❀ Risque d'infection relié à la présence de dispositifs effractifs de fixation

✦ Déficit de soins personnels (préciser) relié à la réduction de la mobilité consécutive à la fracture

❀ Activités de loisirs insuffisantes reliées à l'ennui découlant de l'inactivité consécutive à la présence de dispositifs d'immobilisation

❀ Risque d'entretien inefficace du domicile relié à la présence d'un dispositif de fixation, à une réduction de la mobilité physique et à l'absence d'un réseau de soutien, par exemple

❀ Dynamique familiale perturbée reliée à la difficulté pour la personne malade d'assumer les responsabilités inhérentes à son rôle consécutive à une réduction de sa mobilité

✧ Risque de prise en charge inefficace du programme thérapeutique relié à un manque de connaissances sur la maladie, les signes et symptômes de complications et la reprise des activités

LOMBALGIE

Problèmes traités en collaboration

CP — Nucleus pulposus
CP — Hernie du nucleus pulposus

Diagnostics infirmiers

Douleur reliée à une forte tension lombosacrée, à une faiblesse musculaire, à de l'arthrose de la colonne, à une instabilité des ligaments lombosacrés, à un rétrécissement du canal rachidien et à une atteinte d'un disque intervertébral, par exemple

Mobilité physique réduite reliée à la réduction de la flexibilité consécutive aux spasmes musculaires

Risque de stratégies d'adaptation inefficaces relié aux effets de la douleur chronique sur le mode de vie

Risque de dynamique familiale perturbée relié à l'incapacité d'assumer les responsabilités (pécuniaires, domestiques, sociales) liées aux rôles

Risque de prise en charge inefficace du programme thérapeutique relié à un manque de connaissances sur la maladie, le programme d'exercices, les méthodes de soulagement de la douleur non effractives (relaxation, imagerie), la posture adéquate et la mécanique corporelle, et les facteurs de risque (tabagisme, inactivité, obésité)

OSTÉOPOROSE

Problèmes traités en collaboration

CP — Fractures
CP — Cyphose
CP — Iléus paralytique

Diagnostics infirmiers

Douleur reliée aux spasmes musculaires et aux fractures

Maintien inefficace de l'état de santé relié au manque d'activité physique quotidienne

Alimentation déficiente reliée à un apport alimentaire inadéquat en calcium, en protéines et en vitamine D

Mobilité physique réduite reliée à la réduction de l'amplitude des mouvements consécutive à l'atteinte osseuse

Peur reliée à l'évolution imprévisible de la maladie

Risque de prise en charge inefficace du programme thérapeutique relié à un manque de connaissances sur la maladie, les facteurs de risque, l'apport nutritionnel prescrit et la prévention

ARTHROSE EN POUSSÉE INFLAMMATOIRE

Problèmes traités en collaboration

CP — Arthrite septique
CP — Syndrome de Sjögren
CP — Neuropathie
CP — Anémie, leucopénie

Diagnostics infirmiers

Douleur chronique reliée à l'inflammation des articulations et des structures juxta-articulaires

Déficit de soins personnels (préciser) relié à la perte de motricité, à la faiblesse musculaire, à la douleur, à la raideur ou à la fatigue

Sentiment d'impuissance relié aux changements physiques et psychologiques causés par la maladie

Stratégies d'adaptation inefficaces reliées au stress causé par les exacerbations imprévisibles

Déficit de soins personnels (préciser) relié aux contraintes consécutives au processus morbide

Fatigue reliée aux effets du processus inflammatoire chronique

Risque d'atteinte de la muqueuse buccale relié aux effets secondaires des médicaments ou au syndrome de Sjögren

Entretien inefficace du domicile relié à l'incapacité d'accomplir les tâches de la vie domestique consécutive à la mobilité réduite et à la douleur

Habitudes de sommeil perturbées reliées à la douleur ou consécutives à la fibrosite

Mobilité physique réduite reliée à la douleur et aux mouvements articulaires limités

Habitudes sexuelles perturbées reliées à la douleur, à la fatigue, à la difficulté d'adopter certaines positions et au manque de lubrification adéquate (femme) consécutifs au processus morbide

Risque d'isolement social relié à la difficulté à se déplacer et à la fatigue

Dynamique familiale perturbée reliée à la difficulté ou à l'incapacité de la personne malade d'assumer les responsabilités inhérentes à son rôle consécutives à la fatigue et à la mobilité réduite

Risque de prise en charge inefficace du programme thérapeutique relié à un manque de connaissances sur la maladie, le traitement médicamenteux, les soins à domicile, les stratégies d'adaptation au stress et les approches de soins parallèles

MALADIES INFECTIEUSES ET TROUBLES IMMUNITAIRES

LUPUS ÉRYTHÉMATEUX (systémique)

Voir aussi *Rhumatisme articulaire aigu* et *Corticothérapie*.

Problèmes traités en collaboration

CP — Polymyosite
CP — Vascularite
CP — Trouble hématologique
CP — Maladie de Raynaud
CP — Insuffisance rénale consécutive à la corticothérapie

CP — Péricardite
CP — Pleurite

Diagnostics infirmiers

Sentiment d'impuissance relié à l'évolution imprévisible de la maladie

Stratégies d'adaptation inefficaces reliées à l'évolution imprévisible de la maladie et aux changements dans l'apparence

Risque d'isolement social relié à la gêne et aux réactions d'autrui face à l'apparence

Risque de concept de soi perturbé relié à l'incapacité d'accomplir les tâches développementales consécutive à la maladie invalidante et aux changements dans l'apparence

Risque d'accident relié à la vulnérabilité accrue du derme consécutive au processus morbide

Fatigue reliée à la mobilité réduite et aux effets de l'inflammation chronique

Risque de prise en charge inefficace du programme thérapeutique relié à un manque de connaissances sur la maladie, l'équilibre entre le repos et l'activité, le traitement médicamenteux, les signes et symptômes de complications, les facteurs de risque et les ressources communautaires

MÉNINGITE ET ENCÉPHALITE

Problèmes traités en collaboration

CP — Déséquilibre hydroélectrolytique
CP — Œdème cérébral
CP — Atteinte surrénale
CP — Collapsus cardiovasculaire
CP — Hémorragie
CP — Convulsions
CP — Septicémie
CP — Alcalose
CP — Augmentation de la pression intracrânienne

Diagnostics infirmiers

Risque de contagion relié à la transmissibilité du microorganisme

Douleur aiguë (céphalées, fièvre et douleur cervicale) reliée au syndrome méningé

Intolérance à l'activité reliée à la fatigue et au malaise consécutifs à l'infection

Risque d'atteinte à l'intégrité de la peau relié à l'immobilité, à la déshydratation et à la diaphorèse

Risque d'atteinte de la muqueuse buccale relié à la déshydratation et à l'incapacité d'effectuer les soins buccodentaires

Risque d'alimentation déficiente relié à l'anorexie, à la fatigue, aux nausées et aux vomissements

Risque de mode de respiration inefficace relié à l'immobilité et à la douleur

Risque d'accident relié à l'agitation et à la désorientation consécutives au syndrome méningé

Dynamique familiale perturbée reliée à la gravité de la situation et au pronostic incertain

Anxiété reliée au manque de connaissances sur les traitements et les habitudes du milieu hospitalier, et au risque de mourir

Risque de prise en charge inefficace du programme thérapeutique relié à un manque de connaissances sur la maladie, les traitements, l'équilibre entre le repos et l'activité, les signes et symptômes de complications, le suivi et la prévention des rechutes

MALADIES SEXUELLEMENT TRANSMISSIBLES

Diagnostics infirmiers

Risque de contagion relié à un manque de connaissances sur la transmissibilité de la maladie et les comportements à risque

Peur reliée à la nature de la maladie et à ses conséquences sur le mode de vie

Douleur aiguë reliée au processus inflammatoire

Isolement social relié à la peur de contaminer d'autres personnes

Risque de prise en charge inefficace du programme thérapeutique relié à un manque de connaissances sur la maladie, les modes de transmission, les conséquences des infections multiples et la prévention des rechutes

SYNDROME D'IMMUNODÉFICIENCE ACQUISE (SIDA)

(chez l'adulte)

Voir aussi *Cancer : phase terminale.*

Problèmes traités en collaboration

❀ CP — Encéphalopathie
✦ CP — Septicémie
❀ CP — Hémorragie gastro-intestinale
❀ CP — Pneumocystose
❀ CP — Méningite
❀ CP — Œsophagite
❀ CP — Déséquilibre électrolytique
✦ CP — Infections opportunistes
✧ CP — Myélosuppression

Diagnostics infirmiers

❀ Douleur chronique (céphalées et fièvre) reliée à l'inflammation du tissu cérébral

✦ Fatigue reliée aux effets de la maladie, du stress, des infections chroniques et de la déficience nutritionnelle

❀ Risque d'atteinte à l'intégrité de la peau relié à l'excoriation du tissu périnéal et anal consécutive à la diarrhée, à la candidose génitale chronique ou à l'herpès

❀ Alimentation déficiente reliée à la diarrhée chronique, à la malabsorption gastro-intestinale, à la fatigue, à l'anorexie ou aux lésions buccales ou œsophagiennes

✦ Risque de contagion relié au caractère contagieux du sang et des liquides corporels

✧ Isolement social relié à la peur du rejet ou au rejet lui-même par autrui consécutif à la peur

❀ Perte d'espoir reliée à la nature de la maladie et au pronostic sombre

✧ Sentiment d'impuissance relié à l'évolution imprévisible de la maladie

✦ Dynamique familiale perturbée reliée à la nature du sida, à la perturbation des rôles et à l'incertitude quant à l'avenir

✧ Anxiété reliée aux effets perçus de la maladie sur le mode de vie et à l'incertitude quant à l'avenir

✧ Chagrin chronique relié aux pertes de fonctions corporelles et à leurs effets sur le mode de vie

✦ Risque d'infection relié à une plus grande vulnérabilité consécutive à l'atteinte du système immunitaire

✦ Risque d'atteinte de la muqueuse buccale relié à l'atteinte du système immunitaire

❀ Risque de tension dans l'exercice du rôle de l'aidant naturel relié aux besoins multiples de la personne malade et à la chronicité de la maladie

✧ Risque de prise en charge inefficace du programme thérapeutique relié à un manque de connaissances sur la maladie, le traitement médicamenteux, les soins à domicile, la lutte contre l'infection, et les ressources communautaires

NÉOPLASIES

CANCER : ANNONCE DU DIAGNOSTIC

Voir aussi chaque type de cancer.

Diagnostics infirmiers

- ✦ Anxiété reliée à l'ignorance des habitudes du milieu hospitalier, à l'incertitude quant à l'avenir et à un manque de connaissances sur le cancer et son traitement
- ✦ Deuil relié à la perte potentielle de fonctions corporelles et aux effets perçus du cancer sur le mode de vie
- ❀ Sentiment d'impuissance relié à l'incertitude quant au pronostic et aux résultats du traitement anticancéreux
- ✦ Dynamique familiale perturbée reliée aux peurs associées au diagnostic récent de cancer, aux effets incommodants du traitement, aux problèmes d'argent et à l'incertitude quant à l'avenir
- ✧ Conflit décisionnel relié à la difficulté de choisir un traitement parmi les possibilités offertes
- ✧ Risque de concept de soi perturbé relié aux changements touchant le mode de vie, les responsabilités inhérentes au rôle et l'apparence
- ✧ Risque d'isolement social relié à la peur du rejet ou au rejet lui-même consécutif à la peur
- ✧ Risque de détresse spirituelle relié aux conflits entourant le sens de la vie, le cancer, les croyances spirituelles et la mort
- ❀ Risque de prise en charge inefficace du programme thérapeutique relié à un manque de connaissances sur le cancer, les façons de le traiter, les tests de dépistage et de contrôle, le plan de traitement, les effets des traitements et les organismes de soutien

CANCER : PHASE INTERMÉDIAIRE

Ces diagnostics s'appliquent dans tous les cas de tumeurs malignes, quels qu'en soient le siège et le stade.

Diagnostics infirmiers

Atteinte de la muqueuse buccale reliée au processus morbide, à un traitement, à l'irradiation, à la chimiothérapie, à une hygiène buccale inadéquate, ou à une altération de l'état nutritionnel et hydrique, par exemple

Risque d'habitudes sexuelles perturbées relié à la peur, au deuil, à des changements de l'image corporelle, à des changements anatomiques, à la douleur, à la fatigue (traitements, maladie) ou à des changements dans l'exercice du rôle, par exemple

Douleur aiguë ou chronique reliée au processus morbide et aux traitements

Diarrhée reliée au processus morbide, à la chimiothérapie, à l'irradiation et à des médicaments, par exemple

Constipation reliée au processus morbide, à la chimiothérapie, à l'irradiation, à l'immobilité, à l'apport alimentaire et à des médicaments, par exemple

Concept de soi perturbé relié à des changements anatomiques, à une perturbation dans l'exercice du rôle, à l'incertitude quant à l'avenir et à une perturbation du mode de vie, par exemple

Déficit de soins personnels (préciser) relié à la fatigue, à la douleur ou à la dépression

Risque d'infection relié à l'altération du système immunitaire

Alimentation déficiente reliée à l'anorexie, à la fatigue, aux nausées et aux vomissements consécutifs au processus morbide et aux traitements

Risque d'accident relié à la désorientation, à la faiblesse, à la détérioration de la perception ou des sensations, ou à la détérioration osseuse ou musculaire

Syndrome d'immobilité

Risque de déficit de volume liquidien relié à l'incapacité ou au refus de s'hydrater, à la faiblesse, aux vomissements, à la diarrhée, à la dépression ou à la fatigue, par exemple

Risque d'entretien inefficace du domicile relié à un manque de connaissances, à un manque de ressources (réseau de soutien, matériel, ressources pécuniaires) et à des déficiences motrices, sensorielles, cognitives ou émotionnelles, par exemple

Risque d'interactions sociales perturbées relié à la peur du rejet ou au rejet lui-même, après l'annonce du diagnostic

Sentiment d'impuissance relié à l'incapacité de maîtriser la situation

Dynamique familiale perturbée reliée au stress causé par le diagnostic ou le traitement, à une perturbation dans l'exercice du rôle et à l'incertitude quant à l'avenir, par exemple

Deuil (chez la famille et chez la personne) relié aux pertes actuelles, perçues ou anticipées associées au diagnostic

Risque de prise en charge inefficace du programme thérapeutique relié à un manque de connaissances sur la maladie, les traitements, les soins à domicile et les organismes de soutien, et à l'entretien d'idées fausses (préciser)

CANCER : PHASE TERMINALE

Voir aussi chaque type de cancer.

Problèmes traités en collaboration

CP — Hypercalcémie
CP — Métastase intracérébrale
CP — Épanchements malins
CP — Toxicité aux narcotiques
CP — Fractures pathologiques

CP — Compression médullaire
CP — Syndrome de la veine cave supérieure
CP — Bilan azoté négatif
CP — Myélosuppression

Diagnostics infirmiers

Voir aussi *Cancer : phase intermédiaire* ci-dessus.

Alimentation déficiente reliée à la diminution de l'apport nutritionnel par voie orale, à l'augmentation des besoins métaboliques de la tumeur et à l'altération du métabolisme des lipides

Bien-être altéré (prurit) relié à la sécheresse de la peau et à l'obstruction biliaire

Dégagement inefficace des voies respiratoires relié à l'inefficacité de la toux consécutive à la faiblesse de la personne, à l'augmentation de la viscosité des sécrétions et à la douleur

Mobilité physique réduite reliée à la douleur, à la sédation, à la faiblesse, à la fatigue et à l'œdème

Déficit de soins personnels (préciser) relié à la fatigue, à la faiblesse, à la sédation, à la douleur ou à la diminution des sensations ou des perceptions

Intolérance à l'activité reliée à l'hypoxie, à la fatigue, à la malnutrition et à la mobilité réduite

Deuil relié à la phase terminale de la maladie, à l'imminence de la mort, aux pertes fonctionnelles, au repli sur soi ou au sentiment d'être rejeté par les autres

Perte d'espoir reliée aux pertes fonctionnelles accablantes ou à l'imminence de la mort

Concept de soi perturbé relié à la dépendance envers autrui pour satisfaire des besoins fondamentaux et à la baisse de la capacité fonctionnelle

Sentiment d'impuissance relié au changement de traitement (passage du curatif au palliatif)

Tension dans l'exercice du rôle de l'aidant naturel reliée aux multiples soins à prodiguer et aux inquiétudes quant à la capacité d'assumer les soins à domicile

Risque de détresse spirituelle relié à la peur de la mort, au chagrin accablant, à une remise en question du système de croyances et aux conflits non résolus

Angoisse face à la mort reliée aux effets du processus morbide et à l'inefficacité des mesures analgésiques

Risque d'entretien inefficace du domicile relié à un manque de connaissances sur les soins à domicile, le soulagement de la douleur, les signes et symptômes de complications, et les ressources communautaires disponibles

CANCER RECTOCOLIQUE

Voir aussi *Cancer : phase intermédiaire* ci-dessus.

Diagnostics infirmiers

Risque d'habitudes sexuelles perturbées (chez l'homme) relié à l'incapacité d'avoir ou de maintenir une érection consécutive à une intervention chirurgicale dans la région périnéale

Risque de prise en charge inefficace du programme thérapeutique relié à un manque de connaissances sur les soins de la stomie, le matériel de stomie, le régime alimentaire, les signes et symptômes de complications, et les ressources communautaires disponibles

Interventions chirurgicales

GÉNÉRALITÉS

PÉRIODE PRÉOPÉRATOIRE

Diagnostics infirmiers

Peur de l'inconnu reliée à l'intervention chirurgicale elle-même et à son issu imprévisible

Anxiété reliée à l'inexpérience face aux interventions préopératoires (consentement opératoire, épreuves diagnostiques, sonde urinaire, contraintes alimentaires et liquidiennes, médicaments, préparation de la peau, salle d'attente pour la famille) et au manque de connaissances sur les interventions postopératoires (transfert à la salle de réveil ou à l'unité de soins intensifs, analgésiques, exercices de toux, changements de positions, exercices des jambes, introduction des tubes et des drains, diète absolue ou régime alimentaire, alitement)

PÉRIODE POSTOPÉRATOIRE

Problèmes traités en collaboration

CP — Rétention urinaire
CP — Hémorragie
CP — Hypovolémie et choc
CP — Insuffisance rénale
CP — Pneumonie (stase)
CP — Péritonite
CP — Thrombophlébite
CP — Iléus paralytique
CP — Éviscération
CP — Déhiscence

Diagnostics infirmiers

Risque d'infection relié à la destruction de la première ligne de défense contre l'invasion bactérienne

Risque de mode de respiration inefficace relié aux effets de l'anesthésie, à la période de repos au lit imposé après l'opération et à la douleur

Douleur aiguë reliée à l'incision, aux flatuosités et à l'immobilité

Risque de constipation relié à la baisse du péristaltisme consécutive aux effets de l'anesthésie, de l'alitement et des analgésiques

Risque d'alimentation déficiente relié à l'augmentation des besoins en protéines et en vitamines pour la cicatrisation, et à la réduction de l'apport nutritionnel consécutive à la douleur, aux nausées, aux vomissements et au régime alimentaire

Risque de prise en charge inefficace du programme thérapeutique relié à un manque de connaissances sur les soins à domicile, les soins de l'incision, les signes et symptômes de complications, la reprise des activités et le suivi

AMPUTATION
(membre inférieur)

PÉRIODE PRÉOPÉRATOIRE

Voir *Interventions chirurgicales (généralités)*.

Diagnostic infirmier

- ✦ Anxiété reliée à un manque de connaissances sur les interventions postopératoires habituelles, les sensations prévisibles après l'opération et la marche avec des béquilles

PÉRIODE POSTOPÉRATOIRE

Problèmes traités en collaboration

- ✦ CP — Œdème du moignon
- ✦ CP — Hémorragie
- ✦ CP — Hématome

Diagnostics infirmiers

- ❀ Syndrome d'immobilité
- ✦ Deuil relié à la perte d'un membre et à ses effets sur le mode de vie
- ✦ Douleur aiguë ou chronique reliée à l'illusion des amputés consécutive à la stimulation nerveuse périphérique ou aux influx anormaux au système nerveux central
- ✦ Risque d'accident relié à l'altération de la démarche et aux risques inhérents aux appareils d'appoint
- ✧ Risque d'entretien inefficace du domicile relié à la configuration des lieux
- ✧ Risque d'image corporelle perturbée relié aux effets néfastes de l'amputation, perçus par la personne, et à la réaction d'autrui face à l'apparence
- ✦ Risque de contractures relié à la mobilité physique réduite consécutive à la douleur
- ✧ Risque de prise en charge inefficace du programme thérapeutique relié à un manque de connaissances sur les mesures à prendre pour accomplir les activités de la vie quotidienne, sur les soins du moignon et de la prothèse, sur l'apprentissage de la démarche et sur le suivi

AMYGDALECTOMIE

Voir aussi *Interventions chirurgicales (généralités)*.

Problèmes traités en collaboration

CP — Obstruction des voies respiratoires
CP — Saignements

Diagnostics infirmiers

Risque de déficit de volume liquidien relié à la baisse de l'apport liquidien consécutive à une déglutition douloureuse

Risque d'alimentation déficiente relié à la baisse de l'apport nutritionnel consécutive à une déglutition douloureuse

Risque de prise en charge inefficace du programme thérapeutique relié à un manque de connaissances sur les bienfaits du repos, les besoins nutritionnels, les signes et symptômes de complications, les mesures de soulagement de la douleur, les positions qui favorisent le confort et les contraintes physiques imposées par la chirurgie

Risque de fausse route (aspiration) relié à une déglutition douloureuse consécutive à une chirurgie de la bouche

ARTHROPLASTIE

(mise en place d'une prothèse totale de la hanche, du genou ou de la cheville)

Voir aussi *Interventions chirurgicales (généralités)*.

PÉRIODE POSTOPÉRATOIRE

Problèmes traités en collaboration

- ✦ CP — Embolie graisseuse
- ✦ CP — Hémorragie ou formation d'un hématome
- ❀ CP — Infection
- ✦ CP — Luxation
- ❀ CP — Fractures de marche
- ✦ CP — Atteinte neurovasculaire
- ❀ CP — Hernie synoviale
- ✦ CP — Thromboembolie
- ✦ CP — Septicémie

Diagnostics infirmiers

- ✦ Risque d'atteinte à l'intégrité de la peau relié à l'immobilité et à l'incision

Intolérance à l'activité reliée à la fatigue, à la douleur et à la difficulté de marcher

❀ Entretien inefficace du domicile relié aux restrictions des mouvements de flexion imposées après l'opération

❀ Risque de constipation relié à l'immobilité partielle imposée par l'opération

✦ Risque d'accident relié à la difficulté à marcher et à l'utilisation d'aides techniques

✧ Risque de prise en charge inefficace du programme thérapeutique relié à un manque de connaissances sur les contraintes physiques imposées par l'opération, l'utilisation des aides techniques, le programme de rééducation, le suivi, les restrictions vestimentaires, les signes et symptômes de complications, les services de soutien et la prévention de l'infection

ARTHROSCOPIE, ARTHROTOMIE, MÉNISECTOMIE, RÉSECTION D'UN OIGNON

Voir aussi *Interventions chirurgicales (généralités)*.

PÉRIODE POSTOPÉRATOIRE

Problèmes traités en collaboration

CP — Formation d'un hématome
CP — Atteintes neurovasculaires
CP — Hémorragie
CP — Épanchement

Diagnostic infirmier

Risque de prise en charge inefficace du programme thérapeutique relié à un manque de connaissances sur les soins à domicile, les soins de la plaie, les contraintes physiques imposées par l'opération, les signes et symptômes de complications et le suivi

CÉSARIENNE

Voir *Interventions chirurgicales (généralités)* et *Postpartum*.

CHIRURGIE ANORECTALE

Voir aussi *Interventions chirurgicales (généralités)*.

PÉRIODE PRÉOPÉRATOIRE

Voir aussi *Hémorroïdes et fissure anale*.

PÉRIODE POSTOPÉRATOIRE

Problèmes traités en collaboration

CP — Hémorragie
CP — Rétention urinaire

Diagnostics infirmiers

Risque de constipation relié à la peur de la douleur

Risque d'infection relié à la présence d'une incision chirurgicale et à la possibilité de contamination par les selles

Risque de prise en charge inefficace du programme thérapeutique relié à un manque de connaissances sur les soins de la plaie, la prévention de la réapparition du problème, les besoins nutritionnels (alimentaires et liquidiens), le programme d'exercices, et les signes et symptômes de complications

CHIRURGIE CRÂNIENNE

Voir aussi *Interventions chirurgicales (généralités)* et *Tumeur cérébrale* pour les soins préopératoires et postopératoires.

PÉRIODE POSTOPÉRATOIRE

Problèmes traités en collaboration

✦ CP — Augmentation de la pression intracrânienne
✦ CP — Dysfonctionnement cérébral ou cérébelleux
❀ CP — Hypoxémie
✦ CP — Convulsions
✦ CP — Hémorragie cérébrale, formation d'hématomes
✦ CP — Atteintes d'un nerf crânien
❀ CP — Dysrythmies
✦ CP — Déséquilibre hydroélectrolytique
✧ CP — Méningite ou encéphalite
✦ CP — Pertes sensorielles ou motrices
✦ CP — Hypothermie ou hyperthermie
✧ CP — Troubles de sécrétion de l'hormone antidiurétique
✦ CP — Fuites de liquide céphalorachidien
✦ CP — Bursites
❀ CP — Engagement cérébral
❀ CP — Hydrocéphalie
❀ CP — Hémorragie gastro-intestinale

Diagnostics infirmiers

✦ Douleur aiguë reliée à la compression ou au déplacement du tissu cérébral et à l'augmentation de la pression intracrânienne

✧ Risque d'atteinte à l'intégrité des tissus de la cornée relié à une lubrification insuffisante consécutive à l'œdème tissulaire

✧ Risque de prise en charge inefficace du programme thérapeutique relié à un manque de connaissances sur les soins de la plaie, les signes et symptômes de complications, les contraintes imposées par l'intervention, et le suivi

CHIRURGIE DE L'OREILLE

(stapédectomie, tympanoplastie, myringotomie, mastoïdectomie tympanique)

Voir aussi *Interventions chirurgicales (généralités)*.

PÉRIODE POSTOPÉRATOIRE

Problèmes traités en collaboration

CP — Hémorragie
CP — Paralysie faciale
CP — Infection
CP — Déficit auditif ou surdité

Diagnostics infirmiers

Communication verbale altérée reliée à une baisse de l'acuité auditive

Risque d'isolement social relié au trouble engendré par le fait de ne pas entendre au milieu d'un groupe de personnes

Risque d'accident relié au vertige

Risque de prise en charge inefficace du programme thérapeutique relié à un manque de connaissances sur les signes et symptômes de complications (lésion du nerf facial, vertige, acouphène, problèmes d'équilibre et écoulement de l'oreille), les soins auriculaires, les contre-indications et le suivi

CHIRURGIE OPHTALMIQUE

Voir aussi *Interventions chirurgicales (généralités)*.

PÉRIODE POSTOPÉRATOIRE

Problèmes traités en collaboration

✧ CP — Désunion des sutures ou éviscération de la plaie
✧ CP — Augmentation de la pression intraoculaire

✧ CP — Décollement de la rétine
CP — Luxation de la prothèse cristallinienne
CP — Hémorragie choroïdienne
CP — Endophtalmie
CP — Hyphéma
CP — Hypopyon
✧ CP — Cécité

Diagnostics infirmiers

✧ Risque d'infection relié à la diminution de la résistance consécutive aux lésions opératoires

✦ Risque d'accident relié à la baisse de l'acuité visuelle, à la méconnaissance du milieu et au port d'un cache-œil

✦ Déficit de soins personnels (s'alimenter, se laver et effectuer ses soins d'hygiène) relié aux contraintes physiques imposées par l'opération, au déficit visuel ou au port d'un cache-œil

✦ Risque de troubles de la perception sensorielle relié au manque de stimulation visuelle consécutif au déficit visuel, ou au port d'un cache-œil ou d'un masque

✧ Risque de prise en charge inefficace du programme thérapeutique relié à un manque de connaissances sur les contraintes physiques imposées par l'opération, le traitement médicamenteux, les complications et le suivi

CHIRURGIE RÉNALE

(toute chirurgie rénale, y compris la néphrostomie, la chirurgie rénale extracorporelle et la néphrectomie)

Voir aussi *Interventions chirurgicales (généralités)*.

Problèmes traités en collaboration

✦ CP — Hémorragie
✦ CP — Choc

✦ CP — Iléus paralytique
❀ CP — Pneumothorax
❀ CP — Fistule
✦ CP — Insuffisance rénale
✧ CP — Pyélonéphrite
✧ CP — Détachement de l'extenseur urétéral
✧ CP — Pneumothorax consécutif à l'incision thoracique

Diagnostics infirmiers

✧ Mobilité physique réduite reliée à la distension de la capsule rénale et à l'incision

✦ Risque de mode de respiration inefficace relié à la douleur à l'inspiration et à la toux (en raison de l'emplacement de l'incision)

✦ Risque de prise en charge inefficace du programme thérapeutique relié à un manque de connaissances sur les besoins hydriques, les soins de la néphrostomie, et les signes et symptômes de complications

CHIRURGIE THORACIQUE

Voir aussi *Interventions chirurgicales (généralités)* et *Ventilation assistée.*

PÉRIODE POSTOPÉRATOIRE

Problèmes traités en collaboration

❀ CP — Atélectasie
❀ CP — Pneumonie
✦ CP — Insuffisance respiratoire
✦ CP — Pneumothorax, hémothorax
❀ CP — Hémorragie
✦ CP — Embolie pulmonaire
✦ CP — Emphysème sous-cutané
✧ CP — Balancement respiratoire du médiastin
✦ CP — Œdème pulmonaire aigu
✧ CP — Thrombophlébite

Diagnostics infirmiers

✦ Douleur aiguë reliée à l'incision, à la présence de drains thoraciques et à l'immobilisation consécutive à la durée de la chirurgie

✦ Dégagement inefficace des voies respiratoires relié à l'augmentation des sécrétions et à une diminution de la fréquence de la toux consécutive à la douleur et à la fatigue

Intolérance à l'activité reliée à la baisse de la performance musculaire consécutive à la diminution de la ventilation alvéolaire

✦ Mobilité physique réduite reliée à une baisse de l'amplitude des mouvements des bras et des épaules consécutive à la douleur, à l'incision chirurgicale et aux restrictions de mouvement imposées

Deuil relié à la perte d'une partie du corps et à ses répercussions sur le mode de vie

❀ Risque de prise en charge inefficace du programme thérapeutique relié à un manque de connaissances sur la maladie, les mesures de soulagement de la douleur, le programme d'exercices pour les épaules et les bras, les soins de la plaie, les exercices de respiration, les positions antalgiques, la prévention de l'infection, les besoins nutritionnels, l'équilibre entre le repos et l'activité, la toilette respiratoire et le suivi

CHOLÉCYSTECTOMIE

Voir aussi *Interventions chirurgicales (généralités)*.

PÉRIODE POSTOPÉRATOIRE

Problème traité en collaboration

CP — Péritonite

Diagnostics infirmiers

Risque de mode de respiration inefficace relié au siège de l'incision (partie supérieure de l'abdomen) et à l'adoption d'une position antalgique réflexe

Risque d'atteinte de la muqueuse buccale relié à la diète absolue et à la respiration par la bouche consécutives à l'intubation nasogastrique

COLOSTOMIE

Voir aussi *Interventions chirurgicales (généralités)*.

PÉRIODE POSTOPÉRATOIRE

Problèmes traités en collaboration

✦ CP — Ulcération ou hernie péristomale

✦ CP — Nécrose, rétraction, prolapsus, sténose ou obstruction de la stomie

Diagnostics infirmiers

✧ Deuil relié aux conséquences du diagnostic de cancer

✦ Risque de concept de soi perturbé relié aux effets de la stomie sur l'image corporelle et le mode de vie

✧ Risque d'habitudes sexuelles perturbées relié à l'impression que la stomie perturbera la fonction sexuelle et diminuera le pouvoir de séduction

Risque de dysfonctionnement sexuel relié à l'impuissance physiologique consécutive aux lésions des nerfs sympathiques (chez l'homme) ou à une lubrification vaginale insuffisante (chez la femme)

✧ Risque d'isolement social relié à l'anxiété suscitée par les risques d'odeurs et d'écoulements en provenance de la stomie

✦ Risque de prise en charge inefficace du programme thérapeutique relié à un manque de connaissances sur l'entretien du sac à stomie, la technique d'irrigation de la colostomie, les soins cutanés autour de la stomie, les soins de la plaie dans la région périnéale et la façon d'intégrer les soins de la stomie aux activités de la vie quotidienne

CURAGE GANGLIONNAIRE CERVICAL

(laryngectomie)

Voir aussi *Interventions chirurgicales (généralités), Cancer : phase intermédiaire)* et *Trachéotomie.*

PÉRIODE POSTOPÉRATOIRE

Problèmes traités en collaboration

❀ CP — Hypoxémie
✦ CP — Rejet du lambeau
✦ CP — Hémorragie
✦ CP — Rupture de la carotide
❀ CP — Lésion d'un nerf crânien
❀ CP — Infection

Diagnostics infirmiers

✦ Risque de mobilité physique réduite (épaule, tête) relié à la résection de muscles et de nerfs, à la greffe et aux lésions opératoires
✦ Risque de concept de soi perturbé relié au changement d'apparence
✦ Risque de prise en charge inefficace du programme thérapeutique relié à un manque de connaissances sur les soins de la plaie, les signes et symptômes de complications, le programme d'exercices et le suivi

DILATATION ET CURETAGE

Voir aussi *Interventions chirurgicales (généralités) – Périodes préopératoire et postopératoire.*

PÉRIODE POSTOPÉRATOIRE

Problème traité en collaboration

CP — Hémorragie

Diagnostic infirmier

Risque de prise en charge inefficace du programme thérapeutique relié à un manque de connaissances sur la maladie, les soins à domicile, les signes et symptômes de complications, et les contraintes physiques imposées par l'intervention

ENDARTÉRIECTOMIE DE LA CAROTIDE

Voir aussi *Interventions chirurgicales (généralités)*.

PÉRIODE PRÉOPÉRATOIRE

Diagnostic infirmier

✧ Anxiété reliée à l'ignorance de ce qui l'attend avant et après l'opération

PÉRIODE POSTOPÉRATOIRE

Problèmes traités en collaboration

✦ CP — Thrombose
✦ CP — Hypotension
✦ CP — Hypertension
✦ CP — Hémorragie
✦ CP — Infarctus cérébral
CP — Atteinte d'un nerf crânien
- ✦ CP — Facial
- ✦ CP — Sublingual
- ✦ CP — Glossopharyngien
- ✧ CP — Vague

✧ CP — Atteinte nerveuse locale (engourdissement de la peau autour de l'incision)
✦ CP — Obstruction respiratoire

Diagnostics infirmiers

✧ Risque d'accident relié à la syncope consécutive à l'insuffisance vasculaire

✧ Risque de prise en charge inefficace du programme thérapeutique relié à un manque de connaissances sur les soins à domicile, les signes et symptômes de complications, les facteurs de risque, les contraintes physiques imposées par l'opération, et le suivi

ÉNUCLÉATION

PÉRIODE POSTOPÉRATOIRE

Problèmes traités en collaboration

✦ CP — Hémorragie
CP — Abcès

Diagnostics infirmiers

✧ Risque d'accident relié à une baisse de l'acuité visuelle et à la méconnaissance du milieu

✧ Deuil relié à la perte d'un œil et à ses conséquences sur le mode de vie

✧ Risque de concept de soi perturbé relié aux effets du changement d'apparence sur le mode de vie

✧ Risque d'isolement social relié aux changements dans l'image corporelle et au déficit visuel

✧ Risque d'entretien inefficace du domicile relié à la difficulté à accomplir les activités de la vie quotidienne consécutive à l'altération de la vision

✧ Risque de prise en charge inefficace du programme thérapeutique relié à un manque de connaissances sur les contraintes physiques imposées par l'intervention, les soins personnels, le traitement médicamenteux, les signes et symptômes de complications, et le suivi

EXTRACTION DU CRISTALLIN

PÉRIODE POSTOPÉRATOIRE

Problème traité en collaboration

✦ CP — Hémorragie

Diagnostics infirmiers

✧ Douleur aiguë reliée à l'intervention chirurgicale

✦ Risque d'infection relié à l'incision dans les tissus de l'œil

✦ Risque d'accident relié à une baisse de l'acuité visuelle, à la méconnaissance du milieu, à une mobilité réduite et au port d'un cache-œil

Risque d'isolement social relié à la baisse de l'acuité visuelle et à la peur de tomber

✧ Risque d'entretien inefficace du domicile relié à l'incapacité d'accomplir les tâches de la vie quotidienne consécutive aux contraintes physiques imposées par l'opération et à la baisse de l'acuité visuelle

✦ Risque de prise en charge inefficace du programme thérapeutique relié à un manque de connaissances sur les restrictions imposées par l'opération, l'application du traitement médicamenteux, les signes et symptômes de complications, et le suivi

FRACTURE DE LA HANCHE ET DU FÉMUR

Voir aussi *Interventions chirurgicales (généralités)*.

PÉRIODE POSTOPÉRATOIRE

Problèmes traités en collaboration

✦ CP — Hémorragie ou choc
✦ CP — Embolie pulmonaire
✦ CP — Septicémie
✦ CP — Embolie graisseuse
✦ CP — Syndrome compartimental
✧ CP — Paralysie du nerf péronier
✦ CP — Déplacement de l'articulation de la hanche
✦ CP — Stase ou thrombose veineuse
CP — Nécrose avasculaire de la tête du fémur

Diagnostics infirmiers

✦ Déficit de soins personnels (préciser) relié aux contraintes physiques imposées par l'opération

✦ Syndrome d'immobilité

✧ Peur reliée à la perte d'autonomie anticipée par suite de l'opération

✧ Risque de troubles de la perception sensorielle relié à l'âge avancé, à la douleur et à l'immobilité

✧ Risque de prise en charge inefficace du programme thérapeutique relié à un manque de connaissances sur les contraintes physiques imposées par le traumatisme, les aides techniques, les soins à domicile, le suivi et les services de soutien

GREFFE DE CORNÉE

(kératoplastie transfixiante)

Voir aussi *Interventions chirurgicales (généralités)*.

PÉRIODE POSTOPÉRATOIRE

Problèmes traités en collaboration

CP — Endophtalmie
✦ CP — Augmentation de la pression intra-oculaire
CP — Anomalies de l'épithélium
CP — Rejet du greffon

Diagnostics infirmiers

✧ Risque d'infection relié à l'atteinte des tissus oculaires

✦ Douleur aiguë reliée à l'intervention chirurgicale

✦ Risque de prise en charge inefficace du programme thérapeutique relié à un manque de connaissances sur les soins des yeux, le rythme de reprise des activités, le traitement médicamenteux, les signes et symptômes de complications, et le suivi à long terme

GREFFE RÉNALE

Voir aussi *Corticothérapie* et *Interventions chirurgicales (généralités)*.

Problèmes traités en collaboration

✦ CP — Instabilité hémodynamique
✦ CP — Hypervolémie ou hypovolémie
✦ CP — Hypertension ou hypotension
✦ CP — Insuffisance rénale du greffon consécutive :
à une lésion ischémique antérieure à la greffe
à un hématome
à la rupture de l'anastomose
à une hémorragie de l'anastomose
à une thrombose veineuse rénale
au rétrécissement de l'artère rénale
au blocage de l'uretère (coudures, caillots)

à une coudure à l'uretère ou à l'artère rénale
à une autre complication

- ✦ CP — Rejet du greffon
- ✦ CP — Immunosuppression excessive
- ✦ CP — Déséquilibre électrolytique (potassium, phosphate)
- ✦ CP — Thrombose veineuse profonde
- ✦ CP — Septicémie

Diagnostics infirmiers

- ✦ Risque d'infection relié à une baisse des défenses immunitaires consécutive au traitement médicamenteux
- ✦ Risque d'atteinte de la muqueuse buccale relié à une susceptibilité accrue à l'infection consécutive à l'immunosuppression
- ✧ Risque de concept de soi perturbé relié au fait d'être greffé et à la possibilité de rejet
- ✦ Peur reliée à la possibilité de mourir et au risque de rejet
- ✦ Risque de non-observance relié à la nature contraignante du programme thérapeutique (diète prescrite, prise de médicaments, inscription des données, pesée, mesure de la pression artérielle, tests d'urine) et à l'intensité du bien-être ressenti après la greffe
- ✦ Risque de prise en charge inefficace du programme thérapeutique relié à un manque de connaissances sur la prévention de l'infection, le rythme de reprise des activités, les exigences de la diète, la façon de noter quotidiennement certaines données (ingesta, excreta, poids, tests d'urine, pression artérielle, température), le traitement médicamenteux, la recherche de la protéinurie (quotidienne), les signes et symptômes de rejet ou d'infection, les mesures contraceptives, le suivi et les ressources communautaires

HYSTÉRECTOMIE

(vaginale, abdominale)

Voir aussi *Interventions chirurgicales (généralités)*.

PÉRIODE POSTOPÉRATOIRE

Problèmes traités en collaboration

✦ CP — Hémorragie vaginale
❀ CP — Rétention urinaire (après le retrait de la sonde)
CP — Formation de fistules
✦ CP — Thrombose veineuse profonde
✦ CP — Lésions (uretère, vessie, rectum)

Diagnostics infirmiers

❀ Risque d'infection relié à une incision dans des structures anatomiques profondes et à la présence d'une sonde vésicale

✧ Risque de concept de soi perturbé relié à l'impression de perdre sa féminité

❀ Deuil relié à la perte de l'utérus et de la capacité de procréer

✧ Risque de prise en charge inefficace du programme thérapeutique relié à un manque de connaissances sur les soins du périnée ou de la plaie, les signes et symptômes de complications, les contraintes physiques imposées par l'intervention, l'aménorrhée, l'hormonothérapie et le suivi

ILÉOSTOMIE

PÉRIODE POSTOPÉRATOIRE

Problèmes traités en collaboration

✦ CP — Ulcération ou hernie dans la région entourant la stomie

✦ CP — Nécrose, rétraction, prolapsus, sténose ou obstruction de la stomie
✦ CP — Déséquilibre hydroélectrolytique
CP — Inflammation du réservoir iléal

Diagnostics infirmiers

✦ Risque de concept de soi perturbé relié aux effets produits par la stomie sur l'image corporelle

✧ Risque d'habitudes sexuelles perturbées relié à l'impression que la stomie dérangera la fonction sexuelle et diminuera le pouvoir de séduction

✧ Risque d'isolement social relié à l'anxiété suscitée par les risques d'odeurs et d'écoulements en provenance de la stomie

✧ Risque de prise en charge inefficace du programme thérapeutique relié à un manque de connaissances sur l'entretien du sac à stomie, les soins cutanés autour de la stomie, les soins de la plaie périnéale et la façon d'intégrer les soins de la stomie aux activités de la vie quotidienne

✧ Risque de prise en charge inefficace du programme thérapeutique relié à un manque de connaissances sur les soins du réservoir iléoanal

Risque de prise en charge inefficace du programme thérapeutique relié à un manque de connaissances sur la technique d'évacuation de l'iléostomie continente de Kock

LAMINECTOMIE

Voir aussi *Interventions chirurgicales (généralités)*.

PÉRIODE POSTOPÉRATOIRE

Problèmes traités en collaboration

✦ CP — Atteintes neurosensorielles
❀ CP — Dysfonctionnement intestinal ou vésical

- ✦ CP — Iléus paralytique
- ❀ CP — Œdème de la moelle épinière
- ❀ CP — Mauvais alignement du corps
- ✧ CP — Fistule céphalorachidienne
- ❀ CP — Hématome
- ✦ CP — Rétention urinaire

Diagnostics infirmiers

- ❀ Risque d'accident relié au vertige consécutif à l'hypotension orthostatique
- ✦ Douleur aiguë reliée aux spasmes musculaires (dos, cuisse) consécutifs aux lésions opératoires
- ❀ Déficit de soins personnels (préciser) relié aux contraintes imposées par le traitement
- ✦ Risque de prise en charge inefficace du programme thérapeutique relié à un manque de connaissances sur les soins à domicile, l'entretien de l'orthèse, les contraintes physiques imposées par l'intervention et le programme d'exercices

MASTECTOMIE

Voir aussi *Néoplasies* et *Interventions chirurgicales (généralités)*.

PÉRIODE POSTOPÉRATOIRE

Problème traité en collaboration

- ✦ CP — Atteintes neurovasculaires

Diagnostics infirmiers

- ✦ Risque de mobilité physique réduite (épaule, bras) relié au lymphœdème, à l'atteinte nerveuse et musculaire, et à la douleur
- ✦ Risque d'accident relié aux troubles lymphatiques, moteurs et sensoriels dans le membre du côté opéré

- ✦ Deuil relié à la perte d'un sein et au changement d'apparence
- ✦ Risque de prise en charge inefficace du programme thérapeutique relié à un manque de connaissances sur les soins de la plaie, le programme d'exercices, le port de la prothèse mammaire et son entretien, les signes et symptômes de complications, les précautions touchant le membre atteint, les ressources communautaires et le suivi

PONTAGE AORTOCORONARIEN

Voir aussi *Interventions chirurgicales (généralités)*.

PÉRIODE POSTOPÉRATOIRE

Problèmes traités en collaboration

- ✦ CP — Insuffisance cardiovasculaire
- ✦ CP — Insuffisance respiratoire
- ✦ CP — Insuffisance rénale

Diagnostics infirmiers

- ✦ Douleur aiguë reliée au traumatisme chirurgical, à la présence de drains thoraciques et à l'immobilisation secondaire à la durée de l'intervention

  Mobilité physique réduite reliée aux incisions chirurgicales, à la présence de drains thoraciques et à la fatigue
- ✧ Peur reliée à l'idée de quitter le milieu protégé des soins intensifs et au risque de complications

  Communication verbale altérée reliée à l'intubation endotrachéale (temporaire)
- ✧ Dynamique familiale perturbée reliée à la déstabilisation de la vie familiale, à l'appréhension du résultat de l'intervention (mort, invalidité) et au stress engendré par le milieu (unité de soins intensifs)

- ✧ Risque de concept de soi perturbé relié à la nécessité de modifier les habitudes de vie et au fait que l'opération ébranle des convictions touchant la valeur symbolique du cœur
- ✧ Risque de prise en charge inefficace du programme thérapeutique relié à un manque de connaissances sur les soins de la plaie, les mesures de soulagement de la douleur (angine, incisions), les signes et symptômes de complications, la maladie, le traitement médicamenteux, les facteurs de risque, les contraintes physiques imposées par l'opération, les stratégies d'adaptation au stress et le suivi

PONTAGE ARTÉRIEL DANS UN MEMBRE INFÉRIEUR

(artère aortique, iliaque, fémorale, poplitée)

Voir aussi *Interventions chirurgicales (généralités)* et *Anticoagulothérapie*.

PÉRIODE POSTOPÉRATOIRE

Problèmes traités en collaboration

- ✦ CP — Thrombose du pontage
- ✧ CP — Syndrome compartimental
- CP — Lymphocèle
- ✦ CP — Rupture de l'anastomose

Diagnostics infirmiers

- ✦ Risque d'infection relié au fait que l'incision chirurgicale pénètre dans des structures anatomiques profondes
- ✦ Douleur aiguë reliée à l'augmentation de l'irrigation des tissus auparavant ischémiques

✧ Risque d'atteinte à l'intégrité des tissus relié à l'immobilité et aux pressions exercées au niveau des talons

✧ Risque de prise en charge inefficace du programme thérapeutique relié à un manque de connaissances sur les soins de la plaie, les signes et symptômes de complications, les contraintes physiques imposées par l'opération, et le suivi

RÉSECTION D'UN ANÉVRISME

(aorte abdominale)

Voir aussi *Interventions chirurgicales (généralités)*.

PÉRIODE PRÉOPÉRATOIRE

Problème traité en collaboration

✦ CP — Rupture de l'anévrisme

PÉRIODE POSTOPÉRATOIRE

Problèmes traités en collaboration

✦ CP — Thrombose ou embolie du vaisseau distal
✦ CP — Insuffisance rénale
✧ CP — Ischémie ou thrombose mésentérique
✧ CP — Ischémie de la moelle épinière

Diagnostics infirmiers

✦ Risque d'infection relié au fait que l'incision chirurgicale pénètre dans des structures anatomiques profondes

Risque d'habitudes sexuelles perturbées (homme) relié à la perte possible de la capacité d'érection et d'éjaculation consécutive à l'intervention chirurgicale

✧ Risque de prise en charge inefficace du programme thérapeutique relié à un manque de connaissances sur les soins à domicile, les contraintes physiques imposées par l'intervention, les signes et symptômes de complications, et le suivi

RÉSECTION TRANSURÉTHRALE

(hypertrophie bénigne ou cancer de la prostate, tumeur de la vessie)

Voir aussi *Interventions chirurgicales (généralités)*.

PÉRIODE POSTOPÉRATOIRE

Problèmes traités en collaboration

CP — Oligurie ou anurie
CP — Hémorragie
CP — Perforation de la vessie (pendant l'opération)
CP — Hyponatrémie
CP — Septicémie
CP — Obstruction des drains
CP — Prostatectomie
CP — Formation de caillots

Diagnostics infirmiers

Douleur aiguë reliée aux spasmes vésicaux, à la rétention du caillot ou à une douleur dans le dos et la jambe

Risque de prise en charge inefficace du programme thérapeutique relié à un manque de connaissances sur les besoins liquidiens, les contraintes physiques imposées par la chirurgie, l'entretien de la sonde, les techniques de rééducation vésicale, le suivi, et les signes et symptômes de complications

UROSTOMIE

Voir aussi *Interventions chirurgicales (généralités)*.

PÉRIODE POSTOPÉRATOIRE

Problèmes traités en collaboration

✧ CP — Fuite urinaire interne
✦ CP — Infection des voies urinaires
✦ CP — Ulcération ou hernie autour de la stomie
✦ CP — Nécrose, rétraction, prolapsus, sténose ou obstruction de la stomie

Diagnostics infirmiers

✧ Risque de concept de soi perturbé relié aux effets de la stomie sur l'image corporelle

Risque d'habitudes sexuelles perturbées relié à l'impression que la stomie nuira à la fonction sexuelle et diminuera le pouvoir de séduction

Risque d'habitudes sexuelles perturbées relié à l'incapacité d'avoir ou de maintenir une érection (chez l'homme) ou à une lubrification vaginale insuffisante (chez la femme)

✧ Risque d'isolement social relié à l'anxiété suscitée par les risques d'odeurs et d'écoulements en provenance de la stomie

✦ Risque de prise en charge inefficace du programme thérapeutique relié à un manque de connaissances sur l'entretien du sac à stomie, les soins cutanés autour de la stomie et la façon d'intégrer les soins de la stomie aux activités de la vie quotidienne

✧ Risque de prise en charge inefficace du programme thérapeutique relié à un manque de connaissances sur l'autocathétérisme intermittent dans l'urostomie continente de Kock

VULVECTOMIE RADICALE

Voir aussi *Interventions chirurgicales (généralités)* et *Anticoagulothérapie*.

PÉRIODE POSTOPÉRATOIRE

Problèmes traités en collaboration

✦ CP — Hémorragie ou choc
✦ CP — Rétention urinaire
✦ CP — Septicémie
✧ CP — Embolie pulmonaire
✦ CP — Thrombophlébite

Diagnostics infirmiers

✦ Douleur aiguë reliée aux effets de la chirurgie et à l'immobilité

✦ Deuil relié à la perte d'une fonction corporelle importante et à ses répercussions sur le mode de vie

✧ Risque d'habitudes sexuelles perturbées relié aux conséquences de la chirurgie sur la fonction sexuelle et le pouvoir de séduction

✧ Risque de prise en charge inefficace du programme thérapeutique relié à un manque de connaissances sur les soins à domicile, les soins de la plaie, l'autocathétérisme et le suivi

Obstétrique et troubles gynécologiques

PÉRIODE PRÉNATALE
(généralités)

Diagnostics infirmiers

Nausée reliée à l'augmentation des niveaux d'œstrogènes, à la baisse de la glycémie ou de la motilité gastrique, et à la pression exercée à la jonction œsogastrique par l'utérus gravide

Constipation reliée à la baisse de la motilité gastrique et à la pression exercée par l'utérus sur le côlon sigmoïde

Intolérance à l'activité reliée à la fatigue et à la dyspnée consécutives à la pression exercée sur le diaphragme par l'utérus gravide et à l'augmentation du volume sanguin

Risque d'atteinte de la muqueuse buccale relié à l'hyperémie des gencives consécutive à l'augmentation des niveaux d'œstrogènes et de progestérone

Risque d'accident relié à la syncope ou à l'hypotension consécutives à l'accumulation périphérique de sang veineux

Risque de prise en charge inefficace du programme thérapeutique relié à un manque de connaissances quant aux effets de la grossesse sur les systèmes et appareils de l'organisme (cardiovasculaire, tégumentaire, gastro-intestinal, urinaire, pulmonaire, locomoteur, par exemple), l'humeur et les relations sociales, la sexualité et la fonction sexuelle ; aux changements au sein de la famille (conjoint, enfants) ; à la croissance et au développement du fœtus ; aux besoins nutritionnels ; aux effets du tabagisme, de la consommation excessive d'alcool, de drogues et de caféine, et des gains pondéraux excessifs ; aux signes et symptômes de complications (hémorragie vaginale, crampes, diabète gestationnel, œdème démesuré, prééclampsie) ; et aux préparatifs en vue de l'accouchement (cours, documentation écrite)

AVORTEMENT PROVOQUÉ

AVANT L'INTERVENTION

Diagnostic infirmier

Anxiété reliée à l'importance de la décision, à la gravité de l'intervention et à la nature des soins après l'intervention

APRÈS L'INTERVENTION

Problèmes traités en collaboration

CP — Hémorragie
CP — Infection

Diagnostics infirmiers

Risque de stratégies d'adaptation inefficaces relié aux conflits émotifs non résolus (sentiment de culpabilité) face à l'opposition sociale, morale, religieuse et familiale

Risque de dynamique familiale perturbée relié aux effets de l'intervention sur les relations interpersonnelles (désaccord sur la décision, conflits sous-jacents personnels ou conjugaux ou problèmes d'identité de l'adolescence)

Risque de maintien inefficace de l'état de santé relié à un manque de connaissances sur les soins personnels (hygiène intime, soins des seins), les besoins nutritionnels, les risques d'hémorragie, les crampes, les signes et symptômes de complications, la reprise de l'activité sexuelle, la contraception, la sexualité, les mesures de bien-être, les réactions émotives prévisibles, le suivi et les ressources communautaires

AVORTEMENT SPONTANÉ

Diagnostic infirmier

Peur reliée au risque de faire d'autres fausses couches

Deuil relié à la brusque interruption de la grossesse

GROSSESSE EXTRA-UTÉRINE

(grossesse ectopique)

Problèmes traités en collaboration

CP — Hémorragie
CP — Choc
CP — Septicémie
CP — Douleur aiguë

Diagnostics infirmiers

Deuil relié à la perte du fœtus

Peur de ne plus pouvoir être enceinte

VOMISSEMENTS GRAVIDIQUES

Problème traité en collaboration

CP — Bilan azoté négatif

Diagnostic infirmier

Risque d'alimentation déficiente relié à la perte d'éléments nutritifs et de liquides consécutive aux vomissements

HYPERTENSION GRAVIDIQUE

Voir aussi *Période prénatale (généralités)* et *Postpartum*.

Problèmes traités en collaboration

CP — Hypertension artérielle maligne
CP — Convulsions

CP — Protéinurie
CP — Troubles visuels
CP — Coma
CP — Insuffisance rénale
CP — Œdème cérébral
CP — Anomalie du fœtus

Diagnostics infirmiers

Peur des effets de l'hypertension sur la santé de la mère, le développement du fœtus et le déroulement de la grossesse

Risque d'accident relié au vertige, aux troubles visuels et aux convulsions

Risque de prise en charge inefficace du programme thérapeutique relié à un manque de connaissances sur les restrictions alimentaires, les signes et symptômes de complications, la conservation de l'énergie, le traitement médicamenteux et les mesures de bien-être visant le soulagement des céphalées et des lombalgies

GROSSESSE CHEZ L'ADOLESCENTE

Voir aussi *Période prénatale (généralités)*, *Accouchement (généralités)* et *Postpartum*.

PÉRIODE PRÉNATALE

Problème traité en collaboration

CP — Hypertension gravidique

Diagnostics infirmiers

Dynamique familiale perturbée reliée aux agents stressants associés à la grossesse de l'adolescente et aux conséquences futures de la grossesse pour la famille

Risque d'alimentation déficiente relié au manque de

réserves nutritionnelles et aux besoins accrus de la mère en période d'adolescence

Concept de soi perturbé relié aux effets de la grossesse sur l'image corporelle et aux conflits entre les rôles d'adolescente et de mère

Risque d'isolement social relié à la réaction négative des pairs face à la grossesse

Risque d'infection des voies urinaires relié à un manque de connaissances sur les mesures de prévention de l'infection et à l'augmentation de la vulnérabilité consécutive aux modifications rénale et urétérale engendrées par la grossesse

POSTPARTUM

Diagnostics infirmiers

Risque de perturbation dans l'exercice du rôle parental relié aux incompatibilités entre les tâches développementales de l'adolescence et le rôle de parent

Conflit décisionnel relié à la personne responsable des soins du nourrisson, aux différentes formes de placement ou à la réorganisation du mode de vie

HÉMORRAGIE UTÉRINE PENDANT LA GROSSESSE

(placenta prævia, décollement placentaire, rupture de l'utérus, lésions non malignes, môle hydatiforme)

Voir aussi *Postpartum*.

Problèmes traités en collaboration

CP — Hémorragie
CP — Choc
CP — Coagulation intravasculaire disséminée
CP — Insuffisance rénale

CP — Mort fœtale
CP — Anémie
CP — Septicémie

Diagnostics infirmiers

Peur reliée aux effets de l'hémorragie sur le développement du fœtus et le déroulement de la grossesse

Mobilité physique réduite reliée à l'exacerbation de l'hémorragie en réponse à une activité

Deuil relié à la crainte d'un avortement spontané ou d'un accouchement prématuré et de la perte de l'enfant

Peur reliée aux complications possibles en cours de grossesse

ACCOUCHEMENT
(généralités)

Problèmes traités en collaboration

CP — Hémorragie (placenta prævia, décollement placentaire)
CP — Souffrance fœtale
CP — Hypertension
CP — Rupture de l'utérus
CP — Dystocie

Diagnostics infirmiers

Douleur aiguë reliée aux contractions utérines pendant le travail

Peur reliée à la nature imprévisible des contractions utérines et au risque de mettre au monde un bébé anormal

Anxiété reliée à un manque de connaissances sur les techniques de relaxation et de respiration, la position et les interventions d'usage (préparation de l'intestin et de la peau, fréquence des examens physiques, type d'anesthésie)

POSTPARTUM

GÉNÉRALITÉS

Problèmes traités en collaboration

CP — Hémorragie
CP — Atonie utérine
CP — Rétention de fragments de placenta
CP — Lacérations
CP — Hématomes
CP — Rétention urinaire

Diagnostics infirmiers

Risque d'infection relié à l'invasion bactérienne consécutive aux lésions durant le travail ou l'accouchement, et à l'épisiotomie

Risque d'allaitement maternel inefficace relié à l'inexpérience ou à l'engorgement des seins

Douleur aiguë reliée aux lésions du périnée pendant le travail ou l'accouchement, aux hémorroïdes, à l'engorgement des seins et à l'involution utérine

Risque de constipation relié au ralentissement du péristaltisme intestinal (après l'accouchement) et à la réduction de l'activité

Risque de perturbation dans l'exercice du rôle parental relié à l'inexpérience, aux sentiments d'incompétence et d'impuissance, à une grossesse non désirée, à la déception causée par l'enfant ou à l'absence de modèles, par exemple

Incontinence urinaire à l'effort reliée aux lésions des tissus pendant l'accouchement

Risque de diminution situationnelle de l'estime de soi relié aux changements (peau, poids et mode de vie) qui ont marqué la grossesse et qui persistent après l'accouchement

Risque de maintien inefficace de l'état de santé relié à un manque de connaissances sur les soins usuels pendant le postpartum, l'hygiène intime (seins, périnée), les exercices, la sexualité et la contraception, les besoins nutritionnels (nourrisson, mère), les soins du nourrisson, les facteurs de stress inhérents à la condition de parent, l'adaptation du père, les relations avec les frères et sœurs, l'attachement parent-enfant, les réactions émotionnelles liées au postpartum, les besoins de sommeil et de repos, l'organisation des tâches domestiques, les ressources communautaires, les mesures de soulagement des malaises (seins, périnée), et les signes et symptômes de complications

MASTITE
(du postpartum)

Problème traité en collaboration

CP — Abcès

Diagnostics infirmiers

Douleur aiguë reliée à l'inflammation des tissus mammaires

Risque d'allaitement maternel inefficace relié à l'interruption de l'allaitement consécutive à l'inflammation

Risque de maintien inefficace de l'état de santé relié à un manque de connaissances sur la nécessité d'un bon soutien des seins et les mesures d'hygiène s'y rapportant, les contraintes liées à l'allaitement, et les signes et symptômes de formation d'abcès

MORT DU FŒTUS OU DU NOUVEAU-NÉ

Diagnostics infirmiers

Dynamique familiale perturbée reliée au traumatisme émotionnel de perte ressenti par chaque membre de la famille

Deuil relié à la perte de l'enfant

Peur reliée à la crainte que d'autres grossesses se terminent par la mort du fœtus ou du bébé

PROBLÈMES MÉDICAUX CONCOMITANTS

(cardiopathie ou diabète, en période prénatale ou dans le postpartum)

CARDIOPATHIE

Voir aussi *Troubles cardiovasculaires*, *Période prénatale (généralités)* et *Postpartum*.

Problèmes traités en collaboration

CP — Insuffisance cardiaque
CP — Hypertension gravidique (prééclampsie, éclampsie)
CP — Atteinte valvulaire

Diagnostics infirmiers

Peur des effets de la cardiopathie sur la santé de la mère et de l'enfant, et le déroulement de la grossesse

Intolérance à l'activité reliée à la hausse des besoins métaboliques durant la grossesse, hausse que la fonction cardiaque affaiblie ne compense pas

Entretien inefficace du domicile relié à la difficulté d'assumer les responsabilités liées au rôle pendant et après la grossesse

Risque de dynamique familiale perturbée relié aux modifications apportées au régime de vie habituel et à la peur de leurs effets

Risque de prise en charge inefficace du programme thérapeutique relié à un manque de connaissances sur les besoins nutritionnels, la prévention de l'infection, la conservation de l'énergie, les signes et symptômes de complications, et les ressources communautaires

DIABÈTE DE GROSSESSE

Voir aussi *Période prénatale (généralités)*, *Diabète sucré* et *Postpartum*.

Problèmes traités en collaboration

CP — Hypoglycémie ou hyperglycémie
CP — Hydramnios
CP — Acidose
CP — Hypertension gravidique

Diagnostics infirmiers

Risque d'atteinte à l'intégrité de la peau relié à l'étirement excessif de la peau consécutif à l'hydramnios

Risque d'infection vaginale relié à une prédisposition à la candidose

Douleur aiguë reliée à l'hyperirritabilité ou à l'œdème cérébral

Risque de prise en charge inefficace du programme thérapeutique relié à un manque de connaissances quant aux effets de la grossesse sur le diabète, et réciproquement du diabète sur la grossesse ; aux besoins nutritionnels ; aux besoins d'insuline ; aux signes et symptômes de complications ; et à la fréquence des tests urinaires et sanguins

DIABÈTE DE POSTPARTUM

Voir aussi *Postpartum*.

Problèmes traités en collaboration

CP — Hypoglycémie
CP — Hyperglycémie
CP — Hémorragie (consécutive à l'atonie utérine par excès de liquide amniotique)
CP — Hypertension gravidique

Diagnostics infirmiers

Anxiété reliée à la séparation d'avec le nourrisson consécutive aux soins spéciaux qu'il requiert

Risque d'infection du périnée relié à la diminution des défenses immunitaires et à la baisse de la phagocytose leucocytaire consécutives à l'hyperglycémie

Risque de prise en charge inefficace du programme thérapeutique relié à un manque de connaissances sur les risques liés aux grossesses futures, les moyens contraceptifs recommandés et contre-indiqués, et les soins spéciaux que le nourrisson requiert

ENDOMÉTRIOSE

Problèmes traités en collaboration

CP — Hyperménorrhée
CP — Polyménorrhée

Diagnostics infirmiers

Douleur chronique reliée à la présence ectopique (abdomen, péritoine) du tissu endométrial réagissant aux incitations hormonales cycliques des ovaires

Habitudes sexuelles perturbées reliées aux rapports sexuels douloureux ou à l'infertilité

Anxiété reliée à la nature imprévisible de la maladie

Risque de prise en charge inefficace du programme thérapeutique relié à un manque de connaissances sur la maladie, les mythes, le traitement médicamenteux et les possibilités de grossesse

SALPINGITE AIGUË

Problèmes traités en collaboration

CP — Septicémie
CP — Formation d'abcès
CP — Pneumonie
CP — Embolie pulmonaire

Diagnostics infirmiers

Douleur aiguë reliée au malaise, à l'élévation de la température consécutifs au processus infectieux

Risque de déficit de volume liquidien relié à un apport liquidien inadéquat, à la fatigue, à la douleur et aux pertes liquidiennes consécutifs à l'élévation de la température

Douleur chronique reliée au processus inflammatoire

Risque de stratégies d'adaptation inefficaces (dépression) relié à la chronicité de la maladie et à l'absence de diagnostic ou de traitement de référence

Risque de prise en charge inefficace du programme thérapeutique relié à un manque de connaissances sur la maladie, les besoins nutritionnels, les signes et symptômes de complications, la prévention des maladies sexuellement transmissibles, et les bienfaits du sommeil et du repos

Néonatalogie

NOUVEAU-NÉ NORMAL

Problèmes traités en collaboration

CP — Hypothermie
CP — Hypoglycémie
CP — Hyperbilirubinémie
CP — Bradycardie

Diagnostics infirmiers

Risque d'infection relié à la vulnérabilité du nouveau-né, au manque de microflore normale, aux dangers du milieu et aux plaies ouvertes (cordon ombilical, circoncision)

Risque de dégagement inefficace des voies respiratoires relié à la présence de sécrétions oropharyngées

Risque d'atteinte à l'intégrité de la peau relié à la prédisposition aux infections nosocomiales en raison de l'absence de flore cutanée normale

Risque de thermorégulation inefficace relié à l'exposition à un milieu plus froid que l'utérus

Risque de prise en charge inefficace du programme thérapeutique relié à un manque de connaissances sur (préciser) (Voir *Postpartum*.)

PRÉMATURITÉ

Voir aussi *Famille du nouveau-né à risque élevé*.

Problèmes traités en collaboration

CP — Stress hypothermique
CP — Apnée
CP — Bradycardie

CP — Hypoglycémie
CP — Acidose
CP — Hypocalcémie
CP — Septicémie
CP — Convulsions
CP — Pneumonie
CP — Hyperbilirubinémie

Diagnostics infirmiers

Risque de constipation relié à la réduction de la motilité intestinale et à l'immobilité

Risque de fausse route (risque d'aspiration) relié à l'immobilité et à l'augmentation des sécrétions oropharyngées

Risque d'infection relié à la vulnérabilité du nouveau-né, à l'absence de microflore normale, aux dangers du milieu et aux plaies ouvertes (cordon ombilical, circoncision)

Risque d'atteinte à l'intégrité de la peau relié à la prédisposition aux infections nosocomiales en raison de l'absence de flore cutanée normale

Risque de thermorégulation inefficace relié à l'exposition à un milieu plus froid que l'utérus

Mode d'alimentation inefficace chez le nouveau-né/nourrisson relié à la léthargie consécutive à la prématurité

POSTMATURITÉ

(nouveau-né hypotrophique, nouveau-né trop gros pour l'âge gestationnel)

Problèmes traités en collaboration

CP — Asphyxie à la naissance
CP — Aspiration de méconium
CP — Hypoglycémie
CP — Polycythémie (hypotrophie)

CP — Œdème (généralisé, cérébral)
CP — Dépression du système nerveux central
CP — Nécrose tubulaire rénale
CP — Malabsorption intestinale
CP — Traumatismes à l'accouchement (chez le nouveau-né trop gros pour l'âge gestationnel)

Diagnostics infirmiers

Risque d'atteinte à l'intégrité de la peau relié à l'absence d'enduit protecteur et au contact prolongé avec le liquide amniotique (chez le nouveau-né trop gros pour l'âge gestationnel)

Mode d'alimentation inefficace chez le nouveau-né/nourrisson relié à la léthargie

TROUBLES PARTICULIERS

(infections congénitales : cytomégalovirus, rubéole, toxoplasmose, syphilis, herpès)

Voir aussi *Nouveau-né à risque élevé*, *Famille du nouveau-né à risque élevé* et *Problèmes et besoins développementaux reliés à une maladie chronique.*

Problèmes traités en collaboration

CP — Hyperbilirubinémie
CP — Hépatosplénomégalie
CP — Anémie
CP — Hydrocéphalie
CP — Microcéphalie
CP — Arriération mentale
CP — Cardiopathie congénitale (rubéole)
CP — Cataractes (rubéole)
CP — Rétinite
CP — Purpura thrombocytopénique
CP — Surdité de perception (cytomégalovirus)
CP — Périostite (syphilis)
CP — Convulsions

Diagnostics infirmiers

Risque de contagion relié à la transmissibilité du micro-organisme
Risque d'accident relié à la myoclonie

MYÉLOMÉNINGOCÈLE

Voir aussi *Nouveau-né normal* et *Famille du nouveau-né à risque élevé.*

Problèmes traités en collaboration

CP — Hydrocéphalie
CP — Insuffisance neurovasculaire (en dessous de la lésion)

Diagnostics infirmiers

Risque de trauma relié à la vulnérabilité de la myéloméningocèle

Constipation ou Incontinence fécale reliés aux effets de l'atteinte médullaire sur le sphincter anal

Rétention urinaire reliée aux effets de l'atteinte médullaire sur la fonction vésicale

Risque d'atteinte à l'intégrité de la peau relié à l'incapacité de bouger les membres inférieurs

CARDIOPATHIE CONGÉNITALE
(période préopératoire)

Voir aussi *Nouveau-né normal* et *Famille du nouveau-né à risque élevé.*

Problèmes traités en collaboration

CP — Insuffisance cardiaque
CP — Dysrythmies
CP — Diminution du débit cardiaque

Diagnostic infirmier

Risque de mode d'alimentation inefficace chez le nouveau-né/nourrisson relié aux difficultés respiratoires et à la fatigue

NOUVEAU-NÉ D'UNE MÈRE DIABÉTIQUE

Voir aussi *Nouveau-né normal* et *Famille du nouveau-né à risque élevé*.

Problèmes traités en collaboration

CP — Hypoglycémie
CP — Hypocalcémie
CP — Polycythémie
CP — Hyperbilirubinémie
CP — Septicémie
CP — Acidose
CP — Traumatisme à l'accouchement (chez le nouveau-né trop gros pour l'âge gestationnel)
CP — Maladie des membranes hyalines
CP — Détresse respiratoire du nouveau-né
CP — Thrombose veineuse

Diagnostic infirmier

Risque de déficit de volume liquidien relié à l'augmentation de l'excrétion d'urine et de la diurèse osmotique

NOUVEAU-NÉ À RISQUE ÉLEVÉ

Voir aussi *Famille du nouveau-né à risque élevé*.

Problèmes traités en collaboration

CP — Hypoxémie
CP — Choc
CP — Détresse respiratoire
CP — Convulsions

CP — Hypotension
CP — Septicémie

Diagnostics infirmiers

Désorganisation comportementale chez le nouveau-né/nourrisson reliée à l'immaturité du système nerveux central et à l'excès de stimuli environnementaux

Risque d'infection relié à la vulnérabilité du nouveau-né, à l'absence de microflore normale, aux dangers du milieu, aux plaies ouvertes (cordon ombilical, circoncision) et aux interventions effractives (lignes de perfusion intraveineuses)

Mode d'alimentation inefficace chez le nouveau-né/nourrisson relié à (préciser)

Risque de mode de respiration inefficace relié à la présence de sécrétions oropharyngées

Risque d'atteinte à l'intégrité de la peau relié à la prédisposition aux infections nosocomiales en raison de l'absence de flore cutanée normale

Risque de thermorégulation inefficace relié à l'exposition à un milieu plus froid que l'utérus

FAMILLE DU NOUVEAU-NÉ À RISQUE ÉLEVÉ

Diagnostics infirmiers

Chagrin chronique relié à la prise de conscience que le nourrisson risque de mourir ou qu'il sera différent des autres s'il survit

Dynamique familiale perturbée reliée aux effets du séjour prolongé du nourrisson en centre hospitalier (changements de rôle, problèmes d'argent)

Anxiété reliée à l'imprévisibilité du pronostic

Risque de perturbation dans l'exercice du rôle parental relié à la difficulté à établir le lien d'attachement en raison de la séparation du parent d'avec l'enfant ou du refus d'accepter l'enfant déficient

HYPERBILIRUBINÉMIE

(incompatibilité Rhésus, incompatibilité sanguine ABO)

Voir aussi *Famille du nouveau-né à risque élevé* et *Nouveau-né normal*.

Problèmes traités en collaboration

CP — Anémie
CP — Ictère
CP — Kernictère
CP — Hépatosplénomégalie
CP — Anasarque fœtoplacentaire (insuffisance cardiaque, hypoxie, anasarque, et épanchement péricardiaque, pleural et péritonéal)
CP — Insuffisance rénale (complications de la photothérapie, hyperthermie ou hypothermie, déshydratation, priapisme, syndrome du bébé bronzé)

Diagnostics infirmiers

Risque d'atteinte à l'intégrité des tissus de la cornée relié à l'exposition à la photothérapie et au port continuel de bandages sur les yeux

Risque d'atteinte à l'intégrité de la peau relié à la diarrhée, aux excrétions de bilirubine dans l'urine et à l'exposition à la photothérapie

NOUVEAU-NÉ D'UNE MÈRE TOXICOMANE

Voir aussi *Famille du nouveau-né à risque élevé*, *Nouveau-né normal* et *Toxicomanie*.

Problèmes traités en collaboration

CP — Hyperirritabilité et convulsions
CP — Sevrage
CP — Hypocalcémie
CP — Hypoglycémie

CP — Septicémie
CP — Déshydratation
CP — Déséquilibre électrolytique

Diagnostics infirmiers

Risque d'atteinte à l'intégrité de la peau relié à la diaphorèse généralisée et à la rigidité marquée

Diarrhée reliée à l'augmentation du péristaltisme consécutive à l'hyperirritabilité

Habitudes de sommeil perturbées reliées à l'hyperirritabilité

Risque d'accident relié à la succion effrénée des poings

Risque d'accident relié aux tremblements irrépressibles ou à la myoclonie

Troubles de la perception sensorielle reliés à l'hypersensibilité aux stimuli du milieu

Mode d'alimentation inefficace chez le nouveau-né/nourrisson relié à la léthargie

SYNDROME DE DÉTRESSE RESPIRATOIRE

Voir aussi *Nouveau-né à risque élevé* et *Ventilation assistée.*

Problèmes traités en collaboration

CP — Hypoxémie
CP — Atélectasie
CP — Acidose
CP — Septicémie
CP — Hyperthermie

Diagnostics infirmiers

Intolérance à l'activité reliée à une oxygénation insuffisante des tissus consécutive à la dyspnée

Risque d'infection relié à la vulnérabilité du nouveau-né, à l'absence de microflore normale, aux dangers du milieu (personnel, autres nouveau-nés, parents) et aux plaies ouvertes (cordon ombilical, circoncision)

Risque d'atteinte à l'intégrité de la peau relié à la prédisposition aux infections nosocomiales en raison de l'absence de flore cutanée normale

SEPTICÉMIE

Voir aussi *Nouveau-né normal, Famille du nouveau-né à risque élevé* et *Nouveau-né à risque élevé.*

Problèmes traités en collaboration

CP — Anémie
CP — Détresse respiratoire
CP — Hypothermie ou hyperthermie
CP — Hypotension
CP — Œdème
CP — Convulsions
CP — Hépatosplénomégalie
CP — Hémorragie
CP — Ictère
CP — Méningite
CP — Pyarthrite

Diagnostics infirmiers

Risque d'atteinte à l'intégrité de la peau relié à l'œdème et à l'immobilité

Diarrhée reliée à l'irritation intestinale consécutive au microorganisme infectieux

Risque d'accident relié à la myoclonie et à l'insuffisance hématopoïétique

Pédiatrie et troubles de l'adolescence

Pour les diagnostics médicaux non traités dans cette section, voir les diagnostics de l'adulte, par exemple *Diabète sucré, Anorexie mentale, Lésion de la moelle épinière, Néoplasies, Fractures, Insuffisance cardiaque avec œdème pulmonaire, Pneumonie.*

PROBLÈMES ET BESOINS DÉVELOPPEMENTAUX RELIÉS À UNE MALADIE CHRONIQUE

La maladie chronique peut consister en invalidité chronique, handicaps multiples, trouble du développement mental ou physique, maladie potentiellement mortelle, etc.

Diagnostics infirmiers

Chagrin chronique (chez les parents) relié à la crainte de pertes consécutives à la maladie

Dynamique familiale perturbée reliée aux nouvelles exigences imposées par la situation : par exemple, en matière de temps, d'énergie (émotionnelle, physique), d'argent et de soins

Risque d'entretien inefficace du domicile relié aux ressources inadéquates, aux conditions de logement ou à l'incapacité des aidants naturels

Risque de conflit face au rôle parental relié aux séparations consécutives aux séjours fréquents en centre hospitalier

Risque d'isolement social (chez l'enfant et chez la famille) relié à l'invalidité et aux responsabilités imposées aux aidants naturels

Risque de perturbation dans l'exercice du rôle parental relié à des ressources ou à des stratégies d'adaptation inadéquates

Conflit décisionnel relié à la maladie, aux soins de santé et à la séparation des parents d'avec l'enfant

Déficit de soins personnels (préciser) relié aux contraintes imposées par la maladie ou au séjour en centre hospitalier

Risque de retard de la croissance et du développement relié à l'incapacité d'accomplir les tâches développementales

Tension dans l'exercice du rôle de l'aidant naturel reliée à l'engagement total et permanent exigé pour répondre aux contraintes imposées par la maladie, l'invalidité ou les traitements

AMYGDALITE

Voir aussi *Amygdalectomie*, le cas échéant.

Problèmes traités en collaboration

CP — Otite moyenne
CP — Rhumatisme articulaire aigu (streptocoques β-hémolytiques)

Diagnostics infirmiers

Risque de déficit de volume liquidien relié à l'apport liquidien insuffisant consécutif à la douleur

Risque de prise en charge inefficace du programme thérapeutique relié à un manque de connaissances sur la maladie, les traitements, les besoins nutritionnels et liquidiens, et les signes et symptômes de complications

ANXIÉTÉ OU PHOBIE DE L'ÉCOLE

Diagnostics infirmiers

Anxiété reliée à l'estime de soi perturbée, au changement d'environnement, à la peur de la séparation et aux réactions défavorables (pairs, famille)

Stratégies d'adaptation inefficaces reliées à l'incapacité de résoudre les problèmes et au déni de leur existence

Estime de soi perturbée reliée aux réactions défavorables des pairs, aux déficiences mentales perçues et aux espérances de succès non réalistes

ASTHME

Voir aussi *Problèmes et besoins développementaux reliés à une maladie chronique.*

Problèmes traités en collaboration

CP — Hypoxémie
CP — Corticothérapie
CP — Acidose respiratoire

Diagnostics infirmiers

Dégagement inefficace des voies respiratoires relié au bronchospasme et à l'augmentation des sécrétions pulmonaires

Peur reliée au risque de suffoquer et d'avoir d'autres crises

Risque de prise en charge inefficace du programme thérapeutique relié à un manque de connaissances sur la maladie, les dangers du milieu (tabac, allergènes, conditions atmosphériques), la prévention de l'infection, les exercices de respiration et de relaxation, les signes et symptômes de complications, le traitement médicamenteux, les besoins liquidiens, la modification du comportement, et l'enregistrement quotidien des données utiles

BEC-DE-LIÈVRE SIMPLE ET DIVISION PALATINE

Voir aussi *Problèmes et besoins développementaux reliés à une maladie chronique* et *Interventions chirurgicales (généralités)*.

PÉRIODE PRÉOPÉRATOIRE

Diagnostic infirmier

Risque d'alimentation déficiente relié à l'incapacité de téter consécutive au bec-de-lièvre

PÉRIODE POSTOPÉRATOIRE

Problèmes traités en collaboration

CP — Détresse respiratoire
CP — Retard staturopondéral (organique)

Diagnostics infirmiers

Mobilité physique réduite reliée à l'utilisation de dispositifs de contention

Risque de communication verbale altérée relié au retard du développement musculaire, au dysfonctionnement du palais, à la mauvaise dentition ou au déficit auditif

Risque de fausse route (risque d'aspiration) relié à l'incapacité de sucer

Risque de prise en charge inefficace du programme thérapeutique relié à un manque de connaissances sur la maladie, les méthodes d'alimentation et de succion, les soins de la plaie chirurgicale, les risques d'otite moyenne (problèmes buccodentaires) et les soins de réadaptation en orthophonie

CARDIOPATHIE CONGÉNITALE

Voir aussi *Problèmes et besoins développementaux reliés à une maladie chronique.*

Problèmes traités en collaboration

CP — Insuffisance cardiaque
CP — Pneumonie
CP — Hypoxémie
CP — Thrombose cérébrale
CP — Intoxication à la digoxine

Diagnostics infirmiers

Intolérance à l'activité reliée à un apport en oxygène insuffisant consécutif au trouble cardiaque

Risque d'alimentation déficiente relié à l'incapacité du bébé de soutenir l'effort exigé par la succion, à la fatigue et à la dyspnée

Risque de prise en charge inefficace du programme thérapeutique relié à un manque de connaissances sur la maladie, la prévention de l'infection, les signes et symptômes de complications, le traitement médicamenteux (digoxine), les besoins nutritionnels, et les services communautaires

DÉFICIENCE MENTALE

Voir aussi *Problèmes et besoins développementaux reliés à une maladie chronique.*

Diagnostics infirmiers

Déficit de soins personnels (préciser) relié aux déficiences sensorimotrices

Communication altérée reliée à l'incapacité de recevoir ou d'émettre des messages adéquatement

Risque d'isolement social (chez la famille et chez l'enfant) relié à la peur et à la gêne engendrées par le comportement et l'apparence de l'enfant

Risque de prise en charge inefficace du programme thérapeutique relié à un manque de connaissances sur la maladie, les moyens d'aider l'enfant à développer son potentiel, les soins à effectuer à la maison et les services communautaires

DRÉPANOCYTOSE

(anémie à hématies falciformes)

Voir aussi, dans le cas d'un enfant, *Problèmes et besoins développementaux reliés à une maladie chronique*.

Problèmes traités en collaboration

CP — Crise de falciformation durant une transfusion
CP — Thrombose et infarctus
CP — Cholélithiase

Diagnostics infirmiers

Irrigation tissulaire périphérique inefficace reliée à la viscosité du sang et au blocage de la microcirculation

Douleur aiguë reliée à la viscosité du sang et à l'hypoxie tissulaire

Déficit de soins personnels (préciser) relié à la douleur et à l'immobilité durant les exacerbations

Risque de prise en charge inefficace du programme thérapeutique relié à un manque de connaissances sur les dangers inhérents à la maladie, les signes et symptômes de complications, les besoins liquidiens, et le caractère héréditaire de la maladie

DYSMÉNORRHÉE

Diagnostic infirmier

Douleur aiguë reliée au manque de connaissances sur les mesures à prendre pour la soulager, la physiologie menstruelle et le rôle de l'alimentation dans le traitement

DYSTROPHIE MUSCULAIRE

Voir aussi *Problèmes et besoins développementaux reliés à une maladie chronique.*

Problèmes traités en collaboration

CP — Convulsions
CP — Infections pulmonaires
CP — Insuffisance métabolique

Diagnostics infirmiers

Risque d'accident relié à la perte du contrôle moteur

Risque d'alimentation déficiente relié à la difficulté à téter (nourrisson) et à la dysphagie

Mode d'alimentation inefficace chez le nouveau-né/nourrisson relié à la faiblesse musculaire et au manque de coordination

Déficit de soins personnels (préciser) relié aux atteintes sensorimotrices

Communication verbale altérée reliée au problème d'élocution consécutif à l'atteinte des muscles faciaux

Risque de mobilité physique réduite relié à la faiblesse musculaire

Risque d'alimentation excessive relié au surplus de l'apport énergétique par rapport aux besoins métaboliques réduits par la capacité limitée de faire de l'exercice physique

Chagrin chronique (chez les parents) relié à la nature évolutive et à l'issue fatale de la maladie

Trouble de la déglutition relié aux déficiences sensori-motrices

Risque de perte d'espoir relié à la nature évolutive de la maladie

Risque d'activités de loisirs insuffisantes relié à la capacité limitée de participer aux activités récréatives en raison des contraintes imposées par la maladie

Risque de prise en charge inefficace du programme thérapeutique relié à un manque de connaissances sur la maladie, le traitement médicamenteux, le programme d'activité, l'école et les services communautaires

HÉMOPHILIE

Voir aussi *Problèmes et besoins développementaux reliés à une maladie chronique.*

Problème traité en collaboration

CP — Hémorragie

Diagnostics infirmiers

Douleur aiguë ou chronique reliée au gonflement et au dysfonctionnement articulaires consécutifs à l'hémarthrose

Risque de mobilité physique réduite relié au gonflement et au dysfonctionnement articulaires consécutifs à l'hémarthrose

Risque d'atteinte de la muqueuse buccale relié à l'ingestion d'aliments trop durs et à une hygiène bucco-dentaire déficiente

Risque de prise en charge inefficace du programme thérapeutique relié à un manque de connaissances sur la maladie et sa transmissibilité génétique, les restrictions imposées par la maladie (aspirine), les dangers du milieu et le traitement d'urgence des saignements

HYDROCÉPHALIE

Voir aussi *Problèmes et besoins développementaux reliés à une maladie chronique.*

Problèmes traités en collaboration

CP — Augmentation de la pression intracrânienne
CP — Septicémie (après une dérivation)

Diagnostics infirmiers

Risque d'atteinte à l'intégrité de la peau relié à la difficulté de bouger la tête dont le volume a augmenté

Risque d'accident relié à l'incapacité de soutenir la tête volumineuse et à la pression qu'elle exerce sur le cou

Risque d'alimentation déficiente relié aux vomissements consécutifs à l'irritabilité et à la compression cérébrale

Risque de prise en charge inefficace du programme thérapeutique relié à un manque de connaissances sur la maladie, les soins à dispenser à la maison, les signes et symptômes d'infection, l'augmentation de la pression intracrânienne, et le traitement d'urgence en cas de blocage de la dérivation

INFECTION DES VOIES RESPIRATOIRES

(inférieures)

Voir aussi *Problèmes et besoins développementaux reliés à une maladie chronique* et *Pneumonie.*

Problèmes traités en collaboration

CP — Hyperthermie
CP — Insuffisance respiratoire
CP — Choc septique
CP — Iléus paralytique

Diagnostics infirmiers

Douleur aiguë reliée à l'hyperthermie, au malaise et à la détresse respiratoire

Risque d'alimentation déficiente relié à l'anorexie consécutive à la dyspnée et au malaise

Anxiété reliée aux difficultés respiratoires et au risque de suffoquer

Risque de déficit de volume liquidien relié à l'apport liquidien insuffisant consécutif à la dyspnée et au malaise

Risque de prise en charge inefficace du programme thérapeutique relié à un manque de connaissances sur la maladie, la prévention de la récurrence et le traitement

INTOXICATION

Voir aussi *Hémodialyse*, le cas échéant, et *Perte de conscience*.

Problèmes traités en collaboration

CP — Alcalose respiratoire
CP — Acidose métabolique
CP Hémorragie
CP — Déséquilibre hydroélectrolytique
CP — Brûlures (acides ou alcalines)
CP — Cécité

Diagnostics infirmiers

Douleur aiguë reliée à l'hyperthermie consécutive au type d'intoxication (par exemple, salicylate)

Peur face aux traitements de nature effractive (lavage gastrique, dialyse)

Anxiété (chez les parents) reliée à l'évolution imprévisible de la situation et aux sentiments de culpabilité

Risque de prise en charge inefficace du programme thérapeutique relié à un manque de connaissances sur

la maladie, les traitements, les soins d'urgence en cas d'intoxication accidentelle et la prévention de l'intoxication (rangement sécuritaire, règles de sécurité, plantes vénéneuses)

Risque de fausse route (aspiration) relié aux effets de l'intoxication sur les réflexes de toux et pharyngé

LEUCÉMIE

Voir aussi *Chimiothérapie, Radiothérapie, Néoplasies* et *Problèmes et besoins développementaux reliés à une maladie chronique.*

Problèmes traités en collaboration

CP — Hépatosplénomégalie
CP — Augmentation de l'œdème intracrânien
CP — Métastases (cerveau, poumons, reins, tube digestif, rate, foie)
CP — Augmentation du métabolisme basal
CP — Hémorragie
CP — Déshydratation
CP — Myélosuppression
CP — Lymphadénopathie
CP — Atteinte du système nerveux central
CP — Déséquilibre électrolytique

Diagnostics infirmiers

Risque d'infection relié à une plus grande vulnérabilité consécutive au processus leucémique et aux effets secondaires de la chimiothérapie

Risque d'isolement social relié aux effets de la maladie et des traitements sur l'apparence, et à la peur des réactions des autres

Risque d'accident relié à une tendance hémorragique consécutive au processus leucémique et aux effets secondaires de la chimiothérapie

Sentiment d'impuissance relié à l'incapacité de maîtriser la situation

Risque de retard de la croissance et du développement relié à la difficulté à accomplir les tâches développementales en raison des contraintes imposées par la maladie et les traitements

Risque de prise en charge inefficace du programme thérapeutique relié à un manque de connaissances sur le processus morbide, le traitement, les signes et symptômes de complications, la réduction des facteurs de risque et les ressources communautaires

MALADIE CŒLIAQUE

Voir aussi *Problèmes et besoins développementaux reliés à une maladie chronique.*

Problèmes traités en collaboration

CP — Malnutrition ou déshydratation grave
CP — Anémie
CP — Altération de la coagulation sanguine
CP — Ostéoporose
CP — Déséquilibre électrolytique
CP — Acidose métabolique
CP — Choc
CP — Retard de croissance

Diagnostics infirmiers

Risque d'alimentation déficiente relié à la malabsorption, aux contraintes alimentaires prescrites et à l'anorexie

Diarrhée reliée à une baisse de l'absorption dans l'intestin grêle consécutive à l'atrophie des villosités intestinales causée par les toxines provenant de la gliadine non digérée

Risque de déficit de volume liquidien relié à la perte de liquide consécutive à la diarrhée

Risque de prise en charge inefficace du programme thérapeutique relié à un manque de connaissances sur les restrictions et les exigences du régime alimentaire, et sur la façon de les intégrer au quotidien

MALADIES TRANSMISSIBLES

Voir aussi *Problèmes et besoins développementaux reliés à une maladie chronique.*

Diagnostics infirmiers

Douleur aiguë reliée au prurit, à la fatigue, au malaise, à l'angine et à la température corporelle élevée

Risque de contagion relié à la transmissibilité des agents pathogènes

Risque de déficit de volume liquidien relié à l'augmentation des pertes liquidiennes consécutive à l'élévation de la température corporelle ou à l'insuffisance de l'apport liquidien par voie orale consécutive au malaise

Risque d'alimentation déficiente relié à l'anorexie et à l'angine, ou à la douleur lors de la mastication (oreillons)

Risque de dégagement inefficace des voies respiratoires relié à l'augmentation des mucosités (coqueluche)

Risque de prise en charge inefficace du programme thérapeutique relié à un manque de connaissances sur la maladie, les modes de contamination, les mesures de prévention, le programme de vaccinations et les soins cutanés

MAUVAIS TRAITEMENTS

(syndrome de l'enfant battu, négligence envers l'enfant)

Voir aussi *Fractures, Lésions thermiques* et *Retard staturopondéral.*

Problèmes traités en collaboration

CP — Retard staturopondéral
CP — Malnutrition

Diagnostics infirmiers

Stratégies d'adaptation familiale invalidantes reliées à la présence de facteurs favorisant les mauvais traitements envers l'enfant : par exemple, famille élargie absente ou non disponible, conditions économiques difficiles (inflation, chômage), absence de modèle pendant l'enfance, enfants à risque élevé (non désirés, de sexe ou d'apparence non désirés, présentant un handicap physique ou mental, hyperactifs, en phase terminale d'une maladie), et parents à risque élevé (famille monoparentale, adolescents, parents ayant des troubles de l'émotivité, alcooliques, toxicomanes ou malades)

Stratégies d'adaptation inefficaces (chez le parent agresseur) reliées à la présence de facteurs tels que : antécédents de mauvais traitements de la part de ses propres parents et absence de chaleur et d'affection parentales pendant l'enfance, isolement social (peu d'amis ou d'exutoires), manque important d'estime de soi et faible tolérance à la critique, immaturité et dépendance émotives, méfiance envers autrui, incapacité d'admettre son besoin d'aide, grandes visées pour l'enfant et grandes attentes par rapport à ses réalisations (perception de l'enfant comme une source de gratification émotive), et désir que l'enfant fasse toujours plaisir

Stratégies d'adaptation inefficaces (chez le parent non agresseur) reliées à la réaction passive et docile aux mauvais traitements subis par l'enfant

Peur (chez l'enfant) reliée au risque d'être placé dans un centre ou une famille d'accueil

Peur (chez les parents) face aux réactions d'autrui, à la perte possible de l'enfant et à la poursuite criminelle

Risque d'alimentation déficiente relié à un manque de connaissances sur l'apport nutritionnel approprié à l'âge, ou à la négligence

Risque de prise en charge inefficace du programme thérapeutique relié à un manque de connaissances sur l'éducation des enfants (discipline, attentes), les stratégies d'adaptation positives face au stress, les signes et symptômes de mauvais traitements, les groupes à risque élevé, les lois sur la protection de l'enfant, et les services communautaires

MÉNINGITE
(bactérienne)

Voir aussi *Problèmes et besoins développementaux reliés à une maladie chronique.*

Problèmes traités en collaboration

CP — Collapsus circulatoire périphérique
CP — Coagulation intravasculaire disséminée
CP — Augmentation de la pression intracrânienne ou hydrocéphalie
CP — Paralysie des nerfs visuels ou auditifs
CP — Parésie (hémiparésie, quadriparésie)
CP — Épanchement sous-dural
CP — Détresse respiratoire
CP — Convulsions
CP — Déséquilibre hydroélectrolytique

Diagnostics infirmiers

Risque d'accident relié aux crises convulsives consécutives au processus infectieux

Douleur aiguë reliée à la raideur de la nuque, aux courbatures musculaires, à l'immobilité et à l'augmentation de la sensibilité aux stimuli externes consécutive au processus infectieux

Mobilité physique réduite reliée à la présence de lignes intraveineuses, à la raideur de la nuque et à la mise en place de dispositifs de contention

Risque d'atteinte à l'intégrité de la peau relié à l'immobilité

Risque de prise en charge inefficace du programme thérapeutique relié à un manque de connaissances sur la maladie, l'antibiothérapie et les tests diagnostiques nécessaires

MONONUCLÉOSE INFECTIEUSE

(chez l'adolescent)

Problèmes traités en collaboration

CP — Splénomégalie
CP — Dysfonctionnement hépatique

Diagnostics infirmiers

Intolérance à l'activité reliée à la fatigue secondaire au processus infectieux

Douleur aiguë reliée à l'angine, au malaise et aux céphalées

Risque d'alimentation déficiente relié à l'angine et au malaise

Risque de contagion relié à la transmissibilité de la maladie

Risque de prise en charge inefficace du programme thérapeutique relié à un manque de connaissances sur la maladie et sa transmissibilité, le régime alimentaire, les risques liés à la consommation d'alcool (en cas de dysfonctionnement hépatique), les signes et symptômes de complications (hépatiques, spléniques, neurologiques, hématologiques), et les contraintes imposées par la maladie

MUCOVISCIDOSE

Voir aussi *Problèmes et besoins développementaux reliés à une maladie chronique*.

Problèmes traités en collaboration

CP — Bronchopneumonie, atélectasie
CP — Iléus paralytique

Diagnostics infirmiers

Dégagement inefficace des voies respiratoires relié à l'abondance de sécrétions mucopurulentes

Alimentation déficiente reliée aux besoins accrus en énergie et en protéines consécutifs à la malabsorption intestinale, à la perte de graisses et de vitamines liposolubles dans les selles

Constipation ou Diarrhée reliées au remplacement excessif ou insuffisant des enzymes pancréatiques

Intolérance à l'activité reliée à la dyspnée consécutive à l'accumulation de sécrétions mucopurulentes

Risque de prise en charge inefficace du programme thérapeutique relié à un manque de connaissances sur la maladie (transmission génétique), le risque d'infection, le traitement médicamenteux (effets secondaires, neurotoxicité, toxicité rénale), l'utilisation du matériel de traitement, l'apport nutritionnel requis, les substituts du sel, les exercices de respiration, le drainage postural, le programme d'exercices et les ressources communautaires

MYÉLOMÉNINGOCÈLE

Voir aussi *Problèmes et besoins développementaux reliés à une maladie chronique*.

Problèmes traités en collaboration

CP — Infections liées à l'hydrocéphalie et à la dérivation

CP — Augmentation de la pression intracrânienne

CP — Infections des voies urinaires

Diagnostics infirmiers

Incontinence urinaire réflexe reliée aux atteintes sensorimotrices

Risque d'infection relié à la fragilité du sac méningé

Risque d'atteinte à l'intégrité de la peau relié aux atteintes sensorimotrices et à la présence d'appareils orthopédiques

Déficit de soins personnels (préciser) relié aux atteintes sensorimotrices

Mobilité physique réduite reliée à l'atteinte aux membres inférieurs

Deuil (chez les parents) relié à la naissance d'un enfant handicapé

Risque de prise en charge inefficace du programme thérapeutique relié à un manque de connaissances sur la maladie, les soins à dispenser à la maison, la mise en place et l'entretien des appareils orthopédiques, la technique de l'autocathétérisme, le programme d'activité et les services communautaires

NÉPHROBLASTOME

Voir aussi *Problèmes et besoins développementaux reliés à une maladie chronique, Chirurgie rénale (néphrectomie)* et *Néoplasies.*

Problèmes traités en collaboration

CP — Métastases (foie, poumons, os, cerveau)
CP — Septicémie
CP — Rupture de la tumeur

Diagnostics infirmiers

Anxiété reliée aux inquiétudes particulières à l'étape de développement de l'enfant (séparation d'avec les personnes affectivement importantes, présence d'étrangers, douleur), à la réaction d'autrui face aux signes visibles (alopécie), et à l'avenir incertain, par exemple

Anxiété (chez les parents) reliée au pronostic incertain, aux interventions douloureuses, aux effets incertains des traitements (chimiothérapie) et au sentiment d'incompétence, par exemple

Deuil relié à la mort, réelle ou possible, ou au pressentiment que l'enfant va mourir

Détresse spirituelle reliée à la nature de la maladie et à ses effets perturbateurs sur le système de croyances

Risque de prise en charge inefficace du programme thérapeutique relié à un manque de connaissances sur

la maladie, le pronostic, les effets secondaires des traitements, les soins à dispenser à la maison, les besoins nutritionnels, le suivi et les services communautaires

OBÉSITÉ

Voir aussi *Problèmes et besoins développementaux reliés à une maladie chronique.*

Diagnostics infirmiers

Stratégies d'adaptation inefficaces reliées à l'augmentation de la consommation de nourriture en réaction aux agents stressants

Maintien inefficace de l'état de santé relié à l'absence d'un programme d'exercices physiques, au manque d'information sur les règles alimentaires et à la méconnaissance des comportements à modifier

Concept de soi perturbé relié à une perception négative de soi et à la réaction d'autrui (pairs, famille, autres) face à l'obésité

Dynamique familiale perturbée reliée aux réactions de la personne et de la famille au régime amaigrissant et aux effets de celui-ci sur la relation parent-enfant

Risque d'interactions sociales perturbées relié à la difficulté à entamer et à cultiver des relations en raison de sa gêne et des réactions négatives d'autrui

Risque de prise en charge inefficace du programme thérapeutique relié à un manque de connaissances sur le problème, son étiologie et son évolution, les facteurs de risque, les traitements possibles, les habitudes alimentaires saines et malsaines et les groupes d'entraide

OSTÉOCHONDRITE DE LA HANCHE

Voir aussi *Problèmes et besoins développementaux reliés à une maladie chronique.*

Problème traité en collaboration

CP — Déformation permanente de la tête du fémur

Diagnostics infirmiers

Douleur aiguë ou chronique reliée au dysfonctionnement articulaire

Risque d'atteinte à l'intégrité de la peau relié à la présence de dispositifs d'immobilisation (plâtres, orthèses)

Déficit de soins personnels (préciser) relié à la douleur et à la présence de dispositifs d'immobilisation

Risque de prise en charge inefficace du programme thérapeutique relié à un manque de connaissances sur la maladie, l'application et l'entretien des dispositifs d'immobilisation, les mesures de soulagement de la douleur à la maison et la nécessité de ne pas faire porter son poids sur le côté atteint

OSTÉOMYÉLITE

Voir aussi *Problèmes et besoins développementaux reliés à une maladie chronique*.

Problèmes traités en collaboration

CP — Embolie infectieuse

CP — Effets secondaires des antibiotiques (hématologiques, rénaux, hépatiques)

Diagnostics infirmiers

Douleur aiguë reliée à l'œdème, à l'hyperthermie et au processus infectieux

Activités de loisirs insuffisantes reliées à la mobilité réduite et au séjour prolongé en centre hospitalier

Risque d'alimentation déficiente relié à l'anorexie consécutive au processus infectieux

Risque de constipation relié à l'immobilité

Risque d'atteinte à l'intégrité de la peau relié au frottement du plâtre ou de l'attelle sur la peau

Risque d'accident (fractures pathologiques) relié au processus morbide

Risque de prise en charge inefficace du programme thérapeutique relié à un manque de connaissances sur

la maladie, les soins de la plaie, les contraintes physiques imposées par la maladie, les signes et symptômes de complications, le traitement médicamenteux et le suivi

PARALYSIE CÉRÉBRALE

Voir aussi *Problèmes et besoins développementaux reliés à une maladie chronique.*

Les invalidités associées à la paralysie cérébrale pouvant varier (hémiparésie, quadriparésie, diplégie, monoplégie, triplégie, paraplégie), l'infirmière doit inclure les limites précises de l'enfant ou de l'adolescent dans l'énoncé de son diagnostic.

Problèmes traités en collaboration

CP — Contractures
CP — Convulsions
CP — Infections pulmonaires

Diagnostics infirmiers

Risque d'accident relié à la perte de contrôle moteur

Risque d'alimentation déficiente relié aux difficultés de succion (chez le nourrisson) et à la dysphagie

Déficit de soins personnels (préciser) relié aux déficits sensoriels et moteurs

Communication verbale altérée reliée au problème d'élocution consécutif à l'atteinte des muscles faciaux

Risque de déficit de volume liquidien relié à la difficulté de s'hydrater ou d'avaler des liquides

Risque d'activités de loisirs insuffisantes relié à la difficulté de participer aux activités récréatives en raison des limites physiques

Risque de prise en charge inefficace du programme thérapeutique relié à un manque de connaissances sur la maladie, le traitement médicamenteux, le programme d'activité, l'éducation, les services communautaires et les aides techniques disponibles

PARASITOSE

Voir aussi *Problèmes et besoins développementaux reliés à une maladie chronique.*

Diagnostics infirmiers

Risque d'alimentation déficiente relié à l'anorexie, aux nausées, aux vomissements et à la présence de parasites qui absorbent les éléments nutritifs

Atteinte à l'intégrité de la peau reliée au prurit consécutif à l'apparition de parasites (oxyures) dans la région périanale et à la nécrose

Diarrhée reliée à l'irritation de la muqueuse intestinale par les parasites

Douleur aiguë reliée à l'invasion parasitaire de l'intestin grêle

Risque de contagion relié à la transmissibilité des parasites

Risque de prise en charge inefficace du programme thérapeutique relié à un manque de connaissances sur la maladie, le mode de transmission et la prévention de la réinfection

PÉDICULOSE

(Hootman, 1993)

Diagnostics infirmiers

Risque d'infection relié aux lésions

Bien-être altéré (prurit) relié aux lésions

Risque de contagion relié à un manque de connaissances sur les modes de transmission, le traitement et la prévention de la maladie

Risque de prise en charge inefficace du programme thérapeutique relié à un manque de ressources, à la nonchalance face au problème ou aux nombreuses récidives

POLYARTHRITE RHUMATOÏDE

(juvénile)

Voir aussi *Problèmes et besoins développementaux reliés à une maladie chronique* et *Corticothérapie*.

Problèmes traités en collaboration

CP — Péricardite
CP — Iridocyclite

Diagnostics infirmiers

Mobilité physique réduite reliée à la douleur et à la restriction des mouvements articulaires
Douleur aiguë reliée à l'œdème, à l'inflammation et à la restriction des mouvements articulaires
Fatigue reliée au processus inflammatoire chronique
Risque de prise en charge inefficace du programme thérapeutique relié à un manque de connaissances sur la maladie, le traitement médicamenteux, le programme d'exercices, l'équilibre entre les périodes de repos et d'activité, les mythes entourant la maladie et les ressources communautaires

RETARD STATUROPONDÉRAL

(non organique)

Voir aussi *Problèmes et besoins développementaux reliés à une maladie chronique*.

Problèmes traités en collaboration

CP — Dysfonctionnement métabolique
CP — Déshydratation

Diagnostics infirmiers

Alimentation déficiente reliée à l'apport nutritionnel insuffisant consécutif au manque de stimulation émotive et sensorielle ou au fait que les personnes chargées de l'enfant lui soient étrangères

Troubles de la perception sensorielle reliés à un manque de stimulation sensorielle provenant de la personne chargée de l'enfant

Habitudes de sommeil perturbées reliées à l'anxiété et à l'appréhension consécutives à l'absence des parents

Exercice du rôle parental perturbé relié à un manque de connaissances sur l'éducation des enfants, à la difficulté de l'aidant naturel à exercer son rôle, à l'invalidité de l'enfant, à l'absence de réseau de soutien, à l'absence de modèles, aux problèmes dans les relations, aux attentes irréalistes face à l'enfant et aux besoins psychologiques non comblés, par exemple

Entretien inefficace du domicile relié à la difficulté de l'aidant naturel à procurer aux enfants un foyer où ils peuvent s'épanouir

Risque de prise en charge inefficace du programme thérapeutique relié à un manque de connaissances sur les besoins inhérents à la croissance et au développement, les principes et les règles relatives à l'alimentation, les facteurs de risque de mauvais traitements, l'éducation des enfants, et les ressources communautaires

RHUMATISME ARTICULAIRE AIGU

Voir aussi *Problèmes et besoins développementaux reliés à une maladie chronique.*

Problème traité en collaboration

CP — Endocardite

Diagnostics infirmiers

Activités de loisirs insuffisantes reliées à l'alitement prescrit

Alimentation déficiente reliée à l'anorexie et au malaise

Douleur aiguë reliée à l'arthralgie

Risque d'accident relié à la myoclonie

Risque de non-observance relié à la croyance que les médicaments ne sont plus nécessaires une fois la maladie guérie

Risque de prise en charge inefficace du programme thérapeutique relié à un manque de connaissances sur la maladie, les signes et symptômes de complications, l'antibiothérapie à long terme, la prévention des rechutes et les facteurs de risque (chirurgie dentaire)

SCOLIOSE

Voir aussi *Problèmes et besoins développementaux reliés à une maladie chronique.*

Diagnostics infirmiers

Mobilité physique réduite reliée à la présence d'orthèses

Risque d'atteinte à l'intégrité de la peau relié au frottement des orthèses sur la peau

Risque de non-observance relié à la difficulté à adhérer au programme thérapeutique permanent et complexe

Risque de chute relié à l'amplitude réduite des mouvements

Risque de prise en charge inefficace du programme thérapeutique relié à un manque de connaissances sur la maladie, le traitement, le programme d'exercices, les dangers du milieu, l'entretien des orthèses, le suivi et les services communautaires

SYNDROME DE DOWN

Voir aussi *Problèmes et besoins développementaux reliés à une maladie chronique* et *Déficience mentale*, le cas échéant.

Diagnostics infirmiers

Risque de mode de respiration inefficace relié à la réduction de l'expansion pulmonaire consécutive à la perte de tonus musculaire, au drainage inadéquat du mucus et à la respiration par la bouche

Risque d'atteinte à l'intégrité de la peau relié à la rudesse et à la sécheresse de la peau, et à la flaccidité des membres

Risque de constipation relié à la baisse de la motilité gastrique

Risque d'alimentation excessive relié au ralentissement du métabolisme et à l'augmentation de l'apport énergétique consécutive à l'ennui accompagnant le manque d'activité physique

Déficit de soins personnels (préciser) relié aux contraintes physiques imposées par la maladie

Mode d'alimentation inefficace chez le nouveau-né/nourrisson relié à l'atteinte neurologique

Risque de prise en charge inefficace du programme thérapeutique relié à un manque de connaissances sur la maladie, les soins à domicile, l'éducation d'un enfant handicapé et les ressources communautaires

SYNDROME DE REYE

Voir aussi *Perte de conscience*, le cas échéant.

Problèmes traités en collaboration

CP — Insuffisance rénale
CP — Augmentation de la pression intracrânienne
CP — Déséquilibre hydroélectrolytique
CP — Insuffisance hépatique
CP — Choc
CP — Convulsions
CP — Coma
CP — Détresse respiratoire
CP — Diabète insipide

Diagnostics infirmiers

Anxiété (chez les parents) reliée au pronostic incertain de la maladie

Risque d'accident relié à la myoclonie

Risque d'infection relié à la présence de dispositifs de monitorage effractifs

Douleur aiguë reliée à l'hyperpyrexie et au malaise consécutifs au processus morbide

Peur reliée à la séparation d'avec la famille, à l'excès de stimuli sensoriels (soins intensifs, traitements) et au fait de vivre des situations inhabituelles

Dynamique familiale perturbée reliée à la nature critique du syndrome, à l'hospitalisation de l'enfant et à la séparation d'avec les membres de la famille

Deuil relié à la mort, réelle ou possible, ou au pressentiment que l'enfant va mourir

Risque d'atteinte à l'intégrité de la peau relié à l'immobilité

Risque de prise en charge inefficace du programme thérapeutique relié à un manque de connaissances sur la maladie, le traitement et les complications

SYNDROME D'IMMUNODÉFICIENCE ACQUISE (SIDA)

(chez l'enfant)

Voir aussi *Syndrome d'immunodéficience acquise (SIDA)(chez l'adulte)* et *Problèmes et besoins développementaux reliés à une maladie chronique.*

Diagnostics infirmiers

Risque de contagion durant les changements de couches relié au contact avec les selles et d'autres sécrétions contaminées ou au fait que l'enfant néglige de se laver les mains après être allé aux toilettes

Alimentation déficiente reliée à l'intolérance au lactose, à des besoins nutritionnels quotidiens deux fois plus élevés que la normale, à l'anorexie consécutive aux lésions buccales, et à un malaise diffus

Retard de la croissance et du développement relié à la perte de tonus musculaire consécutive à l'encéphalopathie

Mobilité physique réduite reliée à l'hypotonie ou à l'hypertonie consécutives à l'atrophie corticale cérébrale

Dynamique familiale perturbée reliée aux effets de la maladie de l'enfant sur les nouvelles responsabilités à assumer, les relations avec les frères et sœurs, et les ressources pécuniaires, et aux réactions négatives de la famille, des amis et de l'entourage face à l'enfant

Risque de prise en charge inefficace du programme thérapeutique relié à un manque de connaissances sur les modes de transmission, les risques inhérents aux vaccins antiviraux vivants, la prévention des infections, l'intégration scolaire (scolarisation normale ou adaptée, relations avec les enseignants, etc.) et les ressources communautaires.

TRAUMATISME CRÂNIEN

Problèmes traités en collaboration

CP — Augmentation de la pression intracrânienne
CP — Hémorragie
CP — Engagement cérébral
CP — Atteinte d'un nerf crânien

Diagnostics infirmiers

Douleur aiguë reliée à la compression ou au déplacement du tissu cérébral

Risque d'accident relié à la myoclonie pendant les crises convulsives ou à la somnolence

Risque de prise en charge inefficace du programme thérapeutique relié à un manque de connaissances sur la maladie, les signes et symptômes de complications, le syndrome post-traumatique, les contraintes physiques imposées par la maladie et le suivi

TROUBLE DÉFICITAIRE DE L'ATTENTION

(Hootman, 1993)

Problème traité en collaboration

CP — Effets indésirables des stimulants du système nerveux central

Diagnostics infirmiers

Intolérance à l'activité reliée à l'atténuation des capacités physiques, émotionnelles ou mentales et à la fatigue

Stratégies d'adaptation inefficaces reliées à la fatigue et au retard du développement

Retard de la croissance et du développement relié aux déficiences héréditaire, physique et mentale

Risque d'accident relié aux déficits moteurs et à l'hyperactivité

Estime de soi perturbée reliée aux échecs scolaires et aux rapports médiocres avec les pairs

Interactions sociales perturbées reliées au retard de la socialisation et à la piètre acceptation par les pairs

TROUBLES CONVULSIFS

Voir aussi *Problèmes et besoins développementaux reliés à une maladie chronique* et *Déficience mentale*, le cas échéant.

Problème traité en collaboration

CP — Arrêt respiratoire

Diagnostics infirmiers

Risque d'accident relié à la myoclonie

Anxiété reliée à la gêne et à la peur de faire une crise convulsive

Risque de stratégies d'adaptation inefficaces relié aux contraintes imposées par la maladie, ainsi qu'à la surprotection et au manque de fermeté des parents

Risque de prise en charge inefficace du programme thérapeutique relié à un manque de connaissances sur la maladie et sa cause, le traitement médicamenteux, les soins à prodiguer pendant une crise convulsive, et les dangers du milieu (sur ou dans l'eau, au volant, en hauteur)

TROUBLES GLOMÉRULAIRES

(glomérulonéphrite aiguë et chronique ; syndrome néphrotique congénital, secondaire et idiopathique)

Voir aussi *Problèmes et besoins développementaux reliés à une maladie chronique* et *Corticothérapie*.

Problèmes traités en collaboration

CP — Anasarque (œdème généralisé)
CP — Hypertension
CP — Azotémie
CP — Septicémie
CP — Malnutrition
CP — Ascite
CP — Épanchement pleural
CP — Hypoalbuminémie

Diagnostics infirmiers

Risque d'infection relié à une plus grande vulnérabilité pendant la phase œdémateuse et à la baisse de la résistance consécutive à la corticothérapie

Risque d'atteinte à l'intégrité de la peau relié à l'immobilité, à la baisse de la résistance, à l'œdème ou aux applications fréquentes de sac collecteur d'urine, par exemple

Alimentation déficiente reliée aux restrictions alimentaires, à l'anorexie consécutive à la fatigue, au malaise et à la pression exercée par l'œdème sur les organes abdominaux

Fatigue reliée à l'accumulation de toxines dans le sang, à l'accumulation de liquides et au déséquilibre électrolytique

Activités de loisirs insuffisantes reliées au séjour prolongé en centre hospitalier et à la capacité limitée de participer aux activités récréatives habituelles

Risque de prise en charge inefficace du programme thérapeutique relié à un manque de connaissances sur la maladie, son étiologie et son évolution, les traitements, les signes et symptômes de complications, le traitement médicamenteux, les besoins nutritionnels et liquidiens, la prévention de l'infection, les soins à dispenser à la maison, le suivi et les services communautaires

Troubles psychiatriques

ANOREXIE MENTALE

Problèmes traités en collaboration

CP — Anémie
CP — Hypotension
CP — Dysrythmies
CP — Aménorrhée

Diagnostics infirmiers

Alimentation déficiente reliée au déséquilibre entre les dépenses énergétiques (trop grandes) et l'apport alimentaire (trop faible), au refus de manger, aux vomissements provoqués après les repas et à la consommation excessive de laxatifs

Concept de soi perturbé relié à la perception erronée d'être obèse

Risque de déficit de volume liquidien relié aux vomissements et à la perte pondérale excessive

Habitudes de sommeil perturbées reliées à la peur et à l'anxiété concernant le poids

Intolérance à l'activité reliée à la fatigue consécutive à la malnutrition

Stratégies d'adaptation inefficaces reliées à l'impression de perte de maîtrise et aux perceptions erronées quant à l'état du corps

Stratégies d'adaptation familiale compromises reliées à la mésentente conjugale et à ses effets sur les membres de la famille

Constipation reliée à l'apport alimentaire et liquidien insuffisant

Interactions sociales perturbées reliées à l'incapacité de nouer des relations ou à la peur d'établir des liens de confiance avec autrui

Peur reliée aux conséquences de la maturation du corps et à des relations avec autrui décevantes

ANXIÉTÉ ET PROBLÈMES D'ADAPTATION

(phobies, états d'anxiété, états de stress post-traumatique, réactions d'adaptation)

Voir aussi *Toxicomanie*, le cas échéant.

Diagnostics infirmiers

Interactions sociales perturbées reliées à des comportements et à des gestes intempestifs dans les relations avec autrui, qu'il s'agisse d'entretenir des liens ou d'en nouer de nouveaux

Anxiété reliée aux pensées irrationnelles ou au sentiment de culpabilité

Stratégies d'adaptation inefficaces reliées aux ressources psychologiques insuffisantes pour permettre de s'adapter aux événements traumatisants

Habitudes de sommeil perturbées reliées aux cauchemars récurrents

Stratégies d'adaptation inefficaces reliées à une maladie, à une mésentente conjugale, à des difficultés en affaires, à une catastrophe naturelle ou à une crise développementale, par exemple

Risque de prise en charge inefficace du programme thérapeutique relié à un manque de connaissances sur la maladie, le traitement médicamenteux et les dispositions légales applicables à sa situation

NÉVROSE OBSESSIONNELLE

Diagnostics infirmiers

Déficit de soins personnels (préciser) relié au comportement obsessif et rituel perturbant l'accomplissement des activités de la vie quotidienne

Non-observance reliée au manque de concentration et à la difficulté à réprimer ses impulsions consécutifs au mode de pensée obsessif

Isolement social relié à la peur que l'intimité n'amène à exposer sa vulnérabilité et à la gêne que suscite le comportement rituel

Anxiété reliée à l'impression d'être menacé par des événements réels ou redoutés

SCHIZOPHRÉNIE

Diagnostics infirmiers

Risque de violence envers soi ou envers les autres relié à la réaction aux idées délirantes ou aux hallucinations

Communication verbale altérée reliée aux propos incohérents ou illogiques et aux effets secondaires des médicaments

Interactions sociales perturbées reliées à l'envahissement par des idées égocentriques et illogiques et à la méfiance extrême

Entretien inefficace du domicile relié à la perturbation du jugement, à l'incapacité de prendre des initiatives et à la perte d'habiletés engendrée par la durée prolongée de la maladie

TOXICOMANIE

Problèmes traités en collaboration

CP — Delirium tremens
CP — Hyperactivité autonome
CP — Convulsions
CP — Hallucinose alcoolique
CP — Hypertension (alcool, opiacés, héroïne)
CP — Septicémie (usage de drogues par voie intraveineuse)

Diagnostics infirmiers

Alimentation déficiente reliée à l'anorexie

Risque de déficit de volume liquidien relié aux pertes hydriques anormales consécutives aux vomissements et à la diarrhée

Risque d'accident relié à la désorientation, aux tremblements ou à la baisse de l'acuité mentale

Risque d'autodestruction relié à la désorientation, aux tremblements ou à la baisse de l'acuité mentale

Risque de violence relié à l'impulsivité, à la désorientation, aux tremblements ou à la baisse de l'acuité mentale, par exemple

Habitudes de sommeil perturbées reliées à l'irritabilité, aux tremblements et aux cauchemars

Anxiété reliée à la perte de maîtrise, aux pertes de mémoire et à la peur du sevrage

Stratégies d'adaptation inefficaces (colère, dépendance ou déni) reliées à l'incapacité de faire face au stress de façon constructive sans drogues ni alcool

Concept de soi perturbé relié au sentiment de culpabilité, à la méfiance ou à l'ambivalence

Interactions sociales perturbées reliées à l'immaturité émotionnelle, à l'irritabilité, à la forte anxiété, à l'impulsivité ou aux réactions agressives, par exemple

Isolement social relié à la perte d'emploi ou au repli sur soi

Habitudes sexuelles perturbées reliées à l'impuissance ou à la baisse de la libido consécutives à l'altération du concept de soi et à la toxicomanie

Stratégies d'adaptation familiale compromises reliées à la perturbation du couple et au manque de constance dans les limites imposées

Risque de prise en charge inefficace du programme thérapeutique relié à un manque de connaissances sur la maladie, les traitements possibles, les situations à risque élevé et les ressources communautaires

TROUBLE BIPOLAIRE

(psychose maniacodépressive)

Diagnostics infirmiers

Stratégies d'adaptation défensives reliées à l'exagération de son importance et de ses compétences consécutive à des sentiments d'incompétence et d'infériorité

Interactions sociales perturbées reliées à l'hostilité manifeste, à la suffisance ou à la manipulation d'autrui

Risque de violence envers les autres relié à une fausse perception de la réalité, à une perturbation du jugement ou à l'incapacité de maîtriser son comportement

Habitudes de sommeil perturbées reliées à l'hyperactivité

Opérations de la pensée perturbées reliées à la fuite des idées, aux idées délirantes ou aux hallucinations

Communication verbale altérée reliée à la logorrhée et à l'hyperactivité

Risque de déficit de volume liquidien relié à l'altération de l'excrétion de sodium consécutive à la prise de lithium

Non-observance reliée au sentiment de ne plus avoir besoin de médicaments

Risque de prise en charge inefficace du programme thérapeutique relié à un manque de connaissances sur la maladie, le traitement médicamenteux et le suivi

TROUBLES AFFECTIFS

(dépression)

Diagnostics infirmiers

Déficit de soins personnels (se vêtir et soigner son apparence) relié à une perte d'intérêt marquée pour son corps, à l'incapacité de prendre des décisions et au sentiment d'être bon à rien

Stratégies d'adaptation inefficaces reliées aux conflits intérieurs (culpabilité, faible estime de soi) ou au sentiment de rejet

Isolement social relié à l'incapacité d'amorcer des activités pour réduire le sentiment de solitude consécutive au faible niveau d'énergie

Deuil dysfonctionnel relié à la non-résolution, au déni prolongé et au refoulement d'une peine

Diminution chronique de l'estime de soi reliée aux sentiments d'échec et d'être bon à rien consécutifs à (préciser)

Stratégies d'adaptation familiale compromises reliées à la mésentente conjugale et aux conflits de rôle consécutifs aux effets de la dépression chronique

Sentiment d'impuissance relié aux croyances négatives et irréalistes de la personne concernant son estime de soi et ses capacités

Opérations de la pensée perturbées reliées à un ensemble de mécanismes cognitifs perturbés (généralisation excessive, pensées polarisées, abstraction sélective, inférence arbitraire)

Habitudes sexuelles perturbées reliées à la diminution de la libido et à la perte de désir et de plaisir

Activités de loisirs insuffisantes reliées à la perte d'intérêt ou de plaisir pour les activités habituelles et au faible niveau d'énergie

Entretien inefficace du domicile relié à la difficulté à prendre des décisions et à se concentrer

Risque de violence envers soi relié aux sentiments de désespoir et de solitude

Habitudes de sommeil perturbées reliées au stress émotionnel

Constipation reliée au mode de vie sédentaire, au manque d'exercice ou au régime alimentaire inadéquat

Risque d'alimentation excessive relié au déséquilibre entre l'apport (trop grand) et les dépenses énergétiques (trop faibles) consécutif à l'ennui et aux frustrations

Alimentation déficiente reliée à l'anorexie consécutive au stress émotionnel

Risque de prise en charge inefficace du programme thérapeutique relié à un manque de connaissances sur la maladie, la modification du comportement, les traitements offerts (pharmacothérapie, électrochoc) et les ressources communautaires

TROUBLES COMPORTEMENTAUX CHEZ L'ENFANT

(troubles déficitaires de l'attention, difficultés d'apprentissage)

Diagnostics infirmiers

Interactions sociales perturbées reliées à l'inattention, à l'impulsivité ou à l'hyperactivité

Chagrin chronique (chez les parents) relié à l'anticipation des pertes consécutives au trouble de comportement

Dynamique familiale perturbée reliée à l'adaptation nécessaire sur plusieurs plans : temps, énergie, ressources pécuniaires, soins physiques et pronostic, par exemple

Risque de violence relié à des antécédents de violence et à (préciser)

Risque d'entretien inefficace du domicile relié à un manque de ressources, aux mauvaises conditions de logement ou à l'incompétence des aidants naturels

Risque d'isolement social (chez l'enfant et chez la famille) relié à l'invalidité et aux exigences imposées aux aidants naturels

Risque d'exercice du rôle parental perturbé relié au manque de ressources ou à l'inadéquation des mécanismes d'adaptation

Concept de soi perturbé relié aux effets de l'invalidité sur la réalisation des tâches développementales

TROUBLES DE LA PERSONNALITÉ

Quelques types de personnalité :

Schizoïde
Antisociale
Limite
Narcissique
Évitante
Compulsive
Histrionique
Passive-agressive
Paranoïde
Schizotypique
Dépendante

Diagnostics infirmiers

Stratégies d'adaptation inefficaces reliées à la subordination de ses propres besoins aux décisions des autres

Stratégies d'adaptation inefficaces (crise de colère intense non appropriée, impulsivité mal contrôlée, changements d'humeur marqués, rejet des normes sociales) reliées à l'incapacité d'assumer ses responsabilités (inhérentes au rôle ou d'ordre social) consécutive à (préciser)

Interactions sociales perturbées reliées à l'incapacité de maintenir des relations durables consécutive à (préciser)

Stratégies d'adaptation inefficaces reliées à la résistance (procrastination, entêtement, inefficacité intentionnelle) en réaction aux responsabilités (inhérentes au rôle ou d'ordre social)

TROUBLES PARANOÏAQUES

Diagnostics infirmiers

Interactions sociales perturbées reliées au sentiment de méfiance et aux soupçons à l'égard d'autrui

Déni non constructif relié à l'incapacité d'accepter ses propres sentiments et d'assumer la responsabilité de ses actes consécutive à la faible estime de soi

Risque d'alimentation déficiente relié à la réticence face à la nourriture consécutive à la peur de s'empoisonner

Opérations de la pensée perturbées reliées à l'incapacité d'évaluer la réalité consécutive au sentiment de méfiance

Isolement social relié à la peur et à la méfiance à l'égard des situations et d'autrui

TROUBLES SOMATOFORMES

(somatisation, hypochondrie, hystérie de conversion)

Voir aussi *Troubles affectifs*, le cas échéant.

Diagnostics infirmiers

Interactions sociales perturbées reliées aux effets des plaintes somatiques multiples sur les relations avec les autres

Stratégies d'adaptation inefficaces reliées à la peur irréaliste d'avoir une maladie en dépit des preuves du contraire

Stratégies d'adaptation inefficaces (dépression) reliées à la certitude de ne pas recevoir l'écoute ou les soins appropriés en réponse à ses plaintes

Stratégies d'adaptation familiale compromises reliées à la chronicité de la maladie

Non-observance reliée à la perturbation du jugement et aux troubles de la pensée

Déficit de soins personnels (se vêtir et soigner son apparence) relié à la perte d'habiletés et à une perte d'intérêt marquée pour le corps et l'apparence

Activités de loisirs insuffisantes reliées à l'apathie, à l'incapacité d'amorcer des projets et à la perte d'habiletés

Concept de soi perturbé relié au sentiment d'être bon à rien et à une mauvaise perception des limites du moi

Risque de prise en charge inefficace du programme thérapeutique relié à un manque de connaissances sur la maladie, le traitement médicamenteux, les dyskinésies tardives, les façons de s'occuper et le suivi

Épreuves diagnostiques et traitements

ALIMENTATION ENTÉRALE

Problèmes traités en collaboration

✦ CP — Hypoglycémie ou hyperglycémie
✦ CP — Hypervolémie
✧ CP — Déshydratation hypertonique
✦ CP — Déséquilibre des électrolytes et des oligo-éléments
✧ CP — Érosion de la muqueuse

Diagnostics infirmiers

✦ Risque d'infection relié au point d'insertion de la sonde de gastrostomie et à l'action enzymatique des sucs gastriques sur la peau

✦ Douleur aiguë reliée aux crampes, à la distension, aux nausées ou aux vomissements consécutifs à la nature, à la température, à la vitesse ou à la voie d'administration du mélange nutritif

✦ Diarrhée reliée à une réaction au mélange nutritif, à sa température ou à la vitesse d'administration

✦ Risque de fausse route (risque d'aspiration) relié à la position de la sonde et de la personne

✧ Risque de prise en charge inefficace du programme thérapeutique relié à un manque de connaissances sur les besoins nutritionnels, les restrictions alimentaires, les soins à dispenser à domicile, et les signes et symptômes et complications

ALIMENTATION PARENTÉRALE TOTALE

(suralimentation)

Problèmes traités en collaboration

✦ CP — Septicémie
✦ CP — Hyperglycémie
✧ CP — Embolie gazeuse
❀ CP — Diurèse osmotique
❀ CP — Perforation
✧ CP — Pneumothorax, hydrothorax, hémothorax

Diagnostics infirmiers

✦ Risque d'infection relié au contact direct du cathéter avec le flux sanguin

❀ Risque d'atteinte à l'intégrité de la peau relié à l'irritation continuelle de la surface cutanée consécutive à la présence du cathéter et des pansements

❀ Risque d'atteinte de la muqueuse buccale relié à l'incapacité d'ingérer des aliments et des liquides

✧ Risque de prise en charge inefficace du programme thérapeutique relié à un manque de connaissances sur les soins à dispenser à domicile, les signes et symptômes de complications, l'entretien du cathéter et le suivi (épreuves de laboratoire)

ANGIOPLASTIE

(transluminale percutanée, coronaire, périphérique)

AVANT L'INTERVENTION

Diagnostics infirmiers

✦ Anxiété ou Peur (chez la personne et la famille) reliées à l'état de santé, à l'intervention elle-même, à son issue, aux interventions de routine, et à la possibilité d'une opération chirurgicale au cœur

APRÈS L'INTERVENTION

Problèmes traités en collaboration

✦ CP — Dysrythmies
✦ CP — Occlusion coronaire aiguë (caillot, spasme, collapsus)
✦ CP — Infarctus du myocarde
✦ CP — Dissection ou rupture de l'artère
✦ CP — Hémorragie ou hématome au site de l'angioplastie
❀ CP — Paresthésie en aval du site de l'angioplastie
❀ CP — Thrombose artérielle
❀ CP — Embolisation (périphérique)

Diagnostics infirmiers

✦ Mobilité physique réduite reliée à l'alitement prescrit et à la restriction de mouvement du membre atteint

✦ Risque de prise en charge inefficace du programme thérapeutique relié à un manque de connaissances sur les soins de la plaie, les contraintes physiques imposées par l'intervention, le régime alimentaire, le traitement médicamenteux, les signes et symptômes de complications, les exercices et le suivi

ANTICOAGULOTHÉRAPIE

Problème traité en collaboration

✦ CP — Hémorragie

Diagnostic infirmier

✧ Risque de prise en charge inefficace du programme thérapeutique relié à un manque de connaissances

sur l'horaire d'administration, les mesures pouvant sauver la vie (carte ou bracelet d'identité), les contre-indications du traitement, et les signes et symptômes d'hémorragie

ARTÉRIOGRAMME

AVANT L'INTERVENTION

Diagnostic infirmier

✧ Peur reliée aux résultats de l'artériogramme et à un manque de connaissances sur les interventions de routine et les sensations prévisibles

APRÈS L'INTERVENTION

Problèmes traités en collaboration

✦ CP — Hématome
✦ CP — Hémorragie
❀ CP — Accident vasculaire cérébral
✦ CP — Thrombose (dans l'artère utilisée)
✧ CP — Rétention urinaire
✧ CP — Insuffisance rénale
✦ CP — Paresthésie
✦ CP — Embolie
✦ CP — Réaction allergique

Diagnostic infirmier

✦ Risque de prise en charge inefficace du programme thérapeutique relié à un manque de connaissances sur les contraintes physiques imposées par l'intervention, et les signes et symptômes de complications

CATHÉTER SOUPLE DE TYPE SILASTIC

(Hickman)

Problèmes traités en collaboration

CP — Embolie gazeuse
CP — Hémorragie
CP — Thrombose

Diagnostics infirmiers

Risque d'infection relié au contact direct du cathéter avec le flux sanguin

Risque d'entretien inefficace du domicile relié à un manque de connaissances sur la façon d'organiser sa vie en présence d'un cathéter

CATHÉTER VEINEUX À LONG TERME

Problèmes traités en collaboration

✧ CP — Pneumothorax
✦ CP — Hémorragie
✧ CP — Embolie ou thrombose
✦ CP — Septicémie

Diagnostics infirmiers

✦ Anxiété reliée à l'insertion imminente du cathéter et à un manque de connaissances sur l'intervention

✦ Risque d'infection relié au contact direct du cathéter avec le flux sanguin

✧ Risque de prise en charge inefficace du programme thérapeutique relié à un manque de connaissances sur les soins à dispenser à domicile, les signes et symptômes de complications, et les ressources communautaires

CATHÉTÉRISME CARDIAQUE

APRÈS L'INTERVENTION

Problèmes traités en collaboration

✦ CP — Réaction allergique
✦ CP — Trouble cardiaque (dysrythmies, infarctus du myocarde, œdème pulmonaire)
❀ CP — Accident vasculaire cérébral
✦ CP — Trouble hémodynamique (formation d'un hématome ou hémorragie au point d'insertion, hypovolémie, phénomène thromboembolique)

Diagnostics infirmiers

❀ Douleur aiguë reliée aux lésions tissulaires et à l'immobilisation prescrite après l'intervention

✧ Risque de prise en charge inefficace du programme thérapeutique relié à un manque de connaissances sur les soins de la plaie, les signes et symptômes de complications et le suivi

CHIMIOTHÉRAPIE

Voir aussi *Néoplasies*.

Problèmes traités en collaboration

❀ CP — Nécrose ou phlébite au point d'injection intraveineuse
❀ CP — Thrombocytopénie
❀ CP — Anémie
❀ CP — Leucopénie
✧ CP — Neuropathie périphérique
✦ CP — Réaction anaphylactique
✧ CP — Toxicité du système nerveux central
✧ CP — Insuffisance cardiaque
✦ CP — Déséquilibre électrolytique

✦ CP — Exsudation de médicaments vésicants
✧ CP — Cystite hémorragique
✦ CP — Myélosuppression
✦ CP — Insuffisance rénale

Diagnostics infirmiers

❀ Risque de déficit de volume liquidien relié aux pertes hydriques gastro-intestinales consécutives aux vomissements

❀ Risque d'infection relié à l'altération du système immunitaire consécutive à l'accumulation d'agents cytotoxiques ou au processus morbide

❀ Risque de dynamique familiale perturbée relié à la déstabilisation du mode de vie en raison du traitement et de son horaire d'administration

❀ Risque d'habitudes sexuelles perturbées relié à l'aménorrhée et à la stérilité (temporaire ou permanente) consécutives aux effets de la chimiothérapie sur les testicules ou les ovaires

❀ Risque d'accident relié à une tendance à l'hémorragie

✦ Anxiété reliée à la chimiothérapie, à un manque de connaissances sur ce traitement et aux soins personnels nécessaires

✦ Fatigue reliée à l'anémie, à la malnutrition, aux vomissements persistants et à la perturbation des habitudes de sommeil

✧ Risque de constipation relié au dysfonctionnement du système nerveux autonome consécutif à l'administration d'antinéoplasiques alcaloïdes de la pervenche et à l'inactivité

✦ Diarrhée reliée aux lésions des cellules intestinales, à l'inflammation et à l'augmentation de la motilité intestinale

✦ Douleur aiguë reliée aux lésions des cellules gastro-intestinales, à la stimulation du centre du vomissement, à la peur et à l'anxiété

✦ Risque d'atteinte à l'intégrité de la peau relié à la diarrhée persistante, à la malnutrition, à la sédation prolongée et à la fatigue

✦ Alimentation déficiente reliée à l'anorexie, à la modification du goût, aux nausées ou aux vomissements persistants et à l'accélération du métabolisme

✦ Atteinte de la muqueuse buccale reliée au dessèchement de la muqueuse et aux lésions des cellules épithéliales consécutifs à la chimiothérapie

✧ Concept de soi perturbé relié aux changements de mode de vie et de rôle, à l'alopécie et aux changements pondéraux

CORTICOTHÉRAPIE

Problèmes traités en collaboration

✧ CP — Ulcère gastroduodénal
❀ CP — Syndrome d'hypertension intracrânienne bénigne
✦ CP — Diabète stéroïde
✧ CP — Ostéoporose
✧ CP — Hypertension
✧ CP — Hypokaliémie

Diagnostics infirmiers

✦ Risque d'excès de volume liquidien relié à la rétention de sodium et d'eau

✦ Risque d'infection relié à l'immunosuppression

✧ Risque d'alimentation excessive relié à l'augmentation de l'appétit

✧ Risque de diminution situationnelle de l'estime de soi relié aux changements dans l'apparence (par exemple, répartition anormale du tissu adipeux, augmentation de la production d'androgènes)

✧ Risque de prise en charge inefficace du programme thérapeutique relié à un manque de connaissances sur le traitement médicamenteux (horaire d'administration et effets secondaires), les signes et symptômes de complications, l'insuffisance surrénale (ses dangers et ses causes possibles)

DIALYSE PÉRITONÉALE

Problèmes traités en collaboration

❀ CP — Déséquilibre hydrique
✦ CP — Déséquilibre électrolytique
✧ CP — Hémorragie
❀ CP — Bilan azoté négatif
✧ CP — Perforation intestinale ou vésicale
✧ CP — Hyperglycémie
❀ CP — Péritonite
✦ CP — Hypovolémie ou hypervolémie
✦ CP — Urémie

Diagnostics infirmiers

✦ Risque d'infection relié à l'accès à la cavité péritonéale, à l'incision de la peau au point d'insertion du cathéter et à l'utilisation d'un liquide de dialyse à forte concentration de dextrose

❀ Risque d'accident au point d'insertion du cathéter relié à la vulnérabilité

✧ Risque de mode de respiration inefficace relié à l'immobilité, à la pression et à la douleur

✧ Douleur aiguë reliée à l'insertion du cathéter, à l'instillation du liquide de dialyse, au drainage, à la succion et à l'irritation du péritoine par le liquide de dialyse

✧ Alimentation déficiente reliée à l'anorexie

❀ Risque d'excès de volume liquidien relié à la rétention liquidienne consécutive aux problèmes du cathéter (coudures, blocages) ou à sa position

✧ Risque de dynamique familiale perturbée relié à l'incapacité d'assumer les responsabilités inhérentes au rôle en raison de l'horaire d'administration des traitements

✧ Sentiment d'impuissance relié à la maladie chronique et au traitement continu nécessaire

❀ Entretien inefficace du domicile relié à un manque de connaissances sur le traitement

✧ Risque de prise en charge inefficace du programme thérapeutique relié à un manque de connaissances sur les buts du traitement, le traitement médicamenteux, la méthode de dialyse à la maison, les signes et symptômes de complications, les ressources communautaires et le suivi

ÉLECTROCHOCS

APRÈS L'INTERVENTION

Problèmes traités en collaboration

CP — Hypertension
CP — Dysrythmies

Diagnostics infirmiers

Risque d'accident relié à la myoclonie, à la désorientation et à la confusion suivant l'intervention

Douleur aiguë reliée aux céphalées, aux douleurs musculaires et aux nausées consécutives aux convulsions et aux lésions tissulaires

Risque de fausse route (risque d'aspiration) relié à la somnolence suivant les électrochocs

Anxiété reliée aux pertes de mémoire et à la désorientation consécutives aux effets des électrochocs sur la fonction cérébrale

HÉMODIALYSE

Voir aussi *Insuffisance rénale (chronique, urémie)*.

Problèmes traités en collaboration

✦ CP — Déséquilibre hydrique
✦ CP — Déséquilibre électrolytique (potassium, sodium)
✦ CP — Nausées ou vomissements
✧ CP — Réaction allergique
❀ CP — Anévrisme
✦ CP — Hémorragie
❀ CP — Anomalie de l'accès vasculaire
✧ CP — Fuite du liquide de dialyse
✦ CP — Caillot
❀ CP — Infection
❀ CP — Hépatite B
❀ CP — Fièvre ou frissons
❀ CP — Hémolyse
✧ CP — Convulsions
✦ CP — Hypertension ou hypotension
✧ CP — Syndrome de déséquilibre osmotique
✦ CP — Embolie gazeuse
✦ CP — Septicémie
✧ CP — Hyperthermie

Diagnostics infirmiers

❀ Risque d'accident au point d'accès (vasculaire) relié à la vulnérabilité de la personne

❀ Risque d'infection relié au contact direct avec le flux sanguin consécutif à l'accès vasculaire

✧ Sentiment d'impuissance relié à l'obligation de suivre les traitements qui assurent sa survie mais qui ont des effets indésirables sur son mode de vie

✧ Dynamique familiale perturbée reliée à l'incapacité d'assumer les responsabilités inhérentes au rôle de façon continue en raison de l'horaire des traitements

- ✦ Risque de contagion relié aux fréquents contacts du sang avec le milieu externe et au risque élevé de contracter l'hépatite B
- ❀ Risque de prise en charge inefficace du programme thérapeutique relié à un manque de connaissances sur les buts du traitement, les soins de la plaie, les soins d'urgence (en cas de débranchement, d'hémorragie, de caillot), les précautions à prendre avant le traitement, et les évaluations quotidiennes (bruits, pression artérielle, poids)

IMPLANTATION D'AIGUILLES DE CÉSIUM

PÉRIODE POSTOPÉRATOIRE

Problèmes traités en collaboration

- ✦ CP — Hémorragie
- ✦ CP — Infection
- ✧ CP — Complications respiratoires
- CP — Sténose vaginale
- ✦ CP — Cystite provenant de l'irradiation
- ✦ CP — Déplacement de la source radioactive
- ✧ CP — Thrombophlébite
- ✦ CP — Dysfonctionnement intestinal

Diagnostics infirmiers

- ✦ Anxiété reliée au manque de connaissances sur les effets de l'irradiation, à l'issue imprévisible du traitement, au sentiment d'isolement, et à la douleur ou au malaise
- ✦ Déficit de soins personnels (se laver et effectuer ses soins d'hygiène et utiliser les toilettes) relié aux contraintes physiques imposées par le traitement et à l'isolement
- ✦ Risque d'atteinte à l'intégrité de la peau relié à l'immobilité imposée par le traitement

✦ Isolement social relié à l'application des mesures de protection exigées par le traitement

✧ Risque de prise en charge inefficace du programme thérapeutique relié à un manque de connaissances sur les soins à domicile, les signes et symptômes à signaler, les contraintes physiques imposées par le traitement et le suivi

INSERTION D'UN STIMULATEUR CARDIAQUE

APRÈS L'INTERVENTION

Problèmes traités en collaboration

✦ CP — Trouble cardiaque
✦ CP — Mauvais fonctionnement du stimulateur cardiaque
✧ CP — Rejet du stimulateur
✧ CP — Nécrose autour du générateur d'impulsions
❀ CP — Hémorragie au point d'insertion

Diagnostics infirmiers

❀ Douleur aiguë reliée aux lésions au point d'insertion et à l'immobilisation prescrite après l'intervention

✧ Concept de soi perturbé relié à l'impression d'avoir une santé fragile et au fait d'être dépendant du stimulateur cardiaque

✧ Mobilité physique réduite reliée à la douleur au siège de l'incision, aux contraintes physiques imposées par l'intervention et à la peur des déplacements d'électrodes

❀ Risque d'infection relié au point d'insertion

✧ Risque de prise en charge inefficace du programme thérapeutique relié à un manque de connaissances sur les contraintes physiques imposées par l'intervention, les signes et symptômes de complications, l'interférence électromagnétique et les mesures de sécurité (four à micro-ondes, appareils de soudure, appareils alimentés à l'essence, moteurs électriques, dispositifs antivol, émetteurs-récepteurs), le fonctionnement du stimulateur (prise quotidienne du pouls, signes d'épuisement de la pile) et le suivi

MONITORAGE HÉMODYNAMIQUE

Voir aussi le diagnostic médical du client dans la section *Problèmes médicaux*.

Problèmes traités en collaboration

❀ CP — Septicémie
✦ CP — Hémorragie
❀ CP — Reflux sanguin
❀ CP — Vasospasme
❀ CP — Ischémie ou hypoxie tissulaire
✦ CP — Thrombose ou thrombophlébite
✦ CP — Embolie pulmonaire, embolie gazeuse
✧ CP — Spasme artériel

Diagnostics infirmiers

✦ Risque d'infection relié à la présence de lignes effractives

✧ Mobilité physique réduite reliée aux contraintes physiques imposées par le monitorage hémodynamique

✧ Anxiété reliée à l'intervention imminente, à l'impression de perte de maîtrise et à l'issue imprévisible de l'intervention

❀ Risque de prise en charge inefficace du programme thérapeutique relié à un manque de connaissances sur le but et le déroulement de l'intervention, et les soins connexes

PLÂTRES

Problèmes traités en collaboration

❀ CP — Pression (œdème, pression mécanique)
✦ CP — Syndrome compartimental
❀ CP — Ulcération
✦ CP — Infection

Diagnostics infirmiers

❀ Risque d'accident relié aux dangers de la déambulation avec des béquilles et à la perte de mobilité en raison du plâtre

✦ Risque d'atteinte à l'intégrité de la peau relié à la pression exercée par le plâtre sur la peau

✧ Risque d'entretien inefficace du domicile relié aux contraintes physiques imposées par le plâtre sur l'accomplissement des activités de la vie quotidienne et sur la prise en charge des responsabilités inhérentes au rôle

✦ Déficit de soins personnels (préciser) relié à la mobilité réduite consécutive à la présence du plâtre

❀ Risque de mode de respiration inefficace relié à l'immobilité imposée ou à la réduction de l'amplitude respiratoire (corset plâtré)

❀ Activités de loisirs insuffisantes reliées au désœuvrement et à l'incapacité de s'adonner aux activités récréatives habituelles

✦ Risque de prise en charge inefficace du programme thérapeutique relié à un manque de connaissances sur l'entretien du plâtre, les signes et symptômes de complications, l'utilisation d'aides techniques et les causes fréquentes d'accident

POMPE À BALLONNET INTRA-AORTIQUE

PENDANT ET APRÈS L'INTERVENTION

Problèmes traités en collaboration

CP — Insuffisance ou thrombose artérielle
CP — Septicémie ou infection
CP — Neuropathie périphérique ou claudication
CP — Thrombocytopénie
CP — Saignement
CP — Embolie
CP — Hémorragie gastro-intestinale
CP — Coagulation intravasculaire disséminée
CP — Dysrythmies

Diagnostics infirmiers

Mobilité physique réduite reliée à l'immobilisation prescrite et aux mouvements limités du membre dans lequel la pompe a été introduite

Risque d'infection relié au contact direct de la pompe avec le flux sanguin

Risque de constipation relié à l'immobilité et à la mobilité réduite du membre dans lequel la pompe a été introduite

Peur reliée aux traitements, au milieu non familier et au risque de mort

Dynamique familiale perturbée reliée au caractère délicat de l'intervention et au pronostic incertain

PONTAGE ARTÉRIOVEINEUX EXTERNE

Problèmes traités en collaboration

✦ CP — Thrombose
✦ CP — Hémorragie

Diagnostic infirmier

- ✦ Risque de prise en charge inefficace du programme thérapeutique relié à un manque de connaissances sur les soins du cathéter, les précautions à prendre, les soins d'urgence, la prévention de l'infection et les contraintes physiques imposées par l'intervention

RADIOTHÉRAPIE

(externe)

APRÈS L'INTERVENTION

Problèmes traités en collaboration

- ❀ CP — Augmentation de la pression intracrânienne
- ✦ CP — Myélosuppression
- ✧ CP — Déséquilibre hydroélectrolytique
- ✧ CP — Inflammation

Diagnostics infirmiers

- ✦ Anxiété reliée à la radiothérapie prescrite, et à un manque de connaissances sur les traitements et les soins personnels nécessaires
- ✧ Douleur aiguë reliée à la stimulation du centre du vomissement et aux lésions des cellules de la muqueuse gastro-intestinale consécutives à l'irradiation
- ✦ Fatigue reliée aux effets systémiques de la radiothérapie

  Douleur aiguë reliée aux lésions des glandes sébacées et sudoripares consécutives à l'irradiation
- ✧ Risque d'atteinte de la muqueuse buccale relié au dessèchement de la bouche ou à une mauvaise hygiène buccodentaire
- ✦ Atteinte à l'intégrité de la peau reliée aux effets de l'irradiation sur les cellules épithéliales et basales, et aux effets de la diarrhée sur le périnée

- ✦ Alimentation déficiente reliée à la diminution de l'apport nutritionnel par voie orale, à la salivation réduite, à la névralgie buccale, à la dysphagie, aux nausées et aux vomissements, et à l'accélération du métabolisme
- ✧ Concept de soi perturbé relié à l'alopécie, aux changements cutanés, à la perte pondérale, à la stérilité, et aux changements dans l'exercice du rôle, les relations et le mode de vie
- ✧ Deuil relié à la détérioration de la santé et aux changements touchant le mode de vie, le rôle, les ressources pécuniaires, la capacité fonctionnelle et l'image corporelle
- ✧ Dynamique familiale perturbée reliée aux changements de rôles et de responsabilités dans la famille, et aux changements dans les relations interpersonnelles
- ❀ Diarrhée reliée à l'augmentation du péristaltisme consécutive à l'irradiation de la région abdominale et lombaire
- ❀ Risque d'infection relié à la moiteur de la peau en réaction à l'irradiation
- ❀ Intolérance à l'activité reliée à la fatigue consécutive aux traitements ou au transport
- ❀ Risque de prise en charge inefficace du programme thérapeutique relié à un manque de connaissances sur les soins cutanés et les signes et symptômes de complications

SURVEILLANCE ÉLECTRONIQUE DU FŒTUS

(interne)

Voir aussi *Accouchement (généralités)*.

APRÈS L'INTERVENTION

Problèmes traités en collaboration

CP — Lacération du cuir chevelu du fœtus
CP — Perforation de l'utérus

Diagnostic infirmier

Mobilité physique réduite reliée aux contraintes physiques imposées par la présence d'électrodes

TRACHÉOTOMIE

APRÈS L'INTERVENTION

Problèmes traités en collaboration

✦ CP — Hypoxémie
✦ CP — Hémorragie
✦ CP — Œdème trachéal

Diagnostics infirmiers

✦ Risque de dégagement inefficace des voies respiratoires relié à l'augmentation des sécrétions consécutive à la trachéotomie, à l'obstruction de la canule interne ou au déplacement de la sonde de la trachéotomie

✦ Risque d'infection relié à l'accumulation excessive de sécrétions et à l'absence de filtration de l'air par les voies respiratoires supérieures

✦ Communication verbale altérée reliée à l'incapacité de parler consécutive à la trachéotomie

❀ Risque d'habitudes sexuelles perturbées relié au changement d'apparence et à la peur du rejet

✦ Risque de prise en charge inefficace du programme thérapeutique relié à un manque de connaissances sur les soins de la trachéotomie, la prévention des infections, les signes et symptômes de complications, les soins d'urgence et le suivi

TRACTION

Voir aussi *Fractures*.

Problèmes traités en collaboration

CP — Thrombophlébite
CP — Calculs rénaux
CP — Infection des voies urinaires
CP — Atteinte neurovasculaire

Diagnostics infirmiers

Risque d'atteinte à l'intégrité de la peau relié à l'immobilité imposée

Risque d'infection relié à la vulnérabilité aux microorganismes consécutive à la présence de tiges de traction trans-osseuses

Risque de constipation relié à la réduction du péristaltisme consécutive à l'immobilité et aux analgésiques

Risque de mode de respiration inefficace relié à l'immobilité imposée et à l'accumulation de sécrétions pulmonaires

VENTILATION ASSISTÉE

Voir aussi *Trachéotomie*.

Problèmes traités en collaboration

❀ CP — Acidose ou alcalose
❀ CP — Obstruction ou atélectasie des voies respiratoires
❀ CP — Nécrose de la trachée
❀ CP — Infection
✧ CP — Hémorragie gastro-intestinale
❀ CP — Pneumothorax suffocant
✧ CP — Toxicité de l'oxygène
✦ CP — Insuffisance respiratoire
✦ CP — Atélectasie
✧ CP — Débit cardiaque diminué

Diagnostics infirmiers

✦ Communication verbale altérée reliée aux effets de l'intubation sur la capacité de parler

✧ Syndrome d'immobilité

✦ Risque d'infection relié à l'incision dans les voies respiratoires consécutive à la trachéotomie

❀ Dynamique familiale perturbée reliée à la gravité de l'état du malade et au pronostic incertain

✧ Peur reliée à la gravité de l'état du malade, au risque de devenir dépendant du respirateur, ou au sevrage

❀ Risque de troubles de la perception sensorielle relié aux stimuli excessifs consécutifs aux traitements ou provenant du milieu des soins intensifs et à la diminution des stimuli significatifs

✦ Risque de dégagement inefficace des voies respiratoires relié à l'augmentation des sécrétions consécutive à la trachéotomie, à l'obstruction de la canule interne, ou au déplacement de la sonde de la trachéotomie

✧ Sentiment d'impuissance relié à la dépendance envers le respirateur, à l'incapacité de parler et à la perte de mobilité

✧ Risque d'intolérance au sevrage de la ventilation assistée relié aux échecs antérieurs de sevrage, à la fatigue des muscles de la respiration consécutive à la ventilation assistée, à l'augmentation du travail ventilatoire, à la position de décubitus dorsal, à l'apport insuffisant en protéines et en énergie, à l'inactivité ou à la fatigue

❀ Risque de concept de soi perturbé relié à l'impossibilité de se passer de la ventilation assistée, à l'incapacité d'accomplir seul les tâches développementales et aux changements dans le mode de vie

Bibliographie

Acute Pain Management Guideline Panel. 1992. *Acute pain management in infants, children, and adolescents : Operative and medical procedures. Quick reference guide for clinicians*, Rockville (Maryland), Agency for Health Care Policy and Research, Public Health Service, U.S. Department of Health and Human Services (AHCPR n° 92-0020).

Algase, D. L. 1999. « Wandering : A dementia-compromised behavior », *Journal of Gerontological Nursing*, 25(9), p. 10-16.

American Psychiatric Association. 1998. *Diagnostic and statistical manual of mental disorders*, 5e éd., Washington (DC).

Anetzberger, G. J. 1987. *The etiology of elder abuse by adult offsprings*, Springfield (IL), Charles C. Thomas.

Bandura, A. 1982. « Self-efficacy mechanism in human agency », *American Psychology*, 37(3), p. 122-147.

Bennett, R. 1995. « Acute gastroenteritis and associated conditions », dans L. R. Barker, J. Burton et P. Zieve (dir.), *Principles of ambulatory medicine*, Baltimore, Williams and Wilkins.

Blackburn, S. 1993. « Assessment and management of neurologic dysfunction », dans C. Kenner, A. Brueggemeyer et L. Gunderson (dir.), *Comprehensive neonatal nursing*, Philadelphie, W. B. Saunders.

Blackburn, S. et Vandenberg, K. 1993. « Assessment and management of neonatal neurobehavioral development », dans C. Kenner, A. Brueggemeyer et L. Gunderson (dir.), *Comprehensive neonatal nursing*, Philadelphie, W. B. Saunders.

Blair, K. 1986. « The battered woman : Is she a silent partner ? », *Nurse Practitioner*, 11(6), p. 38.

Boyd, M. A. et Nihart, M. A. 1998. *Psychiatric nursing : Contemporary practice*, Philadelphie, Lippincott, Williams et Wilkins.

Bozzette, M. 1993. « Observations of pain behavior in the NICU : An exploratory study », *Journal of Perinatal and Neonatal Nursing*, 7(1), p. 76-87.

Brandt, P., Groth, G., Harman, E., Phillips, C., et Dunbar Jacob, J. 1997. « Noncompliance », dans M. Rantz et P. LeMone (dir.), *Classification of nursing diagnosis*, Proceedings of the Twelfth Conference of North American Nursing Diagnosis Association, Glendale (CA), CINALI.

Brazelton, T. B. 1981. *On becoming a family : The growth of attachment*, New York, Delta/Seymour Laurence.

Breslin, E. 1992. « Dyspnea-limited response in chronic obstructive pulmonary disease : Reduced unsupported arm activities », *Rehabilitation Nursing*, 17(1), p. 13-20.

Burkle, N. 1988. « Inadvertent hypothermia », *Journal of Gerontologic Nursing*, 14(6), p. 26-29.

Burnside, I. et Haight, B. 1994. « Reminiscence and life review : Therapeutic interventions for older people », *Nurse Practitioner*, 19(4), p. 55-60.

Carscadden, J. S. 1993. *On the cutting edge : A guide for working with people who self injure*, London (Ontario), London Psychiatric Hospital, p. 29-34.

Carson, V. B. 1989. *Spiritual dimensions of nursing practice*, Philadelphie, W. B. Saunders.

Cohen-Mansfield, J. et Werner, P. 1998. « Determinants of the effectiveness of one to one social interactions for treating verbally disruptive behaviors », *Journal of Mental Health and Aging*, 4(3), p. 323-324.

Collins, S. K. et Kuck, K. 1991. « Music therapy in the neonatal intensive care unit », *Neonatal Network*, 9(6), p. 23-26.

Cooley, M. E., Yeomans, A. C. et Cobb, S. C. 1986. « Sexual and reproductive issues for women with Hodgkin's disease. II. Application of PLISSIT model », *Cancer Nursing*, 9, p. 248-255.

Durham, R. 1983. « Long-stay psychiatric patients in hospital », dans S. Spence et G. Shephard (dir.), *Development in social skills training*, New York, Academic Press.

Eakes, G. 1995. « Chronic sorrow : The lived experience of parents of chronically mentally ill individuals », *Archives of Psychiatric Nursing*, 9(2), p. 77-84.

Edgerly, E. S. et Donovick, P. J. 1998. « Neuropsychological correlates of wandering in persons with Alzheimer's disease », *American Journal of Alzheimer's Disease*, 13(6), p. 317-329.

Evans, L. K., Strumpf, N. E. et Williams, C. C. 1992. « Limiting use of physical restraints : A prerequisite for independent functioning », dans E. Calkins, A. Ford et P. Katz (dir.), *The practice of geriatrics*, 2e éd., Philadelphie, W. B. Saunders.

Flandermeyer, A. A. 1993. « The drug exposed neonate », dans C. Kenner, A. Brueggemeyer et L. Gunderson (dir.), *Comprehensive neonatal nursing*, Philadelphie, W. B. Saunders.

Gardner, D. L. et Campbell, B. 1991. « Assessing postpartum fatigue », *Maternal/Child Nursing Journal*, 16(5), p. 264-266.

Geisman, L. K. 1989. « Advances in weaning from mechanical ventilation », *Critical Care Nursing Clinics of North America*, 1(4), p. 697-705.

Giger, J. et Davidhizar, R. 1995. *Transcultural nursing*. Saint Louis, Mosby-Year Book.

Grainger, R. 1990. « Anxiety interrupters », *American Journal of Nursing*, 90(2), p. 14-15.

Gruneau, R. et Craig, K. 1987. « Pain expression in neonates : Facial action and cry », *Pain*, 28, p. 395-410.

Hall, G. R. 1991. « Altered thought processes : Dementia », dans M. Maas, K. Buckwalter et M. Hardy (dir.), *Nursing diagnoses and interventions for the elderly*, Menlo Park (CA), Addison-Wesley Nursing.

Hall, G. R. et Buckwalter, K. C. 1987. « Progressively lowered stress threshold : A conceptual model for care of adults with Alzheimer's disease », *Archives of Psychiatric Nursing*, 1(6), p. 399-406.

Harkulich, J. et Brugler, C. 1988. « Nursing Diagnosis – translocation syndrome : Expert validation study », travail subventionné en partie par Peg Schiltz Fund, Delta Xi Chapter, Sigma Theta Tau International ; Barnhouse, A. 1987. *Development of the nursing diagnosis of translocation syndrome with critical care patients*, thèse de maîtrise inédite, Kent (OH), Université Kent State.

Heinrich, L. 1987. « Care of the female rape victim », *Nursing Practitioner*, 12(11), p. 9.

Herman-Staab, B. 1994. « Screening, management and appropriate referral for pediatric behavior problems », *Nurse Practitioner*, 19(7), p. 40-49.

Hilliker, N. A. 1998. « Sleep disorders », dans M. A. Boyd et M. A. Nihart, *Psychiatric nursing : Contemporary practice*. Philadelphie, Lippincott-Raven.

Hiltunen, E. 1987. « Diagnostic content validity of the nursing diagnosis : Decisional conflict », dans A. M. McLane (dir.), *Classification of nursing diagnoses : Proceedings of the seventh conference*, Saint Louis, C. V. Mosby.

Hinds, P. 1988. « Adolescent hopefulness in illness and health », *Advances in Nursing Science*, 10(3), p. 79-88.

Holmstrom, L. et Burgess, A. W. 1975. « Development of diagnostic categories : Sexual traumas », *American Journal of Nursing*, 75, p. 1288-1291.

Hootman, J. 1993. *Procedural manual of quality nursing intervention in school*, Portland (OR), Multnomah Education Service District.

Jackson, D. B. et Saunders, R. B. 1993. *Child health nursing*, Philadelphie, J. B. Lippincott.

Janssen, J. et Giberson, D. 1988. « Remotivation therapy », *Journal of Gerontological Nursing*, 14(6), p. 31-34.

Jenny, J. 1987. « Knowledge deficit : Not a nursing diagnosis », *Image : Journal of Nursing Scholarship*, 19(4), p. 184-185.

Jenny, J. et Logan, J. 1991. « Interventions for the nursing diagnosis Dysfunctional Ventilatory Weaning Response : A qualitative study », dans R. M. Carroll-Johnson (dir.), *Classification of nursing diagnoses*, Philadelphie, J. B. Lippincott.

Johnson-Crowley, N. 1993. « Systematic assessment and home follow-up », dans C. Kenner, A. Brueggemeyer et L. Gunderson (dir.), *Comprehensive neonatal nursing*, Philadelphie, W. B. Saunders.

Krieger, D. 1979. *The therapeutic touch : How to use your hands to help or to heal*, Englewood Cliffs (NJ), Prentice-Hall.

Levin, R. F., Krainovitch, B. C., Bahrenburg, E. et Mitchell, C. A. 1989. « Diagnostic content validity of nursing diagnoses », *Image : Journal of Nursing Scholarship*, 21(1), p. 40-44.

Lindeman, M., Hokanson, J. et Batek, J. 1994. « The alcoholic family », *Nursing Diagnosis*, 5(2), p. 65-73.

Little, D., Riddle, B. et Soule, C. 1994. « The power in our hands : Integrating developmental care into neonatal transport », *Neonatal Network*, 13(7), p. 19-22.

Logan, J. et Jenny, J. 1991. « Interventions for the nursing diagnosis dysfunctional ventilatory weaning response : A qualitative study », dans R. M. Carroll-Johnson (dir.), *Classification of nursing diagnoses : Proceedings of the ninth conference*, Philadelphie, J. B. Lippincott, p. 141-147.

Lynch, C. S. et Phillips, M. W. 1989. « Nursing diagnosis : Ineffective denial », dans R. M. Carroll-Johnson (dir.), *Classification of nursing diagnoses : Proceedings of the eighth conference*, Philadelphie, J. B. Lippincott.

Maas, M. et Specht, J. 1991. « Bowel incontinence », dans M. Maas, K. Buckwalter et M. Hardy (dir.), *Nursing diagnoses and interventions for the elderly*, Redwood City (CA), Addison-Wesley Nursing.

Maas, M. et Specht, J. 1990. « Bowel incontinence », dans M. Maas, K. Buckwalter et M. Hardy (dir.), *Nursing diagnoses and interventions for the elderly*, Redwood City (CA), Addison-Wesley Nursing.

Magnan, M. A. 1987. *Activity intolerance : Toward a nursing theory of activity*, communication du Fifth Annual Symposium of the Michigan Nursing Diagnosis Association, Detroit.

Maklebust, J. et Sieggreen, M. 1996. *Pressure ulcers : Guidelines for prevention and nursing management*, 2e éd., Springhouse (PA), Springhouse.

Maresca, T. 1986. « Assessment and management of acute diarrheal illness in adults », *Nurse Practitioner*, 11(11), p. 15-16.

May, K. A. et Mahlmeister, L. R. 1998. *Maternal and neonatal nursing family centered care*, 2e éd., Philadelphie, Lippincott-Raven.

May, R. 1987. *The meaning of anxiety*, New York, W. W. Norton.

McFarland, G. et Wasli, E. 2000. « Manipulation in nursing diagnosis and process », dans B. S. Johnson (dir.), *Psychiatric-mental health nursing*, 5e éd., Philadelphie, J. B. Lippincott, p. 147.

McLane, A. et McShane, R. 1986. « Empirical validation of defining characteristics of constipation : A study of bowel elimination practices of healthy adults », dans M. E. Hurley (dir.), *Classification of nursing diagnoses : Proceedings of the sixth conference*, Saint Louis, C. V. Mosby, p. 448-455.

Meehan, T. C. 1991. « Therapeutic touch », dans G. Bulechek et J. McCloskey (dir.), *Nursing interventions : Essential nursing treatments*, Philadelphie, W. B. Saunders.

Miller, C. 1999. *Nursing care of the older adult*, 3e éd., Philadelphie, Lippincott, Williams et Wilkins.

Mina, C. 1985. « A program for helping grieving parents », *Maternal/Child Nursing Journal*, 10, p. 118-121.

Moon, J. L. et Humenick, S. S. 1989. « Breast engorgement : Contributing variables and variables amenable to nursing interventions », *Journal of Obstetric, Gynecologic, and Neonatal Nursing*, 18(4), p. 309-315.

Murray, J. S. 2000. « A concept analysis of social support as experienced by siblings of children with cancer », *Journal of Pediatric Nursing*, 15(5), p. 313-322.

Newman, D. K., Lynch, K., Smith, D. A. et Cell, P. 1991. « Restoring urinary continence », *American Journal of Nursing*, 91(1), p. 28-36.

Norris, J. et Kunes-Connell, M. 1987. « Self-esteem disturbance : A clinical validation study », dans A. McLane (dir.), *Classification of nursing diagnoses : Proceedings of the seventh NANDA national conference*, Saint Louis, C. V. Mosby.

North American Nursing Diagnosis Association. 2001. *NANDA guidelines : Taxonomy 1 revised*, Saint Louis, NANDA.

North American Nursing Diagnosis Association. 1992. *NANDA nursing diagnosis : Definitions and classifications*, Philadelphie, NANDA.

Pillitteri, A. 1999. *Maternal and child health nursing*, 3e éd., Philadelphie, Lippincott, Williams et Wilkins.

Polomeno, V. 1999. « Sex and babies : Couples' postnatal sexual concerns », *Journal of Perinatal Education*, 8(4), p. 9-18.

Quinn, C. 1994. « The four A's of restraint reduction : Attention, assessment, anticipation, avoidance », *Orthopaedic Nursing*, 13(2), p. 11-19.

Rakel, B. A. 1992. « Interventions related to teaching », dans J. Bulechek et J. McCloskey (dir.), *Nursing intervention, Nursing Clinics of North America*, 27(2), p. 397-423.

Rantz, M. 1991. « Diversional activity deficit », dans M. Maas, K. Buckwalter et M. Hardy (dir.), *Nursing diagnoses and interventions for the elderly*, Redwood City (CA), Addison-Wesley Nursing.

Reeder, S., Martin, L. et Koniak-Griffin, D. 1997. *Maternity nursing*, 18e éd., Philadelphie, Lippincott-Raven.

Rhoten, D. 1982. « Fatigue and the postsurgical patient », dans C. Norris (dir.), *Concept clarification in nursing*, Rockville (MD), Aspen Systems.

Rolland, J. S. 1994. *Families, illness and disability*, New York, Basic Books.

Ross, D. 1991. « Acute compartmental syndrome », *Orthopaedic Nursing*, 10(2), p. 33-38.

Shields, C. 1992. « Family interaction and caregivers of Alzheimer's disease patients : Correlates of depression », *Family Process*, 31(3), p. 19-32.

Shrago, L. et Bocar, D. 1990. « The infant's contribution to breast-feeding », *Journal of Obstetric, Gynecologic, and Neonatai Nursing*, 19(3), p. 209-211.

Smith, B. 1990. *Role of orientation therapy and reminiscence therapy, Alzheimer's disease*, Saint Louis, C. V. Mosby, p. 180-187.

Smith, L. S. 1987. « Sexual assault : The nurse's role », *AD Nurse*, 2(2), p. 24-28.

Smith, S. 1990. « The unique power of music therapy benefits Alzheimer's patients », *Activities, Adaptation and Aging*, 14, p. 49-63.

Stanley, M. et Beare, P. G. 2000. *Gerontological nursing*, Philadelphie, F. A. Davis.

Stanley, M. et Beare, P. G. 1994. *Gerontological nursing*, Philadelphie, W. B. Saunders.

Stone, R., Cafferata, G. et Sang, L. J. 1987. « Caregivers of the frail elderly : A national profile », *Gerontologist*, 27(5), p. 616-626.

Teel, C. S. 1991. « Chronic sorrow : Analysis of the concept », *Journal of Advanced Nursing*, 16(11), p. 311-319.

Thomas, K. A. 1989. « How the NICU environment sounds to a preterm infant », MCN : *American Journal of Maternal Child Nursing*, 14(4), p. 249-251.

Thomas, S. P. 1998. « Assessing and intervening with anger disorders », *Nursing Clinics of North America*, 33(1), p. 121-134.

Townsend, M. C. 1994. *Nursing diagnosis in psychiatric nursing*, 3e éd., Philadelphie, F. A. Davis.

Vandenberg, K. 1990. « The management of oral nippling in the sick neonate, the disorganized feeder », *Neonatal Network*, 9(1), p. 9-16.

Varcorolis, E. M. 1998. « Alterations in mood : Grief and depression », dans E. M. Varcorolis (dir.), *Foundations of psychiatric mental health nursing*, 3e éd., Philadelphie, W. B. Saunders.

Vincent, K. G. 1985. « The validation of a nursing diagnosis », *Nursing Clinics of North America*, 20(4), p. 631-639.

Voith, A. M., Frank, A. M. et Pigg, J. S. 1987. « Validations of fatigue as a nursing diagnosis », dans A. McLane (dir.), *Classification of nursing diagnoses : Proceedings of the seventh national conference*, Saint Louis, C.V. Mosby, p. 280.

Wong, D. L. 1998. *Whaley et Wong's essentials of pediatric nursing*, 4e éd., Saint Louis, C. V. Mosby.

Worden, J. 1982. *Grief counseling and grief therapy : A handbook for the mental health practitioner*, New York, Springer.

Zerwich, J. 1992. « Laying the groundwork for family self-help : Locating families, building trust and building strength », *Public Health Nursing*, 9(1), p. 15-21.

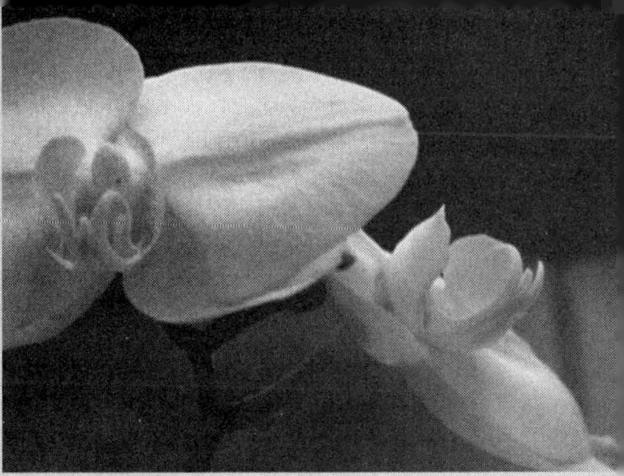

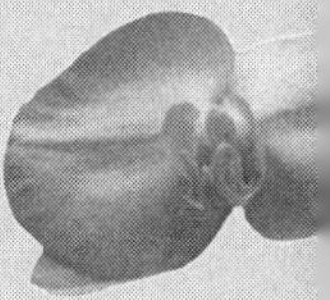

Annexes

Annexe A

FORMULAIRE D'ÉVALUATION INITIALE

Le formulaire d'évaluation initiale aide l'infirmière à recueillir des données visant à évaluer l'état de santé ou l'état fonctionnel d'une personne ou d'un groupe. Ces dossiers lui serviront également à déceler les diagnostics infirmiers actuels, les diagnostics de risque élevé et les diagnostics possibles. Lorsque la personne présente une complication physiologique, l'infirmière doit aussi recueillir des données pour assister le médecin dans la surveillance de l'évolution de ce problème.

Comme avec tout autre formulaire d'évaluation, l'infirmière doit juger si certaines données sont pertinentes ou non à la situation.

De plus, le questionnaire d'admission peut être structuré de façon à permettre à l'infirmière de s'informer plus tard de certains aspects ou encore de ne pas poser certaines questions. Si tel est le cas, elle l'inscrira sur le formulaire en utilisant les codes suivants.

1 = Ne s'applique pas : sections qui ne sont pas pertinentes.

2 = Information non disponible : données ou sections dont l'évaluation est nécessaire, mais impossible pour l'instant. Par exemple, une personne confuse peut être incapable de fournir l'information requise.

3 = N'est pas une priorité : données ou sections qui ne sont pas nécessaires pour l'instant.

4 = Autre : données ou sections non évaluées pour des raisons autres que 2 ou 3. Par exemple, l'entrevue initiale doit être interrompue pour transporter en urgence le patient à l'unité chirurgicale. Si on utilise ce code, on fournira une explication à l'endroit prévu sur le formulaire.

Au besoin, on peut souligner les informations essentielles sur le formulaire (dans la mesure du possible, cela va de soi). Un exemple de formulaire d'évaluation initiale est fourni à la page suivante. Tel qu'il est conçu, ce questionnaire permet de reporter la collecte de certaines données, et offre un système simple où il suffit de cocher la réponse. Notons cependant que certaines données ne se prêtent pas facilement aux réponses à choix multiples, comme celles qui portent sur les réseaux de soutien, l'état émotionnel et les questions sexuelles.

À mesure que l'infirmière interroge la personne, certaines données importantes peuvent être mises en évidendce. Elle doit alors poser d'autres questions (collecte des éléments d'évaluation essentiels) afin de préciser la nature du problème. Prenons l'exemple d'une personne qui affirme lors de l'entrevue initiale avoir un problème d'incontinence. L'infirmière doit lui poser des questions précises pour recueillir des informations particulières sur l'altération du mode d'élimination urinaire et choisir par la suite le diagnostic infirmier d'incontinence qui s'applique à cette situation. Après avoir analysé la situation et dégagé les facteurs d'influence, elle pourra établir son plan de soins. Pour de plus amples renseignements à ce sujet, consulter la partie II de Carpenito, Lynda Juall, *Diagnostics infirmiers : Applications cliniques,* 5e éd., Éditions du Renouveau Pédagogique, 1995.

QUESTIONNAIRE D'ÉVALUATION INITIALE

Date ______ Heure d'arrivée _____ Personne à joindre _______________ Nº de téléphone ______

PROVENANCE : _______ du domicile (seul) _______ du domicile avec un parent
_______ du centre de soins de longue durée _______ sans domicile
_______ du domicile avec (préciser) _______ des urgences
_______ autre ________________________

MODE D'ARRIVÉE : _______ Fauteuil roulant _______ Sur pied _______ Civière

MOTIF DE L'HOSPITALISATION : ____
____
____

DERNIÈRE HOSPITALISATION : Date ___________ Motif ______________________________
____

ANTÉCÉDENTS MÉDICAUX : ____
____

MÉDICAMENTS (sur ordonnance et en vente libre)	POSOLOGIE	DERNIÈRE DOSE	FRÉQUENCE

PERCEPTION ET GESTION DE LA SANTÉ

CONSOMMATION

De tabac : _____ Non _______ A cessé (date) _____ Pipe _____ Cigare
_____ Cigarette ≤ 1 paquet/jour _____ 1 à 2 paquets/jour
_____ ≥ 2 paquets/jour _____ Paquets/année x années de tabagisme

D'alcool : _____ Non Type _____ Quantité _____ /jour _____ /sem _____ /mois

D'autres drogues : _____ Non _____Oui Type _____ Consommation ____________

Allergies (médicaments, aliments, ruban adhésif, teinture) : ________________________

Réaction : ____
____

ACTIVITÉ ET EXERCICE

DEGRÉ D'AUTONOMIE

0 = Autonome 1 = Aide adaptée 2 = Aide d'une personne
3 = Aide d'une personne et aide adaptée 4 = Dépendant/Invalide

	0	1	2	3	4
Manger et boire					
Se laver					
Se vêtir et soigner son apparence					
Utiliser les toilettes					
Se déplacer dans le lit					
Effectuer des transferts					
Se déplacer					
Monter les escaliers					
Faire les courses					
Cuisiner					
Entretenir le domicile					

AIDE ADAPTÉE : ______ Aucune ______ Béquilles ______ Chaise d'aisances ______ Déambulateur
______ Canne ______ Attelle ou orthèse _______ Fauteuil roulant _______ Autre

CODE : (1) Ne s'applique pas (2) Information non disponible
(3) N'est pas une priorité pour le moment (4) Autre (préciser dans les notes d'observation)

NUTRITION ET MÉTABOLISME

Régime spécial/Suppléments

____

Diète imposée antérieurement: ___ Oui ___ Non

Appétit: ___ Normal ___ Augmentation ___ Diminution ___ Diminution du goût
___ Nausées ___ Vomissements ___ Stomatite

Variations du poids dans les 10 derniers mois: ___ Non __________ kg pris ou perdus

Difficulté à avaler (dysphagie): ___ Non ___ Solides ___ Liquides

Prothèses dentaires: ___ Supérieure (___ Partielle ___ Complète)
___ Inférieure (___ Partielle ___ Complète)
Portées par la personne ___ Oui ___ Non

Antécédents de problèmes de peau ou de cicatrisation: ___ Non ___ Cicatrisation anormale
___ Éruption cutanée ___ Sécheresse
___ Transpiration abondante

ÉLIMINATION

Habitudes d'élimination intestinale: ___ Nbre de selles/jour ___ Date de la dernière selle
___ Dans les limites de la normale ___ Constipation
___ Diarrhée ___ Incontinence
___ Stomie: Type: ___ Appareil ___
Autonomie dans ses soins ___ Oui ___ Non

Habitudes d'élimination urinaire: ___ Dans la limite de la normale ___ Pollakiurie
___ Dysurie ___ Nycturie ___ Miction impérieuse
___ Hématurie ___ Rétention

Incontinence: ___ Non ___ Oui ___ Complète ___ Diurne ___ Nocturne ___ Sporadique
___ Difficulté à se retenir ___ Difficulté à atteindre les toilettes à temps

Aides techniques: ___ Cathétérisme intermittent
___ Sonde à demeure ___ Sonde externe
___ Culottes d'incontinence ___ Implant pénien: type __________

SOMMEIL ET REPOS

Habitudes: ___ hres/nuit ___Sieste l'avant-midi ___ Sieste l'après-midi
Se sent reposé après avoir dormi ___ Oui ___ Non

Problèmes: ___ Non ___ Réveil précoce ___ Insomnie ___Cauchemars

COGNITION ET PERCEPTION

État mental: ___ Alerte ___ Aphasie sensorielle (réceptive)
___ Pertes de mémoire ___ Bonne orientation
___ Confusion ___ Résistance ___ Apathie

Élocution: ___ Normale ___ Empâtée ___ Incompréhensible ___ Aphasie motrice (expressive)
Langue parlée __________ Interprète __________

Capable de lire: ___ Oui ___ Non __________

Capable de communiquer: ___ Oui ___ Non __________

Capable de comprendre: ___ Oui ___ Non __________

Degré d'anxiété: ___ Faible ___ Moyen ___ Grave ___ Panique

Habiletés d'interaction: ___ Appropriées ___ Autre

____

Ouïe: ___ Dans les limites de la normale ___ Déficience auditive (__) droite (__) gauche
Surdité (__) droite (__) gauche ___ Appareil auditif ___ Acouphène

Vue: ___ Dans les limites de la normale ___ Verres correcteurs ___ Lentilles cornéennes
___ Déficience visuelle (__) droite (__) gauche
___ Cécité (__) droite (__) gauche
___ Prothèse (__) droite (__) gauche

Vertiges: ___ Oui ___ Non

Malaise/Douleur: ___ Non ___ Aiguë ___ Chronique Description __________

____

Méthodes de soulagement de la douleur: __________

ADAPTATION ET TOLÉRANCE AU STRESS – PERCEPTION DE SOI ET CONCEPT DE SOI

Principales inquiétudes concernant l'hospitalisation ou la maladie (problèmes financiers, perte d'autonomie): ____________________

____

Perte ou changement important au cours de la dernière année: ___ Non ___ Oui ____________

____

____

SEXUALITÉ ET REPRODUCTION

Dernière menstruation (date): ____________

Troubles menstruels hormonaux: ___ Non ___ Oui ____________________

Dernier frottis vaginal (test Pap): ____________________

Auto-examen mensuel des seins/des testicules: ___ Oui ___ Non

Préoccupations d'ordre sexuel liées à la maladie: ____________________

____

RELATION ET RÔLE

Profession: ____________________

Situation professionnelle: ___ Salarié ___ Invalidité temporaire
___ Invalidité permanente ___ Sans emploi

Réseau de soutien: ___ Conjoint ___Voisins/Amis ___ Aucun
___ Membres da la famille partageant le même domicile
___ Membres de la famille résidant ailleurs
___ Autre ____________________

Inquiétudes de la famille concernant l'hospitalisation: ____________________

____

VALEURS ET CROYANCES

Religion: ____________________

Restrictions imposées par la religion: ___ Non ___ Oui (préciser) ____________________

Désire rencontrer l'aumônier: ___ Non ___ Oui ____________________

EXAMEN PHYSIQUE (DONNÉES OBJECTIVES)

1. Données cliniques

Âge ____________ Taille ____________ Poids ____________ (réel/approximatif)

Température ____________

Pouls: ___ Fort ___ Faible ___ Régulier ___ Irrégulier

Pression artérielle: ___ Bras droit ___ Bras gauche ___ Assis ___ Couché

2. Respiration/Circulation

Fréquence ____________

Qualité: ___ Dans les limites de la normale ___ Profonde ___ Rapide ___ Laborieuse
___ Autre ____________________

Toux: ___ Non ___ Oui/Description ____________________

Bruits respiratoires:

Lobe supérieur droit ___ Dans les limites de la normale
___ Légers ___ Absents ___ Adventices

Lobe supérieur gauche ___ Dans les limites de la normale
___ Légers ___ Absents ___ Adventices

Lobe inférieur droit ___ Dans les limites de la normale
___ Légers ___ Absents ___ Adventices

Lobe inférieur gauche ___ Dans les limites de la normale
___ Légers ___ Absents ___ Adventices

Pouls pédieux droit: ___ Bien frappé ___ Faible ___ Imperceptible

Pouls pédieux gauche: ___ Bien frappé ___ Faible ___ Imperceptible

3. Métabolismes et téguments

PEAU:

Couleur: ___ Dans les limites de la normale ___ Pâleur ___Cyanose
___ Teint terreux ___ Ictère ___ Autre____

Température: ___ Dans les limites de la normale ___ Chaude ___ Froide

Turgescence: ___ Dans les limites de la normale ___ Faible

Œdème: ___ Non ___ Oui/Description/Siège________________

Lésions: ___ Aucune ___ Oui/Description/Siège________________

Contusions: ___ Aucune ___ Oui/Description/Siège________________

Rougeurs: ___ Non ___ Oui/Description/Siège________________

Prurit: ___ Non ___ Oui/Description/Siège________________

Sondes: Préciser ________________

BOUCHE:

Gencives: ___ Dans les limites de la normale ___ Plaque blanche ___ Lésions
___ Autre ________________

Dentition: ___ Dans les limites de la normale
___ Autre ________________

ABDOMEN:

Bruits intestinaux: ___ Préssents ___ Absents

4. Sens et système nerveux

Pupille:

Symétrie

Gauche • • • • • • • • •

Droite • • • • • • • • •

Réaction à la lumière

Gauche: ___ Oui ___ Non/Préciser ________________

Droite: ___ Oui ___ Non/Préciser ________________

Yeux: ___ Normaux ___ Écoulement ___ Rougeur ___ Autre ________________

5. Appareil locomoteur

Amplitude des mouvements: ___ Pleine ___ Autre ________________

Équilibre et démarche: ___ Stable ___ Instable

Force de préhension: ___ Égale ___ Forte ___ Parésie/Paralysie (Bras ___ Droit ___ Gauche)

Muscles des jambes: ___ Égaux ___ Forts ___ Parésie/Paralysie
(Jambe ___ Droite ___ Gauche)

PLANIFICATION DU CONGÉ

Conditions de vie: Vit seul ___ Vit avec ________________ Sans résidence connue ______

Destination prévue après le congé: ___ Domicile ___ Ne sait pas ___ Autre ________________

Recours antérieur à des services communautaires:

___ Soins à domicile/Soins palliatifs ___ Centre de jour pour adultes ___ Groupes religieux
___ Autre ________________
___ Cuisine roulante ___ Aide ménagère/Aide pour les soins
___ Maintien à domicile ___ Groupe de soutien

Moyen de transport pour quitter le centre hospitalier:

___ Voiture ___ Ambulance ___ Autobus/Taxi
___ Ne sait pas encore

Aide financière prévue après le congé: ___ Non ___ Oui

Possibilités de difficulté dans les autosoins: ___ Non ___ Oui

Aides adaptées nécessaires: ___ Non ___ Oui

Demande de consultation: (inscrire la date)

Coordinatrice du congé ________________ Soins à domicile ________________
Services sociaux ________________

Remarques ________________
____

SIGNATURE/TITRE ________________ Date ________________

Annexe B

LISTE DES INTERVENTIONS (NIC) ET DES RÉSULTATS (NOC)

Classification des interventions de soins infirmiers (NIC)

Accès veineux/Entretien d'un cathéter central inséré en périphérie
Accès veineux/Mise en place d'une intraveineuse
Accès veineux/Soins de sonde : cathéter ombilical
Accès veineux/Soins requis par un dispositif d'accès veineux
Accouchement
Accouchement par césarienne
Accouchement/Conduite à tenir en cas d'accouchement à risque
Accouchement/Déclenchement du travail
Accouchement/Interruption du travail
Accouchement/Préparation à l'accouchement
Accouchement/Soins durant le travail et l'accouchement
Accueil
Accupression
Affirmation de soi/Entraînement à l'affirmation de soi
Aidant naturel/Remplacement temporaire de l'aidant naturel
Aidant naturel/Soutien à un aidant naturel
Aide opératoire
Alimentation
Alimentation entérale par sonde
Alimentation parentérale totale
Alité (soins à un patient)/Soins à un patient alité
Allaitement/Aide à la conduite d'un allaitement maternel
Allaitement/Allaitement au biberon
Allaitement/Conseils relatifs à la conduite d'un allaitement
Allaitement/Interruption artificielle de la lactation
Allergies/Traitement des allergies
Amputation (soins consécutifs à une)/Soins consécutifs à une amputation
Analgésie contrôlée par le patient/Aide à l'analgésie contrôlée par le patient (ACP)
Analgésique/Administration d'un analgésique par voie intrathécale

Analgésiques/Administration d'analgésiques
Analyse des pratiques par les pairs
Anesthésiques/Administration d'anesthésiques
Anxiété/Diminution de l'anxiété
Apaisement (technique d')/Technique d'apaisement
Appareil d'assistance circulatoire/Soins circulatoires : appareil d'assistance mécanique
Application de chaleur ou de froid
Assistance nutritionnelle
Attelle/Pose d'une attelle
Autorisation de prise en charge
Biofeed-back (rétroaction biologique)
Buccodentaire (hygiène)/Hygiène buccodentaire
Buccodentaire (santé)/Rétablissement de la santé buccodentaire
Buccodentaires (soins)/Soins buccodentaires
Capacité d'adaptation/Amélioration de la capacité d'adaptation
Cardiaque (arythmie)/Traitement de l'arythmie cardiaque
Cardiaques (soins)/Soins cardiaques
Cardiaques (soins)/Soins cardiaques phase aiguë
Cardiaques (soins)/Soins cardiaques : prévention
Cardiaques (soins)/Soins cardiaques : réadaptation
Cathétérisme vésical
Cathétérisme vésical périodique
Chariot d'urgence/Vérification du chariot d'urgence
Chimiothérapie/Conduite à tenir en cas de traitement par chimiothérapie
Chirurgie/Précautions à prendre lors d'une intervention chirurgicale
Chirurgie/Préparation à la chirurgie
Choc (état de)/Conduite à tenir en présence d'un choc cardiogénique
Choc (état de)/Conduite à tenir en présence d'un choc hypovolémique
Choc (état de)/Conduite à tenir en présence d'un choc vasoplégique
Choc (état de)/Conduite à tenir en présence d'un état de choc
Choc (états de)/Prévention des états de choc
Chutes/Prévention des chutes
Cognitive (restructuration)/Restructuration cognitive
Cognitive (stimulation)/Stimulation cognitive
Colère/Aide à la maîtrise de la colère

Communication/Amélioration de la communication : déficience auditive
Communication/Amélioration de la communication : déficience visuelle
Communication/Amélioration de la communication : déficit du langage de la parole
Comportement/Conduite à tenir face à un comportement d'autoagression
Comportement/Conduite à tenir face à un comportement de suractivité (inattention)
Comportement/Gestion du comportement : sexuel
Comportement/Maîtrise du comportement
Comportement/Modification du comportement
Comportement/Modification du comportement : aptitudes sociales
Conduites alimentaires/Conduite à tenir en cas de troubles des conduites alimentaires
Conférence de soins multidisciplinaire
Conscience de soi/Amélioration de la conscience de soi
Constipation/Conduite à tenir en présence de constipation ou d'un fécalome
Consultation/Consultation de diététique
Consultation/Consultation de génétique
Consultation/Consultation en matière de sexualité
Consultation/Consultation psychosociale
Consultation/Consultation réalisée avant la conception
Consultation/Consultation téléphonique
Contrainte physique
Contrôle des impulsions/Entraînement au contrôle des impulsions
Coordination préopératoire
Coup de chaleur/Traitement d'un coup de chaleur
Crise/Intervention en situation de crise
Crise convulsive/Conduite à tenir en cas de crise convulsive
Cutanée (stimulation)/Stimulation cutanée
Décisions (prise de)/Aide à la prise de décisions
Déclaration d'un incident
Déculpabilisation/Aide à la déculpabilisation
Délégation
Delirium/Conduite à tenir en cas de delirium
Démence/Conduite à tenir face à une démence
Dépistage des problèmes de santé
Déséquilibre acidobasique/Traitement d'un déséquilibre acidobasique

Déséquilibre acidobasique/Traitement d'un déséquilibre acidobasique : acidose métabolique
Déséquilibre acidobasique/Traitement d'un déséquilibre acidobasique : acidose respiratoire
Déséquilibre acidobasique/Traitement d'un déséquilibre acidobasique : alcalose métabolique
Déséquilibre acidobasique/Traitement d'un déséquilibre acidobasique : alcalose respiratoire
Déséquilibre électrolytique/Traitement d'un déséquilibre électrolytique
Déséquilibre électrolytique/Traitement d'un déséquilibre électrolytique : hypercalcémie
Déséquilibre électrolytique/Traitement d'un déséquilibre électrolytique : hyperkaliémie
Déséquilibre électrolytique/Traitement d'un déséquilibre électrolytique : hypermagnésémie
Déséquilibre électrolytique/Traitement d'un déséquilibre électrolytique : hypernatrémie
Déséquilibre électrolytique/Traitement d'un déséquilibre électrolytique : hyperphosphatémie
Déséquilibre électrolytique/Traitement d'un déséquilibre électrolytique : hypocalcémie
Déséquilibre électrolytique/Traitement d'un déséquilibre électrolytique : hypokaliémie
Déséquilibre électrolytique/Traitement d'un déséquilibre électrolytique : hypomagnésémie
Déséquilibre électrolytique/Traitement d'un déséquilibre électrolytique : hyponatrémie
Déséquilibre électrolytique/Traitement d'un déséquilibre électrolytique : hypophosphatémie
Déséquilibre hydrique/Traitement d'un déséquilibre hydrique
Déséquilibre hydroélectrolytique/Traitement d'un déséquilibre hydroélectrolytique
Deuil/Aide au travail de deuil
Deuil/Facilitation du travail de deuil : décès périnatal
Développement/Stimulation du développement
Dialyse péritonéale/Traitement par dialysepéritonéale
Diarrhée/Traitement de la diarrhée
Distraction
Domicile/Aide dans l'organisation et l'entretien du domicile
Don d'organes
Douleur/Conduite à tenir devant la douleur
Drain/Entretien d'un drain

Drain/Entretien d'un drain de ventriculostomie ou lombaire
Drain/Entretien d'un drain thoracique
Dysréflexie/Conduite à tenir en cas de dysréflexie
Échographie obstétricale
Écoute active
Éducation/Éducation à la santé
Éducation/Éducation des futurs parents
Éducation/Éducation des parents d'un adolescent
Éducation/Éducation des parents qui élèvent un enfant
Éducation/Éducation individuelle
Éducation/Éducation préopératoire
Éducation/Éducation sexuelle
Éducation/Éducation : activités et exercices prescrits
Éducation/Éducation : habileté psychomotrice
Éducation/Éducation : intervention ou traitement
Éducation/Éducation : médication prescrite
Éducation/Éducation : rapports sexuels sans risque
Éducation/Éducation : régime alimentaire prescrit
Éducation/Éducation : soins au nourrisson
Éducation/Enseignement à un groupe
Éducation/Enseignement des règles de la mécanique corporelle
Éducation/Enseignement : processus de la maladie
Éducation/Facilitation de l'apprentissage
Électrostimulation transcutanée
Embolie/Prévention de l'embolie
Embolie/Traitement de l'embolie périphérique
Embolie/Traitement de l'embolie pulmonaire
Énergétique (dépense)/Limitation de la dépense énergétique
Équilibre acidobasique/Surveillance de l'équilibre acidobasique
Équilibre électrolytique/Surveillance de l'équilibre électrolytique
Équilibre hydrique/Rétablissement d'urgence de l'équilibre hydrique
Équilibre hydrique/Surveillance de l'équilibre hydrique
Escarres de décubitus/Prévention des escarres de décubitus
Escarres de décubitus (soins des)/Soins des escarres de décubitus
Espoir/Insufflation d'espoir
Estime de soi/Amélioration de l'estime de soi
Évaluation d'un produit
Examen/Aide à la réalisation d'un examen

Exercice (thérapie par l')/Thérapie par l'exercice : équilibre
Exercice (thérapie par l')/Thérapie par l'exercice : maîtrise musculaire
Exercice (thérapie par l')/Thérapie par l'exercice : marche
Exercice (thérapie par l')/Thérapie par l'exercice : souplesse articulaire
Exercice/Incitation à faire de l'exercice
Exercice/Incitation à faire de l'exercice : étirement
Famille/Aide à la préservation de l'intégrité familiale
Famille/Aide à la préservation de l'intégrité familiale : famille qui attend un enfant
Famille/Mise à contribution de la famille
Famille/Mobilisation des ressources familiales
Famille/Protection de la dynamique familiale
Famille/Soutien à la famille
Famille/Soutien aux frères et sœurs d'un patient
Fausses routes/Prévention des fausses routes
Fertilité/Préservation de la fertilité
Fièvre/Traitement de la fièvre
Flatulence/Diminution de la flatulence
Garrot pneumatique/Précautions liées à l'utilisation d'un garrot pneumatique
Grossesse/Conduite à tenir face à une grossesse à risque
Grossesse/Surveillance d'une grossesse avancée
Groupe de soutien
Hallucinations/Conduite à tenir en présence d'hallucinations
Hémodialyse/Traitement par hémodialyse
Hémorragie/Maîtrise de l'hémorragie
Hémorragie/Précautions en cas d'hémorragie sous-arachnoïdienne
Humeur/Gestion de l'humeur
Humour
Hygiène/Bain
Hygiène/Soins des cheveux
Hygiène/Soins des ongles
Hygiène/Soins des oreilles
Hygiène/Soins des pieds
Hygiène/Soins des yeux
Hygiène/Soins périnéaux
Hyperglycémie/Traitement de l'hyperglycémie
Hyperthermie maligne/Conduite à tenir en cas de survenue d'une hyperthermie maligne
Hypervolémie/Traitement de l'hypervolémie

Hypnose
Hypoglycémie/Traitement de l'hypoglycémie
Hypothermie/Traitement de l'hypothermie
Hypovolémie/Traitement de l'hypovolémie
Idée délirante/Conduite à tenir en cas de persistance d'une idée délirante
Image corporelle/Amélioration de l'image corporelle
Incision (soins d'une)/Soins d'une incision
Incontinence fécale/Traitement de l'incontinence fécale
Incontinence fécale/Traitement de l'incontinence fécale : encoprésie
Incontinence urinaire/Traitement de l'incontinence urinaire
Incontinence urinaire/Traitement de l'incontinence urinaire : énurésie
Infection/Contrôle de l'infection
Infection/Contrôle de l'infection : période peropératoire
Infections/Protection contre les infections
Information sensorielle préparatoire
Information (échange d')/Échange d'informations relatives aux soins de santé
Installation peropératoire
Interruption de grossesse/Soins à une patiente venant pour une interruption de grossesse
Intestinal (fonctionnement)/Régularisation du fonctionnement intestinal
Intraveineuse/Thérapie intraveineuse
Intubation gastro-intestinale
Intubé (soins à un patient)/Soins à un patient intubé
Irrigation d'une plaie
Irrigation vésicale
Isolement
Kinésithérapie respiratoire
Laboratoire/Interprétation de valeurs de laboratoire
Laboratoire/Manipulation d'un échantillon biologique
Laboratoire/Réalisation de tests de laboratoire au chevet du malade
Laser/Précautions à prendre lors de l'utilisation d'un laser
Latex/Précautions lors de l'emploi de dérivés du latex
Lavement/Administration d'un lavement
Lentilles cornéennes/Entretien des lentilles cornéennes
Limitation du territoire
Limites/Établissement de limites
Maltraitance/Prévention des mauvais traitements

Maltraitance/Protection d'un enfant face à une situation de maltraitance
Maltraitance/Protection d'une personne âgée en situation de maltraitance
Massage
Matériel/Gestion de l'équipement technique
Matériel/Gestion du matériel
Médecin/Aide apportée au médecin
Médiation culturelle
Médicaments/Administration de médicaments
Médicaments/Administration de médicaments par voie entérale
Médicaments/Administration de médicaments par voie intra-osseuse
Médicaments/Administration de médicaments par voie intra-pleurale
Médicaments/Administration de médicaments par voie orale
Médicaments/Administration de médicaments par voie parentérale
Médicaments/Administration de médicaments topiques
Médicaments/Administration de médicaments : réservoir ventriculaire
Médicaments/Prescription médicamenteuse
Médication/Gestion de la médication
Méditation
Mémoire/Entraînement de la mémoire
Milieu ambiant/Aménagement du milieu ambiant
Milieu ambiant/Aménagement du milieu ambiant : bien-être
Milieu ambiant/Aménagement du milieu ambiant : communauté
Milieu ambiant/Aménagement du milieu ambiant : prévention de la violence
Milieu ambiant/Aménagement du milieu ambiant : processus d'attachement
Milieu ambiant/Aménagement du milieu ambiant : sécurité
Milieu ambiant/Aménagement du milieu ambiant : sécurité de la personne au travail
Milieu ambiant/Exploitation du milieu
Monitorage fœtal durant l'accouchement
Monitorage fœtal durant la grossesse
Monitorage hémodynamique invasif
Mourant (soins à un)/Soins à un mourant
Négligence de l'hémicorps/Conduite à tenir en cas de négligence

Neurologique (état)/Surveillance de l'état neurologique
Normalisation/Aide à la normalisation
Nourrisson/Soins au nourrisson
Nouveau-né/Photothérapie : nouveau-né
Nouveau-né/Réanimation d'un nouveau-né
Nouveau-né/Satisfaction du besoin de succion
Nouveau-né/Soins au nouveau-né
Nouveau-né/Soins kangourou
Nouveau-né/Surveillance de l'état du nouveau-né
Nutritionnel (état)/Surveillance de l'état nutritionnel
Objectifs communs/Détermination d'objectifs communs
Œdème cérébral/Conduite à tenir en présence d'un œdème cérébral
Orientation dans le réseau de la santé et de la sécurité sociale
Orientation vers un autre soignant ou un autre établissement
Oxygénothérapie
Patient/Aide au changement souhaité par le patient
Patient/Conduite à tenir en cas de fugue d'un patient
Patient/Négociation d'un contrat avec le patient
Patient/Protection des droits du patient
Peau/Surveillance de l'état de la peau
Peau (soins de la)/Soins de la peau : traitements topiques
Perfusion amniotique
Perfusion cérébrale/Amélioration de la perfusion cérébrale
Permission/Facilitation d'une permission
Pertes sanguines/Limitation des pertes sanguines
Pertes sanguines/Limitation des pertes sanguines : saignement d'une plaie
Pertes sanguines/Limitation des pertes sanguines : saignement gastro-intestinal
Pertes sanguines/Limitation des pertes sanguines : saignement nasal
Pertes sanguines/Limitation des pertes sanguines : utérus en postpartum
Pertes sanguines/Limitation des pertes sanguines : utérus gravide
Pertes sanguines/Prévention des saignements
Phlébotomie : collecte d'une unité de sang
Phlébotomie : prélèvement de sang artériel
Phlébotomie : prélèvement de sang veineux
Plaie (soins d'une)/Soins d'une plaie
Plaie (soins d'une)/Soins d'une plaie : drainage en circuit fermé
Plan de soins guide/Développement d'un plan de soins guide

Planning familial/Contraception
Planning familial/Grossesse non prévue
Planning familial/Infertilité
Plâtre/Entretien d'un plâtre
Plâtre/Entretien d'un plâtre humide
Poids/Aide à la perte de poids
Poids/Aide à la prise de poids
Poids/Surveillance du poids
Positionnement
Positionnement en cas de lésion cervicale
Positionnement en fauteuil roulant
Postanesthésiques (soins)/Soins postanesthésiques
Postmortem (soins)/Soins postmortem
Postnatals (soins)/Soins postnatals
Préceptorat auprès d'un employé
Préceptorat auprès d'un étudiant
Prénatals (soins)/Soins prénatals
Prescription/Transcription d'une prescription
Présence
Pression intracrânienne/Monitorage de la pression intracrânienne
Pressions sur le corps/Limitation des pressions sur le corps
Procréation médicalement assistée/Conduite à tenir en cas de procréation médicalement assistée
Prolapsus rectal/Traitement d'un prolapsus rectal
Prothèse/Entretien d'une prothèse
Qualité (surveillance)/Surveillance qualité
Radiothérapie (soins consécutifs à la)/Soins consécutifs à la radiothérapie
Réaction d'anticipation/Conduite à tenir devant une réaction d'anticipation
Réalité/Orientation dans la réalité
Réanimation
Réanimation cardiaque/Coordination des mesures de réanimation cardiaque
Réanimation du fœtus
Recherche/Recueil de données de recherche
Rééducation de la déglutition
Rééducation intestinale
Rééducation périnéale
Régime alimentaire/Établissement d'un régime alimentaire progressif
Réglementation sanitaire/Surveillance de la réglementation sanitaire

Régulation hémodynamique
Relation complexe/Établissement d'une relation complexe
Relation parent-enfant/Aide au développement de la relation parent-enfant
Relaxation/Relaxation musculaire progressive
Relaxation/Thérapie par la relaxation
Relaxation/Visualisation
Réseau de soutien/Élargissement du réseau de soutien
Respiratoire (état)/Surveillance de l'état respiratoire
Responsabilisation/Aide à la responsabilisation
Rétention urinaire/Traitement de la rétention urinaire
Risque/Identification du risque : familles ayant de jeunes enfants
Risque incendiaire/Précautions face au risque incendiaire
Risques/Identification des risques
Rôle/Amélioration du rôle
Sangsues/Thérapie par les sangsues
Sécurité/Amélioration du sentiment de sécurité
Sécurité/Surveillance : sécurité
Sédation consciente
Sensibilité périphérique/Conduite à tenir en cas d'altération de la sensibilité périphérique
Sevrage tabagique/Aide au sevrage tabagique
Signes vitaux/Surveillance des signes vitaux
Socialisation/Amélioration de la socialisation
Soins personnels/Aide aux soins personnels
Soins personnels/Aide aux soins personnels : alimentation
Soins personnels/Aide aux soins personnels : bain et soins d'hygiène
Soins personnels/Aide aux soins personnels : fonctions d'élimination
Soins personnels/Aide aux soins personnels : habillage et mise personnelle
Soins personnels/Habillage
Soins/Premiers soins
Sommeil/Amélioration du sommeil
Sonde/Entretien d'une sonde gastro-intestinale
Sonde/Entretien d'une sonde urinaire
Sortie/Planification de la sortie
Soutien psychologique
Soutien spirituel
Stomie (soins d'une)/Soins d'une stomie
Subsistance/Aide à la subsistance

Substances contrôlées/Vérification des substances contrôlées
Suicide/Prévention du suicide
Supervision d'équipe
Surveillance
Suture
Température/Régulation de la température
Température/Régulation de la température peropératoire
Thérapie alimentaire
Thérapie/Bibliothérapie
Thérapie/Médiation par la présence d'un animal
Thérapie/Musicothérapie
Thérapie/Thérapie de groupe
Thérapie/Thérapie familiale
Thérapie/Thérapie occupationnelle
Thérapie/Thérapie par la réminiscence
Thérapie/Thérapie par l'art
Thérapie/Thérapie par le jeu
Thérapie/Thérapie récréationnelle
Toucher
Toucher thérapeutique
Toux/Stimulation de la toux
Toxicomanie/Prévention de la toxicomanie
Toxicomanie/Traitement de la toxicomanie
Toxicomanie/Traitement de la toxicomanie : sevrage de la drogue
Toxicomanie/Traitement de la toxicomanie : sevrage de l'alcool
Toxicomanie/Traitement de la toxicomanie : surdosage
Traction (soins à un patient en)/Soins à un patient en traction ou immobilisé
Training autogène
Transfusion/Administration de produits sanguins
Transfusion/Autotransfusion
Transmissions/Rédaction de transmissions
Transmissions inter-équipes
Transport
Triage
Troubles circulatoires/Prévention des troubles circulatoires
Troubles circulatoires/Prévention des troubles circulatoires locaux
Troubles convulsifs/Précautions en cas de troubles convulsifs
Urgence (soins d')/Soins d'urgence
Urinaire (élimination)/Entraînement en vue d'acquérir des habitudes d'élimination urinaire

Urinaire (élimination)/Régularisation de l'élimination urinaire
Vaccination
Valeurs/Clarification des valeurs
Ventilation mécanique
Ventilation/Amélioration de la ventilation
Ventilation/Aspiration des sécrétions des voies respiratoires
Ventilation/Extubation
Ventilation/Intubation des voies respiratoires
Ventilation/Sevrage de la ventilation mécanique
Ventilation/Soins des voies respiratoires
Vérité/Annonce de la vérité
Vessie/Entraînement de la vessie
Viol/Conduite à tenir en cas de traumatisme de viol
Visites/Facilitation des visites
Volonté d'apprendre/Stimulation de la volonté d'apprendre

Classification des résultats de soins infirmiers (NOC)

Adaptation (stratégie d')/Stratégie d'adaptation (*coping*)
Agressivité (contrôle de l')/Contrôle de l'agressivité
Aidant naturel/Adaptation de l'aidant naturel au placement du patient
Aidant naturel/Aptitude de l'aidant naturel pour les soins à domicile
Aidant naturel/Bien-être de l'aidant naturel
Aidant naturel/Capacités d'endurance de l'aidant naturel à donner des soins
Aidant naturel/Compétence de l'aidant naturel : soins directs
Aidant naturel/Compétence de l'aidant naturel : soins indirects
Aidant naturel/Équilibre affectif de l'aidant naturel
Aidant naturel/Facteurs de stress pour l'aidant naturel
Aidant naturel/Perturbations du mode de vie de l'aidant naturel
Aidant naturel/Relation patient-aidant naturel
Aidant naturel/Santé physique de l'aidant naturel
Allaitement maternel/Mise en route de l'allaitement maternel : mère
Allaitement maternel/Mise en route de l'allaitement maternel : nouveau-né
Allaitement maternel/Poursuite de l'allaitement maternel
Allaitement maternel/Sevrage de l'allaitement maternel

Altérations de la pensée (contrôle des)/Contrôle des altérations de la pensée
Anxiété (contrôle de l')/Contrôle de l'anxiété
Attachement parent-enfant
Automutilation (contrôle de l')/Contrôle de l'automutilation
Balance hydrique
Bien-être
Bien-être (niveau de)/Niveau de bien-être
Bien-être spirituel
Capacités cognitives
Cardiaque (pompe)/Efficacité de la pompe cardiaque
Cicatrisation : 1re intention
Cicatrisation : 2e intention
Circulatoire (état)/État circulatoire
Communiquer (aptitude à)/Aptitude à communiquer
Communiquer (aptitude à)/Aptitude à communiquer : compréhension
Communiquer (aptitude à)/Aptitude à communiquer : expression
Comportement d'adhésion
Concentration
Connaissance : activités prescrites
Connaissance : allaitement maternel
Connaissance : comportements de santé
Connaissance : conservation de l'énergie
Connaissance : contrôle de l'infection
Connaissance : médication
Connaissance : modalités du traitement
Connaissance : processus de la maladie
Connaissance : programme thérapeutique
Connaissance : régime alimentaire
Connaissance : ressources sanitaires
Connaissance : sécurité de l'enfant
Connaissance : sécurité personnelle
Consolidation osseuse
Croissance
Décision (prise de)/Prise de décision
Déplacement : fauteuil roulant
Déplacement : marche
Deuil/Travail de deuil
Dignité devant la mort
Douleur (contrôle de la)/Contrôle de la douleur
Douleur : effets induits

Douleur (intensité de la)/Intensité de la douleur
Élan vital
Endurance
Énergie (conservation de l')/Conservation de l'énergie
Enfant/Adaptation de l'enfant à l'hospitalisation
Enfant/Développement de l'enfant : à 2 mois
Enfant/Développement de l'enfant : à 4 mois
Enfant/Développement de l'enfant : à 6 mois
Enfant/Développement de l'enfant : à 1 an
Enfant/Développement de l'enfant : à 2 ans
Enfant/Développement de l'enfant : à 3 ans
Enfant/Développement de l'enfant : à 4 ans
Enfant/Développement de l'enfant : à 5 ans
Enfant/Développement de l'enfant de 6 à 11 ans
Enfant-adolescent/Développement de l'adolescent de 12 à 17 ans
Équilibre/Équilibres électrolytique et acido-basique
Espoir
Estime de soi
Humeur (régulation de l')/Régulation de l'humeur
Hydratation
Identité
Image corporelle
Immobilité/Conséquences physiologiques de l'immobilité
Immobilité/Conséquences psychocognitives de l'immobilité
Immunitaire (état)/État immunitaire
Immunitaire (réponse)/Contrôle de la réponse d'hypersensibilité immunitaire
Infectieux (état)/État infectieux
Information (traitement de l')/Traitement de l'information
Intégrité des tissus : peau et muqueuses
Intestinale (continence)/Continence intestinale
Intestinale (élimination)/Élimination intestinale
Jeux/Participation aux jeux
Loisirs/Participation à des loisirs
Maltraitance/Arrêt de la maltraitance
Maltraitance/Autocontrôle de la maltraitance
Maltraitance/Protection contre la maltraitance
Maltraitance/Rétablissement après abus sexuels
Maltraitance/Rétablissement après une exploitation financière
Maltraitance/Rétablissement émotionnel après maltraitance
Maltraitance/Rétablissement physique après maltraitance
Maturation physique féminine

Maturation physique masculine
Mémoire
Mobilité (niveau de)/Niveau de mobilité
Mouvements articulaires : actifs
Mouvements articulaires : passifs
Musculaire (fonction)/Fonction musculaire
Négligence (arrêt de l'incurie)/Arrêt de la négligence (de l'incurie)
Neurologique (état)/État neurologique
Neurologique (état)/État neurologique : conscience
Neurologique (état)/État neurologique : contrôle de la motricité centrale
Neurologique (état)/État neurologique : fonction sensorimotrice encéphalique
Neurologique (état)/État neurologique : fonction sensorimotrice médullaire
Neurologique (état)/État neurologique : système nerveux autonome
Nutritionnel (état)/État nutritionnel
Nutritionnel (état)/État nutritionnel : aliments et liquides ingérés
Nutritionnel (état)/État nutritionnel : analyses biochimiques
Nutritionnel (état)/État nutritionnel : apports nutritifs
Nutritionnel (état)/État nutritionnel : capacités énergétiques
Nutritionnel (état)/État nutritionnel : masse corporelle
Observance
Orientation
Perfusion tissulaire cardiaque
Perfusion tissulaire cérébrale
Perfusion tissulaire : organes abdominaux
Perfusion tissulaire périphérique
Perfusion tissulaire pulmonaire
Peur (contrôle de la)/Contrôle de la peur
Positionnement corporel autonome
Pratique de la vaccination
Psychosociale (adaptation)/Adaptation psychosociale : transition de la vie
Pulsions (contrôle des)/Contrôle des pulsions
Qualité de vie
Repos
Respiratoire (état)/État respiratoire : échanges gazeux
Respiratoire (état)/État respiratoire : ventilation
Risques (contrôle des)/Contrôle des risques

Risques (contrôle des)/Contrôle des risques : consommation d'alcool
Risques (contrôle des)/Contrôle des risques : consommation de drogues
Risques (contrôle des)/Contrôle des risques : consommation de tabac
Risques (contrôle des)/Contrôle des risques : grossesse non désirée
Risques (contrôle des)/Contrôle des risques : maladies sexuellement transmissibles (MST)
Risques (détection des)/Détection des risques
Rôle/Exercice du rôle
Rôle parental
Rôle parental : sécurité des relations sociales
Santé/Acceptation de son propre état de santé
Santé/Comportement de promotion de la santé
Santé/Croyances en matière de santé
Santé/Croyances en matière de santé : perception de la menace
Santé/Croyances en matière de santé : perception des capacités
Santé/Croyances en matière de santé : perception des ressources
Santé/Croyances en matière de santé : perception du contrôle
Santé/Orientation de santé
Santé/Participation aux décisions de santé
Santé/Recherche d'un meilleur niveau de santé
Santé bucco-dentaire
Sécurité (mesures de)/Mesures de sécurité : aménagement du domicile
Sécurité (mesures de)/Mesures de sécurité : comportement personnel
Sécurité (mesures de)/Mesures de sécurité : prévention des chutes
Sécurité (niveau de)/Niveau de sécurité : blessures physiques
Sécurité (niveau de)/Niveau de sécurité : fréquence des chutes
Signes vitaux (état des)/État des signes vitaux
Sociale (participation)/Participation sociale
Sociales (relations)/Aptitude aux relations sociales
Social (soutien)/Soutien social
Soins personnels : activités de la vie quotidienne (AVQ)
Soins personnels : activités domestiques de la vie quotidienne (ADVQ)

Soins personnels : alimentation
Soins personnels : apparence
Soins personnels : élimination
Soins personnels : habillage
Soins personnels : hygiène
Soins personnels : hygiène bucco-dentaire
Soins personnels : médication non parentérale
Soins personnels : médication parentérale
Soins personnels : toilette
Solitude
Sommeil
Suicidaires (idées)/Autocontrôle des idées suicidaires
Symptômes/Contrôle des symptômes
Symptômes/Gravité des symptômes
Thermorégulation
Thermorégulation : nouveau-né
Toxicomanie/Contrôle de la toxicomanie
Toxiques (substances)/Conséquences d'une addiction aux substances toxiques
Traitement (prise en charge du)/Prise en charge du traitement face à la maladie ou aux blessures
Transferts/Aptitude à effectuer les transferts
Transfusions sanguines/Contrôle des réactions transfusionnelles
Urinaire (continence)/Continence urinaire
Urinaire (élimination)/Élimination urinaire
Vieillissement physique (état de)/État de vieillissement physique

DIAGNOSTICS INFIRMIERS GROUPÉS PAR MODES FONCTIONNELS DE SANTÉ

1. Perception et gestion de la santé

Errance
Maintien inefficace de l'état de santé
Non-observance (préciser)
Prise en charge efficace du programme thérapeutique
Prise en charge inefficace du programme thérapeutique
Prise en charge inefficace du programme thérapeutique par la famille
Prise en charge inefficace du programme thérapeutique par une collectivité
Recherche d'un meilleur niveau de santé (préciser les comportements)
Rétablissement postopératoire retardé
Retard de la croissance et du développement
- Risque de retard du développement
- Risque de croissance anormale
- Perte d'élan vital

Risque d'accident
- Risque de chute
- Risque de fausse route (risque d'aspiration)
- Risque d'intoxication
- Risque de suffocation
- Risque de trauma

Risque de blessure en péri-opératoire

2. Nutrition et métabolisme

Alimentation déficiente
- Dentition altérée
- Trouble de la déglutition
- Mode d'alimentation inefficace chez le nouveau-né/nourrisson

Alimentation excessive
- Risque d'alimentation excessive

Allaitement maternel efficace
Allaitement maternel inefficace
Allaitement maternel interrompu

Mécanismes de protection inefficaces
    Atteinte à l'intégrité des tissus
    Atteinte à l'intégrité de la peau
    Risque d'atteinte à l'intégrité de la peau
    Atteinte de la muqueuse buccale
Réaction allergique au latex
    Risque de réaction allergique au latex
Risque de déséquilibre de volume liquidien
    Déficit de volume liquidien
    Risque de déficit de volume liquidien
    Excès de volume liquidien
Risque de température corporelle anormale
    Hyperthermie
    Hypothermie
    Thermorégulation inefficace
Risque d'infection
    Risque de contagion*

3. Élimination

Constipation
    Pseudo-constipation
    Risque de constipation
Diarrhée
Élimination urinaire altérée
    Énurésie de croissance*
    Incontinence urinaire fonctionnelle
    Incontinence urinaire réflexe
    Incontinence urinaire à l'effort
    Incontinence urinaire complète (vraie)
    Incontinence urinaire par besoin impérieux
    Risque d'incontinence urinaire par besoin impérieux
    Rétention urinaire
Incontinence fécale

4. Activité et exercice

Activités de loisirs insuffisantes
Capacité adaptative intracrânienne diminuée
Débit cardiaque diminué
Désorganisation comportementale chez le nouveau-né/nourrisson
    Risque de désorganisation comportementale chez le nouveau-né/nourrisson
    Organisation comportementale chez le nouveau-né/nourrisson : réceptivité à progresser
Entretien inefficace du domicile

Intolérance à l'activité
Irrigation tissulaire inefficace (préciser: cérébrale, cardio-pulmonaire, gastro-intestinale, rénale)
    Irrigation tissulaire périphérique inefficace
Mobilité physique réduite
    Mobilité réduite au lit
    Difficulté à la marche
    Mobilité réduite en fauteuil roulant
    Difficulté lors d'un transfert
Risque d'altération de la fonction respiratoire*
    Intolérance au sevrage de la ventilation assistée
    Risque d'intolérance au sevrage de la ventilation assistée
    Dégagement inefficace des voies respiratoires
    Mode de respiration inefficace
    Échanges gazeux perturbés
    Respiration spontanée altérée
Risque de dysfonctionnement neurovasculaire périphérique
Syndrome d'immobilité
Syndrome du déficit de soins personnels*
    Déficit de soins personnels : s'alimenter
    Déficit de soins personnels : se laver et effectuer ses soins d'hygiène
    Déficit de soins personnels : se vêtir et soigner son apparence
    Déficit de soins personnels : utiliser les toilettes
    Déficit de soins personnels : effectuer les activités indispensables au maintien à domicile*

5. Sommeil et repos

Habitudes de sommeil perturbées
    Privation de sommeil

6. Cognition et perception

Bien-être altéré*
    Douleur aiguë
    Douleur chronique
    Nausée
Conflit décisionnel (préciser)
Confusion*
    Confusion aiguë
    Confusion chronique
Connaissances insuffisantes (préciser)

Dysréflexie autonome
    Risque de dysréflexie autonome
Négligence de l'hémicorps
Opérations de la pensée perturbées
    Troubles de la mémoire
    Syndrome d'interprétation erronée de l'environnement
    Trouble de la perception sensorielle (préciser: visuelle, auditive, kinesthésique, gustative, tactile, olfactive)

7. Perception de soi

Anxiété
    Angoisse face à la mort
Concept de soi perturbé*
    Image corporelle perturbée
    Identité personnelle perturbée
    Estime de soi perturbée*
    Diminution chronique de l'estime de soi
    Diminution situationnelle de l'estime de soi
    Risque de diminution situationnelle de l'estime de soi
Fatigue
Perte d'espoir
Peur
Sentiment d'impuissance
    Risque de sentiment d'impuissance

8. Relation et rôle

Chagrin chronique
Communication altérée*
    Communication verbale altérée
Deuil*
    Deuil anticipé
    Deuil dysfonctionnel
Dynamique familiale perturbée
    Dynamique familiale dysfonctionnelle: alcoolisme
Exercice du rôle parental perturbé
    Risque de perturbation de l'attachement parent-enfant
    Conflit face au rôle parental
Exercice du rôle perturbé
Interactions sociales perturbées
Isolement social
Risque de sentiment de solitude

9. Sexualité et reproduction

Habitudes sexuelles perturbées
    Dysfonctionnement sexuel

10. Adaptation et tolérance au stress

Champ énergétique perturbé
Inadaptation à un changement dans l'état de santé
Risque d'autodestruction*
    Risque de violence envers soi
    Automutilation
    Risque d'automutilation
    Risque de suicide
Risque de violence envers les autres
Stratégies d'adaptation d'une collectivité : motivation à s'améliorer
Stratégies d'adaptation familiale compromises
Stratégies d'adaptation familiale invalidantes
Stratégies d'adaptation familiale : motivation à s'améliorer
Stratégies d'adaptation inefficaces
    Stratégies d'adaptation défensives
    Déni non constructif
Stratégies d'adaptation inefficaces d'une collectivité
Syndrome d'inadaptation à un changement de milieu
    Risque de syndrome d'inadaptation à un changement de milieu
Syndrome post-traumatique
    Risque de syndrome post-traumatique
    Syndrome du traumatisme de viol
Tension dans l'exercice du rôle de l'aidant naturel
    Risque de tension dans l'exercice du rôle de l'aidant naturel

11. Valeurs et croyances

Détresse spirituelle
    Risque de détresse spirituelle
    Bien-être spirituel : motivation à s'améliorer

Source : Les modes fonctionnels de santé sont tirés de Gordon, M. 1982. *Nursing diagnosis : Process and application*. New York, McGraw-Hill (avec de légères modifications de l'auteure).

* Ces diagnostics ne figurent pas actuellement dans la liste de l'ANADI, mais l'auteure les a ajoutés par souci de clarté et pour des raisons pratiques.

Index

A

B

D

E

F-G

H

I

K-L

M

N

O

P

Q-R

S

T

U-V-Z